Haug

Eva Lückerath, Sven-David Müller

Diätetik und Ernährungsberatung

Das Praxisbuch

5., aktualisierte Auflage

39 Abbildungen

Karl F. Haug Verlag · Stuttgart

Bibliografische Information
der Deutschen Nationalbibliothek

Die Deutsche Nationalbibliothek verzeichnet diese Publikation in der Deutschen Nationalbibliografie; detaillierte bibliografische Daten sind im Internet über http://dnb.d-nb.de abrufbar.

1. Auflage 2001
2. Auflage 2002
3. Auflage 2008
4. Auflage 2011

1.–3. Auflage Hippokrates Verlag in MVS Medizinverlage Stuttgart GmbH & Co. KG

Unsere Homepage: www.haug-verlag.de

Printed in Germany

Umschlaggestaltung: Thieme Verlagsgruppe
Umschlagfoto: ccvision
Satz: medionet Publishing Services Ltd, Berlin
gesetzt in: 3B2
Druck: AZ Druck und Datentechnik GmbH, Kempten

ISBN 978-3-8304-7690-0 1 2 3 4 5 6

Auch erhältlich als E-Book:
eISBN (PDF) 978-3-8304-7691-7
eISBN (ePub) 978-3-8304-7692-4

Wichtiger Hinweis: Wie jede Wissenschaft ist die Medizin ständigen Entwicklungen unterworfen. Forschung und klinische Erfahrung erweitern unsere Erkenntnisse, insbesondere was Behandlung und medikamentöse Therapie anbelangt. Soweit in diesem Werk eine Dosierung oder eine Applikation erwähnt wird, darf der Leser zwar darauf vertrauen, dass Autoren, Herausgeber und Verlag große Sorgfalt darauf verwandt haben, dass diese Angabe dem Wissensstand bei Fertigstellung des Werkes entspricht.
Für Angaben über Dosierungsanweisungen und Applikationsformen kann vom Verlag jedoch keine Gewähr übernommen werden. Jeder Benutzer ist angehalten, durch sorgfältige Prüfung der Beipackzettel der verwendeten Präparate und gegebenenfalls nach Konsultation eines Spezialisten festzustellen, ob die dort gegebene Empfehlung für Dosierungen oder die Beachtung von Kontraindikationen gegenüber der Angabe in diesem Buch abweicht. Eine solche Prüfung ist besonders wichtig bei selten verwendeten Präparaten oder solchen, die neu auf den Markt gebracht worden sind. Jede Dosierung oder Applikation erfolgt auf eigene Gefahr des Benutzers. Autoren und Verlag appellieren an jeden Benutzer, ihm etwa auffallende Ungenauigkeiten dem Verlag mitzuteilen.

Danksagung

In den ersten beiden Auflagen dieses Buches war der Verband für Ernährung und Diätetik e. V. (VFED) als Herausgeber gezeichnet. Für die dritte Auflage hat er sich aus dieser Funktion zurückgezogen. So möchten wir an dieser Stelle seinen Mitarbeitern und den ehemals Mitwirkenden sehr herzlich danken, haben diese doch den Erfolg des Buches nachhaltig geprägt. Namentlich genannt sei stellvertretend für alle Frau Hedig Hugot (Geschäftsführerin des VFED e. V.). Außerdem wurden uns einige Abbildungen in diesem Buch aus dem reichhaltigen Fundus des VFED zur Verfügung gestellt.

Wir danken Frau Kathrin Pfefferkorn, Diätassistentin am Universitätsklinikum der RWTH Aachen, herzlich für die hilfreiche Unterstützung und die kritische Durchsicht des Manuskripts. Mithilfe des Biologen Klaus Weddeling erfolgte die Zuordnung der botanischen Familien zu dem Kapitel Kreuzallergien, so gilt auch ihm unser Dank. Außerdem danken wir Frau Dipl. oec. troph. Daniela Rösler für die redaktionelle Mitarbeit im Bereich Diät- und Ernährungsberatung. Ein besonderer Dank gilt unserer Redakteurin, Frau Dipl.-Biol. Stefanie Teichert.

Gedankt sei darüber hinaus unseren Familien, ohne deren Unterstützung ein Werk in diesem Umfang nicht entstanden wäre.

Wir freuen uns über die Hinweise aus der Leserschaft, die uns seit Jahren erreichen. Auch durch diese Hilfe hat sich das vorliegende Werk zu einem Standardwerk der Diätetik und Ernährungsberatung entwickelt.

Vorwort

Verschiedene Gesellschaften haben sich in den letzten Jahren damit beschäftigt, wissenschaftlich begründete Richtlinien für die Ernährung im Krankenhaus zu erstellen. Führend hierbei sind die Deutsche Gesellschaft für Ernährung (DGE) und die Deutsche Gesellschaft für Ernährungsmedizin (DGEM).

In Anlehnung an diese Empfehlungen und unter Einbeziehung neuer wissenschaftlicher Erkenntnisse ist der Diätkatalog zu diesem Buch entstanden, der als Standardwerk für alle Krankenhausküchen angesehen werden kann. Das aktuelle Rationalisierungsschema von 2004 diente als Grundlage für die Überarbeitung dieser Auflage, dabei tritt die Vollkost noch stärker in den Vordergrund, da neueste wissenschaftliche Studien zu dem Ergebnis geführt haben, dass diese ebenfalls alle wirksamen Diätkomponenten für Diabetes mellitus, Hyperlipoproteinämien und Hypertonie abdecken kann. Somit erfüllt die Vollkost längst nicht mehr nur die Ansprüche an die Versorgung Gesunder, sondern beinhaltet weitreichende präventive und therapeutische Aspekte. Die präventive Komponente einer optimal zusammengestellten Vollkost lassen der Krankenhausernährung mittlerweile eine allgemeine Vorbildfunktion zukommen.

Die Vorbeugung ernährungsabhängiger Krankheiten ist schon heute eine große Aufgabe der Medizin, da die Anzahl dieser Erkrankungen in den Industriestaaten stark angestiegen ist. Neuere Studien sprechen davon, dass im Jahr 2007 Kosten von mindestens 70 Milliarden Euro durch ernährungsbedingte und -abhängige Krankheiten verursacht werden. Entsprechend konzentriert sich diese Ausgabe verstärkt auf praktisch relevante Informationen für die Diätplanung und Ernährungsberatung.

Dieses Werk, das erneut in einem interdisziplinären Team entstanden ist, soll Ihnen ein effektives Handwerkszeug für Ihre wissenschaftlich gesicherte Diätküche sowie erfolgreiche Diät- und Ernährungsberatung bieten.

Wir wünschen allen Kolleginnen und Kollegen, die sich mit Ernährungsfragen befassen, eine erfolgreiche Arbeit.

Bonn und Nidderau bei Frankfurt a. M.,
im August 2013

Eva Lückerath
Sven-David Müller

Inhaltsverzeichnis

Danksagung . . . 5

Vorwort . . . 6

1 Ernährungslehre und Diätetik . . . 11

Eva Lückerath

1.1 Diätetik . . . 11

1.1.1 Rationalisierungsschema . . . 11

1.1.2 Richtwerte für die Energiezufuhr . . . 13

1.1.3 Nährwertrelation . . . 13

1.1.4 Empfehlungen für die Eiweißzufuhr . . . 13

1.1.5 Richtwert für die Fettzufuhr . . . 14

1.1.6 Empfehlungen für die Kohlenhydrat- und Richtwert für die Ballaststoffzufuhr . . . 14

1.1.7 Empfehlungen zu den Mikronährstoffen . . . 14

1.2 Grundlagen des Energiebedarfs . . . 15

1.2.1 Berechnung des Energiebedarfs . . . 15

1.2.2 Empfehlungen für die Nährstoffzufuhr . . . 16

1.2.3 Richtwerte für den Energiebedarf . . . 16

1.2.4 Empfehlungen der Nährstoffzufuhr für Krankenhäuser . . . 18

1.2.5 Anthropometrie . . . 19

1.2.6 Umrechnungsfaktoren . . . 22

1.3 Grundlagen der Ernährungslehre . . . 22

1.3.1 Kohlenhydrate . . . 24

1.3.2 Ballaststoffe . . . 31

1.3.3 Lipide – Fette . . . 34

1.3.4 Komplexe Lipide – fettähnliche Stoffe . . . 37

1.3.5 Proteine – Eiweiße . . . 40

1.3.6 Alkohol . . . 44

1.3.7 Vitamine und Mineralstoffe . . . 45

2 Diät- und Ernährungsberatung . . . 52

2.1 Einführung in die Diät- und Ernährungsberatung . . . 52

Sven-David Müller

2.1.1 Einleitung . . . 52

2.1.2 Definition der Diät- und Ernährungsberatung . . . 54

2.1.3 Ziele der Ernährungsberatung . . . 56

2.1.4 Funktionen der Diät- und Ernährungsberatung . . . 58

2.1.5 Notwendigkeit der Diät- und Ernährungsberatungen . . . 59

2.1.6 Kognitiver Beratungsansatz . . . 61

2.1.7 Klientenzentrierter Beratungsansatz . . . 61

2.1.8 Grenzen der Beratung . . . 65

2.1.9 Qualität in der Diät- und Ernährungsberatung . . . 65

2.1.10 Bestandteile der Diät- und Ernährungsberatung . . . 66

2.1.11 EDV in der Diät- und Ernährungsberatung . . . 71

2.1.12 Ablauf einer Diät- und Ernährungsberatung . . . 71

2.1.13 Rahmenbedingungen der Ernährungsberatung . . . 77

2.1.14 Qualitätssicherung der Ernährungsberatung . . . 78

2.1.15 Fazit . . . 78

2.2 Ernährungspsychologie . . . 79
Almut Müller
2.2.1 Grundlagen der Ernährungspsychologie . . . 79
2.2.2 Kommunikation als Grundlage der Ernährungsberatung . . . 80
2.2.3 Kommunikationsprobleme in der Ernährungsberatung . . . 87
2.2.4 Setting – der Beginn . . . 89
2.2.5 Techniken der Ernährungsberatung . . . 90
2.2.6 Modifikation des Ernährungsverhaltens . . . 93
2.3 Rhetorik und Seminargestaltung für Ernährungsfachkräfte . . . 94
Mareike Carlitscheck
2.3.1 Rhetorik . . . 94
2.3.2 Gestaltung von Seminaren . . . 98
2.4 Ernährungssoftware und der Einsatz in der Diätetik und Ernährungsberatung . . . 104
Sven-David Müller unter Mitarbeit von Jürgen Erhardt
2.4.1 Lebensmitteltabellen . . . 104
2.4.2 Programmfunktionen einer modernen Ernährungssoftware . . . 106
2.4.3 Auf dem deutschen Markt verfügbare Programme . . . 107
2.5 Rechtliche Aspekte im Bereich Ernährung, Lebensmittel und Diätberatung . . . 107
Sven-David Müller
2.5.1 Lebensmittel-, Bedarfsgegenstände und Futtermittelgesetzbuch (LFGB) . . . 107
2.5.2 Lebensmittel-Kennzeichnungsverordung (LMKV) . . . 108
2.5.3 Zusatzstoff-Zulassungs-Verordnung (ZZulV) . . . 108
2.5.4 Diätetische Lebensmittel . . . 109
2.5.5 Gesetz über den Beruf der Diätassistentin und des Diätassistenten (DiätAssG) . . . 109
2.5.6 Medizinische Ernährungsberatung ist nicht umsatzsteuerpflichtig! . . . 109
2.6 Grundlagen der Presse- und Öffentlichkeitsarbeit für Ernährungsfachkräfte . . . 111
Sven-David Müller unter Mitarbeit von Thomas Reiche
2.6.1 Einführung in die Presse- und Öffentlichkeitsarbeit . . . 111
2.6.2 Grundlagen der Kommunikation – wie Zeitungen funktionieren . . . 114
2.6.3 So wird Ihre Pressemitteilung ein Erfolg! . . . 119
2.6.4 Pressekonferenz . . . 123
2.6.5 Interview oder Statement . . . 124
2.6.6 Bedeutung des Internets für die Diät- und Ernährungsberatung . . . 124

3 Diätkatalog . . . 125
3.1 Diätformen . . . 125
Eva Lückerath
3.1.1 Vollkostformen . . . 125
3.1.2 Energiedefinierte Diätformen . . . 128
3.1.3 Proteindefinierte Diätformen . . . 154
3.1.4 Elektrolytdefinierte Diätformen . . . 162
3.1.5 Gastroenterologische Diätformen . . . 171
3.1.6 Diagnostische Diätformen . . . 188
3.1.7 Diäten bei speziellen Systemerkrankungen . . . 188
3.1.8 Seltene Diätformen . . . 196
3.2 Richtlinien für die Ernährung bestimmter Bevölkerungsgruppen . . . 206
3.2.1 Ernährung der Schwangeren und Stillenden . . . 206
Eva Lückerath

3.2.2 Die Ernährung des Säuglings, Kindes und Jugendlichen 209
Eva Lückerath
3.2.3 Ernährung des älteren Menschen 220
Eva Lückerath
3.2.4 Ernährung des Sportlers 224
Thomas Reiche, Bettina Geier unter Mitarbeit von Sven-David Müller
3.3 Tagespläne 237
Christiane Weißenberger, Sven-David Müller
3.3.1 Vollkostformen 237
3.3.2 Energiedefinierte Diäten 242
3.3.3 Proteindefinierte Diäten 251
3.3.4 Elektrolytdefinierte Diäten 256
3.3.5 Gastroenterologische Diäten 264
3.3.6 Seltene Diätformen 273

4 Nahrungsmittelallergien 278
Eva Lückerath
4.1 Allergische und pseudoallergische Reaktionen 278
4.1.1 Allergische Reaktionen 278
4.1.2 Pseudoallergische Reaktionen (PAR) 280
4.2 Allergologische Kostformen 284
4.2.1 Diagnostische Kostformen 284
4.2.2 Therapeutische Kostformen 288
4.2.3 Präventive Kostformen 290
4.3 Kreuzreaktionen 304
4.3.1 Kreuzreaktionen bei Birke, Erle, Hasel 305
4.3.2 Kreuzreaktion bei Beifuß (Sellerie-Karotten-Beifuß-Gewürz-Syndrom) 308
4.3.3 Lebensmittelauswahl bei pollenassoziierten Erkrankungen 309
4.4 Allergenkennzeichnung 311

5 Künstliche Ernährung 313
Sven-David Müller, Kristina Cordes unter Mitarbeit von Bettina Geier
5.1 Einführung in die klinische Ernährung 313
5.2 Enterale Ernährung 313
5.2.1 Einleitung 313
5.2.2 Nahrungsformen in der enteralen Ernährungstherapie 317
5.2.3 Verordnungsfähigkeit der enteralen Ernährung 322
5.2.4 Enterale versus parenterale Ernährung 322
5.2.5 Applikationsformen der enteralen Ernährungstherapie 325
5.2.6 Medikamentöse Therapie im Rahmen der enteralen Ernährung 330

Autoren- und Mitarbeiterverzeichnis 333
Vitae 334
Wichtige Organisationen 335
Produkte der enteralen Ernährung 338
Sven-David Müller, Bettina Geier
Literatur 342
Abbildungsnachweis 351
Sachverzeichnis 352

1 Ernährungslehre und Diätetik

Eva Lückerath

1.1 Diätetik

Auf der Grundlage der Referenzwerte für die Nährstoffzufuhr gibt die Deutsche Gesellschaft für Ernährung (DGE) Empfehlungen für verschiedene Bereiche der Gemeinschaftsverpflegung heraus. Für die Ernährung im Krankenhaus wurden gesonderte Empfehlungen erarbeitet.

Außer der DGE haben sich noch andere Gesellschaften darum bemüht, die Krankenhauskost zu optimieren. Führend war dabei die Deutsche Arbeitsgemeinschaft für klinische Ernährung und Diätetik (DAKED), heute Deutsche Gesellschaft für Ernährungsmedizin (DGEM), die versucht, die organbezogenen Ernährungsformen zu rationalisieren.

1.1.1 Rationalisierungsschema

Die DAKED schaffte 1978 erstmals die Grundlage für die Verabreichung von wissenschaftlich abgesicherten Kostformen im Krankenhaus, indem sie ein Rationalisierungsschema entwickelte. Hier fand eine Abgrenzung von wissenschaftlich gesicherten gegenüber pseudowissenschaftlichen Kostformen (z. B. Magen-, Leber-, Gallediät etc.) statt.

Sinn und Zweck war zum einen, das große unüberschaubare Spektrum der Diäten auf eine überschaubare, effiziente Zahl zu begrenzen. Die Ernährung des Kranken ist heute ein anerkannter, wichtiger Teil der Gesamttherapie bei verschiedenen Krankheitssituationen. Zusätzlich kann eine solche, den DGE-Empfehlungen entsprechende Krankenhauskost einen Lerneffekt bieten und somit der gesundheitlichen Prophylaxe dienen. Zum anderen sollte die Diättherapie, ihre engere Sprachbedeutung als Kranken- oder Diättherapie beibehalten. Darum sollten nur noch Maßnahmen berücksichtigt werden, die nachweislich in der Lage sind, Stoffwechselstörungen mittels der Kontrolle der exogenen Zufuhr an Nährstoffen zu kompensieren, ihre klinischen Folgen zu beseitigen oder zumindest abzumildern.

Für die DAKED ist Rationalisierung kein eng gefasster Begriff, sondern umfasst die Auswahl und Neuordnung der Kostformen auf streng wissenschaftlicher Grundlage nach qualitativen Gesichtspunkten, wie die analytische und sensorische Qualitätssicherung und Kontrolle der Effektivität. Des Weiteren geht es der Gesellschaft darum, nach rationellen (wirtschaftlichen) Gesichtspunkten optimale Produktionsformen zu erarbeiten.

Die 5 Hauptpunkte der Definition sind:

1. rationelle Diätformen (auf wissenschaftlicher Basis)
2. rationelle Diätzahl (möglichst kleine Anzahl)
3. rationelle Produktion (mit Qualitätssicherung)
4. rationelle Verordnung
5. rationelle Effektivitätskontrolle

Das Rationalisierungsschema wurde 2004 in der 4., überarbeiteten Version veröffentlicht. Es wurde in Zusammenarbeit mit dem Berufsverband Deutscher Ernährungsmediziner (BDEM), der Deutschen Adipositas Gesellschaft (DAG), der Deutschen Akademie für Ernährungsmedizin (DAEM), der DGE, der DGEM und dem Verband der Diätassistenten – Deutscher Berufsverband (VDD) erstellt.

Die entsprechende Gestaltung der Kostpläne im Krankenhaus wurde als notwendiger Schritt zur Verbesserung der Ernährungssituation der Bevölkerung angesehen.

Modifikationen des Rationalisierungsschemas

Im Jahr 2000 wurde das Rationalisierungsschema nach den **D-A-CH-Referenzwerten** ausgerichtet und die Diabeteskost auf den neuesten wissenschaftlichen Stand gebracht. Des Weiteren wurden protein- und natriumrestriktive Diäten in ihrer strengsten Form herausgenommen. In den Diätkatalog wurden die Kapitel „Diäten bei speziellen

▶ **Tab. 1.1** Grundschema der Rationalisierung.

Diätformen	Kluthe et al. 2000	Kluthe et al. 2004
Vollkost und leichte Vollkost	• präventiv	• arterielle Hypertonie • primäre/sekundäre Dyslipoproteinämien • Hyperurikämie/Gicht jeweils ohne Adipositas
energiedefiniert	• Reduktionskost • Diabeteskost • lipidsenkende Kost • purinreduzierte Kost	Adipositas mit Begleiterkrankungen wie: • Diabetes mellitus Typ 2 • arterielle Hypertonie • Dyslipoproteinämien • Hyperurikämie, Gicht
protein- und elektrolytdefiniert	• proteindefinierte Diät • natriumdefinierte Diät • kaliumdefinierte Diät	• proteindefinierte Diäten • natriumdefinierte Diäten • kaliumdefinierte Diäten • kalziumdefinierte Diäten • phosphatdefinierte Diäten
Sonderdiäten	• gastroenterologische Diäten • Diäten bei speziellen Systemerkrankungen • seltene Diätformen • diagnostische Diäten	• gastroenterologische Diäten • Diäten bei speziellen Systemerkrankungen • seltene Diätformen • diagnostische Diäten

Systemerkrankungen“ und „Diagnostische Diäten“ aufgenommen und dieser um das Kapitel der „Seltenen Diätformen“ erweitert. Die letzte Veröffentlichung aus dem Jahr 2004 gibt der Vollkost eine wichtigere Bedeutung. So beinhaltet die Vollkost neben ihrer präventiven Ausrichtung auch **therapeutische Aspekte**. Eine Diät für Diabetes, Hyperlipoproteinämien und Hypertonie wird als überholt angesehen. Stattdessen kann die Vollkost die wirksamen Diätkomponenten ganz abdecken. Während die verschiedenen Diätformen der Therapie ernährungsabhängiger Erkrankungen dienen – allein oder zusammen mit spezifischen Arzneimitteln –, soll der Heilungsprozess durch die Vollkost bzw. die leichte Vollkost mittels eines optimalen Ernährungszustandes gefördert werden. Bis auf wenige Ausnahmen ist der Bereich der künstlichen Ernährung nicht Bestandteil des Schemas in ▶ Tab. 1.1.

Folgen der Rationalisierung

Wird die Klinikkost im Sinne des Rationalisierungsschemas reduziert, kommt es zu einer erheblichen **Einsparung an Kosten**, Personal und Räumlichkeiten. Ein Diätkatalog, der unter Berücksichtigung des Rationalisierungsschemas ausschließlich wissenschaftlich gesicherte Kostformen beinhaltet und mit der Fachabteilung, dem Personalbereich und der Verwaltung abgestimmt ist, sollte dabei die Basis für die notwendigen Diätverordnungen bilden.

Trotz der Rationalisierung und der damit einhergehenden Verminderung der großen Anzahl von Diätformen bleibt für jedes Krankheitsbild eine entsprechende Diättherapie bestehen.

Ein ernährungstherapeutisches Team, das sich aus ernährungsbeauftragtem Arzt, Ernährungsberatungs-Fachkräften, Oecotrophologen/Ernährungswissenschaftler sowie Diätassistenten zusammensetzt, könnte eine optimale Patientenversorgung und -betreuung sicherstellen. In Zusammenarbeit mit dem in Ernährungsfragen geschulten Personal kann somit eine Therapieform genutzt werden, die hilft, Medikamente einzusparen bzw. zu ersetzen. Die Kosten, die durch ihren Einsatz bei der Ernährungsaufklärung entstehen, würden durch den informierten Patienten, der zu Hause eine gesunde Ernährung selbstständig weiterführen kann und deshalb keiner erneuten Therapie bedarf, wieder ausgeglichen.

Krankenhausernährung

Die Krankenhausernährung entspricht einer Gemeinschaftsverpflegung mit besonderen Qualitätsansprüchen. Aus ernährungsmedizinischer Sicht hat sie zwei wesentliche Aufgaben zu erfüllen: Als Vollkost bzw. leichte Vollkost muss sie die **bedarfsgerechte Nährstoffversorgung** von nicht diätbedürftigen Patienten sicherstellen und damit einer Fehl- und Mangelernährung mit ihren gesundheitlichen Folgen vorbeugen. Bei ernährungsabhängigen Stoffwechselstörungen und -erkrankungen muss die Kost als **therapeutische Diät** der Wiederherstellung der Gesundheit bzw. der Linderung eines Krankheitszustandes im Rahmen einer begleitenden therapeutischen Maßnahme dienen. Ihre Zusammensetzung richtet sich nach den Angaben des behandelnden Arztes.

Für das Mittagessen sollen die Werte grundsätzlich durch den sog. **Drittelansatz** abgeleitet werden (▶ **Tab. 1.6**), d. h. ein Drittel des Tageswertes soll durch das Mittagessen abgedeckt werden. Bei den meisten Nährstoffen, z. B. Vitaminen, Kalzium, Magnesium, Eisen und Jod, sollte ein Drittel nicht unter-, bei unerwünschten Nährstoffen (z. B. erhöhter Fettzufuhr), nicht überschritten werden. Würde für das Mittagessen ein niedrigerer Wert empfohlen, müsste ein Ausgleich durch andere Mahlzeiten geschaffen werden. Dies ist jedoch wegen der prinzipiell besseren Nährstoffdichte des Mittagessens (größere Mengen von Gemüse, Salat, Kartoffeln) nicht möglich.

Weiterführende Informationen

- Rationalisierungsschema, aktuellste Fassung: http://www.daem.de/publikationen/rationalisierungsschema.php (Stand: Juni 2013)

1.1.2 Richtwerte für die Energiezufuhr

Die von der DGE festgelegten relevanten Werte für die Energiezufuhr im Krankenhaus leiten sich von den Nährstoff-Zufuhr-Empfehlungen für den Gesunden der DGE bzw. den D-A-CH-Referenzwerten für die Nährstoffzufuhr in der jeweils letzten Fassung ab. Dieser Durchschnittswert bezieht sich auf eine Person, die einer leichten Arbeit nachgeht und sich auch in ihrer Freizeit körperlich nur mäßig aktiv verhält. Der Wert wurde als Mittel der Empfehlungen für die Energiezufuhr in der Gemeinschaftsverpflegung gebildet. Er gilt sowohl für männliche als auch weibliche Personen.

Die DGE unterscheidet im Krankenhaus zwischen mobilen und immobilen Patienten. Der mobile Patient mit einem **PAL** von 1,4 (**p**hysical **a**ctivity **l**evel; körperlicher Aktivitätsgrad) zwischen 19 und 65 Jahren sollte ca. 2150 kcal/8 996 kJ, der bettlägerige immobile Patient (PAL 1,2) ca. 1850 kcal/7 740 kJ aufnehmen. Bei Drittelansatz ergibt sich ein Energiegehalt der Mittagsmahlzeiten im Krankenhaus von ca. 717 kcal/2999 kJ bzw. 617 kcal/2580 kJ (▶ **Tab. 1.6**).

Der tatsächliche Energiebedarf kann im Einzelfall nur durch fortlaufende Gewichtskontrollen festgelegt werden. Als Referenzmaß wurde für Erwachsene der **Körpermassenindex** (**BMI** = **B**ody-**M**ass-**I**ndex) eingesetzt.

Um die empfohlenen Referenzwerte bei der energiearmen Kost einhalten zu können, bedarf es eines gut geschulten Fachpersonals.

1.1.3 Nährwertrelation

Die sog. Nährwertrelation besagt, dass die Hauptnährstoffe der Nahrung bestimmte Anteile der Energiezufuhr ausmachen. Idealerweise sollte diese für Eiweiß:Fett:Kohlenhydraten 10–15:25–30:55–65 Energie% lauten. Unter Einbeziehung hiesiger Ernährungsgewohnheiten lautet nach DGE-Empfehlungen die Relation 15:30:55 Energie % für die Tageskost. Dieses Verhältnis ist nur durch eine Einschränkung tierischer Lebensmittel und eine fettarme Zubereitung zu erreichen. Da der Proteingehalt beim Mittagessen etwas höher liegt (Fleisch- und Fischkomponenten) wird hier eine andere Nährwertrelation empfohlen. Dies geht zulasten der Kohlenhydrate. Dadurch stehen die Hauptnährstoffe hier in einem Verhältnis von 20:30:50 Energie%. Bei den anderen Mahlzeiten muss darauf geachtet werden, dass die Kohlenhydratzufuhr erhöht und der Proteinanteil niedrig gehalten wird.

1.1.4 Empfehlungen für die Eiweißzufuhr

Die DGE-Empfehlungen für die **Eiweißzufuhr** betragen zurzeit 0,8 g/kg Körpergewicht (KG) beim Erwachsenen. Dies entspricht einem Anteil von weniger als 10 % der Energie. Da es sich bei diesem Wert um die empfohlene Untergrenze handelt, wird für die Krankenernährung ein Eiweißgehalt von 15 Energie% (≤ 81 g bei 2150 kcal bzw. 69 g bei 1850 kcal) als akzeptabel beurteilt. Damit wird der bei Kranken möglicherweise höhere Bedarf an Proteinen berücksichtigt (z. B. bei Infektionsabwehr, Fieber, Heilungsprozess). Eine höhere Zufuhr an Eiweiß gilt im Allgemeinen als gesundheitlich wenig bedenklich. Der Verzehr größerer Mengen tierischen Eiweißes hat aber häufig den Nachteil, dass gleichzeitig größere Mengen Fett mit darin enthaltenen gesättigten Fettsäuren, Cholesterin und Purinen aufgenommen werden.

Ein Wert von 15 Energie% im Mittagessen wird durch den Fleischverzehr oft deutlich überschritten. Darum wurde unter Berücksichtigung der durchschnittlichen Ernährungsgewohnheiten der Eiweißanteil für das Mittagessen auf 20 % (≤ 36 g bei 717 kcal bzw. 31 g bei 617 kcal) festgesetzt.

1.1.5 Richtwert für die Fettzufuhr

Für Fett gilt heute der Richtwert von 25–30 % des Energiegehalts für die Tageskost bzw. für das Mittagessen als Obergrenze. Ein Unterschreiten dieser Menge bis zu 25 Energie% Fett ist nicht bedenklich, eher günstiger. Weniger als 10 % der **Fettzufuhr** sollte durch gesättigte Fettsäuren erfolgen.

Für die Mittagsmahlzeit sollten tierische Fette nur begrenzt eingesetzt werden. Die DGE empfiehlt einen Konsum von 7–10 Energie% mehrfach ungesättigter Fettsäuren (Linolsäure, Fischöle) und 10 Energie% einfach ungesättigter Fettsäuren.

Nur durch eine restriktive Fettaufnahme ist die wünschenswert hohe Nährstoffdichte zu erhalten.

Der Richtwert für Krankenhäuser wird sowohl für die Tageskost als auch für das Mittagessen mit 30 % des Energieanteils ausgewiesen. Für die Praxis heißt das, dass bei 2150 kcal 72 g bzw. bei 1850 kcal maximal 62 g Fett/Tag zugeführt werden sollten. Bezogen auf das Mittagessen sind dies höchstens 31 g Fett.

Omega-3-Fettsäuren (α-Linolen-, Eicosapentaen-, Docosahexaensäuren) bewirken eine positive Beeinflussung von vasodilatatorisch, antiinflammatorisch und adhäsionshemmend (Monozyten) wirkenden Eikosanoiden. Darum sollte bei der Fettzufuhr bei ω-3- und ω-6-Fettsäuren ein Verhältnis von 1:5 angestrebt werden. Dies kann erreicht werden, indem 2-mal pro Woche Seefisch auf dem Speiseplan steht und pflanzliche Öle (Lein-, Raps- und Walnussöl) verwendet werden. Auch einige Sorten Blattgemüse tragen zur Aufnahme von α-Linolensäure bei.

1.1.6 Empfehlungen für die Kohlenhydrat- und Richtwert für die Ballaststoffzufuhr

Die Empfehlungen für die **Kohlenhydratzufuhr** müssen den individuellen Energiebedarf, den Bedarf an Proteinen und die wünschenswerte Zufuhr von Fett berücksichtigen. Um eine Ernährung bedarfsgerecht zu gestalten, sollten eine begrenzte Fettmenge und viele Kohlenhydrate in komplexer Form, also als Stärke und Ballaststoffe, zugeführt werden.

Über den Tag verteilt sollte der Kohlenhydratanteil 55 % der Energiemenge ausmachen. Dies sind mindestens 296 g (bei einer Energiezufuhr von 2150 kcal bzw. mindestens 254 g bei 1850 kcal). Da für das Mittagessen ein höherer Proteinanteil von 20 Energie% vorgesehen ist, muss dies zulasten der Kohlenhydrate gehen. Darum lautet die Empfehlung, 50 % der Energie beim Mittagessen durch Kohlenhydrate zu decken. Dies entspricht 90 bzw. 77 g Kohlenhydraten.

Kohlenhydrate sollten in komplexer Form durch Stärke und Ballaststoffe zugeführt werden. Die Empfehlungen für die **Ballaststoffzufuhr** decken sich mit denen für die Allgemeinbevölkerung. Mit der Tageskost im Krankenhaus sind mindestens 30 g Ballaststoffe zuzuführen. Für die Kost am Mittag wird eine Mindestzufuhr von 10 g Ballaststoffen angegeben.

Die frühere Empfehlung für eine Energiezufuhr, die bereits 10 % Luxuskonsum beinhaltet, gibt es heute nicht mehr, da ein größeres Gewicht auf die Versorgung mit Vitaminen, Mineralstoffen usw. gelegt wird.

1.1.7 Empfehlungen zu den Mikronährstoffen

Von der Vielzahl der Mikronährstoffe, die in den D-A-CH-Referenzwerten für die Nährstoffzufuhr (DGE 2012) angegeben sind (▶ **Tab. 1.3**), wird im Rahmen der Überlegungen für einen optimalen Speiseplan von der DGE nur eine kleine Anzahl herausgegriffen (▶ **Tab. 1.6**). Es sind diejenigen Nährstoffe, bei denen der Bedarf so genau bekannt ist, dass Empfehlungen ausgesprochen werden können. Des Weiteren werden Nährstoffe mit einbezogen, bei denen die Versorgung die größten Probleme bereitet.

Im Rahmen einer Standardkost können mit den allgemeinen Empfehlungen für das Krankenhaus extreme Anforderungen (z. B. während einer Schwangerschaft) nicht abgedeckt werden.

Für den **Bedarf an Vitaminen und Mineralstoffen** orientiert sich die DGE daher an den höchsten Empfehlungen einer gesunden Einzelgruppe, um dem Nährstoffbedürfnis aller Patienten im Rahmen der Vollkost gerecht zu werden.

Da ein relativ geringer Energiewert vorliegt und hohe Sollwerte für die Mikronährstoffe bestehen, stellen die DGE-Empfehlungen hohe Anforderungen an die durchschnittliche Standardkost bezüglich der **Nährstoffdichte**. Die Nährstoffdichte ist das Verhältnis von essenziellen Nährstoffen zur Energie, d. h. Menge des Nährstoffes in g/MJ (Megajoule). Die Empfehlung einer hohen Nährstoffdichte sagt aus, dass im Vergleich zur Energiezufuhr eine höhere Menge an Nährstoffen zugeführt werden muss.

1.2 Grundlagen des Energiebedarfs

Für die Beratung eines Patienten ist die Kenntnis über den Energiebedarf des Menschen wichtig. Sie ist die Grundlage vieler Empfehlungen, kann aber nur Durchschnittswerte darstellen. Im nachfolgenden Kapitel sind wichtige Einzelheiten hierzu dargestellt.

1.2.1 Berechnung des Energiebedarfs

Der Energiebedarf wird bestimmt durch den **Grundumsatz** (GU), den **Leistungsumsatz** (LU; Muskelarbeit), die Thermogenese und den zusätzlichen Bedarf (z. B. Stillzeit).

Info

Energiebedarf = GU + LU

Der GU ist die Energiemenge, die ein leicht- bzw. unbekleideter Körper liegend bei völlig entspannter Muskulatur in nüchternem Zustand (12–14 Stunden nach Nahrungsaufnahme) bei einer konstanten Umgebungstemperatur (26–30 °C) zur Aufrechterhaltung der Organfunktionen, für die Atmung, die Gehirntätigkeit und die Verdauungsarbeit benötigt.

Bei Männern liegt der GU aufgrund der größeren Muskelmasse ca. 10 % höher als bei Frauen. Alter, Klima, Körpertemperatur, -größe, -gewicht, Hormone, Nervosität usw. haben ebenfalls einen Einfluss auf die Höhe des GU. Dies bedeutet, dass es keine allgemeingültige Berechnungsformel geben kann. Im Normalfall wird der Grundumsatz für 24 Stunden berechnet. Hierbei werden auch der Sauerstoffverbrauch, die Kohlendioxidabgabe und die Stickstoffausscheidung ermittelt.

Schätzung des GU mittels Durchschnittswert

Info

GU = 4,2 kJ/1 kcal je kg KG ∞ 24 Stunden
Dies entspricht: 1 kcal/kg KG ∞ 24 Stunden = 24 kcal/kg KG

Ausgangspunkt für die Berechnung des Grundumsatzes ist das Normalgewicht nach **Broca** (S. 19). Die ▶ **Tab. 1.2** enthält die Formel der WHO (**W**orld **H**ealth **O**rganization) für die Vorhersage

▶ **Tab. 1.2** WHO-Formeln zur Vorhersage des Grundumsatzes (nach Küpper 2000).

Alter (Jahre)	GU weibliche Personen	GU männliche Personen
<3	0,2550 × KG in kg – 0,214 MJ	0,2550 × KG in kg – 0,226 MJ
3–10	0,0941 × KG in kg + 2,09 MJ	0,0949 × KG in kg + 2,07 MJ
10–18	0,0510 × KG in kg + 3,12 MJ	0,0732 × KG in kg + 2,72 MJ
18–30	0,0615 × KG in kg + 2,08 MJ	0,0640 × KG in kg + 2,84 MJ
30–60	0,0364 × KG in kg + 3,47 MJ	0,0485 × KG in kg + 3,67 MJ
>60	0,0439 × KG in kg + 2,49 MJ	0,0565 × KG in kg + 2,04 MJ

des GU. Die Berechnung gibt den GU in MJ/Tag an. Durch Multiplikation dieses Wertes mit 240 erhält man den GU in kcal/Tag.

Leistungsumsatz

Jegliche Beanspruchung von Körperleistungen (Muskeltätigkeit, Schwitzen, Frieren), die im GU nicht enthalten sind, bedeutet einen „Leistungszuwachs", hier als LU bezeichnet.

Info

LU = $^1/_3$–$^3/_3$ des GU

Grundumsatz bei unterschiedlichen Tätigkeiten

Zur Berechnung des GU bei unterschiedlichen Tätigkeiten muss der LU berücksichtigt werden.

Info

- LU bei Bettruhe (z. B. im Krankenhaus): $^1/_{10}$ GU
- LU bei leichter Arbeit: $^1/_3$ GU
- LU bei mittelschwerer Arbeit: $^2/_3$ GU
- LU bei Schwerarbeit: $^3/_3$ GU

Beispiel: Patient, männlich, 175 cm, Bettruhe
- Sollgewicht: 175 cm – 100 = 75 kg
- GU = 75 kg × 4,2 (1 kcal) × 24 Stunden = 7 560 kJ (1800 kcal)
- LU = 75 kg × 4,2 (1 kcal) × 24 Stunden × $^1/_{10}$ = 756 kJ (180 kcal)
- Energiebedarf: GU + LU = 7 560 kJ (1800 kcal) + 756 kJ (180 kcal) = 8 316 kJ (1980 kcal)

Faustregel zur Berechnung des Energiebedarfs

Als einfache Faustregel zur Berechnung des Energiebedarfs in Kilokalorien können folgende Formeln herangezogen werden.

Info

Istgewicht in kg
- × 24 = Basalbedarf
- × 30 = Bedarf bei leichter Tätigkeit
- × 35 = Bedarf bei mittlerer Tätigkeit
- × 40 = Bedarf bei schwerer Tätigkeit
- × 45–50 = Bedarf bei Polytraumata, Verbrennungen
- × 24 = Bedarf bei leichter Adipositas
- × 22 = Bedarf bei starker Adipositas

Berechnung des Energiebedarfs von Kindern

Die Berechnung des Energiebedarfs von Kindern erfolgt unter Berücksichtigung des Alters des Kindes.

Info

Alter × 100 + 1000 = Energiebedarf in kcal

1.2.2 Empfehlungen für die Nährstoffzufuhr

Gemeinsam von der DGE, der Österreichischen Gesellschaft für Ernährung (ÖGE), der Schweizerischen Gesellschaft für Ernährungsforschung (SGE) und der Schweizerischen Vereinigung für Ernährung (SVE) wurden erstmals im Jahr 2000 die D-A-CH-Referenzwerte zur Nährstoffzufuhr erarbeitet, die seitdem in diesen Ländern gelten (▶ **Tab. 1.3**).

1.2.3 Richtwerte für den Energiebedarf

Der Energiebedarf richtet sich nach Geschlecht, Alter, Größe, Gewicht und individuellem LU und anderen besonderen Zuständen (z. B. Fieber, Polytrauma oder Verbrennungen). In ▶ **Tab. 1.4** sind die Richtwerte für die **Energiezufuhr normalgewichtiger Personen** aufgeführt.

Körperlicher Aktivitätsgrad

Die **PAL-Werte** (S. 13) zu einigen Berufs- und Freizeitaktivitäten von Erwachsenen sind in ▶ **Tab. 1.5** dargestellt.

Info

Beispiel für die Berechnung des Energiebedarfs einer normalgewichtigen 40-jährigen Hausfrau (nach Küpper 2000):
- 8 Stunden intensive Hausarbeit (hoher Energieaufwand) → PAL-Wert = **2,4**
- 8 Stunden weitere Tätigkeiten (mittlerer Energieaufwand) → PAL-Wert = **1,6**
- 8 Stunden Schlaf (niedriger Energieaufwand) → PAL-Wert = **0,95**

Berechnung:
- (2,4 × 8) + (1,6 × 8) + (0,95 × 8) : 24 (Stunden) = 1,65
- Der durchschnittliche PAL-Wert einer Hausfrau beträgt demnach **1,65**.
- Energiebedarf = PAL-Wert lt. ▶ **Tab. 1.5** (hier 1340 kcal) = 1,65 × 1340 = 2211 kcal/Tag

▶ **Tab. 1.3** Vergleich der Tagesempfehlungen 1991 und 2012 für Männer (19 bis < 25 Jahre); RÄ = Retinol-, NÄ = Niacin- und TÄ = Tocopherol-Äquivalent (nach DGE 1991 u. 2013).

Nährstoffempfehlung	Maßeinheit	DGE 1991	D-A-CH-Referenzwerte 2013
Energie	kcal	2600	2500
Protein	g	60	59
Fett	Energie%	30	unverändert
ω-3-Fettsäuren	Energie%	0,5	unverändert
ω-6-Fettsäuren	Energie%	3	2,5
Cholesterin	mg	300	unverändert
Kohlenhydrate	Energie%	> 50	unverändert
Ballaststoffe	g	> 30	unverändert
Alkohol	g	k. A.	20
Vitamin A (Retinol)	mg RÄ	1	unverändert
β-Carotin	mg	2	2–4
Vitamin D (Calciferol)	µg	5	20
Vitamin E (Tocopherol)	mg TÄ	12	15
Vitamin K	µg	70	unverändert
Thiamin (Vitamin B_1)	mg	1,4	1,3
Riboflavin (Vitamin B_2)	mg	1,7	1,5
Niacin	mg NÄ	18	17
Vitamin B_6	mg	1,8	1,5
Folsäure (FÄ)	µg	300	unverändert
Pantothensäure	mg	6	unverändert
Biotin	µg	30–100	30–60
Vitamin B_{12} (Cobalamin)	µg	3	unverändert
Vitamin C	mg	75	100
Wasser (gesamt)	ml	2400	2700
Natrium	mg	550	unverändert
Chlorid	mg	830	unverändert
Kalium	mg	2000	unverändert
Kalzium	mg	1000	unverändert
Phosphor	mg	1500	700
Magnesium	mg	350	400
Eisen	mg	10	unverändert
Jod	µg	200	unverändert
Fluorid	mg	1,5–4	3,8
Zink	mg	15	10
Selen	µg	20–100	30–70
Kupfer	mg	1,5–3	1,0–1,5
Mangan	mg	2–5	unverändert
Molybdän	µg	75–250	50–100
Chrom	µg	50–200	30–100

▶ **Tab. 1.4** Richtwerte für die Energiezufuhr normalgewichtiger Personen bei mittlerer Aktivität (nach DGE 2000c).

Alter	kcal/Tag		kcal/kg	
	m	w	m	w
Säuglinge				
0 < 4 Monate	500	450	94	91
4 < 12 Monate	700	700	90	91
Kinder				
1 < 4 Jahre	1100	1000	91	88
4 < 7 Jahre	1500	1400	82	78
7 < 10 Jahre	1900	1700	75	68
10 < 13 Jahre	2300	2000	64	55
13 < 15 Jahre	2700	2200	56	47
Jugendliche und Erwachsene				
15 < 19 Jahre	3100	2500	46	43
19 < 25 Jahre	3000	2400	41	40
25 < 51 Jahre	2900	2300	39	39
51 < 65 Jahre	2500	2000	35	35
65 Jahre und älter	2300	1800	34	33
Schwangere	+ 255	–	–	–
Stillende	bis + 635	–	–	–

▶ **Tab. 1.5** Beispiele für den durchschnittlichen täglichen Energieumsatz bei unterschiedlichen Berufs- und Freizeitaktivitäten von Erwachsenen (DGE 2012).

Arbeitsschwere und Freizeitverhalten	PAL	Beispiele
ausschließlich sitzende oder liegende Lebensweise	1,2	alte gebrechliche Menschen
ausschließlich sitzende Tätigkeit mit wenig oder keiner anstrengenden Freizeitaktivität	1,4–1,5	Büroangestellte, Feinmechaniker
sitzende Tätigkeit, zeitweilig auch zusätzlicher Energieaufwand für gehende und stehende Tätigkeiten	1,6–1,7	Laboranten, Kraftfahrer, Studierende, Fließbandarbeiter
überwiegend gehende und stehende Tätigkeit	1,8–1,9	Hausfrauen, Verkäufer, Kellner, Mechaniker, Handwerker
körperlich anstrengende berufliche Arbeit	2,0–2,4	Bauarbeiter, Landwirte, Waldarbeiter, Bergarbeiter, Leistungssportler

1.2.4 Empfehlungen der Nährstoffzufuhr für Krankenhäuser

Um Werte für eine Energie-, Nähr- und Wirkstoffzufuhr im Krankenhaus vornehmen zu können, ist zunächst die Zielgruppe zu definieren, wobei krankenhausspezifisch vorzugehen ist. Zur Ermittlung des „Standardpatienten" wird zur Orientierung von der DGE der **Durchschnittswert** für den Berufstätigen (Leichtarbeiter, 45 Jahre) mit einem PAL-Wert von 1,4 als sinnvoll angesehen. Dies gilt für körperlich aktive Patienten bzw. Patienten in der Rehaklinik. Da im Krankenhaus allerdings weniger gut pauschaliert werden kann, wird in den neuesten Empfehlungen für den bettlägerigen Patienten noch ein zweiter PAL-Wert von 1,2 angegeben (▶ **Tab. 1.6**).

Aus den PAL-Werten wird der Richtwert für die Energiezufuhr abgeleitet, der als Grundlage für die Ermittlung der Menge der Hauptnährstoffe (Eiweiß, Fett, Kohlenhydrate) und ihrer wünschens-

▸ **Tab. 1.6** Richtwerte und Zufuhrempfehlungen der DGE für die Gemeinschaftsverpflegung auf Basis der Vollkost (DGE, Stand: Januar 2006 a, b u. 2013).

		Krankenhaus/Rehakliniken (mobile Patienten 19–65 Jahre) PAL 1,4 (Altersgruppe 25 ≤ 51)		Krankenhäuser (immobile Patienten 19–65 Jahre) PAL 1,2 (Altersgruppe 25 ≤ 51)	
		Tageskost 15:30:55	Mittagessen 20:30:50	Tageskost 15:30:55	Mittagessen 20:30:50
Energie	in kcal (kJ)	2150 (8 996)	717 (2999)	1840 (7 710)	617 (2580)
Eiweiß	in g	≤ 81	≤ 36	≤ 68	≤ 31
Fett	in g	≤ 72	≤ 24	≤ 62	≤ 21
Kohlenhydrate	in g	≥ 296	≥ 90	≥ 249	≥ 77
Ballaststoffe	in g	mind. 30	≥ 10	mind. 30	≥ 10
Vitamin E	in mg	14	5	14	5
Vitamin B_1	in mg	1,2	0,4	1,2	0,4
Vitamin B_2	in mg	1,4	0,5	1,4	0,5
Folsäure	in µg	300	100	300	100
Vitamin C	in mg	100	33	100	33
Kalzium	in mg	1000	333	1000	333
Magnesium	in mg	350	117	350	117
Eisen	in mg	15	5	15	5
Jod	in µg	200	67	200	67

werten Relation dient. Die Durchschnittsberechnung ist für ein Patientenkollektiv von 19–65 Jahren gedacht, wobei hier nochmals gemittelt wurde und der Bedarf der Personengruppe der 25- bis unter 51-Jährigen angegeben ist.

1.2.5 Anthropometrie

Die Anthropometrie ist die Wissenschaft von den Maßverhältnissen am menschlichen Körper. Über die Bestimmung der Körpermaße sollen Rückschlüsse auf die Körperzusammensetzung gezogen werden. Im Folgenden werden einige Methoden dargestellt.

Die **Bestimmung des Körpergewichts** ist in der klinischen Praxis die wichtigste Größe, um den Ernährungszustand zu bestimmen.

Sollgewicht nach Broca

Die Berechnung des Sollgewichts nach Broca stellt eine einfache Orientierungshilfe dar, die schnell zu berechnen ist – heute i. d. R. durch den BMI abgelöst (S. 19).

Info

Normal-/Sollgewicht = Körpergröße in cm – 100 in kg

Beispiel:

- Mann: 175–100 = 75 kg
- Frau: 170–100–10 % = 63 kg

Früher wurden von diesem Wert noch 10 % bei Männern bzw. 15 % bei Frauen abgezogen, um das Idealgewicht zu bestimmen. Neuere Untersuchungen haben jedoch ergeben, dass das Normalgewicht akzeptabel ist.

Nachteil Die Berechnung gilt nur für Körpermasseneinschätzungen im mittleren Körperlängenbereich (155–185 cm) und ist für Berechnungen bei Kindern und Jugendlichen nicht geeignet. Körpertyp (Fettverteilung), Körperzusammensetzung (z. B. Muskelmasse) und Alter bleiben unberücksichtigt. Daher gilt der Broca-Index als veraltet.

Sollgewicht nach dem BMI

Ein Index zur Errechnung des relativen Körpergewichtes, d. h. des auf die Körpergröße bezogenen Gewichtes, ist der BMI. Dieser korreliert bes-

Gewicht in kg	Körperlänge in m												
	1,40	1,45	1,50	1,55	1,60	1,65	1,70	1,75	1,80	1,85	1,90	1,95	2,00
130	66	62	58	54	51	48	45	42	40	38	36	34	33
128	65	61	57	53	50	47	44	42	40	37	35	34	32
126	64	60	56	52	49	46	44	41	39	37	35	33	32
124	63	59	55	52	48	46	43	40	38	36	34	33	31
122	62	58	54	51	48	45	42	40	38	36	34	32	31
120	61	57	53	50	47	44	42	39	37	35	33	32	30
118	60	56	52	49	46	43	41	39	36	34	33	31	30
116	59	55	52	48	45	43	40	38	36	34	32	31	29
114	58	54	51	47	45	42	39	37	35	33	32	30	29
112	57	53	50	47	44	41	39	37	35	33	31	29	28
110	56	52	49	46	43	40	38	36	34	32	30	29	28
108	55	51	48	45	42	40	37	35	33	32	30	28	27
106	54	50	47	44	41	39	37	35	33	31	29	28	27
104	53	49	46	43	41	38	36	34	32	30	29	27	26
102	52	49	45	42	40	37	35	33	31	30	28	27	26
100	51	48	44	42	39	37	35	33	31	29	28	26	25
98	50	47	44	41	38	36	34	32	30	29	27	26	25
96	49	46	43	40	38	35	33	31	30	28	27	25	24
94	48	45	42	39	37	35	33	31	29	27	26	25	24
92	47	44	41	38	36	34	32	30	28	27	25	24	23
90	46	43	40	37	35	33	31	29	28	26	25	24	23
88	45	42	39	37	34	32	30	29	27	26	24	23	22
86	44	41	38	36	34	32	30	28	27	25	24	23	22
84	43	40	37	35	33	31	29	27	26	25	23	22	21
82	42	39	36	34	32	30	28	27	25	24	23	22	21
80	41	38	36	33	31	29	28	26	25	23	22	21	20
78	40	37	35	32	30	29	27	25	24	23	22	21	20
76	39	36	34	32	30	28	26	25	23	22	21	20	19
74	38	35	33	31	29	27	26	24	23	22	20	19	19
72	37	34	32	30	28	26	25	24	22	21	20	19	18
70	36	33	31	29	27	26	24	23	22	20	19	18	18
68	35	32	30	28	27	25	24	22	21	20	19	18	17
66	34	31	29	27	26	24	23	22	20	19	18	17	17
64	33	30	28	27	25	24	22	21	20	19	18	17	16
62	32	29	28	26	24	23	21	20	19	18	17	16	16
60	31	29	27	25	23	22	21	20	19	18	17	16	15
58	30	28	26	24	23	21	20	19	18	17	16	15	15
56	29	27	25	23	22	21	19	18	17	16	16	15	14
54	28	26	24	22	21	20	19	18	17	16	15	14	14
52	27	25	23	22	20	19	18	17	16	15	14	14	13
50	26	24	22	21	20	18	17	16	15	15	14	13	13
48	24	23	21	20	19	18	17	16	15	14	13	13	12
46	23	22	20	19	18	17	16	15	14	13	13	12	12
44	22	21	20	18	17	16	15	14	14	13	12	12	11
42	21	20	19	17	16	15	15	14	13	12	12	11	11

► **Abb. 1.1** BMI für Erwachsene (bis 65 Jahre). BMI < 18,5: Untergewicht; BMI 18,5–24,9: Normalgewicht; BMI 25–29,9: Präadipositas; BMI 30–34,9: Adipositas Grad I; BMI 35–39,9: Adipositas Grad II; BMI > 40: Adipositas Grad III.

ser mit der durch direkte Messung ermittelten Fettgewebsmasse des Körpers als der Broca-Index und gilt als Standard zur Beurteilung des Körpergewichts (► **Abb. 1.1**).

Info

$$BMI = \frac{\text{Körpergewicht (kg)}}{\text{Körperlänge (m)}^2} = \frac{\text{KG (kg)}}{\text{KL (m)}^2}$$

Der wünschenswerte BMI ist altersabhängig (► **Tab. 1.7**).

Der Deutschen Adipositas Gesellschaft (DAG) zufolge, kann der BMI zur **Klassifikation des Ernährungszustandes** herangezogen werden (► **Tab. 1.8**, ► **Tab. 3.4**).

▶ **Tab. 1.7** Altersabhängigkeit des BMI (nach National Research Council 1989).

Alter	BMI in kg/m²
19–24	19–24
25–34	20–25
35–44	21–26
45–54	22–27
55–64	23–28
>64	24–29

▶ **Tab. 1.8** Klassifikation des Ernährungszustandes durch den BMI (nach Hauner et al. 2007).

BMI in kg/m²	Gewichtsklassifizierung
<18,5	Untergewicht
18,5–24,9	Normalgewicht
25–29,9	Präadipositas (leichtes Übergewicht)
30–34,9	Adipositas (Übergewicht) Grad I
35–39,9	Adipositas (Übergewicht) Grad II
>40	Adipositas Grad III (extremes Übergewicht)

Nachteil Der BMI erlaubt keine genaueren Aussagen über die Körperzusammensetzung. Das Körpergewicht resultiert aus verschiedenen Komponenten wie unterschiedliche Anteile von Fett- und Muskelmasse, extrazelluläres Wasser und/oder Knochenmasse. So können z. B. athletische Menschen ohne große Fettspeicher einen hohen BMI haben.

Hautfalten-Dicke-Messung

Die Messung der Hautfaltendicke mittels eines Kalipers ist die einfachste Methode, den Anteil des Körperfetts zu bestimmen. Im Normalfall wird die Messung am Mittelpunkt des Trizeps und am unteren Pol des Schulterblatts vorgenommen. Hier wird mit einem zangenartigen Präzisionskaliper nur das Haut- und Unterhautfettgewebe erfasst. Die Hautfaltendicke kann dann auf der Skala abgelesen werden. Beim Menschen befindet sich ca. 50 % des Fetts in der Subkutanschicht. Daher ist die Hautfalten-Dicke-Messung ein ausreichender Parameter zur **Bestimmung des Gesamtkörperfetts**.

Nachteil Die Verteilung des Körperfetts ist nicht immer homogen.

Taillen-Hüft-Verhältnis

Ein Maß für die **Fettverteilung** ist das Verhältnis von Taillen-zu Hüftumfang (**WHR**, **W**aist-to-**H**ip-**R**atio).

Info

$$\text{WHR} = \frac{\text{Taillenumfang (cm)}}{\text{Hüftumfang (cm)}}$$

- Zielwerte für das Umfangverhältnis: Frauen < 0,85, Männer < 1,0
- Zur Einschätzung der Fettverteilung genügt oftmals die Messung des Taillenumfangs. Zielwerte für den Taillenumfang: Frauen < 80 cm, Männer < 94 cm

Bei nur geringem Übergewicht ist es immer sinnvoll, das Taillen-Hüft-Verhältnis zu ermitteln, um die Notwendigkeit der Gewichtsreduktion besser beurteilen zu können.

Das mit dem Übergewicht assoziierte Gesundheitsrisiko, wie das für Herz-Kreislauf-Erkrankungen, ist wesentlich vom **Fettverteilungstyp** abhängig. Besonders gefährdet sind Menschen, bei denen sich das Fett vorwiegend im Bauchbereich ansammelt. Diese Fettverteilung nennt man die **androide** (zentrale, viszerale) **Form** oder „Apfeltyp". Gängig ist auch die Bezeichnung intraabdominale Fettverteilung. Bei einem Umfangsverhältnis > 1,0 bei Männern und > 0,85 bei Frauen liegt eine androide Fettverteilung vor. Android deshalb, weil 80 % der übergewichtigen Männer und nur 15 % der Frauen diese Fettverteilung haben. Vergleichsweise gering ist das Gesundheitsrisiko bei der **gynoiden Form** mit einer Fetteinlagerung im Hüft- und Oberschenkelbereich, dem sog. „Birnentyp" (▶ **Abb. 1.2**).

Bioelektrische Impedanz-Analyse

Zur Bestimmung der Körperzusammensetzung kann die bioelektrische Impedanz-Analyse (BIA) herangezogen werden. Die BIA ist eine **elektrische Widerstandsmessung** des Körpers, die sich die unterschiedlichen biophysikalischen Eigenschaften der verschiedenen Körperkompartimente (Muskeln, Fett, Knochen etc.) zunutze macht. Die BIA basiert darauf, dass Gewebe, die Wasser enthalten, einen niedrigeren Widerstand darstellen als Fettgewebe. Die Zellmembranen wirken wie Minikondensatoren. Je nach Frequenz fließt der

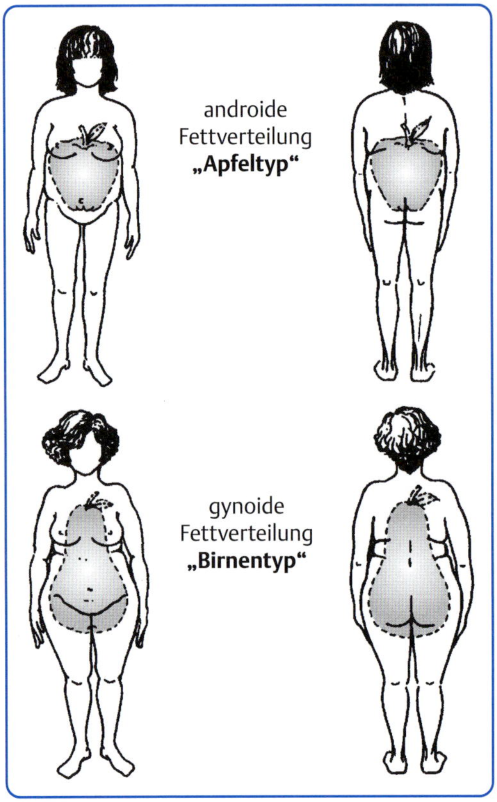

▶ **Abb. 1.2** Apfel- und Birnentyp: Schematische Darstellung einer androiden (oben) und einer gynoiden (unten) Fettgewebsverteilung bei adipösen Frauen.

Strom verstärkt in bestimmte Abteilungen. Die Messergebnisse lassen Rückschlüsse auf die Anteile von Fett, fettfreier Masse und Wasser zu.

1.2.6 Umrechnungsfaktoren

Im Folgenden sind die wichtigsten Umrechnungsfaktoren zur Berechnung des Energiebedarfs aufgelistet.

Info

- 1 kcal = 4,187 kJ
- 1 kJ = 0,239 kcal
- 1 MJ = 1000 kJ = 239 kcal

- 1 g Kohlenhydrat = 4,1 kcal = 17,2 kJ
- 1 g Fett = 9,2 kcal = 38,5 kJ
- 1 g Eiweiß = 4,1 kcal = 17,2 kJ
- 1 g Alkohol/Ethanol = 7,1 kcal = 29,7 kJ
- 1 g verwertbare organische Säure = 3 kcal = 13 kJ

1.3
Grundlagen der Ernährungslehre

Kenntnisse über eine ausgewogen zusammengesetzte Ernährung sind unentbehrlich. Damit die Körpertemperatur, Arbeitsleistung und Stoffwechselleistung aufrechterhalten werden, benötigt der Mensch u. a. Energie. Die Nahrung als Träger von Nährstoffen liefert dem Organismus diese. Dafür muss die zugeführte Nahrung in niedermolekulare Bruchstücke zerlegt (verdaut) werden. Dies geschieht mittels des Verdauungsprozesses. Makromolekulare Nährstoffe aus der Nahrung werden durch Enzyme hydrolysiert, verlieren ihre artspezifische Struktur und können von der Darmwand aufgenommen werden. Von dort gelangen sie über Blut und Lymphe zu den einzelnen Organen.

Nährstoffe Nährstoffe sind Kohlenhydrate, Fette (Lipide) und Eiweiße (Proteine) sowie Vitamine und Mineralstoffe. Die Kohlenhydrate werden zu Monosacchariden, die Lipide zu Glyzerin und Fettsäuren und die Proteine zu Aminosäuren gespalten. Wasser, Vitamine und die meisten anorganischen Ionen (Mineralstoffe) werden unverändert resorbiert (▶ **Abb. 1.3**). Für eine ausgewogene Ernährung ist es wichtig, dass alle benötigten Nähr- und Wirkstoffe in ausreichender Menge und in einem ausgewogenen Verhältnis zugeführt werden. Empfehlungen zur Nähr- und Wirkstoffzufuhr beinhalten immer eine bedarfsgerechte Ernährung (S. 13), mit der die Gesundheit und Leistungsfähigkeit erhalten bleiben und Krankheiten vorgebeugt wird.

Zu unterscheiden sind die **essenziellen** (unentbehrlichen) und die **nicht essenziellen** (entbehrlichen) **Nahrungsbestandteile**.

Unentbehrlich heißt in diesem Fall, dass der Bestandteil unbedingt mit der Nahrung zugeführt werden muss. Der Organismus ist nicht in der Lage, diesen Stoff selbst aus anderen Nahrungsbestandteilen zu synthetisieren. Auch ein entbehrlicher Nahrungsbestandteil ist für die Ernährung wichtig, da er die für Biosynthesen notwendigen Substanzen (z. B. Kohlenstoffatome [C-Atome], Aminogruppen) liefert (▶ **Tab. 1.9**).

Des Weiteren müssen wir zwischen verwertbaren und nicht verwertbaren Bestandteilen der Nahrung unterscheiden.

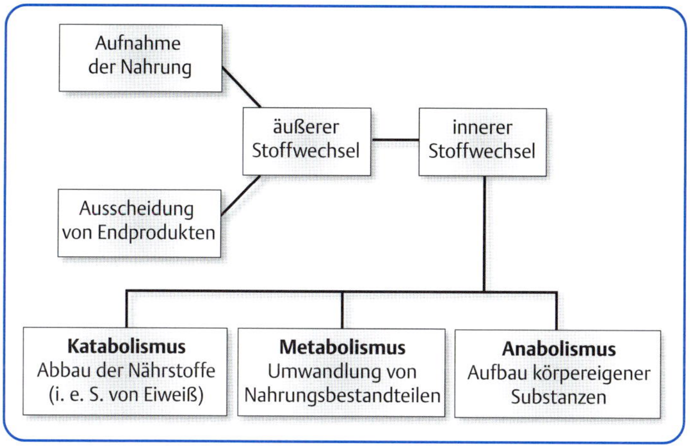

► **Abb. 1.3** Stoffwechselvorgänge.

► **Tab. 1.9** Unentbehrliche und entbehrliche Nahrungsbestandteile.

unentbehrlich	entbehrlich
• Mineralstoffe (Mengen- und Spurenelemente) • unentbehrliche Fettsäuren • unentbehrliche Aminosäuren: – Isoleucin – Leucin – Lysin – Methionin – Phenylalanin – Threonin – Tryptophan – Valin • bedingt entbehrliche Aminosäuren: – Arginin – Histidin • Vitamine (wasser- und fettlösliche) • Wasser • Hämine	• Kohlenhydrate, Ballaststoffe • Fettsäuren (Ausnahme: unentbehrliche Fettsäuren) • Lipoide (Phosphatide, Sterine) • Aminosäuren: – Alanin – Asparagin – Asparaginsäure – Glutamin – Glutaminsäure – Glycin – Prolin – Serin – Tyrosin (für Kinder unentbehrlich) – Cystein (für Kinder unentbehrlich) • Kreatin, Kreatinin • Pyrimidine, Purine

Bei den verwertbaren Bestandteilen gibt es die energieliefernden und die nicht energieliefernden Nährstoffe. Energie liefern in erster Linie Kohlenhydrate und Fette. Eiweiß hat als Baustoff primär andere Aufgaben zu erfüllen, hauptsächlich den Aufbau und den Erhalt des Körpers (► **Abb. 1.4**).

Nährstoffverbrennung Die Verbrennung der Nährstoffe in unserem Organismus erfolgt in vielen Teilschritten. Kohlenstoff und Wasserstoff verbinden sich mit Sauerstoff. Dabei wird Energie freigesetzt und es entstehen die Abfallprodukte Kohlendioxid (Kohlensäure, CO_2) und Wasser (H_2O). Die Energie wird vom Stoffwechsel für die einzelnen Organfunktionen genutzt. Kohlendioxid und Wasser werden über die Lunge, die Haut, durch die Niere und den Darm ausgeschieden.

Info

1 g Nährstoff liefert an Energie:

- Kohlenhydrate = 4,1 kcal/17,2 kJ
- Fett = 9,2 kcal/38,5 kJ
- LCT* = 9,3 kcal/39,1 kJ
- MCT** = 8,3 kcal/34,9 kJ
- Eiweiß/Protein = 4,1 kcal/17,2 kJ
- Alkohol/Ethanol = 7,1 kcal/29,7 kJ
- verwertbare organische Säure = 3 kcal/13 kJ

* **l**ong-**c**hain **t**riglycerides, langkettige Fettsäuren
** **m**edium-**c**hain **t**riglycerides, mittelkettige Fettsäuren

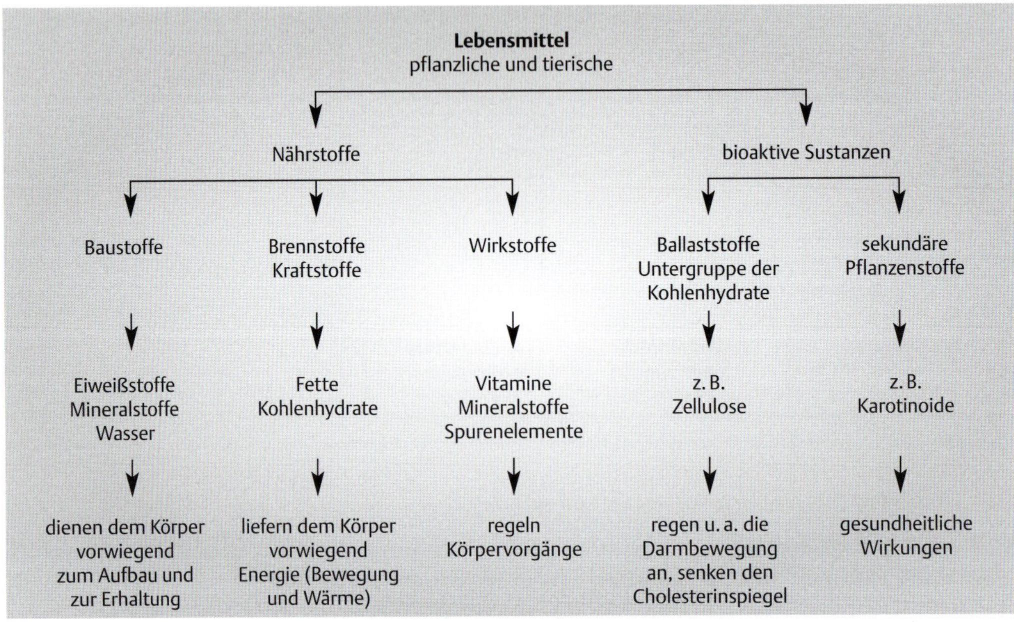

► **Abb. 1.4** Einteilung der Lebensmittel.

1.3.1 Kohlenhydrate

Der wünschenswerte **Kohlenhydratanteil** der Nahrung soll in etwa 50–60 % der täglichen Energiezufuhr ausmachen. Ballaststoffreiche stärkehaltige Kohlenhydratträger, die unentbehrliche Nährstoffe und sekundäre Pflanzenstoffe enthalten, sind isolierten Mono- und Disacchariden vorzuziehen. In der Regel sind Kohlenhydrate in Form von Mono- und Disacchariden oder raffinierter modifizierter Stärke arm an unentbehrlichen Nährstoffen. Wird hiervon viel verzehrt, kann die angestrebte Nährstoffdichte bei bedarfsgerechter Energieversorgung nicht erreicht werden (S. 26).

Aufgabe von Kohlenhydraten

Kohlenhydrate dienen im Wesentlichen als **Energiequelle** für alle Körperzellen und liefern C-Atome für Biosynthesen. So werden aus Kohlenhydraten u. a. Glykoproteine, Glykolipide, Nukleotide, entbehrlichen Aminosäuren und spezifische Fettsäuren gebildet (► Abb. 1.5). **Glykogen** stellt eine begrenzte Reserveenergie für den Körper dar. **Ballaststoffe** gehören ebenfalls zu den Kohlenhydraten (S. 31).

Kohlenhydrate lassen sich in drei Untergruppen unterteilen:

- **Einfachzucker:** Monosaccharide, z. B. Glukose/Traubenzucker, Fruktose/Fruchtzucker, Galaktose/Schleimzucker
- **Zweifachzucker:** Disaccharide, z. B. Saccharose/Haushaltszucker (besteht aus je einem Molekül Glukose/Fruktose), Maltose/Malzzucker (besteht aus 2 Molekülen Glukose), Laktose/Milchzucker (besteht aus je einem Molekül Glukose/Galaktose)
- **Vielfachzucker:** Polysaccharide, z. B. Stärke, Glykogen

Chemie der Kohlenhydrate

Rein chemisch bestehen Kohlenhydrate aus Kohlenstoff, Wasserstoff und Sauerstoff. Viele Kohlenhydrate sind Verbindungen mit der Summenformel $C_n(H_2O)_n$. Die einfachsten Kohlenhydrate sind **Monosaccharide**. Lagern sich zwei Monosaccharide aneinander und wird dabei Wasser frei, entsteht ein **Disaccharid**. Werden sehr viele Monosaccharide miteinander verknüpft, entstehen lange Molekülketten, die **Polysaccharide**. Werden die Kohlenhydrate im Stoffwechsel des Menschen vollkommen abgebaut, wird stufenweise Energie freigesetzt.

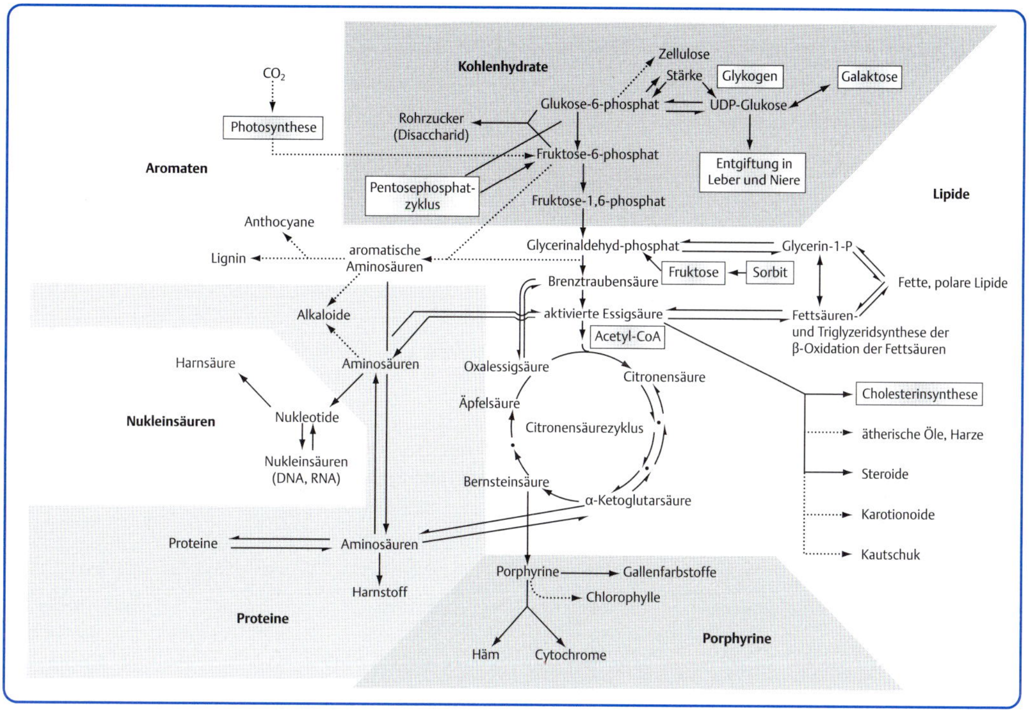

▶ **Abb. 1.5** Schema der Stoffwechselwege und des Zusammenhangs der im Stoffwechsel der Zelle von Tier und Pflanze auf- und abgebauten Stoffe. Punktierte Pfeile kennzeichnen Reaktionsketten, die nur in Pflanzen ablaufen.

Als Endprodukte gehen Kohlendioxid und Wasser wieder in den Kreislauf der Natur ein.

Der größte Teil der Kohlenhydratverbindungen ist verdaubar. Zur Gruppe der unverdaubaren Polysaccharide gehören die Ballaststoffe (▶ **Tab. 1.10**).

Verdauung von Kohlenhydraten

Der menschliche Organismus kann Kohlenhydrate nur in Form der Monosaccharide resorbieren. Die Verdauung der Kohlenhydrate als Stärke beginnt mithilfe der im Speichel vorkommenden **α-Amylase** (Ptyalin, Diastase) bereits im Mund. Die entstehenden Oligo- und Disaccharide werden im Dünndarm in die einzelnen Moleküle gespalten. Die α-Amylase kann in einem Bereich des Magens, in dem der Speisebrei kurzfristig gelagert wird, weiter wirken. Im stark sauren Milieu des restlichen Magenbereichs wird die Hydrolyse (Wasseraufnahme) jedoch unterbrochen. Nachdem der Speisebrei den Pylorus passiert hat, spaltet eine aus dem Pankreas stammende α-Amylase die angedauten Kohlenhydrate im fast alkalischen Duodenum weiter auf, denn nur Monosaccharide können resorbiert werden. In der obersten Schicht der Dünndarmwand sitzen spezifische **Karbohydrasen/Glukosidasen** (Maltasen, Saccharasen, Laktasen), die die Disaccharide zu Monosacchariden spalten. Im Wesentlichen liegen die Monosaccharide Glukose, Fruktose und Galaktose vor. Diese Monosaccharide können von der Dünndarmschleimhautzelle über zwei Wege resorbiert werden:

- durch den aktiven Energie verbrauchenden **Transport**, gekoppelt an den Natriumtransport (Ionenpumpe) oder
- durch **Diffusion**, entsprechend dem Konzentrationsgefälle.

Für den reibungslosen Transport der Kohlenhydrate im Blutkreislauf ist eine Reihe von Hormonen, wie Insulin, Adrenalin und Kortison, verantwortlich.

Jeder Mensch hat eine individuelle Kapazität des Verdauungs- und Resorptionssystems. Diese Kapazität wird z. B. bei **Laktasemangel** überschritten. Laktose gelangt als niedermolekulares Kohlenhydrat in den Dickdarm. Nach Wasseraufnahme wird

▸ **Tab. 1.10** Kohlenhydrate – Übersicht (Feldheim u. Steinmetz 1998).

Kohlenhydratarten	Strukturformeln (Beispiele)	Bezeichnungen	Vorkommen	Eigenschaften	Resorption
Monosaccharide, niedermolekulare	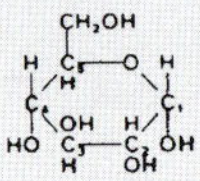	Glukose (Traubenzucker)	Obst, Gemüse	süß, wasserlöslich	sofortige Resorption
		Fruktose (Fruchtzucker)	Obst, Honig	Süß, wasserlöslich	sofortige Resorption
		Galaktose (Schleimzucker)	in Milch als Bestandteil der Laktose	wenig süß	sofortige Resorption
Disaccharide (Doppelzucker)	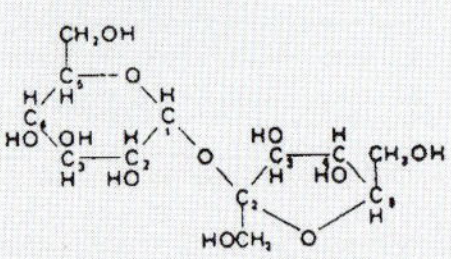	Saccharose (Rüben- und Rohrzucker)	Zuckerrübe, Zuckerrohr	süß, wasserlöslich	rasche Aufspaltung in Monosaccharide, dann Resorption
		Laktose (Milchzucker)	Milch, Milchprodukte	wenig süß, wasserlöslich	–
		Maltose (Malzzucker)	Gerste, Bier, Malzextrakt	wenig süß, wasserlöslich	–
Polysaccharide, hochmolekulare (Vielfachzucker)	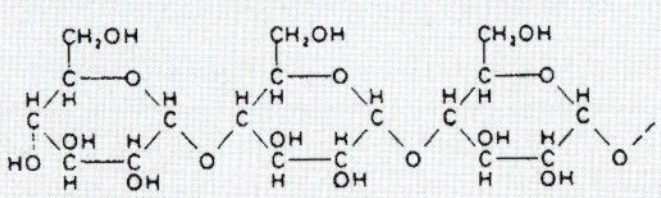	Stärke	Getreide, Kartoffeln, Hülsenfrüchte	nicht süß, wasserlöslich	stufenweiser enzymatischer Abbau zu Monosacchariden, dann Resorption
		Glykogen	Leber, Muskel	wasserlöslich	–
		Zellulose	Gerüstsubstanzen der Pflanzen	wasserunlöslich	keine Resorption

die Laktose von den dort angesiedelten Bakterien vergoren. Folge sind Diarrhöe (Durchfall) und Flatulenz (Blähungen).

Speicherung von Kohlenhydraten

Nach der Resorption gelangen große Mengen an Monosacchariden über den Blutstrom zur Leber. Hier werden Fruktose und Galaktose zu Glukose umgewandelt. Wenn mit einer Mahlzeit mehr Glukose zugeführt wird, als zur aktuellen Energieversorgung nötig ist, können Leber und Muskeln diese in **Glykogen** umwandeln. Glykogen ist das Speicherkohlenhydrat des menschlichen Organismus. Die Leber kann ca. 150 g Glykogen speichern. Übersteigt die Zufuhr diese Kapazität, wird überschüssige Glukose mittels Lipogenese in Fett umgewandelt. Ohne Nahrungszufuhr sind die Glykogenvorräte spätestens nach 18 Stunden erschöpft. Auch wenn der Organismus in der Lage ist, durch **Glukoneogenese** (Glukosebildung aus Nicht-Kohlenhydrat-Vorstufen) die Glukosekonzentration im Serum aufrechtzuerhalten, kommt es bei einer sehr stark kohlenhydratarmen Ernährung zu Stoffwechselumstellungen, die gesundheitlich problematisch sein können (u. a. Hypoglykämie, Ketose, herabgesetzte Glukosetoleranz, Störungen im Mineralstoffwechsel).

Kohlenhydratbedarf

Der **minimale Kohlenhydratbedarf**, der einer Glukoneogenese und einer Ketonämie vorbeugt, beträgt 50–100 g/Tag. Um einer Unterzuckerung vorzubeugen, müssen täglich 100–200 g Kohlenhydrate zugeführt werden. Eine darüber hinausgehende Zufuhr füllt die **Glykogenspeicher** in Leber und Muskulatur auf (nach DGE 1991, Schlieper 2007).

Sind die Glykogenvorräte in der Leber und in den Muskelzellen aufgefüllt, werden die überschüssig zugeführten Kohlenhydrate in der Leber in Triglyzeride umgewandelt. Bei einer überreichlichen Kohlenhydratzufuhr kann dies zu Übergewicht, Fettleber und Hypertriglyzeridämie führen. Aber Kohlenhydrate sind nicht die potenziellen „Dickmacher" in unserer Ernährung. Im Gegensatz zu Fett müssen Kohlenhydrate erst umgewandelt werden. Auf diesem Weg geht ein Teil der Energie (bis zu 23 %), die durch Kohlenhydrate zugeführt wird, verloren. Außerdem liegt der **Energiegehalt** mit 4 kcal bzw. 17 kJ/g deutlich niedriger als bei Fett.

Der Blutzuckerspiegel

Alle Zellen der Gewebe und Organe können Glukose als Energielieferanten nutzen. Die Zellen des Gehirns und die Erythrozyten müssen ihre Energie vorwiegend aus Glukose gewinnen.

Durch die Wechselwirkung von **Insulin** sowie **Glukagon** und Hormonen der Hypophyse, der Schilddrüse und der Nebennierenrinde wird der Blutzuckerspiegel konstant gehalten (▶ **Tab. 1.11**).

Das Pankreas bildet in den β-Zellen der Langerhans'schen Inseln Insulin und in den α-Zellen Glukagon. Insulin und Glukagon sind antagonistisch wirkende Hormone. Gelangt Glukose an Rezeptoren des Pankreas, wird verstärkt Insulin ins Blut abgegeben. Insulin wird an spezifische Rezeptoren in der Zellmembran gebunden und setzt so das Glukosetransportsystem der Zellmembranen in Gang. Erst jetzt kann Glukose aus dem Blut ins Zellinnere gelangen und dort zur Energieversorgung genutzt werden. Gleichzeitig sinkt die Sekretion von Glukagon.

▶ **Tab. 1.11** Blutzuckerbeeinflussende Hormone und ihre Ursprungsorte.

blutzuckerbeeinflussende Hormone	Bildungsort
Insulin	β-Zellen der Langerhans'schen Inseln
somatotropes Hormon (STH)	Hypophysenvorderlappen
adenokortikotropes Hormon (ACTH)	Hypophysenvorderlappen
Thyroxin	Schilddrüse
Adrenalin	Nebennierenrindenmark

Als Antagonist des Insulins vermindert Glukagon u. a. die Glukoseoxidation, steigert den Blutzuckerspiegel durch **Glykogenolyse** in der Leber und fördert die Glukoneogenese.

Beim Gesunden liegen die Normalwerte des Blutzuckerspiegels bei 50–100 mg/dl. Nach einer kohlenhydrathaltigen Mahlzeit steigt er auf bis zu 120 mg/dl an. Der Ausgangswert wird nach ca. 2–3 Stunden wieder erreicht.

Kohlenhydrate und Steigerung des Blutzuckerspiegels

Jedes zugeführte Kohlenhydrat wirkt unterschiedlich auf den Blutzuckerspiegel. Nach Glukose steigt der Blutzuckerspiegel am schnellsten an, Fruktose steigert ihn nur sehr langsam (von oben nach unten gelesen nimmt die Geschwindigkeit der Blutzuckersteigerung ab):

1. Glukose (Traubenzucker)
2. Polysaccharide (Stärke) aus Weißmehl und stark verarbeiteten Lebensmitteln ohne Ballaststoffe, z. B. Kartoffelbrei aus der Tüte
3. Saccharose (Haushaltszucker aus Glukose und Fruktose)
4. Laktose (Glukose und Galaktose)
5. Fruktose
6. Polysaccharide (Stärke) aus unverarbeiteten Lebensmitteln kombiniert mit Fett, Eiweiß und Ballaststoffen

Glykämischer Index

Wie die nachfolgende ▶ **Tab. 1.12** zeigt, können trotz gleicher Kohlenhydratmenge verschiedene Nahrungsmittel zu unterschiedlichen Blutglukoseprofilen führen. Aus dieser Tatsache wurde der **glykämische Index** (GI) abgeleitet. Als Vergleichsgröße wird die Blutglukosekurve gleich 100 % gesetzt. Die sich ergebenden Werte nach Aufnahme anderer Nahrungsmittel mit der gleichen Kohlenhydratmenge geben die prozentuale Erhöhung des Blutglukosespiegels im Vergleich zu Glukose an. In der Praxis ist der GI von keinem großen Nutzen. Die Werte wurden aus Erhebungen mit Stoffwechselgesunden gewonnen. Außerdem wurden die Kohlenhydratquellen isoliert und nicht als Bestandteil einer Mahlzeit untersucht. Geht man von der vorgegebenen Vollkost aus, lässt sich der mittlere GI kaum bestimmen.

► **Tab. 1.12** GI verschiedener Lebensmittel (Kasper et al. 2004).

Lebensmittel	Glukose = 100	Weißbrot = 100
Zucker		
Glukose	100	138
Maltose	105	152
Saccharose	59	86
Fruktose	20	30
Honig	87	126
Obst		
Äpfel	39	53
Bananen	62	79
Orangen	40	66
Orangensaft	46	67
Rosinen	64	93
Milchprodukte		
Magermilch	32	46
Vollmilch	34	49
Joghurt	36	52
Eiscreme	36	52
Getreideprodukte		
Weißbrot	69	100
Buchweizen	51	74
Weizenschrot	67	97
Hirse	71	103
Cornflakes	80	119
Reis, poliert	72	83
Naturreis	66	96 (58–104)
Spaghetti	50	66
Vollkornspaghetti	42	61
Gemüse		
Frühkartoffel	70	81
Rote Bete	64	k. A.
Karotten	92	k. A.
Zuckermais	59	87
Hülsenfrüchte		
weiße Bohnen	31	45
braune Bohnen (Kidney-Bohnen)	29	54
gebackene Bohnen (Dose)	40	60
Sojabohnen	15	22
Sojabohnen (Dose)	14	20
Linsen	29	43
Erbsen (getrocknet)	33	56
Kichererbsen	36	49

Mit dem **oralen Glukosetoleranztest** (oGTT) lässt sich eine gestörte Glukoseverwertung im Sinne einer gestörten (eingeschränkten) Glukosetoleranz bzw. eines manifesten Diabetes mellitus feststellen. Vor Beginn des Tests sollte mindestens 3 Tage die Nahrungsaufnahme im Sinne der Vollkost erfolgen, bei Alkoholkarenz. Vor Beginn des Tests sollte eine Nüchternphase von 12–18 Stunden liegen, dann erfolgt eine orale Belastung mit 75 g Glukose in H_2O laut WHO-Richtlinie.

Eine Ergänzung des GI stellt die sog. **glykämische Last** (GL) dar. Neben dem jeweiligen GI berücksichtigt sie auch die Kohlenhydratmenge der einzelnen Lebensmittelportionen. Nicht beachtet werden – wie beim GI – Fett und Eiweiß.

Info

Allgemein gilt: GL = GI/100 × (Kohlenhydratmenge je 100 g Lebensmittel)

Zucker als Vitaminräuber?

Von einigen Gegnern des Zuckerkonsums wird das Argument ins Feld geführt, dass Zucker ein Vitamin- und Mineralstoffräuber sei. Zucker steigert nicht den Vitamin- und Mineralstoffbedarf. Vielmehr werden mit Zucker „leere Kalorien“ zugeführt. Im Gegensatz zu anderen Kohlenhydratquellen liefert er nämlich keine weiteren Vitamine, Mineralien, Ballaststoffe etc., sondern ausschließlich Energie. Viele Jugendliche decken heute bis zu 20 % ihrer täglichen Energiezufuhr durch Saccharose, d. h. 20 % der Energie werden nicht mit vitamin- und ballaststoffreichen Lebensmitteln zugeführt. Als Beispiel sei hier **Thiamin** (Vitamin B_1) angeführt. Im menschlichen Organismus wird Thiamin zum Abbau der Kohlenhydrate benötigt. Zucker enthält keine Vitamine. Darum muss das für den Abbau notwendige Thiamin aus anderen Nahrungsbestandteilen gewonnen werden. Dies kann zu Versorgungsengpässen führen.

▸ **Tab. 1.13** Zugelassene Zuckeraustausch- und Süßstoffe nach den EG-Richtlinien (erweitert nach Bundesgesetzblatt 2005b).

Zuckeraustauschstoffe	Süßstoffe (E950–967)
• Isomalt (E953) • Lactit (E966) • Maltit (E965) • Mannit (E421) • Sorbit (E420) • Xylit (E967)	• Acesulfam K (E950) • Aspartam (E951) aus Phenylalanin • Cyclamat (E952) • Neohesperidin DC (E959, pflanzlichen Ursprungs) • Saccharin (E954) • Thaumatin (E957, pflanzlichen Ursprungs) • Sucralose (E955) • Steviolglycoside (E960) • Aspartam-Acesulfam-Salz (E962)

▸ **Tab. 1.14** Zuckeraustauschstoffe (NWKVO = Nährwert-Kennzeichnungs-Verordnung; nach Kasper et al. 2004).

Zuckeraus-tauschstoff	Ausgangssubstanz	Süßkraft Saccharose = 1	Brennwert NWKVO § 2 (3)	Angebot
Fruktose	Saccharose	1,2–1,7	16 kJ/g (4 kcal/g)	Streusüße, Lebensmittelzusatz
Monosaccharidalkohole				
Sorbit	Maisstärke	0,5	10 kJ/g (2,4 kcal/g)	Streusüße, Flüssigsüße, Lebensmittelzusatz
Xylit	Xylose (Birkenholz)	1	10 kJ/g (2,4 kcal/g)	Lebensmittelzusatz
Mannit	Invertzucker, Glukose	0,4	10 kJ/g (2,4 kcal/g)	Lebensmittelzusatz
Disaccharidalkohole				
Maltit	Maltose	0,9	10 kJ/g (2,4 kcal/g)	Lebensmittelzusatz
Isomalt	Saccharose	0,5–0,6	10 kJ/g (2,4 kcal/g)	Streusüße, Lebensmittelzusatz
Lactit	Laktose	0,4	10 kJ/g (2,4 kcal/g)	Lebensmittelzusatz

Die empfohlene Aufnahme von Ballaststoffen und wichtigen Nährstoffen lässt sich nur dann sicherstellen, wenn ausreichend komplexe Kohlenhydrate aus ballaststoffreichen Lebensmitteln verzehrt werden.

Außerdem fördert Zucker die Kariesentstehung, wenn davon im Lebensmittel mehr als 1 % enthalten ist.

Zuckeraustauschstoffe

Sorbit, Xylit, Mannit, Isomalt, Lactit, Maltit und Fruktose sind die wichtigsten Zuckeraustauschstoffe. Sie werden auch als **Zuckeralkohole** bezeichnet (Ausnahme: Fruktose). Da Zuckeraustauschstoffe vom Körper langsamer und unvollständiger aufgenommen und ohne bzw. mit einer deutlich geringeren Menge Insulin verstoffwechselt werden, beeinflussen sie den Anstieg des Blutzuckerspiegels weniger. Zuckeraustauschstoffe sind chemisch mehr oder weniger modifiziert und haben einen Energiegehalt von 2–4 kcal/g. Diabetiker müssen sie laut Gesetzgeber auf die verordnete Kohlenhydratmenge anrechnen. Dies ist aufgrund möglicher Hypoglykämien allerdings nicht unproblematisch. Zuckeraustauschstoffe haben zudem eine weniger kariogene Wirkung. In ▸ **Tab. 1.13** sind die Zuckeraustausch- und Süßstoffe aufgeführt, die nach EG-Richtlinien zugelassen sind.

Bei einer vermehrten Aufnahme von Zuckeraustauschstoffen kann es zu einer osmotisch bedingten Diarrhöe und Flatulenz kommen. Daher tragen Lebensmittel, die Zuckeraustauschstoffe enthalten, den Hinweis: „Kann bei übermäßigem Verzehr abführend wirken".

In ▸ **Tab. 1.14** ist die Süßkraft von Zuckeraustauschstoffen dargestellt. Diese liegt bei mindestens 60 % im Vergleich zu Saccharose. Fruktose ist süßer als Saccharose und kein Zuckeraustauschstoff, sondern Fruchtzucker.

Süßstoffe

Die in Deutschland zugelassenen Süßstoffe sind in ▶ Tab. 1.15 zusammengestellt. Süßstoffe sind **kalorienfrei** bzw. **extrem kalorienarm**.

Gegenüber Zucker haben sie eine sehr viel höhere Süßkraft (▶ Tab. 1.15).

Saccharin und Cyclamat werden meist in einer Mischung angeboten, da sie so eine deutlich höhere Süßkraft besitzen (Synergismus) und die geschmacklichen Nachteile der Einzelkomponenten nicht mehr so ins Gewicht fallen.

▶ **Tab. 1.15** Übersicht über die in Deutschland zugelassenen Süßstoffe (erweitert nach Kasper et al. 2004).

Süßstoff	Süßkraft Saccharose = 1	Verwertung im Körper	Eigenschaften	ADI-Wert in mg/kg KG	ADI-Wert in mg (Erwachsener mit 70 kg)	Zuckeräquivalent in g
Saccharin	450–550	–	• gut lagerfähig • hitze-, gefrierbeständig • in wässrigen und säurehaltigen Produkten stabil • leichter Nachgeschmack	2,5	175	96
Cyclamat	35	–	• gut lagerfähig • hitze-, gefrierbeständig • in wässrigen und säurehaltigen Produkten stabil	11	770	27
Acesulfam-K	200	–	• gut lagerfähig • hitze-, gefrierbeständig • in wässrigen und säurehaltigen Produkten stabil • leichter Nachgeschmack	9	630	126
Aspartam	200	Verstoffwechselung wie Protein	• durch starkes Erhitzen und lange Lagerung Verlust der Süßkraft • gefrierbeständig • guter Geschmack • Aromaverstärker	40	2800	560
Thaumatin	2000–3 000	Verstoffwechselung wie Protein	• stabil in Wasser und gefriergetrocknet • hitzeinstabil (Süße) • Aromaverstärker • lakritzartiger Beigeschmack	akzeptabel	k. A.	k. A.
Neohesperidin DC	bis 1500 (400–600)	begrenzte Aufnahme, Abbau im Magen-Darm-Trakt wie natürliche Analoge	• hitzebeständig • in wässrigen und säurehaltigen Produkten stabil • Aromaverstärker • in höheren Konzentrationen lakritz- bzw. mentholartiger Beigeschmack	5	350	210
Steviolglycoside	250–300	–	• wasserlöslich • leicht bitter	4	280	k.A.

Achtung
Der Süßstoff Aspartam darf nicht bei Patienten mit einer Phenylketonurie (PKU) verwendet werden, da er Phenylalanin enthält.

Die von der WHO festgesetzten **ADI-Werte** (**a**cceptable **d**aily **i**ntake) geben die Werte wieder, die ein Mensch täglich zu sich nehmen darf, ohne gesundheitliche Nachteile befürchten zu müssen (▶ **Tab. 1.16**). Süßstoffe fördern den Appetit nicht.

Im Januar 2005 wurden zwei neue Süßstoffe nach EG-Richtlinien (BGBl 2005b) zugelassen (▶ **Tab. 1.13**): Sucralose und Aspartam-Acesulfam-Salz. Aspartam-Acesulfam-Salz ist ca. 350-mal süßer als Haushaltszucker. Bei PKU muss, wie bei Aspartam, auf diesen Süßstoff verzichtet werden. Sucralose ist ca. 600-mal süßer als Saccharose. Auch wenn viele Gründe für den Einsatz von Sucralose sprechen, sollte dieser Süßstoff vor einer Zulassung in Deutschland weiter getestet werden. Für Cyclamat hingegen wurde der Zulassungsbereich eingeschränkt, indem die tägliche akzeptable Aufnahmemenge gesenkt wurde, bzw. es 6 Lebensmittelgruppen gar nicht mehr zugesetzt werden darf.

Weiterführende Informationen

- Einsatz von Sucralose: http://www.chemie-im-alltag.de/articles/0043/index.html (Stand: Juni 2013)

1.3.2 Ballaststoffe

Ballaststoffe (Synonyme: dietary fibre, Nahrungsfasern, Rohfasern) gehören überwiegend zur Gruppe der Kohlenhydrate bzw. **Nicht-Stärke-Polysaccharide**, die vom menschlichen Verdauungstrakt nicht aufgespalten werden können.

Hierzu zählen u. a. die **Stütz- und Strukturelemente** der Pflanzenzellwand:

- Zellulose
- Hemizellulose
- Pektine
- Lignine

Lignin gehört zur Gruppe der Ballaststoffe, allerdings nicht zur Gruppe der Kohlenhydrate, da es ein Polykondensat aus Phenylpropaneinheiten ist.

Zu den Ballaststoffen zählen auch die sog. **Quellstoffe** (Verdickungs- und Geliermittel):

- Pektin
- Agar-Agar
- Alginate
- Carubin (Johannisbrotkernmehl)
- Guar (Guarkernmehl)
- Carrageen

Methyl- und Carboxymethylzellulose sind halbsynthetische Quellstoffe, die bessere lebensmitteltechnische Eigenschaften besitzen (z. B. bessere Säure- und Temperaturtoleranz) als die natürlichen Quellstoffe, z. B. Plantago-ovata-Samenschalen.

Ein Teil der Stärke fungiert ebenfalls als Ballaststoff. Es ist die sog. resistente Stärke. Beim Kochen und anschließendem Abkühlen von Kartoffeln entsteht zum Teil resistente Stärke (retrogradierte Amylose). In ▶ **Tab. 1.17** sind die Quell- und Füllstoffe und deren Vorkommen aufgelistet.

Bis auf Lignin können alle Ballaststoffe Wasser binden und so bis zum 100-fachen ihres Eigengewichts erreichen. Bei ausreichender Flüssigkeitszufuhr quellen die wasserunlöslichen Ballaststoffe im Dickdarm auf. Durch eine erhöhte **Darmperistaltik** verbessert sich die Verdauung.

▶ **Tab. 1.16** Dosierempfehlung für Süßstoffe (aid 2004).

Süßstoff	ADI-Wert/kg KG in mg	bei 60 kg KG in mg	bei 75 kg KG in mg	in Zuckeräquivalent bei 60 kg KG in g	in Zuckeräquivalent bei 75 kg KG in g
Saccharin	bis 5	300	375	135	169
Cyclamat	bis 11	660	830	26	35
Aspartam	bis 40	2400	3 000	480	600
Acesulfam	bis 15	900	1125	180	225

► **Tab. 1.17** Wasserlösliche und -unlösliche Ballaststoffe und deren Vorkommen (nach aid 1996).

Quellstoffe – wasserlösliche Ballaststoffe	Füllstoffe – wasserunlösliche Ballaststoffe
Pektine, wasserlösliche Hemizellulose: • Äpfel • Zitrusfrüchte • Bananen • Karotten • Zuckerrüben	Zellulosen, Lignine, wasserunlösliche Hemizellulose: • Vollkornprodukte • Kleie • Zitrusfrüchte • Blattgemüse
β-Glukane, Gummi-, Schleimstoffe: • Hülsenfrüchte • Hafer • Gerste • Roggen • Reis • Leinsamen u. a.	

Aufgabe von Ballaststoffen

Im Gegensatz zu anderen Kohlenhydraten, den Proteinen und den Fetten werden die Ballaststoffe nicht zur Energiegewinnung genutzt und nicht im oberen Abschnitt des Verdauungstrakts enzymatisch aufgespalten. Sie gelangen fast unverändert in den Dickdarm. Die **wasserunlöslichen Ballaststoffe** werden bakteriell nur zu einem geringen Teil abgebaut. Dafür binden sie Wasser und bewirken eine bessere Füllung des Darmlumens und fördern somit die Darmperistaltik. Die **wasserlöslichen Ballaststoffe** werden dagegen schnell und weitgehend komplett von den Darmbakterien abgebaut. Durch Enzyme der dort angesiedelten Milchsäure produzierenden Bakterien (Bifidobakterien, Laktobazillen etc.) wird ein Teil der Ballaststoffe zu kurzkettigen Fettsäuren (meist Essig-, Propion- und Buttersäure) und Gasen fermentiert. Durch die entstandenen Gase wird die Stuhlkonsistenz lockerer. Die kurzkettigen Fettsäuren verändern den pH-Wert und nehmen Einfluss auf den Gallensäure- und Ammoniakstoffwechsel. In ionisierter Form können sie über die Blutbahn dem Organismus als Energiequelle zur Verfügung stehen. Der Energiegehalt von Ballaststoffen liegt im Mittel bei 2 kcal/g.

Die Bakterien nutzen die durch Fermentation gewonnene Energie auch zur eigenen Vermehrung. Sie tragen somit zur Stuhlbildung bei und verkürzen die Transitzeit des Darminhalts. Damit haben sie einen positiven Effekt bei der Vorbeugung von Krebserkrankungen (Ausnahme: Brust- und Prostatakarzinom). Ballaststoffe, die die Menge der Milchsäure produzierenden Bakterien erhöhen, werden als Präbiotika bezeichnet.

Ballaststoffe gehören nicht zu den unentbehrlichen Nährstoffen. Sie sind jedoch für den geregelten Ablauf der Magen- und Darmfunktion unverzichtbar.

Ballaststoffzufuhr

Die DGE empfiehlt einen **Mindestverzehr** von 30 g Ballaststoffen/Tag oder ca. 12,5 g/1000 kcal bzw. 3 g/MJ. Der Prozentsatz der über Ballaststoffe zugeführten Energie ist so verschwindend gering, dass er nicht in die Energiebilanz einbezogen werden muss.

Im Folgenden sind die Vor- und Nachteile einer ballaststoffreichen Kost dargestellt (nach aid 1996):

- **Vorteile:**
  - längeres Kauen → Sättigungsgefühl hält länger an
  - verzögerte Entleerung des Magens → Sättigungsgefühl hält länger an
  - langsamere Blutzuckersteigerung
  - verkürzte Transitzeit im Ileum/Kolon
  - Erhöhung des Stuhlvolumens
  - Stuhlkonsistenz voluminöser/weicher
  - positiver Einfluss auf die Zusammensetzung der Darmflora
  - Schwermetall-, Steroid-, Lipid-, Gallensäurebindung
  - Ammoniakbindung und -ausscheidung → Entlastung von Leber und Nieren
- **Nachteile:**
  - verminderte Resorption von Mengen- und Spurenelementen bei extremer Zufuhr
  - erhöhte Gasbildung

Eine verminderte Resorption von Kalzium, Magnesium, Eisen und Zink hat nur bei erhöhter Zufuhr isolierter Ballaststoffe (z. B. Kleie) eine praktische Bedeutung. Da eine ballaststoffreiche Kost auch einen höheren Gehalt an Mengen- und Spurenelementen hat, wird der scheinbare Nachteil mehr als ausgeglichen.

Einsatz von Ballaststoffen

Der Einfluss der Ballaststoffe muss im Zusammenhang der gesamten Ernährung gesehen werden. Die Erhöhung der Ballaststoffzufuhr ist keine isolierte Maßnahme. Eine ballaststoffreiche Kost hat in der Regel eine andere Nährstoffrelation. Sie hat eine **niedrigere Energiedichte** und einen meist geringeren Anteil an tierischem Eiweiß, gesättigten Fettsäuren, Cholesterin, Purinen, Salz sowie isoliertem Zucker (▶ **Tab. 1.18**).

Bei der Umstellung auf eine ballaststoffreiche Kost kann es in den ersten Tagen zu leichteren Beschwerden kommen, wie z. B. leichte Bauchschmerzen, Völlegefühl oder Flatulenz. Diese Anpassungsschwierigkeiten verschwinden in der Regel nach einigen Tagen. Hat der Patient über Jahre **Abführmittel** genommen, sollte die Ballaststoffzufuhr langsam gesteigert und die Einnahme der Laxanzien innerhalb einer Woche ausgeschlichen werden.

▶ **Tab. 1.18** Einsatzgebiete und Art/Vorkommen der Ballaststoffe.

Einsatzgebiete	Art/Vorkommen
• Obstipation (Stuhlfrequenz < 2-mal/Woche) • Divertikulose • Hämorrhoiden • Adipositas	• Getreide/unlösliche Ballaststoffe
• Diabetes mellitus	• Plantago-ovata-Samenschalen • Guarmehl • Pektin
• erhöhte Blutfettwerte, vor allem Cholesterinspiegel	• Plantago-ovata-Samenschalen • Guarkernmehl • Pektin • Hafer • Bohnen
• Dumping-Syndrom (gastrointestinale vasomotorische Symptome infolge zu rascher Magenentleerung) • Morbus Crohn • Colitis ulcerosa (sofern keine Stenosen vorhanden sind)	• Vollkornerzeugnisse • Haferkleie • Plantago-ovata-Samenschalen • Pektin

Verzehr isolierter Ballaststoffe

Durch eine zusätzliche tägliche Aufnahme isolierter Ballaststoffe, z. B. von **Weizenkleie**, kann die Ballaststoffzufuhr angehoben werden. Dies sollte jedoch nur in Ausnahmefällen passieren. Im Rahmen einer Reduktionsdiät ist gegen eine isolierte Aufnahme von Ballaststoffen nichts einzuwenden. Hier können maximal 20–30 g, beginnend mit 5 g/Tag, auf mindestens 3 Portionen verteilt, verzehrt werden (5 g Weizenkleie = ca. 1 EL). Pro Portion sollten mindestens 250 ml Flüssigkeit, bei einer täglichen Gesamtflüssigkeitsaufnahme von 2500 ml, getrunken werden. Ältere Menschen nehmen oft weniger Nahrung und somit Ballaststoffe zu sich. Um eine normale Darmtätigkeit zu erreichen, kann hier Weizenkleie, z. B. in Milchprodukten eingerührt, empfohlen werden. Es muss unbedingt die individuell zu tolerierende Menge herausgefunden werden.

Durch eine langfristige Aufnahme von Weizenkleie kann es möglicherweise zu einer verminderten Ausnutzung von Mengen- und Spurenelementen kommen.

Ein weiterer Aspekt ist im Hinblick auf die isolierte Weizenkleiegabe zu überlegen. Auf Getreide können sich Schadstoffe ablagern. Besonders Schwermetalle wie Kadmium können sich in den Randschichten der Getreidekörner konzentrieren. Darum kann der regelmäßige Verzehr von Kleie eine ungünstige Wirkung auf die Gesundheit haben.

Für eine höhere Ballaststoffzufuhr sollte immer eine vollwertige Ernährung im Vordergrund stehen. Ziel ist eine bedarfsgerechte Ernährung und nicht isoliert die Darmfunktion.

Einen positiven Effekt hat die Einnahme von **Psyllium** (Plantago-ovata-Samenschalen). Psyllium enthält viele Schleimstoffe, die durch Wasserzufuhr stark quellen. Dadurch steigt das Stuhlvolumen. Darum eignet sich die Einnahme von Psyllium bei Obstipation, Hämorrhoiden etc., bei wässrigen Durchfällen und zur Unterstützung der Behandlung während der Remissionsphase bei entzündlichen Darmerkrankungen. Des Weiteren senkt die Einnahme den LDL-(**l**ow **d**ensity **l**ipoproteins) und den Gesamt-Cholesterin-Spiegel. Der Blutzuckerspiegel steigt moderater an.

1.3.3 Lipide – Fette

Lipide (Fette, fettähnliche Stoffe) sind eine heterogene Stoffgruppe:

- **einfache Lipide**: Neutralfette, bestehend aus Glyzerin und Fettsäuren
- **komplexe Lipide**: fettähnliche Substanzen, Phosphatide (u. a. Lecithine, Kephaline), Karotinoide (u. a. β-Carotin) und Sterine/Steroide (u. a. Cholesterin)

Ihnen gemeinsam ist die Unlöslichkeit in Wasser und die Löslichkeit in organischen Substanzen. Die Kost sollte 30–35 Energie% Fett enthalten, wobei gesättigte Fettsäuren (GFS) maximal 10 %, mehrfach ungesättigte Fettsäuren (MUFS) 7–10 % und einfach ungesättigte Fettsäuren (EUFS) mindestens 10–13 % der Gesamtenergie ausmachen sollten.

Aufgabe von Lipiden

Lipide sind Bestandteile der Zellmembranen, Ausgangssubstanzen für die Synthese von biologisch wirksamen Substanzen (z. B. Eikosanoiden) und dienen als Energieversorgung bzw. Energiereserve im menschlichen Organismus. Neben der Funktion als Energiespeicher liefern uns die mit der Nahrung zugeführten Fette die fettlöslichen Vitamine A, D, E und K und die unentbehrliche Linolsäure (= Fettsäure).

Chemie der Lipide

Chemisch betrachtet bestehen Fette durchschnittlich zu 93 % aus Triglyzeriden und einem veränderlichen Anteil von Phospholipiden, Glykolipiden, Cholesterin bzw. Phytosterinen. **Triglyzeride** sind Verbindungen aus Glyzerin und 3 Fettsäuren. Fettsäuren sind lange Ketten aus Kohlenwasserstoffatomen, an deren Ende das wesentliche Merkmal der Fettsäuren, die Carboxylgruppe (–COOH), sitzt. Die Fettsäuren unterscheiden sich hauptsächlich durch die unterschiedliche Länge des Kohlenstoffgerüsts (► **Abb. 1.6**). Die Kettenlänge wird durch die Anzahl der C-Atome bestimmt (4–22 C-Atome).

Fettsäuren unterscheiden sich untereinander in ihrer Kettenlänge, die immer aus einer geraden Anzahl C-Atome besteht:

- 4–6 C-Atome: **SCT** (**s**hort-**c**hain **t**riglyceride**s**) = kurzkettige Triglyzeride (z. B. Buttersäure) – gestreckte Molekülstruktur
- 6–12 C-Atome: **MCT** (**m**edium-**c**hain **t**riglyceride**s**) = mittelkettige Triglyzeride (z. B. Caprylsäure) – geknickte Molekülstruktur
- > 12 C-Atome: **LCT** (**l**ong-**c**hain **t**riglyceride**s**) = langkettige Triglyzeride

Des Weiteren unterteilt man die **Fettsäuren** nach dem Grad der Sättigung ihrer C-Atome:

- **gesättigte** (keine Doppelbindung)
- **einfach ungesättigte** (eine Doppelbindung)
- **mehrfach ungesättigte** (mehrere Doppelbindungen)

Die Bezeichnung gesättigt bzw. ungesättigt stammt von den Bindungen, die die C-Atome der Fettsäuren eingehen. C-Atome der GFS sind untereinander ausschließlich durch Einzelbindungen verknüpft (C–C), alle anderen „freien Arme" sind mit Wasserstoffatomen abgesättigt. Diese C-Atome haben keine weitere Möglichkeit, ein Wasserstoffatom aufzunehmen. Anders bei den ungesättigten Fettsäuren: Hier liegen ein bzw. mehrere C-Atome

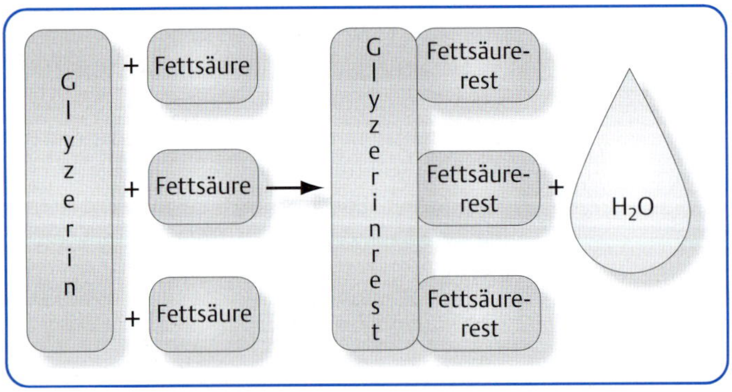

► **Abb. 1.6** Fettbildung: 1 Molekül Glyzerin + 3 Moleküle Fettsäure → 1 Molekül Triglyzerid + 3 Moleküle Wasser.

in Doppelbindungen vor (C=C). Dadurch können sie weitere Wasserstoffatome aufnehmen. Durch die Doppelbindung kommt es zu einer veränderten Molekülform. Das ansonsten gestreckte Molekül erhält einen „Knick" (cis-Konfiguration) und wird dadurch beweglicher, da es nicht mehr so eng an anderen Molekülen anliegt – das Fett wird „flüssiger". Die Lebensmittelindustrie macht sich diese Eigenschaft zunutze, um flüssige Fette streichfähig zu machen. Durch Hydrierung der Doppelbindungen wird das Molekül wieder in eine unbeweglichere Form gebracht (trans-Konfiguration). Das Fett wird „gehärtet".

Trans-Fettsäuren

Die in unserer Nahrung enthaltenen trans-Fettsäuren (Fettsäuren mit trans-konfigurierten Kohlenstoff-Doppelbindungen) stammen meist aus Produkten für deren Herstellung **gehärtete Fette** verwendet werden. Gehärtete Pflanzenfette finden sich z. B. in Margarine (nur in einigen Sorten), Brat- und Backfetten, Nuss-Nougat-Cremes etc. Diät- und Reformmargarine ist frei von trans-Fettsäuren. Werden flüssige Öle zu stark erhitzt, kommt es zur Bildung von trans-Fettsäuren. Dies geschieht häufig beim Frittieren oder beim wiederholten Erhitzen. Dadurch enthalten frittierte Nahrungsmittel auch trans-Fettsäuren. Durch den steigenden Verzehr von Convenience-Produkten ist der Konsum von gehärteten Fetten und damit von trans-Fettsäuren in den letzten Jahren einmal gestiegen (▶ **Tab. 1.19**).

Diese in der Natur selten vorkommenden trans-Fettsäuren sind in einer gesunden Ernährung unerwünscht, denn sie haben den Nebeneffekt, dass der Serum-Cholesterin-Spiegel ansteigt. Milchfett, Rahm und Schaf-, Rinderfett enthalten in geringen Mengen trans-Fettsäuren. In Deutschland spielen trans-Fettsäuren keine größere Rolle, wenn nicht täglich frittierte Speisen o. Ä. verzehrt werden.

▶ **Tab. 1.19** Trans-Fettsäure-Gehalt ausgewählter Lebensmittel in % des Gesamtfettgehalts (Müller u. Przyrembel 1998).

Lebensmittel	Trans-Fettsäure-Gehalt in %
Kekse	48
Salzgebäck	43
Lutschbonbon	39
Pommes Frites	37
Pudding	36
Kuchen	35
Kartoffelchips	30

Anmerkung

Bei einer Zufuhr von 10–20 g trans-Fettsäuren/Tag kommt es zu einem deutlichen Anstieg des Gesamt- und LDL-Cholesterins und einer Senkung des HDL-Cholesterins (**h**igh **d**ensity **l**ipoproteins). Diät-Reform-margarine ist nahezu frei von trans-Fettsäuren. Es sollten immer Margarinen ohne gehärtete Fette gewählt werden.

Kurzkettige Fettsäuren sind bei Zimmertemperatur flüssig, ihr Schmelzpunkt liegt bei −8 bis +16 °C; langkettige dagegen sind bei Zimmertemperatur fest, ihr Schmelzpunkt liegt bei 50–70 °C.

Der menschliche und der tierische Organismus synthetisiert Fettsäuren. Ab dem neunten C-Atom können jedoch keine Doppelbindungen mehr eingeführt werden. Darum sind die langkettigen **MUFS** (engl. **p**olyunsaturated **f**atty **a**cids = PUFA) essenziell (z. B. Linolsäure, α-Linolensäure). Sie müssen mit der Nahrung zugeführt werden.

Der **P/S-Quotient** (**p**olyunsaturated/**s**aturated fatty acids) verliert immer mehr an praktischer Bedeutung (▶ **Tab. 1.20**).

▶ **Tab. 1.20** Fettsäurezusammensetzung von Speisefetten und -ölen (nach Bockisch 1993).

Speisefett, -öl	GFS	EUFS	MUFS
reich an GFS			
Butter, Milchfett	61	36	3
Schweineschmalz	44	48	8
Rindertalg	52	44	4
Kokosfett	92	6	2
Palmkernöl	49	43	8
reich an EUFS (Monoensäuren)			
Olivenöl	10	78	12
Rapsöl	8	62	30
Erdnussöl	19	50	31
reich an MUFS (Polyensäuren)			
Maiskeimöl	15	29	56
Sojaöl	14	25	61
Sonnenblumenöl	12	24	64
Distelöl (Safloröl)	10	15	75

Allgemein gilt: Das **Fettsäuremuster** (Zusammensetzung) des Speisefettes bestimmt seine Konsistenz. Feste Fette wie Palmkern- und Kokosfett enthalten sehr viele GFS. Tierische Lebensmittel (Ausnahme: Fisch) enthalten ebenfalls viele gesättigte Fettsäuren. Pflanzliche Fette und Öle dagegen enthalten vermehrt EUFS und MUFS.

Fettstufen von Käse

Es gibt Käse in unterschiedlichen Fett-Gehalts-Stufen. Wir sind es noch gewohnt, dass der **Fettgehalt in der Trockenmasse** (Fett i. Tr.) angegeben wird. Häufig finden sich aber **absolute Fettangaben** auf Verpackungen wieder. Ein Vergleich fällt da oft schwer. In ▶ **Tab. 1.21** sind die verschiedenen Fettstufen von Käse aufgeführt.

Der tatsächliche Fettgehalt beträgt bei Weich- und Schnittkäse (z. B. Butterkäse, Gouda, Tilsiter) ca. die Hälfte des angegebenen Wertes in Fett i. Tr. Bei Hartkäse (z. B. Bergkäse, Emmentaler, Chester) sind es ungefähr zwei Drittel (▶ **Tab. 1.22**).

▶ **Tab. 1.21** Fettstufen von Käse.

Fettstufe	Fettgehalt i. Tr. in %
Magerstufe	< 10
Viertelfettstufe	10–19,9
Halbfettstufe	29–29,9
Dreiviertelfettstufe	30–39,9
Fettstufe	40–44,9
Vollfettstufe	45–49,5
Rahmstufe	50–59
Doppelrahmstufe	68–87
sog. Light-Käse	maximal 32,5

▶ **Tab. 1.22** Vergleich zwischen Fett i. Tr. und dem ungefähren absoluten Fettgehalt verschiedener Käsesorten.

Käsesorte	Fett i. Tr. in %	absoluter Fettgehalt in %
Harzer-, Mainzer-, Korbkäse, Stangenkäse (Sauermilchkäse)	< 5	< 3
Speisequark	20	5
Limburger	20	5–10
Romadur	30	12–15
Schmelzkäse	30	15
Edamer	30	15
Gouda, Tilsiter, Limburger	40	17–21
Schmelz-, Butterkäse	45	17
Camembert, Brie	45	17
Emmentaler	45	31
Edelpilz	55	28
Rahm-Brie, -Camembert	55	28
Schmelzkäsezubereitung	60	30
Doppelrahmfrischkäse	60–85	30–40

Margarine ist nicht gleich Margarine

Oftmals wird bei Hyperlipoproteinämien die Empfehlung ausgesprochen, Butter durch Margarine zu ersetzen. Diese Empfehlung kann allein so nicht stehen bleiben, denn es kommt auf die Qualität der Fette an. So sollten generell keine Margarinesorten auf dem Speiseplan stehen, deren Öle gehärtet wurden. Die Industrie verwendet die Fetthärtung, da es sich um eine preiswerte Lösung handelt, flüssigem Öl eine streichfähige Konsistenz zu verleihen. MUFS werden hydriert. Die Moleküle erhalten dadurch eine geänderte starre Struktur ähnlich der von GFS. Dabei entstehen unerwünschte trans-Fettsäuren. Durch neue Fertigungsverfahren ist es den Herstellern gelungen, das Entstehen dieser kritischen Substanz zu verhindern. Diese gehärteten Fette kommen auch in typischen Fast-Food-Produkten oder fettigem Gebäck vor und haben einen negativen Einfluss auf den Cholesterinspiegel, da sie das LDL-Cholesterin steigern. Bei Fettstoffwechselstörungen, die mit Hypercholesterinämie einhergehen, kann Butter durch Diätmargarine oder Diät-Halbfett-Margarine mit Phytosterinen ersetzt werden.

- **Reformmargarine:**
  In Reformmargarine dürfen keine gehärteten Fette enthalten sein. Sie ist zudem trans-fettsäurefrei. Auch die Härtung von Ölen ist verboten. Damit eine streichfähige Konsistenz erreicht werden kann, werden Pflanzenfette wie Kokos- oder Palmfett verarbeitet, die schon bei der Gewinnung (Zimmertemperatur) fest sind. Diese Fette enthalten aber mehr gesättigte Fettsäuren.
- **Diätmargarine:**
  Zur Herstellung von Diätmargarine dürfen ausschließlich pflanzliche Fette und Öle Verwendung finden. Sind MUFS mit einem Anteil von

mehr als 50 % enthalten, darf auf eine blutfettsenkende Wirkung hingewiesen werden. Diätmargarine ist frei von trans-Fettsäuren.

- **Haushaltsmargarine:**
  Haushaltsmargarine enthält häufig eine Mischung aus pflanzlichen und tierischen Fetten. Diese Margarinen sind zum Kochen und Braten geeignet, da sie nur einen geringen Anteil an ungesättigten Fettsäuren enthalten. Diese dürfen höher erhitzt werden.
- **Butter:**
  Butter enthält einen geringen Teil an trans-Fettsäuren. Dafür besteht sie hauptsächlich aus gesättigten Fettsäuren und enthält als tierischen Inhaltsstoff Cholesterin.
- **Halbfettbutter:**
  Halbfettbutter enthält nur 39–41 % Milchfett. Häufig wird Gelatine als Dickungsmittel verwendet, um das Wasser zu binden.
- **Mischerzeugnisse:**
  In Mischerzeugnissen wird Butter Pflanzenöl hinzugefügt. Dadurch wird das Produkt streichfähiger. Für ein besseres Fettsäuremuster wird der Anteil der gesättigten Fettsäuren zugunsten der ungesättigten vermindert.

Verdauung von Lipiden

Die Verdauung langkettiger Fettsäuren, wie sie in Nahrungsfetten vorkommen (z. B. in Butter, Margarine, Pflanzenölen und -fetten), verläuft kompliziert und ist von einem reibungslosen Zusammenspiel vieler Faktoren abhängig.

Bevor die Verdauungsenzyme wirksam werden können, müssen die wasserunlöslichen Fette in feinste Tröpfchen zerteilt, d. h. emulgiert, werden. Die fettverdauenden Enzyme sind die sog. **Lipasen.** Diese spalten unter Wasseranlagerung die Fettsäuren vom Glyzerin. Der Vorgang findet vorwiegend im Duodenum und Jejunum statt. Ein geringer Anteil des Fetts wird durch Unterzungengrund- und Magenlipasen gespalten. Durch den Kontakt der Schleimhautzellen mit der Duodenalschleimhaut werden die gastrointestinalen Hormone Sekretin, Cholezystokinin und Pankreozymin in das Blut abgegeben. Dadurch werden Gallenflüssigkeit und Pankreassaft sezerniert. Gallensalze bzw. konjugierte Gallensäuren emulgieren das Nahrungsfett in kleinste Fetttröpfchen. Dadurch kann die im Verdauungssaft des Pankreas enthaltene, fettspaltende Lipase das Fett hydrolysieren. Aus den Triglyzeriden werden somit Di-, Monoglyzeride, Glyzerin und freie Fettsäuren. Bereits vorhandene Monoglyzeride unterstützen im Darmlumen die Emulsion von noch vorhandenen Triglyzeriden.

Di-, Monoglyzeride und freie Fettsäuren werden in sog. **Mizellen** eingeschlossen und dabei mantelförmig von Gallensalzen und -säuren umgeben und sind somit wasserlöslich. Die Mizellenbildung ist für die Verdauung der LCT unumgänglich (ab 12 C-Atomen sind Fettsäuren kaum wasserlöslich), damit sie von der Mukosazelle der Darmschleimhaut absorbiert werden können. Nach der Absorption erfolgt in den Enterozyten eine Resynthese der Triglyzeride. Die resynthetisierten Triglyzeride werden nach Bildung von **Chylomikronen** und Lipoproteinen sehr niedriger Dichte (VLDL = **v**ery **l**ow **d**ensity **l**ipoproteins) an die intestinalen Lymphgefäße abgegeben und über den Ductus thoracicus zur Vena cava transportiert. Aus den Triglyzeriden der Lipoproteine werden im intermediären Stoffwechsel Fettsäuren und Glyzerin frei. Diese kann der Organismus als Energie verwerten oder speichern.

Die Verdauung von Fetten mit kurz- und mittelkettigen Fettsäuren ist im Vergleich zu den langkettigen ein einfacherer Vorgang. Diese werden ohne Emulgierung und ohne Mizellenbildung als intakte Triglyzeridmoleküle in die Mukosazelle aufgenommen. **MCT** werden direkt in die Blutkapillaren der Darmzotten aufgenommen und über die Pfortader in die Leber transportiert. Dort werden sie zum größten Teil oxidiert und energetisch verwertet. **MCT-Fette** werden praktisch nicht in den Fettgewebszellen eingelagert.

1.3.4 Komplexe Lipide – fettähnliche Stoffe

Zu den komplexen Lipiden bzw. fettähnlichen Stoffen gehören die **Phosphatide** (Phospholipide), die **Karotinoide** und die fettähnlichen Sterine, vorgestellt am Beispiel des **Cholesterins**.

Phosphatide/Phospholipide

Phosphatide (auch Phospholipide) sind aus Fettsäuren, Glyzerin, Phosphat und Aminoalkoholen aufgebaut. Bei den Phospholipiden ist eine Fettsäure durch eine wasserlösliche Phosphatgruppe ausgetauscht. Sie haben also eine lipophile (unpolare, fettliebende) und eine hydrophile (polare, wasserliebende) Gruppe.

Zu den Phosphatiden zählen als wichtige Vertreter **Lecithin** (Phosphatidylcholin) und **Kephalin** (Phosphatidylethanolamin). Aufgrund ihres Aufbaus können diese beiden Stoffe die Löslichkeit der Lipide erhöhen und werden als Lösungsvermittler (Emulgatoren) zwischen wasser- und fettlöslichen Stoffen gebraucht: Indem der Emulgator die Wasser-/Öltröpfchen umschließt, kann sich die eine Flüssigkeit in der anderen fein verteilen.

Karotinoide

Karotinoide sind immer pflanzlichen Ursprungs. Durch ihre langen Kohlenwasserstoffketten mit vielen konjugierten Doppelbindungen sind sie lipidlöslich und farbig. Zu dieser Gruppe, zu der mehr als 500 Karotinoide zählen, gehört auch das **β-Carotin**. Dieses wird als Provitamin A bezeichnet, da es im Körper zu Vitamin A umgewandelt werden kann. Da β-Carotin rasch oxidiert werden kann, fungiert es u.a. als Radikalfänger. Des Weiteren kann β-Carotin die Lipidperoxidation hemmen.

Als Beispiel sei genannt, dass die gelbe Farbe der Möhren durch β-Carotin hervorgerufen wird. **Lycopin**, das ebenfalls zu den Karotinoiden gezählt wird, hat im Gegensatz zu β-Carotin keinen geschlossenen Ring. Es ist der Hauptfarbstoff von z. B. Paprika und Tomaten. Wird in den Ring eine Hydroxygruppe eingefügt, entstehen die **Xanthophylle**, die u. a. für die Gelbfärbung der Blätter im Herbst verantwortlich sind. Das Eigelb besteht aus einer Mischung aus β-Carotin und Xanthophyllen. Die Farbe des Eigelbs hängt von der Zusammensetzung des Hühnerfutters ab.

Cholesterin (Cholesterol)

Cholesterin bzw. Cholesterol gehört zur Gruppe der fettähnlichen Sterine. Für den Menschen ist Cholesterin lebensnotwendig. Es sorgt in Körperzellen für Stabilität und als Grundstoff für Gallensäuren für eine geregelte **Fettverdauung**. Des Weiteren werden aus Cholesterin Hormone gebildet (Sexualhormone, Kortison = Hormon der Nebennierenrinde). Auch Vorstufen des Vitamin D enthalten Cholesterin (► **Abb. 1.7**).

Dem menschlichen Organismus muss kein Cholesterin zugeführt werden. Die Leber und die Darmschleimhaut sind in der Lage, Cholesterin zu synthetisieren (täglich 0,6–0,8 mg entsprechen 90 %). Ungefähr 10 % werden von der Darmwand produziert. Der **Cholesterin-Pool** eines erwachse-

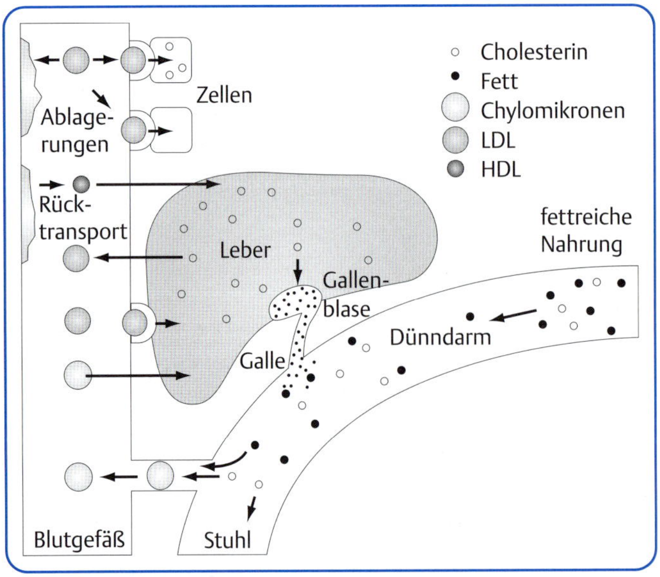

► **Abb. 1.7** Der Weg des Cholesterins im Körper.

nen Menschen (130–150 g) setzt sich zusammen aus endogenem (im Körper gebildetem) Cholesterin und exogenem (mit der Nahrung zugeführtem) Cholesterin. Das von der Leber gebildete Cholesterin kann als Ausgangssubstanz für die Gallensäureproduktion dienen, an die Blutbahn abgegeben oder mit der Galle ausgeschieden werden.

Der Organismus besitzt eine **Feedback-Kontrolle** zur Synthetisierung von endogenem Cholesterin. Je mehr Cholesterin mit der Nahrung zugeführt wird, desto weniger Cholesterin produziert die Leber. Nach heutigem Stand der Wissenschaft ist noch nicht geklärt, welchen Einfluss das mit der Nahrung aufgenommene Cholesterin auf den Serum-Cholesterin-Spiegel hat. Die orale Cholesterinzufuhr hat individuell sehr unterschiedliche Auswirkungen. Neben Alter und Geschlecht spielen Art und Menge der zugeführten Nahrung eine erhebliche Rolle.

Info

Als Faustregel für den Plasma-Cholesterin-Spiegel gilt:
- 200 mg/dl Cholesterin
- 130 mg/dl LDL
- >45 mg/dl HDL

Verdauung von Cholesterin

Mit tierischen Nahrungsmitteln werden ca. 500–750 mg Cholesterin in freier und veresterter Form zugeführt. Da Cholesterin vom Darm nur in freier Form resorbiert werden kann, muss die veresterte Form zuerst hydrolysiert werden. Bei ausreichender Fermentproduktion von Pankreas und Galle entsteht unter dem Einfluss der Pankreas-Cholesterin-Esterase freies Cholesterin. Nach Einbindung in **Mizellen** kann dieses in die Mukosazellen des Darms eingeschleust werden. In der Zelle findet eine Reveresterung mit Fettsäuren statt. Das veresterte Cholesterin wird in den Lymphbahnen in **Chylomikronen** abtransportiert. Im Blut benutzt Cholesterin spezielle Lipoproteinverbindungen als Transportsystem.

Auch endogen synthetisiertes Cholesterin durchläuft einen enterohepatischen Kreislauf. Nachdem es von der Leber gebildet wurde, kann es mit der Galle in den Dünndarm ausgeschieden werden. Ein Teil davon wird wieder vom Dickdarm rückresorbiert.

Transport des Cholesterins

Für den Transport von Cholesterin im Organismus sind verschiedene **Lipoproteine** (▶ Tab. 1.23) vorhanden.

Unterschiede der Lipoproteine:
- Größe bzw. Dichte
- Protein- und Lipidanteil
- Aufgabe und Ziel im Organismus

Wie die Fette verlässt auch das Cholesterin, das mit der Nahrung zugeführt wird, den Darm über die Lymphbahnen in Form von Chylomikronen, die im Dünndarm gebildet werden. Im Blutgefäßsystem kommen die Chylomikronen mit der **Lipoproteinlipase** (LPL) in Kontakt. Diese sitzt in den Endothelzellen der Kapillargefäße und hydrolysiert die in den Chylomikronen enthaltenen Triglyzeride. Die entstehenden Spaltprodukte werden vom Gewebe aufgenommen. Die übrig bleibenden **Remnants** (cholesterinhaltige Chylomikronenreste) werden von Hepatozyten aufgenommen und metabolisiert. Nach dem Transport in die Leber bildet diese über Zwischenschritte daraus das **VLDL**. Dieses ist für die LPL zugänglich, sodass nach der Hydrolyse u. a. die Triglyzeride abgespalten sind. Das entstandene **IDL** (**i**ntermediate **d**ensity **l**ipoproteins) kann von der LPL nicht angegriffen werden und wird deshalb weiter metabolisiert bis zu cholesterinreichen **LDL-Partikeln**. Diese können über Rezeptoren mittels rezeptorvermittelter Endozytose von den meisten peripheren Geweben aufgenommen werden.

▶ **Tab. 1.23** Lipoproteine für den Transport von Cholesterin, alle Formen sind ineinander überführbar. In der in der Tabelle angegebenen Reihenfolge nimmt der Proteinanteil und die Partikelgröße der Lipoproteine ab und somit die Dichte zu.

Lipoprotein	Funktion
Chylomikronen	Transport von mit der Nahrung aufgenommenen Triglyzeriden
VLDL	Transport von endogen synthetisierten Triglyzeriden
IDL	als LDL-Partikel, Transport von Cholesterin zu den Gewebszellen
LDL	Transport von Cholesterin zu den Gewebszellen
HDL	Transport von Cholesterin aus den Gewebszellen zurück zur Leber

Wird das Cholesterin nicht unmittelbar zum Membranaufbau gebraucht, wird es in veresterter Form gelagert. Steigt die Cholesterinkonzentration in der Zelle auf ein bestimmtes Niveau, wird die Neusynthese von LDL-Rezeptoren eingestellt. Damit bleibt vermehrt Cholesterin im Blut und der Serumgehalt steigt. Eine hohe Konzentration von LDL-Partikeln kann zu Ablagerungen an den Gefäßwänden führen.

Neuere Untersuchungen weisen darauf hin, dass **LDL** oxidiert, wenn es sich längere Zeit im Blut befindet. Das dadurch chemisch veränderte LDL kann nicht mehr von den membranständigen LDL-Rezeptoren erkannt werden und lagert sich stattdessen in den Arterienwänden ab. Über Jahre können sich so die Gefäße verengen, sodass sie weniger Blut und damit Sauerstoff zu den Organen transportieren. Damit geht ein erhöhtes Schlaganfall-, Arteriosklerose- und Herz-Erkrankungs-Risiko einher.

Eine Ernährung, die reich an GFS und arm an antioxidativen Substanzen (u. a. Vitamin E, β-Carotin) ist, verstärkt diesen ungünstigen Effekt noch.

HDL entfernt freies Cholesterin aus den Zellmembranen und transportiert es zurück zur Leber. Ausschließlich über die Gallensäureproduktion kann der Körper Cholesterin (ca. 1 g/Tag) ausscheiden.

Folgende **Parameter** dienen der Einschätzung des Lipoprotein- und Lipidstoffwechsels:

- Triglyzeride
- Gesamtcholesterin
- VLDL-Cholesterin (Prä-β-Lipoprotein)
- LDL-Cholesterin (β-Lipoprotein)
- HDL-Cholesterin (α-Lipoprotein)
- Quotient: LDL/HDL

1.3.5 Proteine – Eiweiße

Eiweiße (Proteine) sind hochmolekulare stickstoffhaltige Stoffe. Der Begriff leitet sich von dem griechischen „proteno" ab, was so viel bedeutet wie: „Ich nehme den ersten Rang ein." Da der erwachsene menschliche Organismus täglich ca. 400 g Eiweiß umsetzt bei gleichzeitig fehlenden Speichermöglichkeiten, ist der Mensch auf die tägliche Zufuhr von Eiweiß mit der Nahrung angewiesen. Der Körper hat einen Bedarf an **Aminosäuren**, die über Proteine zugeführt werden. Daher spricht die DGE in den D-A-CH-Referenzwerten eine Empfehlung für die Proteinzufuhr aus. Um den durchschnittlichen Bedarf einer erwachsenen Person sicher zu decken, liegt die empfohlene Zufuhr bei 0,8 g/kg KG und Tag. Da es sich bei diesem Wert um die empfohlene Untergrenze handelt, wird eine Spanne von 10–15 % der täglichen Energiezufuhr empfohlen.

Aufgabe von Proteinen

Proteine werden auch als „Baustoff des Lebens" bezeichnet, da die verschiedenen Eiweiße im menschlichen Organismus die vielfältigsten biologischen Funktionen haben.

So sind sie u. a. als Stickstoffquellen für den Aufbau und Erhalt von Muskeln und Organen verantwortlich, sie funktionieren als Bewegungs-, Speicher-, Transportproteine, Enzyme, Hormone und als Proteine, die Nervenimpulse übertragen. Des Weiteren sind sie für die Aufrechterhaltung des osmotischen Drucks im Körper wichtig, der dafür sorgt, dass Mineralstoffe, Vitamine und andere Nahrungsbausteine gezielt durch die Zellmembranen befördert werden (▶ **Tab. 1.24**).

Funktion der Eiweiße:

- Transportproteine (z. B. Sauerstofftransport durch Hämoglobin)
- Speicherproteine (z. B. Eisenspeicherung durch Ferritin)
- Bewegungsproteine (z. B. Myosine in den Skelettmuskeln für das Zusammenziehen der Muskeln)
- Strukturproteine (z. B. Festigkeit und Formbeständigkeit des Körpers durch Kollagen in Sehnen und Muskeln)

Enzyme und Hormone bewirken und steuern viele Prozesse: Sie sind die Antikörper in der Immunabwehr und dienen der Übertragung von Nervenimpulsen. Zudem haben Proteine einen guten Sättigungswert.

Chemie der Proteine

Proteine setzen sich aus Aminosäuren zusammen, die durch Peptidbindungen verbunden sind. Ihre Abfolge (Sequenz = Primärstruktur) ist durch die DNA festgelegt und wird mithilfe der RNA durch **Translation** zusammengefügt. Die Sequenz der

▸ **Tab. 1.24** Funktion und Vorkommen einiger ausgewählter Proteine (nach Biesalski et al. 2004a).

Proteingruppe	Protein	Funktionen/Vorkommen
Enzyme	–	**Biokatalysatoren**
Hormone	–	**Stoffwechselregulatoren**
	Insulin	reguliert Aufrechterhaltung des Blutzuckerspiegels
	adrenokortikotropes Hormon	reguliert Kortikosteroidsynthese
	Wachstumshormon	stimuliert Knochenwachstum
kontraktile Proteine	Myosin	dicke Filamente der Myofibrillen
	Aktin	dünne Filamente der Myofibrillen
	Dynein	Geißeln, Zilien, Zytoskelett
	Tubulin	Zytoskelett
Schutzproteine	–	**im Blut der Wirbeltiere**
	Antikörper (Immunglobuline)	bilden Komplexe mit Fremdproteinen
	Fibrinogen	Fibrinvorstufe bei der Blutgerinnung
	Thrombin	beteiligt an der Blutgerinnung
Strukturprotein	–	**Bestandteil von Biomembranen**
	Elastin	elastisches Bindegewebe
	Glykoprotein	Zellhüllen, Zellwände
	Hüllproteine der Viren	umgeben Nukleinsäuren
	Keratin	Haut, Federn, Klauen, Nägel
	Kollagen	faseriges Bindegewebe
	Mukoproteine	Schleimsekrete
Transportproteine	Coeruloplasmin	Transport von Kupfer im Blut
	Eisen bindendes Globulin	Transport von Eisen im Blut
	Hämozyanin	Transport von Sauerstoff (O_2) im Blut einiger Wirbeltiere
	Hämoglobin	Sauerstofftransport im Wirbeltierblut
	Lipoprotein	Lipidtransport im Blut
	Myoglobulin	Sauerstofftransport im Blut
	Serumalbumin	Transport freier Fettsäuren im Blut

Aminosäuren ist von Protein zu Protein unterschiedlich. Damit die Proteine biologisch aktiv werden können, müssen sie in einer dreidimensionalen Struktur (Faltung) angeordnet sein (Sekundär- und Tertiärstruktur). Lagern sich nun mehrere Polypeptidketten aneinander, spricht man von einer **Quartärstruktur** (Knäuelbildung). Durch diese Knäuelbildung können in der Kette ursprünglich weit auseinanderliegende Aminosäuren miteinander reagieren und in spezifische räumliche Anordnungen zueinander treten. Jede Eiweißart besitzt dadurch ganz charakteristische und spezifische Eigenschaften. Bis heute sind 20 verschiedene Aminosäuren, die durch Translation in Proteine eingebaut werden, bekannt. Es sind sog. proteinogene Aminosäuren, die biologisch aktiv sind. Charakteristisch für jede Aminosäure ist ein zentrales Kohlenstoffatom (C-Atom), an das eine Aminogruppe ($-NH_2$), eine Carboxylgruppe (–COOH), ein Wasserstoffatom und eine spezifische Seitenkette gebunden sind. Die charakteristische Eigenschaft erhält eine Aminosäure durch ihre Seitenkette (▸ **Abb. 1.8**).

Im Organismus unterliegen die Aminosäuren einem ständigen Auf- und Umbau sowie einer körpereigenen Proteinsynthese. Sie werden eingeteilt in unentbehrliche (früher: essenzielle) und ent-

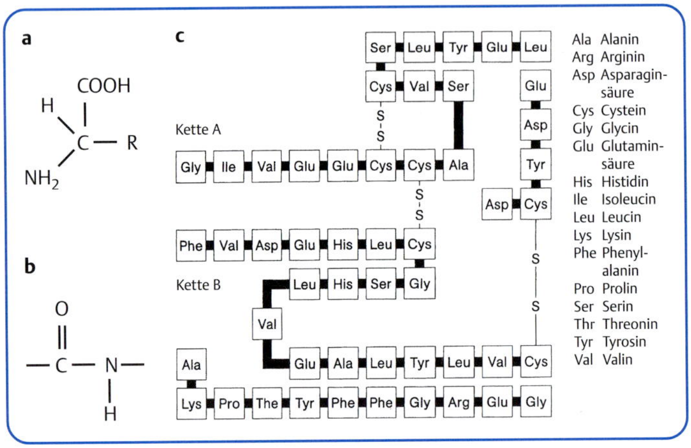

▸ **Abb. 1.8** Aminosäurestrukturformel (a), Peptidbindung (b), Aminosäuresequenz des Insulins (c).

▸ **Tab. 1.25** Einteilung der Aminosäuren (nach DGE 2000).

unentbehrliche	entbehrliche	bedingt entbehrliche
• Isoleucin • Leucin • Lysin • Methionin • Phenylalanin • Threonin • Tryptophan • Valin	• Alanin • Asparagin • Asparginsäure • Glutaminsäure • Glyzin • Prolin	• Arginin • Cystein • Glutamin • Histidin • Serin • Tyrosin

behrliche (früher: nicht essenzielle) Aminosäuren. Die unentbehrlichen Aminosäuren können nicht oder nur in unzureichendem Maße durch Biosynthese bereitgestellt werden und müssen deshalb Bestandteil der Nahrung sein, um das Stickstoffgleichgewicht im Organismus zu erhalten. Streng genommen sind nur **Lysin** und **Threonin** unentbehrliche Aminosäuren, da sie im Gesamtmolekül essenziell sind. Die anderen 7 Aminosäuren sind nur hinsichtlich ihres Kohlenstoffskeletts wesentlich. Sie können aus entsprechenden Ketosäuren endogen synthetisiert werden (▸ **Tab. 1.25**).

Erst in den neuen D-A-CH-Referenzwerten wird **Histidin** als unentbehrlich angesehen, da neuere Studien ergeben haben, dass es bei einer histidinfreien Ernährung zu einer Einschränkung der Hämoglobinsynthese kommt.

Einige der entbehrlichen Aminosäuren müssen bei bestimmten Krankheitsbildern als unentbehrlich eingestuft und mit der Nahrung zugeführt werden. Sie sind in ▸ **Tab. 1.26** als bedingt entbehrliche Aminosäuren aufgeführt.

Ob Methionin bzw. Phenylalanin zum Teil durch Cystein und Tyrosin ersetzt werden können, steht zurzeit noch zur Diskussion.

Die als entbehrlich eingestuften Aminosäuren werden trotzdem vom Organismus benötigt, um ein adäquates Wachstum und die Stickstoffbilanz aufrechtzuerhalten.

Verdauung von Proteinen

Die Proteinverdauung beginnt im Magen. Die Magensalzsäure denaturiert die Eiweiße, d. h. die räumliche Struktur wird zerstört und somit die Oberfläche vergrößert. Dadurch können die eiweißspaltenden **Peptidasen** (Endopeptidasen, Pepsin) aus dem Magensaft leichter angreifen. Endopeptidasen spalten Nahrungsproteine unter Wasseranlagerung in der Mitte. Exopeptidasen spalten die außen gelegenen Aminosäuren unter Wasseranlagerung ab. Auch wenn im Magen bereits Eiweißbruchstücke entstehen, können, z. B. bei Magenresektion, die Pankreasenzyme diese Aufgaben übernehmen. Durch den steigenden pH-Wert werden im Duodenum die Pepsine inaktiviert. **Endopeptidasen** (Trypsin) bauen die Eiweißstoffe unter Wasseranlagerung zu Polypeptiden ab. Eine **Carboxypeptidase** in der Bürstensaummembran der Darmschleimhaut spaltet Di- und Tripeptide in freie Aminosäuren.

Im Dünndarmsaft befinden sich weitere Exopeptidasen, die Polypeptide zu Aminosäuren abbauen. In jedem Fall werden freie Aminosäuren über die Pfortader zur Leber transportiert. Die Leber verwendet diese zum Aufbau von Blut-Eiweiß-

▶ **Tab. 1.26** Bedingt entbehrliche Aminosäuren (nach Biesalski et al. 2004a, b; Müller 1998).

Aminosäure	endogen gebildet/freigesetzt aus	unzureichende endogene Synthese bei
Cystein	Methionin	• Feten, Früh-, Neugeborenen • Homozysteinurie • Leberzirrhose
Histidin	Hämoglobin und Karnosin	• Kindern • chronischem Nierenversagen
Serin	Glyzin und Formaldehyd	• gestörter Nierenfunktion
Tyrosin	Phenylalanin	• Frühgeborenen • PKU • Störungen der Phenylalaninhydroxylase (z. B. Sepsis)
Arginin	Quelle für Stickstoffmonoxid	Argininsupplementation hat positiven Effekt auf: • unterdrückte Immunantwort bei NO, schweren Verletzungen, Sepsis, nach OP, Blutdruckregulation • Mangelernährung
Glutamin	Quelle als wichtigster nicht essenzieller Stickstoff	positiver Effekt der Glutaminsupplementation: • auf hyperkatabole und hypermetabole Kranheitszustände, z. B. nach elektiven OPs, nach schweren Verletzungen, Verbrennungen, Infektionen • bei metabolischem Stress • bei präventiv mangelernährten Patienten • bei Patienten nach massiver Dünndarmresektion • bei entzündlichen Darmerkrankungen und allen Krankheitszuständen, bei denen eine funktionelle Einschränkung der natürlichen Darmbarriere vorliegt • bei Kindern mit intestinalen Störungen bzw. Enterokolitis

Stoffen, die in alle Körperzellen transportiert werden.

Von der Intestinalschleimhaut können auch sehr kleine Mengen an Proteinen resorbiert werden. Dieser Mechanismus scheint für die lokale Immunität des Dünndarms von Bedeutung zu sein. Als eine Ursache für Nahrungsmittelallergien und im Zusammenhang mit Autoimmunerkrankungen (Zöliakie, Sprue, toxisches Leberversagen, chronische Hepatitis, entzündliche Darmerkrankungen) wird der verstärkte **Influx intakter Proteine** diskutiert.

Etwa 95 % der aufgenommenen Proteine werden verdaut und resorbiert. Nur 5 % pro Tag gehen über die Ausscheidung verloren. Sie werden in Leber und Nieren zu Kohlendioxid, Wasser, Ammoniak und Energie abgebaut.

Wird mit der Nahrung zu viel Eiweiß aufgenommen, wird dieser Überschuss verbrannt. Körpereiweiß aus der Muskulatur wird aber nur im Notfall, d. h. bei Mangel an Kohlenhydraten und Fetten (z. B. beim Fasten), zur Energiegewinnung herangezogen. Dies ist kein anzustrebender Zustand, da damit ein Verlust der Muskelmasse einhergeht. Liegt (insbesondere während der Wachstumsphase) ein alimentärer **Eiweißmangel** vor, kann dies zu körperlicher und auch geistiger Unterentwicklung führen. Infektionen können schlechter abgewehrt werden. In westlichen Industrieländern wird durchschnittlich doppelt so viel Eiweiß mit der Nahrung zugeführt, als nötig ist. Vor allem tierische Eiweißquellen (verbunden mit tierischen Fetten und Cholesterin) werden hier zu viel verzehrt.

Eine **Eiweißüberernährung** kann unter Umständen den Stoffwechsel (z. B. Harnsäurebildung) und die Niere übermäßig belasten. Dies kann längerfristig zu Erkrankungen führen.

Biologische Wertigkeit

Mit der Nahrung zugeführte Eiweiße besitzen ein bestimmtes Aminosäuremuster. Die unentbehrlichen Aminosäuren, die dem Körper mit der Nahrung zugeführt werden müssen, sind nicht immer im optimalen Verhältnis in einem Nahrungseiweiß enthalten. Der Organismus kann immer nur so viel körpereigenes Eiweiß aufbauen, wie es die am wenigsten vorhandene unentbehrliche Aminosäure „zulässt". Die Aminosäure, die eine weitere Synthese von Körpereiweiß begrenzt, da sie in der geringsten Menge im Nahrungsbestandteil vorkommt, nennt man limitierende Aminosäure. Die limitierende Aminosäure bestimmt die **biologische Wertigkeit** (Qualität) eines Nahrungseiweißes. Die biologische Wertigkeit gibt an, wie viel körpereigenes Eiweiß (in g) durch 100 g Nahrungseiweiß auf- bzw. umgebaut werden kann.

Bekannte Beispiele sind der niedrige Gehalt an Lysin in Getreideeiweiß und der niedrige Gehalt an Methionin in Sojaeiweiß. Folgerichtig kann durch gleichzeitige Aufnahme von verschiedenen Nahrungseiweißen durch eine gemischte Kost die biologische Wertigkeit dieser Nahrungsmittel erhöht werden. Auch wenn Eiweiße aus Fleisch, Fleischwaren und Eiern eine hohe biologische Wertigkeit haben, sollte der Eiweißbedarf nicht überwiegend mit diesen Lebensmitteln gedeckt werden, da dies gleichzeitig zu einer vermehrten Aufnahme von Fett und Cholesterin führt. Gute **Eiweißlieferanten** sind neben Milch und -produkten, Fisch, Sojabohnen, Hülsenfrüchte sowie Kartoffeln.

1.3.6 Alkohol

Alkohol bezeichnet umgangssprachlich Äthylalkohol oder Ethanol, der am häufigsten durch Gärung gewonnen wird. Unter Gärung versteht man den enzymatischen Abbau von Glukose zu Ethanol und Kohlendioxid. In geringen Mengen fallen auch Begleitstoffe wie Glyzerin, Ester sowie Fuselöle an. Glyzerin und Ester sind erwünschte Begleitstoffe, die den Geschmack verbessern, Fuselöle dagegen sind unerwünscht.

Stärke- oder zuckerhaltige Pflanzen/Früchte wie Weintrauben, Beerenobst, Zuckerrüben, Kartoffeln und Getreide werden als Ausgangsmaterial für den Gärungsprozess verwendet. Da der hohe **Alkoholgehalt** der Spirituosen von über 30 % Vol. (Volumenprozent) nicht allein durch Gärung erzielt werden kann, gewinnt man solche Spirituosen durch Brennen (Destillieren) alkoholhaltiger Getränke.

In geringen Mengen wirkt Alkohol anregend auf das zentrale Nervensystem und stimuliert die geistige Aktivität. Gemäßigter Alkoholkonsum kann das HDL-Cholesterin erhöhen, die Blutgerinnung herabsetzen und die Lipidoxidation durch antioxidative Nährstoffe fördern. Ein hoher Alkoholkonsum schwächt jedoch die Konzentrationsfähigkeit, beeinflusst die Bewegungsfähigkeit und das Reaktionsvermögen. Es kann sogar zu akuten Vergiftungserscheinungen kommen.

Bei regelmäßigem Konsum und Konsum in größeren Mengen kann Alkohol zur Abhängigkeit und zu Schädigungen an Leber, Magen, Bauchspeicheldrüse, Darm, Nieren, Nerven und Gehirn führen. Während der Schwangerschaft kann Alkohol eventuell Missbildungen des Kindes auslösen und sich negativ auf dessen körperliche und geistige Entwicklung auswirken.

Alkohol hat einen **Energiegehalt** von 29,7 kJ bzw. 7,1 kcal/g. Durch diesen hohen Kaloriengehalt kommt es leicht zu einer Gewichtszunahme und somit zu Übergewicht, das oft mit erhöhten Blutdruckwerten und einem hohen Triglyzeridspiegel einhergehen kann. Laut Ernährungsbericht nehmen Männer im Durchschnitt ca. 19 g ihrer täglichen Energiezufuhr durch Alkohol auf, Frauen 7–8 g.

Achtung

Alkoholische Getränke sind keine alltäglichen Durstlöscher, sondern allenfalls ein gelegentliches Genussmittel. Alkohol ist ein potentes Zellgift, das – regelmäßig und/oder in größeren Mengen aufgenommen – Gehirn, Leber und Bauchspeicheldrüse schädigt. Zudem führt regelmäßiger Alkoholkonsum leicht zur Abhängigkeit/Sucht.

Alkoholgehalt

Der Alkoholgehalt von Wein und Spirituosen wird in % Vol. angegeben. Die Angabe 40 % Vol. bedeutet z. B., dass in 1 l des Getränks 400 ml Alkohol enthalten sind. Ein **Alkoholvolumen** von 1 % entspricht 8 g Alkohol.

Bei Bier wird der Alkoholgehalt in **Gewichtsprozent** angegeben. So hat etwa Pils einen Alkoholgehalt von 3,2–3,8 %, Münchner Bier 3,5–4 %, Starkbier 6 % Alkohol. Die in Bier enthaltenen Hefen produzieren B-Vitamine und können bei mäßigem Genuss den Körper mit B-Vitaminen versorgen. Größere Mengen führen zu einer ungünstigen Wirkung auf die Absorption zahlreicher essenzieller Nährstoffe.

Alkoholgehalt im Blut

Info

1 Promille (‰) = 1 g Alkohol in 1 l Blut

Alkoholfreies Bier hat einen Alkoholgehalt von maximal 0,5 %, alkoholarmes Bier maximal 1,5 %.

Bei Diabetes sind bis zu 10 g Alkohol für die Frau und 30 g Alkohol für den Mann pro Tag akzeptabel. Insulinpflichtige oder mit Sulfonylharnstoff behandelte Diabetiker sollten Alkohol **immer** in Verbindung mit einer kohlenhydrathaltigen Mahlzeit zu sich nehmen. Diabetiker mit peripheren Nephropathien sollten ihren Alkoholkonsum begrenzen (S. 132).

20 g Alkohol entsprechen ca. 0,5 l Bier, 0,25 l Wein bzw. 60 ml Weinbrand.

1.3.7 Vitamine und Mineralstoffe

Die DGE gibt Empfehlungen für die Nährstoffzufuhr für Erwachsene, Jugendliche und Kinder. Mit diesen Empfehlungen soll die Versorgung der Bevölkerung sichergestellt werden. Um individuelle Schwankungen einzukalkulieren, setzen sich die Empfehlungen zusammen aus folgender Formel:

Info

Nährstoffzufuhr = Grundbedarf + Mehrbedarf der definierten Bevölkerungsgruppe + Sicherheitszuschlag

Bei der Energiezufuhr und den Nährstoffen Fett, Cholesterin, Phosphor, Natrium und Chlorid werden Richtwerte ausgesprochen, die nicht zu überschreiten sind. Die Richtwerte für Kohlenhydrate, Wasser, Ballaststoffe, Kalium, Fluorid und β-Carotin sollen nicht unterschritten werden (▶ **Tab. 1.27**).

▶ **Tab. 1.27** Vitamine, Mengen- und Spurenelemente. Empfohlene tägliche Zufuhr, Mindestbedarf und angemessene Zufuhr gelten für Erwachsene zwischen 25 und 51 Jahren (m = männlich, w = weiblich; nach DGE 2012).

fettlösliche Vitamine	Funktion	empfohlene Zufuhr	wichtige Quellen	Besonderheiten
Vitamin A Retinoide Karotinoide	• Sehvorgang • Aufbau und Erhalt der Schleimhautepithelien und Knorpelgewebe • Erhaltung der Infektabwehr	1,0 (m) 0,8 (w) mg-Äquivalent = 6 mg β-Carotin	• Vitamin A: ausschließlich in tierischen Nahrungsmitteln (Leber, Lachs) • β-Carotin (Provitamin A): rote, grüne und gelbe Obstsorten	• Verfügbarkeit gering bei fettarmer Kost (< 10 g Fett/Tag)
Vitamin D Calciferole	• Kalziumhomöostase • Phosphatstoffwechsel	20 µg	• Lebertran, Hering, Sardinen, Thunfisch • Eigelb • Milch, -produkte • Margarinezusatz • als Cholecalciferol zur Rachitisprophylaxe • Vitamin-D-Präparate	• Sonderstellung unter den Vitaminen, da auch Eigensynthese aus Cholesterin bzw. unter Sonneneinwirkung • Synthese aus Cholesterin bzw. unter Sonneneinwirkung in der Haut selbst

► **Tab. 1.27** Fortsetzung.

fettlösliche Vitamine	Funktion	empfohlene Zufuhr	wichtige Quellen	Besonderheiten
Vitamin E Tocopherole	• oxidationshemmende Wirkung • schützt vor Oxidation (z. B. unges. Fettsäuren in Zellwänden, Vitamin A) • antientzündlich	14 mg (m) 12 mg (w) TÄ	• Pflanzensamen und deren Produkte (z. B. Margarine, Öle) • Vollkornprodukte • Gemüse • Eier • Fisch	• Vitamin-E-Mangel kann auftreten bei Störungen der Fettverdauung, Fettresorption und zystischer Fibrose.
Vitamin K Phyllochinon	• beteiligt an der Bildung verschiedener Blutgerinnungsfaktoren (z. B. Prothrombin)	70 µg (m) 60 µg (w) Vitamin-K-Prophylaxe bei Säuglingen	• Kohlsorten, Sauerkraut, grünes Gemüse, Garten- und Brunnenkresse • wird auch von Darmbakterien produziert	• Mangel bei chron. Lebererkrankung und schwerer Störung der Fettresorption sowie Blutungen bei Säuglingen • keine Vitamin-K-arme Kost bei Marcumartherapie!
Vitamin B_1 Thiamin	als Thiamindiphosphat: • wichtig für Enzyme, die Kohlenhydrate in Energie umwandeln	1,2 mg (m) 1,0 mg (w)	• Scholle • mageres Muskelfleisch (Schwein) • Herz • Leber • Ente • Vollkornerzeugnisse	• Beri-Beri: in Entwicklungsländern bei Eiweißmangel • geht beim Wässern von Kartoffeln und Gemüse verloren
Vitamin B_2 Riboflavin	Energiestoffwechsel • Bestandteil von FAD und FMN • wichtig für Haut und Schleimhaut	1,4 mg (m) 1,2 mg (w)	• Milch, -produkte • Muskelfleisch • Fisch • Eier • Vollkornprodukte	• Riboflavin ist lichtempfindlich, darum Produkte in dunklen Flaschen (Milch)
Vitamin B_6 Pyridoxin	• im Eiweißstoffwechsel an über 50 Reaktionen beteiligt • Blutbildung: Bestandteil der hämbildenden Enzyme • Bildung von biogenen Aminen	1,5 mg (m) 1,2 mg (w)	• Schweinefleisch • Leber • Geflügel • Fisch • Kohl • grüne Bohnen • Linsen • Feldsalat • Bananen • Kartoffeln • Vollkorn	• im Organismus 2–3 Wochen Speicherkapazität • erhöhter Bedarf bei Einnahme von Medikamenten (Pille, Antiepileptika) und bei chronischem Alkoholkonsum
Vitamin B_{12} Cobalamin	• Bildung und Abbau einzelner Fettsäuren • für den Stoffwechsel der Folsäure notwendig	3 µg	• Eier • Milch • Fleisch • Leber • (Sauerkraut) • (Bier)	• beim Fehlen des Intrinsic Factors (z. B. nach Entfernung des Magens) • chronische Magenschleimhautentzündung • entzündliche Veränderung der Dünndarmschleimhaut

▶ **Tab. 1.27** Fortsetzung.

fettlösliche Vitamine	Funktion	empfohlene Zufuhr	wichtige Quellen	Besonderheiten
Niacin	• Bestandteil von NAD, NADPH • Abbau von Kohlenhydraten, Fetten, Aminosäuren	16 mg (m) 13 mg (w) NÄ	• Fleisch • Fisch • Leber • Milch • Ei • Huhn • Kaffee • Kartoffeln • Erbsen • Champignons • (Getreide)	• 1 mg Niacin kann im Organismus aus 60 mg Tryptophan gebildet werden.
Folsäure	• DNS- und Purinbestandteil • Auf- und Abbau verschiedener Aminosäuren • beteiligt am Homozysteinstoffwechsel, somit beteiligt an der Entstehung der Arteriosklerose	300 µg FÄ (Frauen, die schwanger werden wollen, sowie Schwangere im ersten Drittel der Schwangerschaft sollten zusätzlich 400 µg synthetische Folsäure aufnehmen.)	• grünes Blattgemüse Kohl • Vollkornprodukte • Hülsenfrüchte • Gurke • Tomate • Kürbis • Banane • Apfelsine • Avocado • Mango • Leber • Milch, -produkte (Weichkäse) • Eier	• relativ häufige Unterversorgung mit Leitsymptom Anämie • hitze-, sauerstoff-, lichtempfindlich, folglich hohe Zubereitungsverluste • Ursachen eines Mangels: – Malabsorptionssyndrom – Homozystinurie – katabole Stoffwechsellage – hoher Alkoholkonsum – Schwangerschaft (Neuralrohrdefekt) – Stillzeit
Biotin	• Bildung von Kohlenhydraten und Fettsäuren	30–60 µg (Schätzwert)	• Leber • Haferflocken • Eigelb • Trockenhefe • Austern • Möhren • Artischocken • Erbsen	• bakterielle Synthese im Verdauungstrakt
Pantothensäure	• Bestandteile des Coenzym A • Endabbau von Kohlenhydraten, Fetten, versch. Aminosäuren, Synthese von Fettsäuren, Steroidhormonen, Cholesterin u. a.	6 mg (Schätzwert)	in fast allen Lebensmitteln, besonders in: • Leber • Fleisch • Hülsenfrüchte • Fisch • Milch • Eier • Vollkornprodukte	• bakterielle Synthese im Verdauungstrakt

▸ **Tab. 1.27** Fortsetzung.

fettlösliche Vitamine	**Funktion**	**empfohlene Zufuhr**	**wichtige Quellen**	**Besonderheiten**
Vitamin C Ascorbinsäure	• Bildung und Funktionserhaltung der Stützgewebe • Aktivator und Regulator des Zellstoffwechsels • Antioxidans • Bildung von Nitrosaminen verringert	100 mg (Raucher u. Stillende 150 mg/Tag)	frische Obst- und Gemüsesorten wie: • Sanddorn • schwarze Johannisbeeren • Paprika • Zitrusfrüchte • grünes Blattgemüse • Brokkoli	• Mangel: Skorbut • hitzelabil • lange Lagerung = große Vitamin-C-Verluste
Mengenelemente	**Funktion**	**geschätzter Mindestbedarf**	**wichtige Quellen**	**Besonderheiten**
Natrium (Na)	• bestimmt extrazellulären osmotischen Druck und Zellvolumen • Säure-Basen-Haushalt • Verdauungssäfte • Membranpotenzial der Zellwände • Enzymaktivitäten	550 mg	mit Cl = Kochsalz, besonders in: • Wurst • Käse • Fertigprodukten • Konserven • gesalzenem Brot • Salzcrackern • Cornflakes • Imbissessen	• häufigstes extrazelluläres Kation • Verluste bei nässenden Hauterkrankungen • bei Mukoviszidose Substitution erforderlich • Gegenspieler zu Kalium
Chlorid (Cl)	Säure-Basen-Haushalt	830 mg	mit Na = Kochsalz, besonders in: • Wurst • Käse • Fertigprodukten • Konserven • gesalzenem Brot • Salzcrackern • Cornflakes • Imbissessen	• häufigstes Anion • Chloridmangel (z. B. nach starkem Erbrechen) führt zu Alkalose.
Kalium (Ka)	• bestimmt intrazellulären osmotischen Druck und Ionentransport durch Membranen • Erregungsleitung • Bestandteil der Verdauungssäfte	2000 mg	• Obst (Bananen) • Gemüse (Spinat, Champignons) • Kartoffeln • Hülsenfrüchte • Milch, -produkte	• häufigstes intrazelluläres Kation • Verluste durch Abführmittel und Diuretika, Durchfall und Erbrechen • Kalium geht ins Kochwasser über.

▸ **Tab. 1.27** Fortsetzung.

fettlösliche Vitamine	**Funktion**	**empfohlene Zufuhr**	**wichtige Quellen**	**Besonderheiten**
Mengenelemente	**Funktion**	**empfohlene Zufuhr**	**wichtige Quellen**	**Besonderheiten**
Magnesium (Mg)	• aktiviert viele Enzyme, besonders die des Energiestoffwechsels • Reizübertragung • Muskelkontraktion • beteiligt am Aufbau von Knochen und Sehnen	350 mg (m) 300 mg (w)	• Vollkornerzeugnisse • Obst • Hülsenfrüchte • Kartoffeln • Sojabohnen • Gemüse • Milch, -produkte • Leber • Geflügel • Fisch	• Hohe Aufnahmen an Kalzium, Fett, Eiweiß und Alkohol sowie eine zu geringe Aufnahme an Vitamin B_1 und B_{12} hemmen die Magnesiumresorption. • Erkrankungen des Magen-Darm-Kanals, Diuretika, Alkoholabusus können zu Mangel führen.
Kalzium (Ca)	• Stabilisierung von Zellmembranen • intrazelluläre Signalübermittlung • Reizübertragung im Nervensystem • elektromechanische Kopplung im Muskel • Blutgerinnung • Stabilisierung der Knochen und Zähne	1000 mg	• Milch • Joghurt • Käse • Vollkornerzeugnisse • Grünkohl • Spinat • Brokkoli • Brunnenkresse	• Durch Bildung unlöslicher Salze (Phosphate, Oxalate, Fettsäureseifen) wird die Resorption eingeschränkt. • Vitamin D fördert die Ca-Resorption. • Die maximale Knochenmasse wird bis zum 25.–30. Lebensjahr erreicht.
Phosphor (P)	als organische Phosphorsäureverbindungen: • Baustein lebender Zellen • Energieüberträger • Botensysteme • Aufbau des Stützapparates	700 mg	• Brot • Milch • Fleisch • Eier • Kartoffeln • Zusatzstoffe (E338–341, E450a–c) • Schmelzkäse	• Niere reguliert den Serum-Phosphat-Spiegel.
Eisen (Fe)	wichtiger Bestandteil sauerstoffübertragender Wirkgruppen wie: • Hämoglobin • Myoglobin	10 mg (m) 15 mg (w)	• Fleisch, -waren • Leber • Vollkornerzeugnisse • Spinat • Mangold • Kohl • Schwarzwurzel • Hülsenfrüchte	• Die gleichzeitige Zufuhr von Vitamin C erhöht die Eisenresorption aus pflanzlichen Nahrungsmitteln.

► **Tab. 1.27** Fortsetzung.

fettlösliche Vitamine	**Funktion**	**empfohlene Zufuhr**	**wichtige Quellen**	**Besonderheiten**
Jod (J)	• Bestandteil der Schilddrüsenhormone Thyroxin und Trijodthyronin • beeinflusst Energieumsatz	200 µg (Verwendung von fluoriertem Jodsalz obligat)	• Seefische • maritime Produkte • Milch • Eier • jodiertes Speisesalz (12–15 mg/kg)	• Kropfmanifestation oft in Pubertät, Schwangerschaft, Stillzeit • Beim Kochen gehen Teile der Jodverbindungen in Wasser über.
Fluorid (F)	• festigt Knochenstruktur • härtet Zahnschmelz und beugt Karies vor	3,8 mg (m) 3,1 mg (w) (Richtwerte, Verwendung von fluoriertem Jodsalz obligat)	• schwarzer Tee (bestimmte Sorten) • Mineralwasser (> 1,5 mg/l) • Sprotten • Sardinen (in den Gräten) • Getreide • Leber • Fleisch • fluoridiertes Jodsalz	• Kariesprophylaxe: Vitamin-D-Fluoretten
Zink (Zn)	• Enzymbestandteil • Bedeutung bei Insulinspeicherung, Insulinsynthese, Blutzuckerregulation • Immunsystem • Zellwandstabilisator • antientzündlich	10 mg (m) 7 mg (w)	• Fleisch (besonders Rind) • Fisch • Schalentiere • Innereien • Eier • Milch, -produkte • Vollkornerzeugnisse	• Ursachen eines Mangels: – Malabsorptionssyndrom – parenterale Ernährung – großflächige Verbrennungen – während starker Wachstumsprozesse • Bei unzureichender Zinkversorgung sinkt die Glukosetoleranz. • Substitutionstherapie bei Diabetes mellitus: 15–30 mg täglich sinnvoll
Spurenelemente	**Funktion**	**angemessene Zufuhr**	**wichtige Quellen**	**Besonderheiten**
Kupfer (Cu)	• Katalysator bei der Hämoglobinbildung	1,0–1,5 mg (Schätzwert)	• Leber • Fische • Schalentiere • Nüsse • Kakao • einige grüne Gemüse • Pilze • Bohnen	• wichtig im Eisenstoffwechsel • Substitution bei Eisenmangelanämie
Mangan (Mn)	• Aufbau und Erhalt der Knochen und Bindegewebe • Enzymbestandteil • Insulinwirkung	2–5 mg (Schätzwert)	• Getreide • Vollkornprodukte • Sojabohnen • Bananen	• weitverbreitet in Lebensmitteln

Tab. 1.27 Fortsetzung.

fettlösliche Vitamine	Funktion	empfohlene Zufuhr	wichtige Quellen	Besonderheiten
Selen (Se)	• Bestandteil der Glutathionperoxidase • führt zu Schutz vor Sauerstoffradikalen	30–70 µg (Schätzwert)	• Leber • Muskelfleisch • Getreide • Hülsenfrüchte	• an Proteinfraktionen der Lebensmittel gebunden
Chrom (Cr)	• Kohlenhydratstoffwechsel • Insulinwirkung • Glukosehomöostase	30–100 µg (Schätzwert)	• Vollkornprodukte • Obst • Kartoffeln • Gemüse • Nüsse	• Bei unzureichender Chromversorgung sinkt die Glukosetoleranz. • Substitutionstherapie bei Diabetes mellitus: 200–400 µg täglich sinnvoll
Molybdän (Mb)	• Bestandteil der Oxidasen • Fettsynthese • Mobilisierung der Eisenvorräte in der Leber	50–100 µg (Schätzwert)	• Innereien • Vollkornprodukte • Hülsenfrüchte • Blumenkohl	–
Kobalt (Co)	• Bestandteil des Vitamin B_{12}, folglich wichtig für Blutbildung	s. Vitamin B_{12}	• Vollkornprodukte • Milch • Eier	–
Ultraspurenelemente: Aluminium (Al), Antimon (Sb), Arsen (As), Barium (Ba), Bismut (Bi), Blei (Pb), Bor (B), Brom (Br), Cadmium (Cd), Caesium (Cs), Geranium (Ge), Lithium (Li), Quecksilber (Hg), Rubidium (Rb), Samarium (Sm), Silicium (Si), Strontium (Sr), Thallium (Tl), Titan (Ti) und Wolfram (W)				

2 Diät- und Ernährungsberatung

2.1 Einführung in die Diät- und Ernährungsberatung

Sven-David Müller

Erfolgreiche Beratung setzt auf Emotionalität und Bewusstseinsänderung, nicht auf Rationalität und reine Wissensvermittlung.

2.1.1 Einleitung

Diät- und Ernährungsberatung sind klassische Dienstleistungen im Gesundheitswesen. Die Berater sind in der Regel Diätassistenten, Oecotrophologen/Ernährungswissenschaftler, Ernährungsmediziner oder Fachapotheker für Ernährungsberatung. Die Beratung von Klienten steht nicht im Mittelpunkt des Studiums, der Ausbildung oder der Weiterbildung der zuvor genannten Berufsgruppen. Vor diesem Hintergrund ist die intensive Beschäftigung und Weiterbildung in den Bereichen Methodik, Didaktik, Rhetorik und Psychologie der Beratung von besonderer Wichtigkeit. Während in der Vergangenheit die Beratung insbesondere eine Informationsvermittlung auf rationaler Ebene war, scheint es Erfolg versprechender, über Emotionalität eine Bewusstseinsveränderung herbeizuführen, die selbstverständlich auch Informationen vermittelt.

Merke
Emotionalität, interdisziplinäre Programme und Bewusstseinsänderung sind der Schlüssel zum Erfolg in der Diät- und Ernährungsberatung.

Gesundheitszustand der Bevölkerung

Nach den Daten des Gesundheitssurveys des Robert Koch-Instituts von 1998 sind 56,9 % der ost- und 52,2 % der westdeutschen Frauen sowie 66 % der ost- und 67 % der westdeutschen Männer übergewichtig. Die direkten und indirekten Kosten, die dem Gesundheitssystem durch Fehlernährung (mit)bedingte Krankheiten entstehen, werden sich im Jahr 2007 auf mindestens 80 Milliarden Euro belaufen. Nach einer Studie des Bundesministeriums für Gesundheit (BMG) sind bereits 64,4 % der Todesfälle direkt sowie indirekt auf Fehlernährung zurückzuführen. Vor diesem Hintergrund spielt eine nachhaltige Diät- und Ernährungsberatung eine bedeutende Rolle. Dabei sollten Diät- und Ernährungsberatung nicht isoliert betrachtet werden, sondern neben der Informationsvermittlung im Ernährungsbereich nach den Grundsätzen des Deutschen Kompetenzzentrum Gesundheitsförderung und Diätetik (DKGD) e. V. ebenfalls das Stressmanagement und die Bewegungstherapie mit einbeziehen. In der Regel ist es nicht ausreichend, lediglich das Essverhalten zu modifizieren.

Merke
Eine rein rationale Wissensvermittlung über Informationen ist nicht geeignet, das Ernährungsverhalten nachhaltig zu verändern.

Ernährungsweise in Deutschland

Die Ernährungsweise in Deutschland ist von **Fehl- und Überernährung** geprägt. Anscheinend haben die Ernährungsberatung und die Aufklärung der Bevölkerung über die Massenmedien weitgehend versagt. Die **Gesundheitskampagne** „5 am Tag" darf als gescheitert angesehen werden, da sie lediglich erreicht hat, dass der Gemüse- und Obstkonsum nicht zurückgegangen ist, zumal Obst von der Bevölkerung bevorzugt in Form von Gemüse-/Obstkonzentraten und -säften konsumiert wird. Der Gemüsekonsum liegt nach wie vor weit unter den Empfehlungen, sodass es angeraten scheint, das geflügelte Wort „Obst und Gemüse" durch „Gemüse und Obst" zu ersetzen. Momentan erreichen nur 2 % der Bevölkerung die Empfehlungen von 5 Portionen Obst und Gemüse am Tag. In ▸ **Tab. 2.1** ist die Fehlernährung in Deutschland aus dem Jahr 1993/94 dargestellt, die sich trotz der Kampagne bis heute nicht wesentlich verändert hat. Viele Menschen wissen inzwischen, was

▶ **Tab. 2.1** Fehlernährung in Deutschland – verfügbare Mengen an Lebensmitteln und Nahrungsinhaltsstoffen pro Kopf und Tag (DGE, Stand: 1994).

Istzustand			Sollzustand
Fleisch	in g	255	– 50 % und geringerer Fettgehalt
Fisch	in g	41	+ 100 %, Seefisch
Milch	in g	286	gleichbleibend – aber geringerer Fettgehalt
Käse/Quark	in g	52	gleichbleibend – aber geringerer Fettgehalt
Eier	in g	36	gleichbleibend
Butter	in g	20	– 50 %
Schlachtfette	in g	11	weglassen
Margarine	in g	20	reich an ein-/mehrfach ungesättigten Fettsäuren, frei von trans-Fettsäuren und arm an gesättigten Fettsäuren
Speiseöl	in g	29	reich an ein-/mehrfach ungesättigten Fettsäuren
Getreideprodukte	in g	201	+ 50 % – ballaststoffreich
Hülsenfrüchte	in g	2	ein Hülsenfruchtgericht wöchentlich
Kartoffeln	in g	201	gleichbleibend, fettarm zubereitet
Stärke	in g	2	gleichbleibend
Zucker	in g	89	– 80 %
Honig	in g	3	gleichbleibend
Kakaomasse	in g	5	gleichbleibend
Gemüse/Gemüsesäfte	in g	218	+ 50 % – schonend zubereitet
Obst/Zitrusfrüchte/Säfte	in g	347	+ 20 % – möglichst roh
Kaffee/Tee	in g	17	gleichbleibend
Erfrischungsgetränke	in g	512	Bevorzugung zuckerfreier, kalorienreduzierter Getränke
Bier	in g	382	– 50 %
Wein/Sekt	in g	67	gleichbleibend
Trinkbranntwein	in g	18	weglassen
Protein	in g	95	– 25 %
Fett	in g	134	– 40 %
Kohlenhydrate	in g	349	+ 15 %
Alkohol	in g	22	< 12–15 g
Ballaststoffe	in g	24	+ 30 %
Kalzium	in mg	974	gleichbleibend – in Risikogruppen $^{1}/_{3}$ mehr Kalzium
Cholesterin	in mg	423	– 55 %

der glykämische Index ist und gehen wie selbstverständlich mit den Worten „Antioxidantien, trans-Fettsäuren oder sekundäre Pflanzenstoffe" um. Nichtsdestotrotz stehen bei ihnen Gemüse, Obst, Vollkornprodukte oder Seefisch seltener auf dem Tisch als „Fast Food, Fertiggerichte oder fette Süßigkeiten".

Vor diesem Hintergrund wird deutlich, dass die bereits erfolgte Wissensvermittlung anscheinend wenig erreicht hat. Die Bemühungen und Erfolge qualifizierter Ernährungsfachkräfte werden dabei zunehmend durch „ausgewiesene Nichtexperten" untergraben, so setzt die Ernährungsaufklärung gerade im medialen Bereich vornehmlich auf Lebensmittelchemiker, Fitnesstrainer, nicht qualifizierte Ernährungsberater und Starköche.

2.1.2 Definition der Diät- und Ernährungsberatung

Bei der Erwähnung des Begriffs **Beratung** fallen einem sofort verschiedene Situationen ein, in denen Einzelpersonen oder Gruppen aus einem Informationsbedürfnis heraus in Kommunikation mit Personen treten, die diese Wissenslücke fachlich und methodisch füllen können. Die reine Wissensvermittlung kann aber nicht zu einer Bewusstseinsänderung führen und genau diese ist notwendig, um eine dauerhafte Modifikation des Verhaltens zu erreichen. Aber es sind bestimmte Voraussetzungen notwendig, die berücksichtigt werden müssen, um von einer richtigen Beratung zu sprechen. Eine **Definition nach Boland** (1993), die diese Aspekte mit einbezieht, lautet:

„Im Beratungsprozess lässt sich der/die Berater/in auf eine partnerschaftliche Interaktion mit einem verunsicherten, aber zur Bearbeitung seiner Situation motivierten Menschen ein, die zum Ziel hat, seine Schwierigkeiten durchsichtig zu machen und ihn zu befähigen und zu ermutigen, eine persönliche und sachliche Entwicklung einzuleiten. Dabei soll keine Abhängigkeit zum/zur Berater/in entwickelt, vielmehr soll der oder dem Ratsuchenden seine eigene Verantwortung für die Ingangsetzung und Durchführung von Änderungen verdeutlicht werden."

! Merke
Der Patient ist Klient und im Beratungsgespräch dem Berater gleichwertig.

Ernährungsberatung

Ernährungsberatung ist ein kommunikatives Wechselspiel im persönlichen Dialog zwischen Berater und Klient. Dabei geht es darum, Empfehlungen zur Ernährung mit dem Essverhalten in Einklang zu bringen. Entsprechend befasst sich die Ernährungsberatung vor allem mit Verhaltensproblemen (Pudel u. Westenhöfer 2003).

Das Lexikon der Ernährung (2001) liefert folgende Definitionen für Begriffe, die mit der Ernährungs- und Diätberatung in Zusammenhang stehen:

- **Diät:** *„Ernährungsempfehlung meist im Zusammenhang mit einer Erkrankung."*
- **Ernährung:** *„Die Aufnahme und Verwertung von flüssigen und festen Nahrungsstoffen im Organismus. Sie dient zur Energieversorgung, für den Aufbau von Körpersubstanz und zur Regulation von Stoffwechselprozessen und damit für Wachstum, Erhaltung und Fortpflanzung des Lebewesens."*
- **Ernährungsmedizin:** *„Klinische Ernährung, Teilgebiet der Medizin, das sich mit den (physiologischen und biochemischen) Grundlagen der Ernährung bei Gesunden, der Prävention, Diagnostik und Therapie ernährungsspezifischer Erkrankungen sowie der Überwachung der Nahrungsmittelqualität und des Qualitätsmanagements der ernährungstherapeutischen Versorgung beschäftigt."*
- **Ernährungsberatung:** *„Ernährungsberatung ist eine Form der Beratung, die dazu dient, das individuelle Ernährungsproblem des Klienten zu lösen, Fehlernährung und ernährungsbedingte Krankheiten zu verhindern und bei Bestehen ernährungsbedingter Erkrankungen eine Heilung oder Besserung zu erzielen. (...) Ernährungsberatung ist dann wirksam, wenn es dem Klienten gelingt, erworbene Kenntnisse in seinen Einstellungen zu übernehmen und in seinen Alltag umzusetzen."*

Im Brockhaus der Ernährung (2001) ist der Begriff **Diätetik** definiert als: *„Lehre von der Zusammensetzung der Nahrung sowie von der Ernährung in besonderen Lebenssituationen, zum Beispiel bei Krankheiten, im Alter oder während der Schwangerschaft."*

Ernährungserziehung

Da gerade die Nahrungsaufnahme eine der stabilsten menschlichen Verhaltensweisen darstellt, (S. 79), ist eine **Ernährungsumstellung** kein einmaliges Ergebnis und kann nur im Rahmen eines langfristigen Lernprozesses geändert werden (Klein-Lange u. Pudel 1998). Der Klient muss den persönlichen Nutzen und die Vorteile einer Ernährungsumstellung vermittelt bekommen und selbst erfahren. Spricht der Berater einseitig von Risiken oder Gefahren, stößt er auf Ablehnung und die Beratung ist zum Scheitern verurteilt. Erfolgreiche Diät- und Ernährungsberatung sind keine Instruktion des Klienten über die Grundprinzipien der bedarfsgerechten Ernährung, sondern wiederholte Kommunikation über Essen und Trinken aus Klientensicht mit Vorschlägen von Alternativen in kleinen, vom Klienten tatsächlich umsetzbaren Schritten. Die Schritte müssen klein sein, um Misserfolge beim Klienten vermeidbar zu machen und zum Erfolg zu führen. Rigide Maßnahmen und Kontrollen blockieren ein bestimmtes Verhalten völlig. Die geringste Verletzung der starren Regeln lässt das gesamte Kontrollsystem zusammenbrechen. Es kommt danach zur Gegenregulation. Flexible Kontrollen und Maßnahmen hingegen schränken den Verhaltensspielraum des Klienten weniger ein und ermöglichen eine Ernährungsumstellung. Neue Ansätze in der Ernährungserziehung sind anhand ihrer Leitziele ► **Tab. 2.2** sowie methodischen und didaktischen Anforderungen in ► **Tab. 2.3** dargestellt.

Merke
Kleine Schritte führen auch in der Diät- und Ernährungsberatung zum Ziel.

► **Tab. 2.2** Leitziele der Ernährungserziehung.

traditionelle Ansätze	neue Ansätze
gesundes Ernährungsverhalten	selbstentscheidendes, bewusstes Ess- und Trinkverhalten
falsch/richtig	günstig/ungünstig
normativ	emanzipatorisch
fremdbestimmt, wertorientiert, gesellschaftlich	eigenverantwortlich, selbstbestimmt, subjektiv wertorientiert

► **Tab. 2.3** Methodik und Didaktik der Ernährungserziehung.

pauschal	individuell
systematische, wissenschaftlich orientierte Lehrgänge	exemplarisches Lehren und Lernen
wissenschaftsorientiert (Sachstruktur)	klienten-, handlungsorientiert
Wissensvermittlung (Ernährungslehre, Diätetik, Nährstoffe, Kalorien, Tageskostpläne)	Wissenschaft dient dem Berater als Informationsgeber (Orientierungs- und Entscheidungshilfen)
gute Ratschläge (im Alltag kaum anwendbar)	konkretes Ausprobieren, handeln lernen und hoher Alltagsbezug

Wissensvermittlung

Im Bereich der Diät- und Ernährungsberatung definiert die DGE die Beratung als eine Vermittlung von ernährungswissenschaftlich gesicherten Erkenntnissen (Ambrosius et al. 1999). Diese Erkenntnisse stammen aus den Bereichen Ernährungsmedizin, Ernährungswissenschaft, Diätetik, Lebensmittelkunde, Koch- und Küchentechnik. Für die Ernährungs- und Diätberatung sind allerdings nicht nur Fachkenntnisse erforderlich, sondern vielmehr methodisches, pädagogisches und diätetisches Geschick. Dabei unterscheiden sich die Diät- und Ernährungsberatung durch ihre jeweilige Zielgruppe: Während bei der **Ernährungsberatung** die gesicherten ernährungswissenschaftlichen Erkenntnisse zum Zweck der Prävention (Prophylaxe) von ernährungsassoziierten Erkrankungen an Gesunde weitergegeben werden, handelt es sich bei der **Diätberatung** um eine ernährungsmedizinisch-diätetische Maßnahme, die von Erkrankten zur Besserung des Gesundheitszustandes und Vermeidung möglicher Spätfolgen, die durch die Vorerkrankung entstehen können, durchgeführt werden sollte. Die Diätberatung ist somit eine Therapie.

Ernährungsabhängige Krankheiten

Die folgende Zusammenstellung zeigt die ernährungsabhängigen Krankheiten, unterteilt in ernährungsbedingte Erkrankungen, Krankheiten, die auf eine Diättherapie ansprechen und Krankheiten, die eine Fehlernährung bedingen (Lexikon der Ernährung 2001):

- **ernährungsabhängige Erkrankungen** und -bedingte Krankheiten (unpräzise auch als Ernährungsstörungen bezeichnet):
  - Adipositas
  - Diabetes mellitus
  - Herz-Kreislauf-Krankheiten
  - Hyperlipoproteinämien
  - Hypertonie
  - Gicht
  - Fettleber
  - Leberzirrhose
  - Lebensmittelintoleranzen
  - Marasmus
  - Mangelkrankheiten allgemein
  - Struma

  - viele Krebserkrankungen
  - Zahnkaries
- **auf Ernährungstherapie ansprechende Krankheiten**:
  - Herz-, Nieren-, Leber-, Pankreasinsuffizienz
  - Krankheiten des Magen-Darm-Trakts
  - Epilepsie
  - Osteoporose
  - Rheuma
  - seltene angeborene Stoffwechselkrankheiten
- **Fehlernährung bedingende Krankheiten**:
  - Resorptionsstörungen
  - Infektionen
  - Sepsis
  - Postaggression
  - Tumorkachexie
  - Anorexie
  - Bulimie
  - Alkoholismus

Merke
Ernährungsberatung kann insbesondere als prophylaktische Maßnahme gesehen werden, während mit Diätberatung in der Regel eine therapeutische Maßnahme gemeint ist.

2.1.3 Ziele der Ernährungsberatung

Die Ziele der Ernährungsberatung liegen in der Erhaltung der Gesundheit und der Vorbeugung von ernährungsassoziierten Erkrankungen, die selbst bei einer frühzeitigen Erkennung die Lebensqualität beeinflussen würden. Demnach ist die **Ernährungsberatung** unabhängig von der medizinischen Versorgung und im Gegensatz zur Diätberatung nicht gesetzlich geschützt. Es ist also weder möglich, den Begriff „Ernährungsberatung" rechtlich abzusichern, noch gesetzlich definiert, wer Ernährungsberatung durchführen darf. Vor diesem Hintergrund bestimmen leider viele „ausgewiesene Nichtexperten" und Personen, die insbesondere Produkte verkaufen möchten, die Ernährungsberatung. Die Ziele der **Diätberatung** liegen in der Begrenzung, Besserung und Heilung von bereits bestehenden ernährungsabhängigen Erkrankungen, soweit dies mit diätetischen Maßnahmen zu erreichen ist, um die durch die Erkrankung verloren gegangene Lebensqualität weitestgehend wiederherzustellen.

Merke
Der Begriff „Ernährungsberatung" unterliegt keinem gesetzlichen Schutz.

Die ▸ **Abb. 2.1** verdeutlicht die beschriebenen Aspekte der Diät- und der Ernährungsberatung mit den verschiedenen Ausgangssituationen und den gemeinsamen Zielen dieser beiden Beratungsformen.

Verhaltensänderung der Ernährungsgewohnheiten

Die Grundlage der beschriebenen Ziele beinhaltet in beiden Fällen eine Verhaltensänderung der Ess- und Trinkgewohnheiten, die notwendig ist, um die Empfehlungen der Ernährungsfachkräfte umzusetzen. Eine solche Verhaltensänderung läuft in verschiedenen Stufen ab, die in ▸ **Tab. 2.4** dargestellt werden.

Merke
Es gibt kaum etwas Problematischeres als die Veränderung des Essverhaltens.

Für eine Verhaltensänderung muss zunächst das Problem mit Unterstützung des Beraters erkannt werden. Aus diesem Grund sollte eine Diät- und Ernährungsberatung immer mit einer **Anamnese** des Klienten beginnen. In der Beratung ist grundsätzlich zwischen offenen und geschlossenen Fragen zu unterscheiden, dabei muss der Berater erkennen, wann welche Frageform hilfreich ist. Allerdings führt die alleinige Kenntnis des Problems noch nicht zu einer Verhaltensänderung, da es sich um erlernte Ess- und Trinkgewohnheiten handelt, welche sich über Jahre oder Jahrzehnte entwickelt haben. Somit muss die Einstellung gegenüber dem Problempunkt modifiziert werden und die konkrete Absicht bestehen, das Verhalten zu ändern. Ist dies gegeben, folgt zunächst ein Versuch, das Leben mit dem veränderten Verhalten zu gestalten. Das ist z.B. beim Einkauf anfangs schwer, denn im Supermarkt werden noch immer all diejenigen leckeren Produkte angeboten, die vor der Absicht, das Gewicht zu reduzieren, bevorzugt gegessen wurden. Hat der Klient sich an das veränderte Verhalten gewöhnt, kommt es zu einer **Verhaltensstabilisierung**. Die Änderung des Ess- und Trinkverhaltens stellt einen Lernprozess dar, den

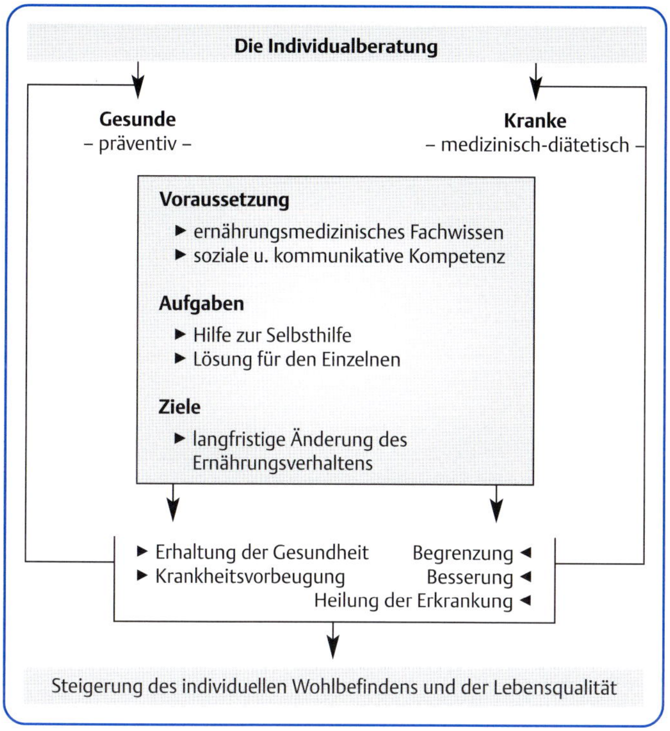

► **Abb. 2.1** Aspekte der Diät- und der Ernährungsberatung.

► **Tab. 2.4** Stufen der Verhaltensänderung (nach Westenhöfer 2001).

Stufe	Beispiel
Problembewusstsein (awareness)	• „Mein Gewicht ist zu hoch." • „Ich sehe im Bikini schlechter aus als im vergangenen Jahr." • „Ich habe Probleme, mir die Schuhe zuzubinden – mein Bauch ist im Weg."
Einstellungsänderung (contemplation)	• „Ich brauche nicht unbedingt Schokolade, um mich gut zu fühlen."
Verhaltensabsicht (behavioural intention)	• „Ich werde ab jetzt darauf achten, fettarme Lebensmittel zu essen, um wieder in meinen Bikini zu passen." • „Ich esse mehr Gemüse, um mich gesünder zu ernähren." • „Ich trinke mehr Mineralwasser, um weniger Süßes zu trinken und mein Gewicht zu reduzieren."
Verhaltensversuch (action)	• „Ich versuche, nun regelmäßiger, zum Mittagessen einen Salatteller zu essen." • „Ich trinke vor jeder Mahlzeit ein Glas Mineralwasser." • „Ich esse mittags Pellkartoffeln."
Verhaltensstabilisierung	• „Die Lebensmittel, die ich im Moment esse, schmecken mir und ich fühle mich gut."
Rückfallprophylaxe (relapse prevention)	• „Für Tage, an denen mich der Heißhunger überkommt, habe ich Alternativen im Haus."

jeder Einzelne mit seinen persönlichen Möglichkeiten durchlaufen kann. Dabei kommt es vor, dass dieser Lernprozess mehrmals durchlaufen wird und Rückfälle zu bewältigen sind, ehe eine dauerhafte Änderung des Essverhaltens erreicht wird. Dieser Kreislauf wird durch das Schema in ► **Abb. 2.2** verdeutlicht.

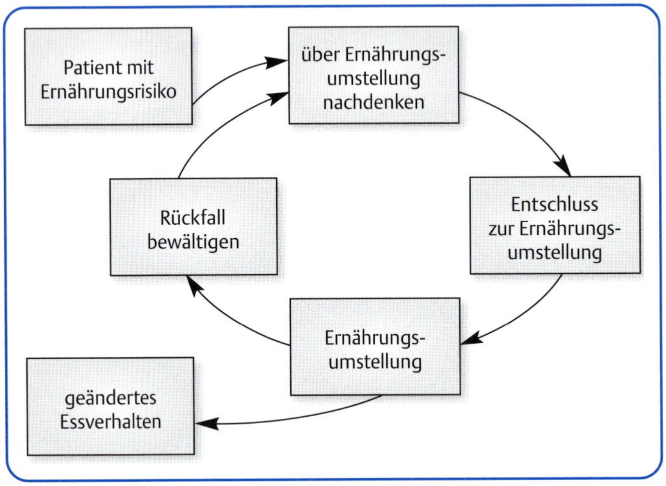

▸ **Abb. 2.2** Ernährungsumstellung ist ein Lernprozess.

Informationsübermittlung

Diätassistenten und Oecotrophologen/Ernährungswissenschaftler müssen akzeptieren, dass eine Änderung des Ernährungsverhaltens und eine Information über die Einhaltung von Ernährungsregeln nicht aufgrund rationaler Empfehlungen erfolgen können, da das Ernährungsverhalten nicht maßgeblich rational bestimmt wird. Die erfolgreiche Klientenführung ist die dialogorientierte Information. In vielen Fällen ist die Beratung nicht dialog- und anwendungsorientiert. Eine wissenschaftliche Beratung ist in vielen Fällen nicht angezeigt, Erfolg versprechender ist das Anregen zur Aktion.

Eine Befragung zur Bewertung von Essen und Ernährung ergab (Pudel 1999), dass Essen zumeist verbunden wird mit

- 47 % gut schmecken,
- 9 % gesund, bekömmlich,
- 12 % gemütlich, angenehme Atmosphäre
- 13 % schön gedecktem Tisch,

während die Ernährung eher auf die Funktionalität der Nahrungsmittel beschränkt bleibt und

- 24 % gut schmecken,
- 15 % fettarm,
- 18 % vitaminreich und
- 11 % nicht dickmachend sein soll.

2.1.4 Funktionen der Diät- und Ernährungsberatung

In der Diät- und Ernährungsberatung ist eine Unterscheidung in vier verschiedene Funktionen möglich:

1. Auskunft erteilen Der Klient erhält beispielsweise Informationen über eine ausgewogene, gesunde Ernährung, um sein Ernährungswissen zu vergrößern (Weisbach 1999).

Die reine Wissensvermittlung beherrscht oftmals die Beratungstätigkeit in Kliniken. Sie ist wenig zeitintensiv, aber auch wenig Erfolg versprechend. Es ist immer wieder zu überprüfen, ob nicht andere Maßnahmen der Beratung für den Klienten besser wären. Dabei ist vorher genau abzuklären, was der Klient von einer Diät- und Ernährungsberatung erwartet, damit die Ernährungsfachkraft die Fakten auswählen kann, die für den Betroffenen von Interesse sind.

Beispiel: Ein Klient möchte über Alternativen zu Milchprodukten bei einer Laktoseintoleranz informiert werden.

2. Rat erteilen Auch hier steht die Rationalität im Mittelpunkt der Beratung. Doch Vorsicht: Ratschläge können „Schläge in das Gesicht" des Klienten sein. Der Klient soll durch die Ernährungsfachkraft Empfehlungen erhalten, in welcher Weise das Ess- und Trinkverhalten geändert werden kann. Wirksame Empfehlungen werden wesentlich von dem Wunsch des Klienten bestimmt, der

▸ **Tab. 2.5** Grundlagen der Beratung.

Prinzip	Umsetzung
Kontinuität	konsequente Verfolgung der Lehrerentscheidung
Reversibilität	ständige Reversion aller Lehrerentscheidungen
Eindeutigkeit	klare Aussagen
Widerspruchsfreiheit	Alle didaktischen Entscheidungen müssen in sich stimmig sein und dürfen sich nicht widersprechen. Die Anwendung dieses Prinzips ist besonders wichtig in Schulungsteams.
Angemessenheit	Lehraktivitäten sollten den jeweiligen, individuellen Lernzielen entsprechen und wissenschaftlich abgesichert sein.

nach einem Rat, einer Lösung oder Anregung sucht (Weisbach 1999).

Beispiel: Ein Klient möchte beraten werden, wie er sein Gewicht am besten reduzieren kann.

In diesem Bereich erwarten viele Klienten tatsächlich eine Auskunft oder einen Rat. Allerdings können diese Maßnahmen sicher nicht die Verhaltensänderung hervorrufen, die notwendig wäre, um dauerhaft – ja lebenslang – das Essverhalten umzustellen. Dafür ist eine grundlegende Bewusstseinsschaffung für die Probleme und schließlich eine Bewusstseinsänderung, die zu einer Verhaltensmodifikation führt, notwendig.

3. Zur Reflexion anregen Zu einer erfolgreichen Diät- und Ernährungsberatung gehört es, dass der Klient seine Situation und Ernährungsgewohnheiten hinterfragt. Eine reflektierende Ernährungsberatung wirkt nur, wenn der Klient durch Fragen dazu angeregt wird, vertraute Verhaltensweisen zu überdenken, um mögliche Alternativen prüfen zu können (Weisbach 1999).

Beispiel: Die Ernährungsfachkraft fragt den Klienten, was er über sein bisheriges Ernährungsverhalten denkt.

4. Zur Aktion anregen Die Ernährungs- und Diätberatung soll einen Anstoß geben und das nötige Wissen vermitteln, um das Ernährungsverhalten zu modifizieren und somit die Folgen von ernährungsassoziierten Krankheiten zu mindern oder deren Entstehung zu vermeiden.

Beispiel: Der Diätassistent schlägt dem Klienten verschiedene Wege zu einer dauerhaften Gewichtsreduktion vor und motiviert ihn, sich für eine Möglichkeit zu entscheiden und diese in seinem Alltag umzusetzen.

Pädagogische Aspekte

Expertenwissen kann nur dann etwas bewirken, wenn die Umsetzung von Ratschlägen (besser: Empfehlungen) leicht fällt und dem Klienten einen unmittelbaren Nutzen bietet. Bei Diätvorschriften liegt die **Compliance** (wörtl. Gehorsamkeit) nach Weisbach (1999) lediglich zwischen 8 und 29%; für eine erfolgsorientierte Arbeit sollten wir also niemals Compliance einfordern, sondern Mitarbeit. Weiß der Berater schon vor der Beratungseinheit, dass nur 10 oder 20 Minuten Zeit zur Verfügung stehen, schließt sich eine Beratung aus. Für einen dauerhaften Erfolg der Diät- und Ernährungsberatung sind die pädagogische Gestaltung des Klientenunterrichts, die Einbindung in die Diät- und Ernährungstherapie und den organisatorischen Gesamtablauf sowie eine gewisse Kenntnis der psychologischen Aspekte des Unterrichtens wesentlich. Diätassistenten und Oecotrophologen/Ernährungswissenschaftler sind durch Ausbildung oder Studium oftmals unzureichend auf die Durchführung der Diät- und Ernährungsberatung vorbereitet. Jeder Unterricht und jede Beratungseinheit, ob in der Einzel- oder Gruppenberatung, muss geplant werden. Kontinuität, Reversibilität, Eindeutigkeit, Widerspruchsfreiheit und Angemessenheit sind **Prinzipien** aller Stufen der Planung (▸ **Tab. 2.5**). Diese Prinzipien gelten einheitlich auch für Schulungsteams und ihre Mitglieder.

2.1.5 Notwendigkeit der Diät- und Ernährungsberatungen

Seitdem sich der Mensch dem Problem der Nahrungsbeschaffung durch permanent gefüllte Supermärkte entledigt hat, gibt es immer mehr Bedarf für Ernährungs- und Diätberatungen. Die Gründe für diese Entwicklung sind vielfältig. Eine Ursache liegt darin begründet, dass Menschen anders essen, als sie sich ernähren sollen (Pudel 1999).

Ernährungsabhängige Kosten

Ernährungsabhängige Krankheiten verursachten schon im Jahr 1990 in der Bundesrepublik Deutschland insgesamt Kosten von 42 700 Mio. Euro (BMG 1993). Diese Kosten verteilen sich auf unterschiedliche ernährungsassoziierte Erkrankungen, wie ▸ **Tab. 2.6** zeigt.

Der größte Teil der Kosten wird demnach durch Herz-Kreislauf-Krankheiten und Karies verursacht. 2013 liegen die Kosten bei mindestens 100 Mrd. Euro. Karies ist die teuerste Einzelerkrankung in Deutschland. Trotz des gesammelten Wissens und der verschiedensten Kampagnen zur Aufklärung über normale Ernährung, die die Gesundheit erhält, gibt es immer noch eine tiefe Schlucht zwischen den optimalen und den tatsächlichen Ernährungsgewohnheiten.

▸ **Tab. 2.6** Kosten durch ernährungsassoziierte Erkrankungen 1990 (nach BMG 1993).

Krankheiten	Gesamtkosten in Mio. Euro
Herz-Kreislauf-Krankheiten insg.	16 860
bösartige Neubildungen insg.	4940
Diabetes mellitus	1960
Gicht	267
Fettstoffwechselstörungen	710
Aminosäure- und Kohlenhydrat-stoffwechsel	12
Übergewicht	337
Struma	680
Anämien	147
Alkoholismus	1820
Karies	10 340
Gallenerkrankungen	550
Darmdivertikel	72
chronische Lebererkrankungen	1580
Bauchspeicheldrüsenerkrankungen	1320
Osteoporose	424
Lebensmittelinfektionen	690
alle ernährungsassoziierten Krankheiten	**42 709**

Dabei muss auch die Einstellung zu den Mahlzeiten hinterfragt werden, da Menschen eine Speise nicht essen, weil sie diese mögen, sondern erst durch Gewöhnung Speisen als genussvoll empfinden (Pudel 1999). Es wird gelernt, das zu essen, was da ist. Oft liegt die Entscheidung in der Familie über das, was gegessen wird, bei nur einer Person, die bereits durch den Einkauf der Vorräte bestimmt.

Die vier Faktoren des Ess- und Trinkverhaltens

Das Ernährungsverhalten wird, wie ▸ **Abb. 2.3** zeigt, von verschiedenen Faktoren geprägt, die bei einer Diät- und Ernährungsberatung berücksichtigt und angesprochen werden müssen.

Die vier Faktoren, die auf das Ess- und Trinkverhalten wirken, können nicht alle durch eine Diät- und Ernährungsberatung beeinflusst werden. Es ist möglich, das Ernährungsverhalten im Bereich der kognitiven Prozesse und der Lernprozesse durch eine Diät- und Ernährungsberatung zu modifizieren, aber die biologischen Mechanismen und die emotionalen Dispositionen können dadurch nicht verändert werden.

Eine bedarfsgerechte Ernährung wirft derzeit keine inhaltlichen, sondern Fragen zur Umsetzung der vorliegenden Erkenntnisse auf (Leitzmann et al. 2003). Eine Ernährungsberatung ist dann indiziert, wenn die Diskrepanz zwischen dem **Bedarf des Organismus** (definiert über ernährungsphysiologische Parameter) – mit dem Ziel einer bedarfsgerechten Ernährung – und dem **Bedürfnis des Menschen** (definiert über ernährungspsychologische Motive) – mit dem Ziel eines bedürfnisgerechten Essens – erheblich ist (Klein-Langer u. Pudel 1998). Dadurch, dass die Bedürfnisse des Menschen nicht immer mit dem Bedarf des Körpers übereinstimmen, wird eine Ernährungsberatung sinnvoll, um diese beiden Faktoren wieder in Einklang zu bringen.

! Merke

Eine dauerhafte Verhaltensänderung kann nur erfolgen, wenn der Klient einen unmittelbaren Nutzen daraus schöpft.

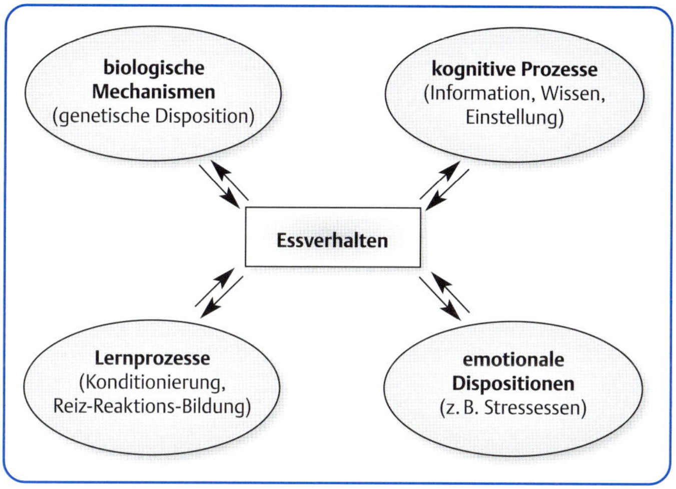

▶ **Abb. 2.3** Beeinflussende Faktoren des Essverhaltens.

2.1.6 Kognitiver Beratungsansatz

Der kognitive Beratungsansatz galt in der Diät- und Ernährungsberatung für einen großen Zeitraum als das Mittel der Wahl, wenn es darum ging, jemanden in Ernährungsfragen zu beraten. Dabei ging der kognitive Beratungsansatz davon aus, dass eine Aufklärung über mögliche negative Auswirkungen einer Fehlernährung genüge, um beim mündigen Klienten das Bewusstsein für eine gesündere Ernährungsweise zu wecken (Kronsbein 2001).

Beratung außerhalb der Bedürfnisse des Klienten

Diese Einstellung spiegelte sich auch in der Gestaltung und der Auswahl der Inhalte einer Beratungseinheit im Bereich der Diät- und Ernährungsberatung wider. So wurde z. B. für die Vermittlung der Inhalte hauptsächlich der vortragende Stil genutzt, der sich ausschließlich an die kognitive Ebene der Klienten wendet. Die sensomotorische Ebene und die affektive Ebene fanden durch diesen Ansatz keinerlei Beachtung. Dass der Erfolg einer Ernährungs- und Diätberatung auf diesem Weg nicht dem angestrebten Maß entsprechen kann, wird schon durch folgende Stufen vom gesprochenen Wort bis hin zur angestrebten Verhaltensänderung deutlich (Kronsbein 2001):

- Gesagt ist nicht gehört.
- Gehört ist nicht verstanden.
- Verstanden ist nicht einverstanden.
- Einverstanden ist nicht gemacht.
- Einmal gemacht ist nicht beibehalten.

Merke

Der Klient bestimmt, ob und welche Informationen er hören und umsetzen möchte. So ist die rein kognitiv geprägte Informationsvermittlung zum Scheitern verurteilt.

Wandel zum klientenzentrierten Ansatz

Für eine dauerhafte Verhaltensänderung ist mehr notwendig als ein „Appell" an den Klienten. Es folgte ein Wandel hin zu einem klientenzentrierten Beratungsansatz. Die Beratung erfolgt partnerschaftlich mit Empathie und geht auf die Wünsche des Klienten ein. Sie findet in einer freundlichen entspannten Atmosphäre statt und holt den Klienten dort ab, wo er steht. Eine standardisierte Beratung nach „Schema F" ist vor diesem Hintergrund ausgeschlossen. Trotzdem ist es möglich, eine an Leitlinien orientierte Diätetik zu vermitteln.

Merke

Eine gute Beratung ist nur in entspannter Atmosphäre möglich. Berater und Klient müssen sich akzeptieren und ernst nehmen.

2.1.7 Klientenzentrierter Beratungsansatz

Nachdem lange Zeit der kognitive Beratungsansatz als das Maß für eine erfolgreiche Beratung galt, hat sich in den vergangenen 20 Jahren vor allem im methodischen Bereich ein Wandel vollzogen,

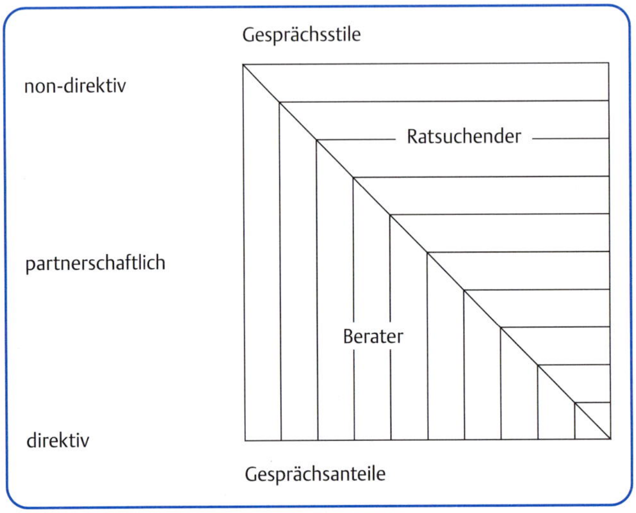

▶ **Abb. 2.4** Gesprächsstile.

der auf den Psychologen Carl Rogers zurückzuführen ist. Rogers hat die sog. **klientenzentrierte Beratung** entwickelt, die davon ausgeht, dass das Beratungsergebnis auf das Fachwissen und auf das Methodenkönnen eines Beraters zurückzuführen ist. Dahinter steht der Grundgedanke, dass jeder Mensch ein vollwertiges und grundsätzlich zur Selbstbestimmung fähiges Wesen ist (Rogers u. Rosenberg 1980).

Der Klient im Mittelpunkt

In der klientenzentrierten Beratung soll nicht nur die kognitive Ebene angesprochen werden. Zusätzlich werden die affektive Ebene und die individuellen Erfahrungen der Klienten berücksichtigt: *„Im Rahmen der Ernährungsberatung und Schulung sollten deswegen praktische Übungen einen gebührenden Raum einnehmen, beispielsweise das Schätzen und Wiegen von Lebensmitteln oder die Zubereitung von Menüs“* (Kohnhorst u. Ollenschläger 1999).

! Merke
Ein Berater muss viel wissen, um beraten zu können. Aber Beratung bedeutet, dass er sein Wissen zum richtigen Zeitpunkt und dosiert in klientengerechter Form individuell vermittelt.

Der Berater gibt dem Ratsuchenden keinen Lösungsweg mehr vor, sondern leistet eine Hilfestellung zur Selbsthilfe. Dadurch, dass die Lösungswege durch diese Form der Beratung individuell auf den Ratsuchenden zugeschnitten werden, ist die Akzeptanz der Maßnahmen wesentlich höher. Grundlage für ein Beratungsgespräch in der Diät- und Ernährungsberatung ist der **non-direktive** Gesprächsstil, der dadurch charakterisiert ist, dass der Hauptanteil des Gesprächs von den Klienten bestritten wird und die Ernährungsfachkraft durch aktives Zuhören die nötige Gesprächsatmosphäre herstellt. Der Gesprächsanteil des Beraters unterscheidet demnach die Gesprächsstile non-direktiv, **partnerschaftlich** (Berater lassen den Ratsuchenden das Gespräch nicht völlig alleine bestimmen) und **direktiv** (Berater lenkt das Gespräch in die von ihm gewünschten Bahnen), wie ▶ **Abb. 2.4** zeigt.

Prophylaktische Ernährungsberatung

Bisher hat die Beratung, insbesondere in prophylaktischer Hinsicht, nicht den gewünschten Erfolg gebracht. Rational argumentative, an Zielgrößen orientierte Verhaltensaufforderungen bleiben in der Regel wirkungslos. Allein das Wort Ernährung birgt in sich schon viele Gefahren: Wer ernährt sich schon mit einem Apfel? Äpfel werden gegessen! Aufforderungen verstärken oftmals die Selbstzweifel beim Klienten und beeinträchtigen die Berater-Klienten-Beziehung durch ein fortgesetztes Erlebnis von Misserfolgen. Die prophylaktische Ernährungsberatung ist eine Verhaltensberatung. Sie gibt Informationen über den Sinn, das Ziel und die Technik der Ernährungsumstellung, motiviert zum dauerhaften Ändern des Ess- und Trinkverhaltens und observiert die Verhaltensänderung und Rückmeldung ihrer Folgen für die Klienten. Ernährungsberatung muss an den Ess- und Trinkbedürfnissen des Klienten orientiert sein. Diese gilt es in kleinen Schritten durch Training zu ändern. In der prophylaktischen Ernährungsberatung ist es notwendig, Hilfe zur Selbsthilfe als Ziel der Verhaltensberatung zu akzeptieren, Wünsche, Erfahrungen und Möglichkeiten des Klienten zu berücksichtigen und das Sozialverhalten der Klienten in die Beratungsgespräche einzubeziehen, wissenschaftliche Informationen in praktische Hinweise zu übersetzen, eine klientenverständliche Sprache und Gesprächsführung zu verwenden und der Beratung eine Verhaltensdiagnose voranzustellen.

Gesprächsinhalte

Der Diätassistent und Oecotrophologen/Ernährungswissenschaftler sprechen in der Diät- und Ernährungsberatung

- konkret von Essen, Trinken und Lebensmitteln und nicht über Nährstoffe,
- knapp und eindeutig über leicht einprägsame Empfehlungen,
- einfach auf das Wesentliche beschränkt,
- erklärend über leicht verständliche Modelle (beispielsweise der Staudamm zur Erläuterung der Nierenschwelle),
- fremdwortfrei,
- gegliedert, nach Wichtigkeit abgestuft (weniger ist mehr),
- interessant, motivierend und
- persönlich auf den Klienten bezogen.

Den Klienten dort abholen, wo er steht, heißt, seine individuellen Wünsche und Abneigungen zu berücksichtigen (aber auch die eigenen als Berater zu kennen), das Umfeld des Klienten zu kennen und zu beachten, den Alltag des Klienten zu kennen und zu beachten und den Bildungsstand des Klienten zu erkennen und die Sprache darauf abzustimmen. Prinzipiell haben Fachausdrücke in der ersten Beratung nichts zu suchen. Lediglich bei chronisch Kranken kann es im Verlauf der Diätberatungen sinnvoll sein, Fachausdrücke, die allgemein in der Gruppe der Erkrankten benutzt werden, zu erläutern und anzuwenden (beispielsweise die „Hypo" bei Diabetikern). Es ist nicht sinnvoll, in der Beratung beispielsweise von Kohlenhydraten, mehrfach ungesättigten Fettsäuren oder Proteinen zu sprechen. Auch entbehrt es jeder Grundlage, ständig über Ernährung zu sprechen. Dem Klienten geht es darum, was er essen und trinken sollte und was eher zu meiden ist. Ein Berater, der selbst keine Freude und Genuss am Essen und Trinken hat, kann dies auch nicht vermitteln und wirkt auf den Klienten genussfeindlich und abschreckend. Essen sowie Trinken und Gesundheit sind untrennbar miteinander verbunden. Ausreichende Nahrung ist die Grundlage der Gesundheit. Sie ist die beste Medizin und beugt ärztlicher Intervention vor. Esskultur sowie Ernährungsberatung sind Schutzschild Nummer eins vor ernährungsbedingten Krankheiten. Die Diätberatung ist die Therapie bei ernährungsbedingten Krankheiten. Die Summe der Ernährungsempfehlungen steigt ständig und nimmt für die Bevölkerung unüberschaubare Ausmaße an.

Beratungstipps

Der Berater muss in jeder Beratung beachten, dass

- Klient und Berater gleichwertig sind (Partnerschaft),
- der Beratungsprozess lösungsorientiert gesteuert wird,
- seitens des Klienten freiwillig nachgefragt und der Rat angenommen oder abgelehnt werden können muss,
- sie partnerschaftlich und dialogorientiert durchgeführt werden muss,
- mehrere Lösungsvorschläge mit ihren Vor- und Nachteilen erarbeitet werden sollten und der Klient die Entscheidung seiner Lösung trifft und
- das Beratungsergebnis nicht vorher vom Berater festgelegt werden darf.

Der Ton macht die Musik

Die Wortwahl bei einem Beratungsgespräch sollte sorgsam getroffen werden: Zu vermeiden ist der Gebrauch von

- müssen,
- sollen und
- nicht dürfen.

Besser und Erfolg versprechender sind Formulierungen wie
- können,
- wollen und
- möchten.

Merke
Der Profi in der Diät- und Ernährungsberatung redet wenig, fragt viel und hört seinem Klienten aufmerksam zu.

Beispiel für den direktiven Gesprächsstil

Die Ernährungsfachkraft stellt gezielte Fragen an den Klienten und erwartet präzise Antworten. Die Gesprächsimpulse gehen alleine von der Ernährungsfachkraft aus. Diese Form der Beratung ist nur dann sinnvoll, wenn der Klient eine bestimmte Frage hat: „Worin ist Gluten enthalten?" Darauf kann der Berater natürlich nicht antworten: „Welche Lebensmittel könnten Sie aus Ihrem Speiseplan streichen, ohne dass Sie sich schlecht fühlen", sondern er muss vermitteln: „Roggen, Hafer, Weizen, Gerste ... enthalten Gluten – Lebensmittel, die diese Getreide enthalten, dürfen Sie nicht essen."

Ein Klient mit einer Zöliakie darf sich nicht aussuchen, welche diätetischen Maßnahmen er ausprobieren möchte. Ein Übergewichtiger hingegen kann sich das natürlich aussuchen.

Beispiel für den partnerschaftlichen Gesprächsstil

Die Ernährungsfachkraft fragt den Klienten allgemein nach seinem Problem und lässt ihn ausführlich antworten. Schweift der Klient ab, bringt ihn die Ernährungsfachkraft durch Nachfragen wieder auf das ursprüngliche Thema zurück. Hier bietet es sich an, dass die Beratungskraft auch die Meta-Ebene des Gesprächs nutzt, um dem Klienten zu verdeutlichen, dass es notwendig ist, den Berater zu Wort kommen zu lassen. Grundsätzlich hört ein Berater vorwiegend zu, sortiert und spricht wenig. Aber ein Berater, der nur zuhört, ist natürlich wenig effektiv.

Beispiel für den non-direktiven Gesprächsstil

Die Ernährungsfachkraft überlässt das Reden weitgehend dem Klienten und gibt nur zwischendurch ein Feedback, ob die Aussagen des Klienten bei ihm richtig angekommen sind.

Eigenschaften des Beraters

Der klientenzentrierte Beratungsansatz setzt beim Berater bestimmte Eigenschaften voraus.

Akzeptanz

Der Klient wird als Person geachtet und akzeptiert. Die Äußerungen des Klienten werden durch den Berater ohne jegliche Wertung aufgenommen. Dadurch fühlt sich dieser ernst genommen, was zu einer Stärkung des Selbstwertgefühls führen kann. Das wertungsfreie Annehmen durch den Berater bedeutet nicht, dass der Berater mit dem Gesagten auch übereinstimmt.

Empathie

Die Ernährungsfachkraft kann sich in den Ratsuchenden einfühlen und dessen Beweggründe verstehen, denn indem sie sich in die Lage der Klienten hineinversetzt, können die Argumente der Ratsuchenden nachvollzogen werden. Durch dieses Verstehen ist es dem Berater möglich, das Problem des Klienten genau herauszuarbeiten.

Kongruenz

Unter Kongruenz versteht man die Übereinstimmung von Verhalten und Aussagen der Ernährungsfachkraft. Für eine erfolgreiche Beratungsmaßnahme ist es notwendig, dass der Ratsuchende sich vom Berater verstanden fühlt. Gäbe es eine Abweichung zwischen dem, was der Berater sagt und dem, wie sich der Berater verhält, ist der Erfolg der Diät- und Ernährungsberatung gefährdet. Aus Angst vor einer ablehnenden Reaktion könnte sich der Klient verschließen, sodass er einerseits eventuell falsche Angaben über sein Ernährungsverhalten macht, um einer möglichen Ablehnung zu entgehen, sich andererseits die Vorschläge seines Beraters vielleicht anhört, aber nicht veranlasst sieht, sein Verhalten entsprechend zu modifizieren.

Objektivität

Ernährungsfachkräfte haben den Vorteil, als Außenstehende das Problem des Klienten leichter beurteilen zu können, ohne dass sie durch subjektive Empfindungen vom eigentlichen Kernpunkt abgelenkt werden. Auch dieser Punkt ist für den Erfolg einer Diät- und Ernährungsberatung wichtig, da die Klienten durch ihre subjektiven Erfahrungen so festgelegt in ihrem Ernährungsverhalten sind, dass erst ein Außenstehender den entscheidenden Wandel in den Ernährungsgewohnheiten herbeiführen kann.

Aktives Zuhören

Beim klientenzentrierten Beratungsansatz in der Diät- und Ernährungsberatung ist das methodische Können des Beraters von entscheidender Bedeutung. Hierzu gehören die Techniken des aktiven Zuhörens und des Paraphrasierens: Durch das **aktive Zuhören** versucht der Berater den Klienten zu verstehen, um ihn optimal beraten zu können (S. 90). Unter **Paraphrasieren** versteht man, das vom Klienten Gesagte wiederzugeben, sodass der Berater die Botschaft, die bei ihm angekommen ist, formuliert und auf diese Weise bei dem Klienten nachfragt, ob er ihn richtig verstanden hat. Hilfreich für diese Technik ist das **W-I-F-E-R-Modell** (Kronsbein 2001):

- W – Wahrnehmen
- I – Interpretieren
- F – Formulieren („Verstehe ich Sie richtig, dass ...")
- E – Einverständnis/Korrektur fordern
- R – Reagieren

Nach dem W-I-F-E-R-Modell wird das Gesagte wahrgenommen, interpretiert und in Worte gefasst. Es soll auf jeden Fall die Erwiderung des Ratsuchenden abgewartet werden, ehe entsprechend reagiert wird.

Das Schema in ▶ **Abb. 2.5** stellt eine Zusammenfassung der charakteristischen Merkmale des klientenzentrierten Beratungsansatzes dar.

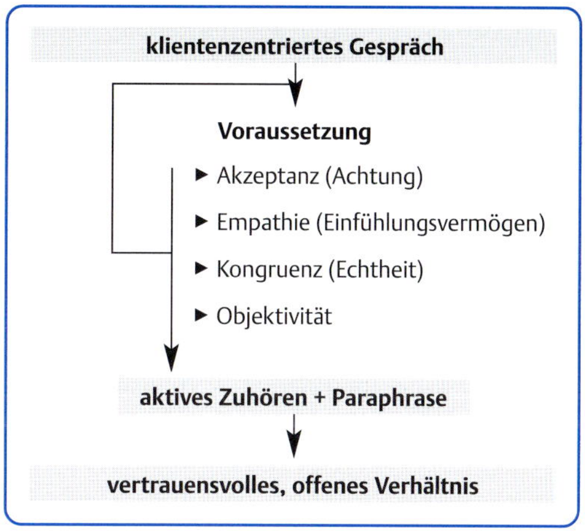

▶ **Abb. 2.5** Charakteristische Merkmale des klientenzentrierten Beratungsansatzes.

2.1.8 Grenzen der Beratung

Der Erfolg einer Beratungsmaßnahme in der Diät- und Ernährungsberatung hängt von vielen Faktoren ab, die teilweise zuvor schon beschrieben wurden. Aber selbst wenn die Ernährungsfachkraft alle Punkte während einer Beratung beachtet, kann das Ziel verfehlt werden, wenn sich die vorliegende Erkrankung eben nicht durch eine Ernährungstherapie beheben lässt. Ein entscheidender Punkt für die Professionalität einer Beratung liegt daher im Erkennen der Grenzen. Ein Klient, der sich mit einer Erkrankung wie Anorexia nervosa an eine Ernährungsfachkraft wendet, wird mit einer Diätberatung alleine keinen Erfolg erzielen, da die Störungen des Essverhaltens nur der Ausdruck eines psychischen Problems, einer psychischen Störung sind. Die Kompetenz des Diät-/Ernährungsberaters liegt in diesem Fall darin, den Klienten an geeignete Stellen zu verweisen. Grundsätzlich ist zu hinterfragen, ob die psychologische Ausbildung von Ernährungsfachkräften den Anforderungen des DKGD genügt. In vielen Fällen wäre es sinnvoller, dass Menschen mit ernährungs(mit)bedingten oder ernährungsassoziierten Krankheiten in einem interdisziplinären Team behandelt werden. Dazu gehören nach dem DKGD-Modell neben Ernährungsfachkräften auch Ärzte, Pädagogen, Psychologen, Entspannungsexperten und Sporttrainer.

2.1.9 Qualität in der Diät- und Ernährungsberatung

Für die erfolgreiche Durchführung einer Beratungsmaßnahme im Bereich der Diät- und Ernährungsberatung ist die **Qualitätssicherung** ein entscheidender Punkt (S. 78). Die während der Beratung vermittelten Sachverhalte müssen den Anforderungen des Klienten, also seinem Problem entsprechen. Es muss gewährleistet sein, dass jeder Klient dieselben, wissenschaftlich abgesicherten Informationen zu einem Thema erhält. Dazu ist eine regelmäßige Teilnahme der Ernährungsfachkräfte an Fortbildungen notwendig, um die Aktualität der Informationen sicherzustellen. Es ist aber nicht alleine damit getan, immer die neuesten Erkenntnisse weiterzugeben. Zur Qualität gehört auch, dass die Informationen in einer für den Klienten verständlichen Art und Weise vermittelt werden.

Merke
Die Wissensvermittlung setzt aktuelles Wissen der Ernährungsfachkraft voraus, das den Klienten in verständlicher Form – mit verständlichen Worten – erreicht.

2.1.10 Bestandteile der Diät- und Ernährungsberatung

Die Bestandteile der Diät- und Ernährungsberatung müssen standardisiert sein. Für eine kompetente Beratung ist es erforderlich, einige Grunddaten über den Klienten zu erhalten. Dabei gibt es einen Unterschied zwischen den Daten, die vor der Beratungsmaßnahme an die Ernährungsfachkraft gehen und denen, die während eines Beratungstermins erhoben werden. Im Folgenden werden die Bestandteile der Diät- und Ernährungsberatung ausführlich beschrieben.

Merke
Qualitätssicherung und Monitoring sind für den Berater wichtig. Nur gut informierte Berater können für ihre Klienten hilfreich sein.

Verordnungsschein

Der Verordnungsschein ist ein Bestandteil der Diätberatung, der schon vor Beginn des ersten Beratungstermins vorliegt. Er gibt der Ernährungsfachkraft Auskunft darüber, mit welchen Vorerkrankungen die Klienten zu einer Diätberatung kommen. Ein Verordnungsschein muss verschiedene Elemente enthalten, damit die Ernährungsfachkraft die notwendigen Vorinformationen erhält und die verordnete Ernährungstherapie vorbereiten kann. Ein Beispiel für einen solchen Verordnungsschein ist in ▶ **Abb. 2.6** dargestellt. Es gibt zwar keine einheitlich vorgeschriebene Form für diesen, aber die aufgeführten Elemente sollten in jeder Version berücksichtigt werden. Da Ernährungsfachkräfte in der Regel keine Ärzte sind, verfügen sie nicht über die „Therapiehoheit", die in Deutschland der Arzt (und bedingt Heilpraktiker) hat. Vor diesem Hintergrund ist eine ärztliche Verordnung einer Diätberatung auch aus rechtlicher Sicht wichtig, da eine medizinisch notwendige Diät- oder Ernährungsberatung nicht umsatzsteuerpflichtig ist (S. 109).

Merke
Eine Verordnung gibt dem Berater wichtige Hinweise und sichert ihn rechtlich ab.

Einen solchen Verordnungsschein gibt es selbstverständlich nur in der Diätberatung. Die Ernährungsberatung wendet sich definitionsgemäß an Gesunde, die aus eigenem Antrieb heraus eine Ernährungsberatung aufsuchen, sie werden im Gegensatz zu den Erkrankten nicht von einem Arzt überwiesen. In der Ernährungsberatung ist die Beratung also nicht medizinisch indiziert.

Ernährungsanamnese

Der Brockhaus der Ernährung (2001) definiert die **Ernährungsanamnese** folgendermaßen:

„Erhebung der Ernährungsgewohnheiten einer Person (zum Beispiel mithilfe eines Ernährungstagebuchs) mit dem Ziel, eventuelle Nährstoffmängel, eine übermäßige Zufuhr bestimmter Nährstoffe oder unverträglicher Lebensmittel zu ermitteln und als Folge eventuell eine Ernährungsumstellung zur Vorbeugung oder Behandlung von Krankheiten einzuleiten."

Merke
Die Anamnese ist die Grundlage jeder Beratung.

Das Ziel der Ernährungs- und Diätberatung liegt in der Modifikation des Ess- und Trinkverhaltens der Klienten. Um dieses Ziel zu erreichen, ist aber die genaue Kenntnis des bisher praktizierten Ess- und Trinkverhaltens entscheidend, da die Änderung des Verhaltens möglichst so geschehen sollte, dass die Vorlieben des Klienten die Grundlage für die Veränderung bilden. Die Ernährungsanamnese dient als Hilfsmittel zur Erfassung der bisherigen Ernährungsgewohnheiten und kann in verschiedenen Formen durchgeführt werden.

Verordnungsschein

Angaben zum Klienten:

Name ____________________

Straße ____________________

Wohnort ____________________

Telefonnummer ____________________ Geburtsdatum ____________________

Körpergewicht (in kg) ____________________ Körpergröße (in cm) ____________________

Medikamente, die für die Diättherapie relevant sind:

____

____

Diagnose:

Diabetes mellitus Typ 1 ☐ Typ 2 ☐

Hyperlipoproteinämie ☐ Hypertonie ☐

Übergewicht/Adipositas ☐ Obstipation ☐

Hyperurikämie/Gicht ☐

Sonstige ____________________

Angeordnete Diättherapie:

____

____

Laborwerte, die für die Diättherapie relevant sind:

Gesamtcholesterin (mg/dl) ____________________ Triglyceride (mg/dl) ____________________

HDL (mg/dl) ____________________ LDL (mg/dl) ____________________

VLDL ____________________ Harnsäure (mg/dl) ____________________

Blutdruck (mmHg) ____________________ Blutzucker (mg/dl) ____________________

HbA1c (%) ____________________ Sonstige ____________________

Unterschrift des Arztes/der Ärztin:

(Stempel/Adresse)

▸ **Abb. 2.6** Verordnungsschein zur Vorlage bei der Ernährungsfachkraft.

Retrospektive und prospektive Methodik

Die wichtigste Unterscheidung der Ernährungsanamnese erfolgt in die retrospektiven und die prospektiven Methoden. Im Fall der retrospektiven Methoden wird der zurückliegende Verzehr erfragt, dagegen ist bei den prospektiven Methoden der gegenwärtige Verzehr von Interesse. Die Ernährungsanamnese muss nicht zwangsläufig schon vor dem ersten Termin erfolgen, wie z. B. die Ausstellung des Verordnungsscheins. Allerdings ist der Zeitaufwand je nach ausgewählter Methode sehr hoch, sodass es sinnvoll ist, einen entsprechenden Plan schon vor dem Beginn der eigentlichen Ernährungs- oder Diätberatung an den Klienten weiterzugeben und die Auswertung für den ersten Termin vorzubereiten. Weniger zeitintensive Methoden bieten sich an, wenn sie am ersten Termin einer Ernährungs- oder Diätberatung durchzuführen sind.

Qualitative und quantitative Daten

Die erhaltenen Daten sind je nach Inhalt in qualitative und quantitative Daten unterteilt (Ambrosius et al. 1999). Qualitative Daten enthalten Angaben darüber, was und wann gegessen wird, bei den quantitativen Daten handelt es sich um die Mengen und Größen der verzehrten Portionen. Das Schema in ▸ **Abb. 2.7** zeigt zunächst die verschiedenen Methoden, aufgeteilt in retrospektive und prospektive Maßnahmen, die danach im Einzelnen beschrieben werden. Grundsätzlich sind **Ernährungsprotokolle** nicht einhundertprozentig genau, da der Klient in vielen Fällen nicht verstanden hat, warum er ein solches Protokoll führen sollte. Falsche Protokollierung ist in der Regel auf eine unzureichende Beratung und Information zurückzuführen.

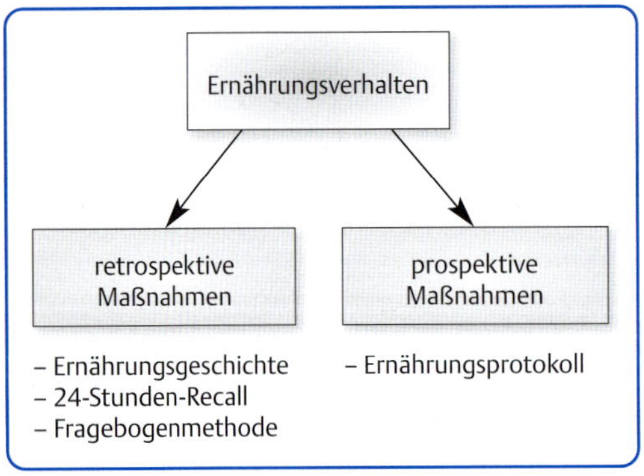

▸ **Abb. 2.7** Methodik der Ernährungsanamnese.

Ernährungsgeschichte

Mit der Ernährungsgeschichte kann der übliche Nahrungsverzehr einer Person durch Erfragen allgemeiner Ernährungsmuster und -gewohnheiten erfasst werden (Diedrichsen 1995). Durch die Erfragung des allgemeinen Verzehrs spiegelt das Ergebnis repräsentativ die normalen Ernährungsgewohnheiten der Klienten wider. Bei der Ernährungsgeschichte handelt es sich um eine beliebte Methode, da der Zeitaufwand sehr gering ist und die Ernährungsfachkraft mit einigen gezielten Fragen zu Beginn des ersten Termins einer Diät- und Ernährungsberatung eine Übersicht über die Ernährungsgewohnheiten ihres Klienten bekommt. Allerdings besteht die Gefahr, dass es durch Erinnerungslücken der Klienten zu einem unvollständigen Ergebnis kommt. Eine weitere Möglichkeit ist die Verfälschung des Ergebnisses durch eine falsche Einschätzung der Portionsgrößen seitens der Klienten. Es liegt daher in der Verantwortung der Ernährungsfachkraft, durch gezieltes Nachfragen die Erinnerungslücken zu füllen und den Klienten die verschiedenen Portionsgrößen näherzubringen, um ein möglichst genaues Ergebnis der Ernährungsgeschichte zu gewährleisten. Es ist aber darauf zu achten, die Befragung auf keinen Fall mit suggestiven Fragen zu gestalten, da dies ebenfalls zu einer Verfälschung des Ergebnisses führen würde. Die im weiteren Verlauf aufgeführten Kernfragen sind der Ernährungsberatung in der Praxis entnommen (Kluthe 1996).

24-Stunden-Recall

Kernfrage: *„Was essen und trinken Sie üblicherweise und in welcher Menge?“*

Bei einem 24-Stunden-Recall wird das Ernährungsverhalten der vergangenen 24 Stunden so genau wie möglich durch die Ernährungsfachkraft erfragt. Auch bei dieser Methode besteht die Gefahr von Erinnerungslücken seitens der Klienten, sodass es wiederum in der Verantwortung des Ernährungsberaters liegt, durch gezieltes Fragen die Erinnerung zu unterstützen. Neben Erinnerungslücken kann das Ergebnis ebenfalls dadurch verfälscht werden, dass es die Befragten der Ernährungsfachkraft „recht machen“ wollen. Auch bei dieser Methode handelt es sich um eine mündliche Befragung, deren Durchführung allerdings etwas länger dauert. Sie ist nicht zur Ermittlung des Ernährungsverhaltens geeignet, da durch die Befragung zu nur einem Tag keine repräsentativen und generalisierbaren Daten erfasst werden (Kluthe 1996). Bei diesem Tag könnte es sich um eine Ausnahme gehandelt haben, an dem z. B. wegen eines Festes mehr als sonst gegessen wurde oder die Nahrungsaufnahme durch Übelkeit vermindert war. Laut Diedrichsen (1995) wird diese Methode nicht in der Diät- und Ernährungsberatung zur Erhebung des individuellen Verzehrs eines Menschen angewendet, sondern dazu, das Verzehrsverhalten einer größeren Gruppe zu erfassen. Andererseits ist es durchaus möglich, durch die Auswertung eines Tages relevante Ergebnisse für einen einzelnen Klienten zu erhalten, beispielsweise ob ein Diabetiker die Empfehlungen für seine tägliche Ernährung einhält. Die Auswertung in einem solchen Fall ist aber zu aufwendig, um während der Ernährungs- und Diätberatung zu erfolgen.

Fragebogenmethode (food frequency)

Kernfrage: *„Was haben Sie gestern gegessen und getrunken?"*

Mithilfe der Fragebogenmethode werden Daten zur Mahlzeitenhäufigkeit und zur Frequenz einzelner Lebensmittelgruppen erhoben. Je nach Zeitaufwand kann auch die Menge erfasst werden, was allerdings die Dauer der Auswertung erhöht. Diese Methode kann bei systematischer Frequenzbefragung auch Auskünfte über die Ernährungsgewohnheiten liefern (Ambrosius et al. 1999). Wie der Name schon sagt, handelt es sich um einen Fragebogen, der schon vor einem Termin mit der Ernährungsfachkraft an den Klienten weitergegeben werden kann. Auch die Auswertung kann dann noch vor dem nächsten Termin erfolgen.

Ernährungsprotokoll

Kernfragen: *„Wie oft essen und trinken Sie?", „Welcher Art sind Ihre Speisen und Getränke?"*

Das Ernährungsprotokoll gleicht einem Tagebuch und wird über 4–7 Tage hinweg geführt. In dieser Zeitspanne sollte auch ein Wochenende enthalten sein, da sich das Ernährungsverhalten an diesen Tagen häufig von dem im „normalen Alltag" unterscheidet. Durch seinen prospektiven Ansatz spiegelt das Ernährungsprotokoll das aktuelle Ernährungsverhalten deutlich wider. Führung und Auswertung eines Ernährungsprotokolls sind allerdings aufwendig. Von den Klienten wird erwartet, jedes verzehrte Lebensmittel genau aufzuschreiben, inklusive der Menge. Das bringt Probleme mit sich, da die Abschätzung von Portionen und üblichen Haushaltsgrößen oftmals schwierig ist. Es gibt verschiedene Methoden, um die Lebensmittelmengen zu erfassen.

Welche gewählt wird, hängt davon ab, wie viel Zeit der Klient in ein solches Ernährungsprotokoll investieren will und kann. Es ist möglich, die Portionen in haushaltsüblichen Mengen anzugeben, eine Vorgehensweise, die zu Missverständnissen führen kann. Viel genauer, aber auch zeitaufwendiger ist dagegen das Abwiegen jedes Lebensmittels, das verzehrt wird. Eine weitere Möglichkeit besteht in der Verwendung von vorgefertigten Schablonen, nach denen die einzelnen Lebensmittelmengen bewertet werden. Das Ernährungsprotokoll ist nicht nur für den Klienten aufwendig, der es führen, sondern auch für die Ernährungsfachkraft, die es auswerten muss. Die Berechnung der Nährstoffe anhand des Ernährungsprotokolls kann nicht während einer Ernährungs- oder Diätberatung erfolgen.

Kernpunkte: *„Lebensmittel (Speisen und Getränke) werden gewogen oder in Haushaltsmaßen geschätzt, auf vorgefertigten Erhebungsbögen eingetragen oder in eigenen Worten notiert"* (Kluthe 1996).

Den möglichen Aufbau eines Protokollbogens zur Erstellung eines Ernährungsprotokolls zeigt die ▸ **Abb. 2.8**. Ein solcher Bogen wird unterteilt in die verzehrten Lebensmittel und deren Menge und die Art der Zubereitung.

Um einen Eindruck von den Ernährungsgewohnheiten des Klienten zu erhalten, ist die linke Spalte in dem gezeigten Protokollbogen geeignet. So lässt sich, z. B. bei jemandem, der abnehmen will, leicht feststellen, wo es Ansatzpunkte gibt.

Individuelle Daten

In diesem Zusammenhang steht, neben der Ernährungsanamnese, das Wissen über persönliche Vorlieben des Klienten im Vordergrund. Eine Möglichkeit ist die Erstellung einer Liste mit den verschiedenen Lebensmittelgruppen, auf der der Klient die von ihm bevorzugten Nahrungsmittel ankreuzt

3. Tag	**Verzehrsprotokoll für** ______________ (Wochentag)	______________ (Datum)			
0	1	2	3	4	5
Beginn und Ort der Mahlzeit	Lebensmittel wie verzehrt und Getränke und alle Zutaten Bezeichnung	Art der Zubereitung	Menge		

▶ **Abb. 2.8** Ernährungsprotokollbogen.

oder notiert. Durch eine solche Liste ist es möglich, die Wünsche des Klienten zu berücksichtigen, sodass die Akzeptanz der vorgeschlagenen Veränderungen des Ess- und Trinkverhaltens steigt. Weiterhin sollte schon vor dem eigentlichen Beginn einer Ernährungs- oder Diätberatung geklärt werden, aus welchem sozialen Umfeld der Klient kommt, d. h., ob er alleine einen Haushalt führt oder Mitglied eines größeren Haushalts ist. Für die Beratung durch eine Ernährungsfachkraft ist es zudem wichtig zu wissen, wie häufig selber gekocht wird oder ob ein Außer-Haus-Verzehr überwiegt. Lebt der Klient in einem Haushalt mit mehreren Mitgliedern, muss die Diät- und Ernährungsberatung einen systemischen Ansatz beinhalten, denn die Ernährungsgewohnheiten der Haushaltsmitglieder beeinflussen den Klienten in seinem Ess- und Trinkverhalten und umgekehrt.

! Merke

Eine Modifikation des Essverhaltens erfordert eine möglichst exakte Dokumentation, um sowohl den Erfolg wie auch Misserfolg einer Ernährungsberatung zu veranschaulichen.

Dokumentation

Ein wichtiger Bestandteil, der die Qualität einer Diät- und Ernährungsberatung widerspiegelt, ist die Dokumentation. Qualitätsmanagement ist in vielen Berufszweigen inzwischen die Regel und gewährleistet eine gleichbleibende Qualität der Produkte. Die Diät- und Ernährungsberatung ist eine Dienstleistung und bedarf gerade deswegen einer lückenlosen Dokumentation, damit jeder Klient dieselben Informationen erhält. In diesem Zusammenhang ist es sinnvoll, Beratungsordner und Protokollbögen anzulegen (Kronsbein 2001). Für die verschiedenen ernährungsassoziierten Krankheiten können Beratungsordner erstellt werden, die alle relevanten Informationen enthalten. Diese Informationen können dann gesammelt an den Klienten weitergegeben werden. Außerdem ist damit sichergestellt, dass jeder Klient die gleichen Informationen erhält. Während der einzelnen Termine einer Diät- und Ernährungsberatung sollten Protokollbögen geführt werden. Solche Protokollbögen erleichtern bei Folgeterminen das Nachvollziehen des Fortschrittes der Ernährungs- und Diätberatung und verhindern ein Vergessen oder eine redundante Besprechung einzelner Aspekte.

Merke
Der Berater muss dem Klienten die Angst vor der Dokumentation nehmen. Diese ist keine Strafe, sondern ein Hilfsmittel für eine zielgerichtete Umstellung des Essverhaltens über eine Bewusstseinsschaffung und -änderung.

2.1.11 EDV in der Diät- und Ernährungsberatung

Mithilfe von **Nährwert-Berechnungs-Programmen** (S. 104) können die in der Ernährungsanamnese erstellten Verzehrsprotokolle im Hinblick auf Energie und Nährstoffe berechnet werden (Analyse). Die erhaltenen Daten können dann mit der empfohlenen Zufuhr verglichen werden (Ist-/Soll-vergleich), und die Ernährungsfachkraft kann dem Klienten konkrete Ernährungsveränderungen empfehlen. Auch die Verwaltung von Klientendateien und Beratungsprotokollen lässt sich per Computer vereinfachen und vermindert die Papierberge im Büro. Hilfreich ist die elektronische Datenverarbeitung außerdem für die Archivierung des Beratungsmaterials. Datengrundlage von Nährwert-Berechnungs-Programmen sollte der **Bundes-Lebensmittel-Schlüssel** (BLS: http://www.bls.nvs2.de/, Stand: Juni 2013) sein (S. 105).

2.1.12 Ablauf einer Diät- und Ernährungsberatung

Der Aufbau einer Diät- und Ernährungsberatung, egal, auf welchem Hintergrund sie durchgeführt wird, unterliegt immer einer ähnlichen Struktur. Boland (1993) beschreibt dazu ein **9-Stufen-Modell**, das hier in Bezug zur Ernährungs- und Diätberatung näher beschrieben werden soll. Die Aufstellung eines solchen Ablaufmodells muss nicht zwangsläufig bedeuten, dass alle genannten Stufen auch während einer einzelnen Beratungsstunde stattfinden. Es ist vielmehr so, dass zu Beginn einer Diät- und Ernährungsberatung der Schwerpunkt eher auf den ersten Phasen liegt, während diese im Verlauf der Beratung durch eine Ernährungsfachkraft mehr und mehr in den Hintergrund treten und nur noch kurze Zeit eines Termins in Anspruch nehmen.

1. Beziehungsaufbau Der Erfolg einer Diät- und Ernährungsberatung hängt entscheidend von der Beziehung zwischen der Ernährungsfachkraft und dem Klienten ab. Diese Beziehung wird schon durch das erste Kennenlernen geprägt. Im Verlauf dieses Beziehungsaufbaus muss auch geklärt werden, ob die Ernährungsfachkraft die nötige Fachkompetenz für das Problem des Klienten besitzt oder eventuell die Empfehlung eines weiteren Beraters sinnvoller wäre.

2. Situationsanalyse In der zweiten Phase muss zunächst die Ausgangslage geklärt werden. Dazu gehören die zuvor schon beschriebene Ernährungsanamnese, die individuellen Daten des Klienten und eine Beschreibung des Klienten und seiner derzeitigen Situation. Ziel dieser Phase der Ernährungs- und Diätberatung ist eine möglichst präzise Formulierung des Problems, für die es notwendig ist, dass die Ernährungsfachkraft wiederholt ein Feedback an den Klienten gibt, inwieweit sie dessen Problem bisher verstanden hat. Erst wenn die Ernährungsfachkraft der Meinung ist, den Kernpunkt des Problems verstanden zu haben, kann die nächste Phase der Ernährungs- und Diätberatung angegangen werden. Gerade in dieser Phase der Beratung liegt der größte Gesprächsanteil aufseiten des Klienten, um den Grundsätzen einer klientenzentrierten Beratung zu entsprechen. Für die Ernährungsfachkraft ist es wichtig, die Einstellung des Klienten zu seinem Ernährungsverhalten zu kennen, um eine entsprechend individuelle Ernährungs- oder Diätberatung durchführen zu können.

3. Zielsetzung Zuvor wurde beschrieben, wie wichtig eine genaue Analyse der Ausgangslage ist, um einen für den Klienten akzeptablen Weg zur Modifikation des Ess- und Trinkverhaltens zu finden. Genauso wichtig ist darüber hinaus eine genaue Definition des zu erreichenden Ziels, damit der Klient immer vor Augen hat, wozu er die Ernährungs- oder Diätberatung durchführt. Bei der Festlegung eines Ziels ist darauf zu achten, das Ziel nicht zu hoch zu stecken. Es ist sinnvoller, ein Ziel zu wählen, das überschaubar ist. Weiterhin ist es von Vorteil, Teilziele festzulegen, damit der Klient schon während der Diätberatung seinen Erfolg überprüfen kann. Nach Klein-Lange und Pudel (1998) gilt:

- Kleine Schritte führen zum Erfolg. Erfolg stabilisiert Verhalten.
- Große Schritte führen zum Misserfolg. Misserfolg destabilisiert Verhalten.

Der Erfolg einer Ernährungsberatung lässt sich nicht direkt anhand von Laborwerten festmachen, aber durch die Ernährungsumstellung kann das subjektive Befinden des Klienten verbessert werden.

- Negatives Beispiel für eine Zielsetzung in der Diätberatung:
  - Ziel: Reduktion des Gewichts um 20 kg
- Positives Beispiel:
  - langfristiges Ziel: Reduktion des Gewichts
  - Teilziel: kein weiterer Anstieg des Gewichts
  - Teilziel: Reduktion der täglichen Kalorienzufuhr
  - Teilziel: Steigerung der täglichen Bewegung
  - Teilziel: Zufriedenheit mit der umgestellten Ernährung

4. Verhaltensanalyse Da die meisten Klienten vor einer Ernährungs- und Diätberatung schon alleine versucht haben, ihr Ernährungsproblem in den Griff zu bekommen, ist es notwendig, diese Fehlversuche zu besprechen. Denn nur so kann geklärt werden, wo die Ursachen für frühere Fehlschläge liegen. Erst wenn diese Ursachen bekannt sind, ist es möglich, einen weiteren Versuch zur Änderung der Ernährungsgewohnheiten zu unternehmen, ohne die vorher begangenen Fehler ein weiteres Mal zu begehen.

5. Perspektivanalyse Aus den Ursachen der früheren Fehlschläge können sich weitere Lösungsvorschläge für das vorhandene Problem entwickeln, die in dieser Phase der Ernährungs- und Diätberatung besprochen und entwickelt werden.

6. Entscheidungsfindung Nach der Erarbeitung verschiedener Lösungsvorschläge muss sich der Klient nun für eine Variante entscheiden. Diese Entscheidung wird vom Klienten alleinverantwortlich getroffen, die Ernährungsfachkraft steht ihm lediglich bei Fragen mit Fachwissen zur Seite. Das bedeutet auch, dass die Ernährungsfachkraft den Klienten nicht in irgendeine Richtung drängt, sondern auf eventuell vorhandene Ängste oder Bedenken des Klienten eingeht.

7. Handlungsplan In dieser Phase der Diät- und Ernährungsberatung wird besprochen, mit welchen Maßnahmen der Klient den zuvor beschlossenen Lösungsweg verwirklichen kann, um seine Ziele zu erreichen. Im Rahmen eines solchen Handlungsplans ist es wichtig, die zu Beginn der Ernährungs- oder Diätberatung erhaltenen Daten des Klienten zu seinen bisherigen Ernährungsgewohnheiten und Vorlieben bzw. Abneigungen mit einzubeziehen. Ist die Entscheidung für eine Änderung der Ess- und Trinkgewohnheiten gefallen, muss in Zusammenarbeit mit dem Klienten entschieden werden, wie die Verhaltensänderung am besten durchgeführt werden kann. Darum ist es wichtig, den Klienten zu fragen, in welcher Art und Weise er seine Ernährungsgewohnheiten verändern möchte.

8. Gesprächsende Am Gesprächsende ist es sinnvoll, die in der Beratung besprochenen Punkte noch einmal zu wiederholen und zusammenzufassen. Anhand dieser Zusammenfassung kann schon einmal grob festgelegt werden, was beim folgenden Termin besprochen werden soll.

9. Evaluation Die Evaluation ist eine Erfolgskontrolle der durchgeführten Ernährungs- oder Diätberatung. Durch eine Dokumentation der relevanten Fakten während eines Beratungstermins ist es möglich, bei Folgeterminen den Erfolg oder Misserfolg der Beratungsmaßnahme festzuhalten und ggf. Korrekturmaßnahmen zu erarbeiten.

Die Aufteilung eines Beratungsgesprächs in 9 Stufen nach Boland (1993) ist sehr ausführlich. Die entscheidenden Phasen einer Diät- und Ernährungsberatung lassen sich zusammengefasst in vier Schritte einteilen:

1. **Verhaltensdiagnose:**
   - Im Rahmen der Verhaltensdiagnose wird die Ernährungsanamnese durchgeführt.
2. **Zieldefinition:**
   - In dieser Phase werden die Ziele der Ernährungs- und Diätberatung festgelegt.
3. **Zielhierarchie:**
   - Die zuvor festgelegten Ziele werden nun in eine Reihenfolge gebracht.

4. **Maßnahmenplanung:**
   - In Zusammenarbeit mit dem Klienten erfolgt die Erarbeitung spezieller Maßnahmen zum Erreichen der angestrebten Ziele. Begonnen wird dabei mit dem Ziel, welches die geringste Verhaltensmodifikation erfordert.

Beratungssprache

Die Ernährungsfachkraft hat die Aufgabe, die Erkenntnisse der Wissenschaft an den Klienten weiterzugeben. Dabei müssen einige Aspekte in der Begriffs- und Sprachwahl beachtet werden, um eine optimale Ernährungs- und Diätberatung durchführen zu können. Nach Klein-Lange und Pudel (1998) müssen dafür folgende Anforderungen erfüllt sein.

- **Konkret:** Keine abstrakten Beschreibungen geben, sondern genaue Empfehlungen.
  - Negatives Beispiel: „Bei einer Laktoseintoleranz haben Sie die Wahl zwischen der Vermeidung von Laktosequellen in der Nahrung oder der Substitution von Enzymprodukten zu laktosehaltigen Mahlzeiten."
  - Positives Beispiel: „Damit Sie sich wieder wohlfühlen, gibt es zwei Möglichkeiten. Sie können die milchzuckerhaltigen Speisen weglassen oder zusätzlich zu den Mahlzeiten Tabletten nehmen, die Ihnen helfen, den Milchzucker zu verdauen."
- **Knapp**: Je knapper die Empfehlungen gefasst sind, desto einprägsamer sind sie.
  - Negatives Beispiel: „Bei Ihrer Ernährung müssen Sie, um Ihr Gewicht zu senken, darauf achten, Lebensmittel auszuwählen, die möglichst wenig Fett und Zucker enthalten ..."
  - Positives Beispiel: „Essen Sie fettarme Lebensmittel wie Obst, Gemüse etc."
- **Einfach:** Komplizierte Vorträge verhindern das Behalten des Wesentlichen.
  - Negatives Beispiel: „Ballaststoffe gehören chemisch gesehen zur Gruppe der Kohlenhydrate, können aber im Gegensatz zur Stärke vom menschlichen Körper nicht aufgeschlossen werden, da die Ballaststoffe eine glykosidische Bindung haben, die kein Enzym des menschlichen Körpers spalten kann. Aus diesem Grund werden sie vom Körper unverdaut wieder ausgeschieden. Je mehr Ballaststoffe die Nahrung enthält, desto kürzer ist die Darmpassage."
  - Positives Beispiel: „Der Körper scheidet Ballaststoffe wieder aus, da er sie nicht verwerten kann. Durch diese Eigenschaft sorgen Ballaststoffe für eine bessere Darmtätigkeit."
- **Erklärend:** Der Klient soll den Sinn einer Änderung seiner Ernährungsgewohnheiten nachvollziehen können, dafür ist es notwendig, dass er versteht, warum diese Änderung angestrebt wird.
  - Negatives Beispiel: „Sie haben Diabetes, Sie dürfen keinen Zucker mehr essen."
  - Positives Beispiel: „Sie haben Diabetes Typ 2, das bedeutet, Ihr Körper produziert nicht mehr genügend Insulin. Dieses Insulin wird aber dafür gebraucht, die Glukose vom Blut in die Zellen zu transportieren. Deshalb sollten Sie nicht mehr so viel Zucker essen, da Ihr Blutglukosespiegel sonst zu stark ansteigt. Unter Zucker versteht man ..."
- **Fremdwortfrei:** Für das Verstehen durch den Klienten muss eine verständliche Sprache gewählt werden.
  - Negatives Beispiel: „Ihr Körper bildet Immunglobuline, die bei Verzehr von Steinobst mit den darin enthaltenen Antigenen reagieren."
  - Positives Beispiel: „Bei Ihrer Allergie gegen Steinobst reagieren bestimmte Stoffe Ihres Körpers mit Bestandteilen des Obstes. Das löst bei Ihnen die Beschwerden in Form von Jucken im Mund- und Rachenraum aus."
- **Gegliedert:** Die Empfehlungen sollen nach Wichtigkeit gegliedert an den Klienten weitergegeben werden.
- **Interessant:** Zur konsequenten Durchführung einer Ernährungs- und Diätberatung ist eine ausreichende Motivation notwendig, die durch eine interessante Gestaltung der Beratung aufrechterhalten werden kann.
  - Negatives Beispiel: Die Ernährungsfachkraft hält über eine ganze Beratungsstunde hinweg einen Vortrag.
  - Positives Beispiel: Die Ernährungsfachkraft nutzt die Beratungsstunde dazu, den Klienten nach dem Befinden zu Fragen, geht auf diese Äußerungen ein und vermittelt dabei Informationen. Danach werden bestimmte Handgriffe eingeübt. ...

- **Persönlich:** Bei einer unpersönlichen Sprachwahl fühlen sich Klienten nicht angesprochen, wodurch der Erfolg einer Ernährungs- und Diätberatung gemindert werden kann.
  - Negatives Beispiel: „Die Wissenschaft hat herausgefunden, dass bei dieser Erkrankung Folgendes zu empfehlen ist ..."
  - Positives Beispiel: „In den letzten Jahren gab es einige neue Erkenntnisse zu Ihrer Erkrankung. Am besten ist, wir gehen die daraus resultierenden Empfehlungen gemeinsam durch und schauen, wie Sie diese am besten umsetzen können."

Wenn eine Beratung nicht erfolgreich ist, kann das am Berater, dem Klienten oder beiden zusammen liegen.

Vorgehensweise

Die Klienten können indikationsorientiert einzeln oder in Gruppen beraten werden. Die klassischen Beratungsformen sind die Einzel- und die Gruppenberatung. Die Einzelberatung erwartet vom Berater deutlich mehr Erfahrung als die Gruppenberatung, denn die Motivation ist in der Gruppe höher, und oftmals hilft die Gruppe, die Probleme des Einzelnen zu lösen. Im Einzelgespräch ist es die Aufgabe des Beraters zu fragen, zu motivieren und zu antworten.

Probleme in der Diät- und Ernährungsberatung

- Kaum etwas im Leben des Menschen ist so stabil wie das Ernährungsverhalten.
- Ernährungsberatung greift in die Intimsphäre des Klienten ein.
- Einmal beraten ist keinmal beraten.
- Schlüssige, interdisziplinäre, verhaltensorientierte, familientherapeutische, dialogorientierte und dauerhaft angelegte Konzepte für Übergewichtige fehlen.
- Ausreichend auf den sozialen Status (18–19 % Hauptschule, 4–9 % Abitur) achten. Psychosoziale Nachteile sind für Übergewichtige oft gravierender als organische Krankheiten (Wirth 1999).
- Beachten, dass Millionen Menschen nicht (oder sehr schlecht) lesen oder schreiben können.

Grundlagen für eine erfolgreiche Beratung

- Atmosphäre (Outfit, Zeit, Verhalten ...)
- Dialogbereitschaft (Reden lassen, der Ton macht die Musik)
- Was will der Klient (und nicht der Berater)? → Beratung
- klare Handlungsempfehlungen als Vorschlag → Erarbeitung von konkreten, vom Klienten gewünschten Umsetzungen

Einzelberatung

Die Einzelberatung ist zeitlich intensiv und in vielen Fällen der Gruppenberatung und -schulung unterlegen. Andererseits ist die Einzelberatung die individuellste Form der dialogorientierten Diät- und Ernährungsberatung. In den meisten Fällen ist es notwendig, eine familienorientierte Beratung, also keine Einzel-, sondern eine **Familienberatung** durchzuführen. Nach der Anamnese definieren Berater und Klient gemeinsam die Ausgangslage und legen die Etappenziele fest. Hat der Klient ein Mitspracherecht bei der Therapieentscheidung, baut er mehr Vertrauen zum Berater auf. Der Berater muss sich dem Klienten anpassen und nicht umgekehrt. Die Klienten sind bei vorgenannter Handlungsweise zufriedener und dadurch selbstsicherer und weniger ängstlich.

> **Merke**
> **Eine standardisierte Einzelberatung wird in den seltensten Fällen Erfolg haben.**

Die erste Beratungseinheit

In der ersten Beratungseinheit, die zwischen 60 und 90 Minuten (inklusive Vor- und Nachbereitung) dauert, ist die Anamnese der Hauptbestandteil der Beratung. Vor jedem Beratungsgespräch steht die Frage der Beratungskraft: Wünscht der Klient die Beratung überhaupt? Diät- und Ernährungsberatung sind klassische Dienstleistungen. Nur durch die Befragung lässt sich das Interesse, die Motivation oder der Widerwillen erfragen und einordnen. Andernfalls fühlt sich der Klient gestört und der Berater ist frustriert. Wenn ein Klient die folgenden drei Fragen mit Ja beantwortet, besteht eine hohe Wahrscheinlichkeit zum Vorliegen einer guten Beratungssituation. Jetzt liegt es am Berater, den Klienten dort abzuholen, wo er steht. Diese Methode ergibt eine positive Selektion der Klien-

▶ **Tab. 2.7** Aufbau eines Beratungsgesprächs von 55 Minuten.

Aufbau	Zeit in Minuten
Vorbereitung des Beraters auf die Beratung (fachlich und psychisch)	5
Vorstellung des Beraters	0,5
3 Fragen zu Motivation des Klienten	0,5
Anamnese	10
dialogorientierte Erarbeitung von Zielen	10
dialogorientierte Erarbeitung von Umsetzungsmaßnahmen, maximal 3–6 Maßnahmen pro Beratungseinheit – weniger ist mehr	15
Frage nach Fragen des Klienten und deren Beantwortung	5
Abgabe und Erläuterung (niemals vergessen) von Informationsmaterial. Dieses ist dem Berater genau bekannt. Es werden nicht mehr als 1–3 Medien (beispielsweise Broschüren) angegeben. Weniger ist mehr. Die Abgabe erfolgt nur, wenn der Klient dies wünscht.	2,5
Terminvereinbarung, Verabschiedung	2,5
Dokumentation der Beratung	5

ten und erspart dem Berater Beratungen, die ohnehin überflüssig sind.

Fragen vor jeder Beratung

- Haben Sie Zeit und Interesse für eine Diät- bzw. Ernährungsberatung?
- Möchten Sie **jetzt** diät- bzw. ernährungsberaten werden?
- Möchten Sie von **mir** beraten werden?

Aufbau des Erstgesprächs

Beim Aufbau eines Erstgesprächs ist vor allem die Schaffung eines beratungsorientierten, positiven Klimas vonnöten: So sollte der Klient deutlich mehr zu Wort kommen als der Berater (▶ **Tab. 2.7**).

Weitere Beratungseinheiten

Vor jeder weiteren Beratungseinheit gilt es ebenfalls, sich zunächst nach der Motivation des Klienten zu erkundigen. Die nachfolgenden Beratungseinheiten sind zeitlich auf die Erfordernisse abzustimmen, umfassen jedoch mindestens 30–45 Minuten (inklusive Vor- und Nachbereitung). Die Häufigkeit der Beratungen richtet sich nach der Indikation, dem Verlauf und dem individuellen Fall.

Das Ernährungsprotokoll ist die Grundlage der Beratung

Das Ernährungsprotokoll dient der Erfassung, Analyse und Langzeitkontrolle (es ist oftmals Gesprächs- und Beratungsgrundlage) der Ernährungsgewohnheiten. Die analysierten Abweichungen vom jeweils individualisierten Sollzustand stellen die Grundlage der Beratungsinhalte dar (S. 69).

Beratung auf den Koffern

Im Krankenhausbereich gibt es häufig die Anforderung einer Diätberatung für einen praktisch schon entlassenen Klienten, der bereits auf seinen Koffern sitzend noch eine ausführliche Beratung (von vielleicht 10–15 Minuten) erhalten soll. Im Rahmen der individuellen Möglichkeiten sollten solche Beratungen prinzipiell nicht durchgeführt werden, da sie dem Klienten wenig bringen und beim Berater lediglich zur Frustration führen. Die optimale Diät- und Ernährungsberatung wird ambulant durchgeführt. Im Zweifelsfalle gibt der Berater einem „auf den Koffern" sitzenden Klienten einen ambulanten Beratungstermin. So erhält er gleichzeitig die Gewissheit der Motivation auf der Klientenseite, denn nur wirklich Motivierte werden zu einem ambulanten Termin erscheinen. Auf den Koffern sitzend lassen viele Klienten die Beratung „wohl oder übel" über sich ergehen. Der Effekt geht gegen Null oder sogar in den Minusbereich.

Beratungsinhalte

- Ernährungsanamnese
- Erläuterung der Pathophysiologie und der indikationsbezogenen Lebensmittelauswahl inklusive Getränke

- Prinzipien der Ernährungs- und Diättherapie
- nach dem Erstgespräch mindestens 3 weitere Termine für die Beratung (jeweils mit Lernerfolgskontrolle)
- sonstige Besonderheiten (beispielsweise Blutzuckerselbstkontrolle bei Diabetes mellitus)
- Koch- und Küchentechnik
- diätetische Lebensmittel und Nahrungsergänzungsmittel
- Umsetzung im Alltag und in besonderen Situationen
- Training der Prinzipien für die Umsetzung im Alltag
- Buchempfehlungen
- Selbsthilfegruppen
- Schulungs-/Kochkurse

! Merke

Im Rahmen der Beratung sollten Ziele definiert werden und eine Erfolgskontrolle stattfinden.

Bed-Side-Teaching

Im Rahmen des im Krankenhaus oftmals durchgeführten Bed-Side-Teachings baut sich zwischen Klient (der eventuell die Beratung eigentlich ablehnt, sie aber vom Arzt verordnet/angeordnet bekommt) und Berater eine kontraproduktive Spannung auf, da der Berater die Intimsphäre des Klienten im Rahmen des Bed-Side-Teachings leicht verletzt. Alle Klienten sollten vor Beginn der Beratung nach ihrer Beratungsbereitschaft gefragt werden. Die Vereinbarung von ambulanten Terminen ist sinnvoll, jedoch in Fällen aus strukturellen Gründen nicht durchführbar. Die Beratung in einem Beratungsbüro ist dem Bed-Side-Teaching vorzuziehen. Allen Klienten sollte eine Telefonnummer des Beraters mitgegeben werden, um nach der Entlassung aufkommende Fragen beantwortbar zu machen. Im Rahmen der stationären Beratung ist der Hinweis auf selbstständige, niedergelassene Diätassistenten oder Oecotrophologen/Ernährungswissenschaftler oder Ernährungsambulanzen, die insbesondere von Universitätskliniken unterhalten werden, für Klient und Berater gleichermaßen sinnvoll und notwendig.

Gruppenschulung und -beratung

Oftmals werden in Gruppenberatungen größere Erfolge erzielt als in Einzelberatungen. Die Gruppe stärkt den Einzelnen und er traut sich mehr zu. Nicht für alle Indikationen ist eine Gruppenberatung möglich. Gruppenschulungen und -beratungen sind aufgrund des gruppendynamischen Effekts in der Regel erfolgreicher als Einzelberatungen. Zudem sind Gruppenveranstaltungen deutlich effizienter als Einzelberatungen. Die optimale Gruppengröße liegt bei dialogorientierten Veranstaltungen zwischen 6 und 10 Personen. Gruppenveranstaltungen bedürfen einer genauen Vor- und Nachbereitung, die insbesondere die Strukturierung des Stundenplans, die Erarbeitung und Überprüfung des Curriculums und die Qualitätskontrolle der Gruppenschulung oder -beratung durch Vorher-/Nachherfragebögen einschließt. Es ist auf eine größtmögliche Homogenität der Gruppen zu achten (beispielsweise niemals Typ-1- und Typ-2-Diabetiker in einer Schulungsgruppe). Einzelne Schulungseinheiten dauern zwischen 30 und 90 Minuten (hierbei ist eine 15-minütige Pause notwendig).

Möglichkeiten der Gruppenberatung/-schulung:

- Gesprächskreis (Anordnung der Teilnehmer im Kreis, Vermeidung von Frontalunterricht)
- Vortrag
- Rollenspiele/Metaplanarbeit
- Einkaufstraining (nach Überprüfung der rechtlichen Möglichkeiten)
- Diabetiker-, Hypertoniker- und Adipositasgruppenschulung

Es kann sinnvoll sein, die Gruppen nicht nur hinsichtlich der Erkrankung oder des Alters, sondern auch hinsichtlich des Geschlechts einzuteilen, um Konkurrenzdenken und Profilierungsbestrebungen zu vermeiden. Die Co-Moderation bietet sich für die Schulung an. Es kann auch eine Abwechslung der Moderation im 15-Minuten-Wechsel stattfinden, um die Thematik spannender und glaubwürdiger zu gestalten.

Tipps für eine erfolgreiche Diät- und Ernährungsberatung:

- Achten Sie auf ordentliche und saubere Kleidung.
- Dreimal tief durchatmen vor Beginn.

- Den Klienten mit einem Lächeln begrüßen.
- Stellen Sie sich Ihrem Klienten vor.
- Achten Sie darauf, deutlich zu sprechen und nicht zu nuscheln.

2.1.13 Rahmenbedingungen der Ernährungsberatung

Die Qualität und die Effizienz einer „optimalen" Ernährungsberatung sind vom Berater, dem Klienten und den äußeren Bedingungen abhängig. Es gibt keinen schwierigen Klienten – aber es gibt tatsächlich schwer oder sogar unüberwindbare Konflikte zwischen Berater und Klient. Außerdem gibt es äußere Bedingungen, die eine optimale Beratung nahezu unmöglich machen. In erster Linie ist es natürlich notwendig, dass ausreichend Zeit zur Verfügung steht – das trifft auf den Berater und den Klienten zu. Bei unzureichender Zeit ist eine Beratung unsinnig. Der Berater muss die Beratung vor- und nachbereiten können, und auch der Klient muss sich vor dem Gespräch sammeln können. Eine Beratung am Krankenbett, die sich in stationären Einrichtungen (leider) oft nicht vermeiden lässt, ist wenig sinnvoll. Lange Wartezeiten und das Nichteinhalten von Terminen sollte auf beiden Seiten unbedingt vermieden werden. Über die Dauer der Beratung sollte zu Beginn des Gesprächs gesprochen werden. Hier müssen die Anforderungen, die Berater und Klient haben, zueinander passen. Falsche Erwartungen führen zu Miss-Stimmungen, die selbst die beste Beratung nicht wieder ausgleichen kann. Natürlich wird bei der Erstberatung grundsätzlich auch über den Ablauf des Erstgesprächs und der Folgegespräche gesprochen. Der Klient muss wissen, was ihn erwartet. Damit ist für niedergelassene qualifizierte Diät-/Ernährungsberater auch die Kostenseite gemeint.

Menschliche Rahmenbedingungen

Immer wieder gibt es die Situation, dass Berater und Klient einfach nicht zusammenpassen. Eine Frage wie: „Können Sie sich vorstellen, dass wir gemeinsam Ihr Problem besprechen?" ist zwar eine wichtige Frage, jedoch aufgrund ihrer Geschlossenheit wenig sinnvoll, da die Antwort „Ja, natürlich!" praktisch schon aus Gründen der Höflichkeit seitens des Klienten gegeben ist. Hier sollte mit offenen Fragen gearbeitet werden, um herauszufinden, ob die Notwendigkeiten des Beraters und die Wünsche des Klienten zu einer möglichst großen Schnittmenge führen.

Räumliche Rahmenbedingungen

Die Räumlichkeiten für eine Ernährungsberatung sollten in jedem Falle hell, freundlich und leicht erreichbar sein (S. 89). Außerdem sollten sie so groß sein, dass eine Beratung überhaupt möglich ist. Ob der Raum Fenster hat, ist nicht entscheidend. In keinem Falle sollte er jedoch im Keller liegen, deutliche Wahrnehmung von Küchendünsten zeigen oder im Durchgangsbereich einer Station sein. Die Atmosphäre der Ernährungsberatung lässt sich schon dadurch verbessern, wenn der Raum ausreichend groß ist und eine optimale Distanz zwischen Berater und Klienten ermöglicht. Dafür ist die sog. „Über-Eck-Beratungssituation" optimal. Sicher ungeeignet ist die „Gegenüber-Beratungssituation", bei der Berater und Klient nur durch einen Schreibtisch getrennt sind. Auch physisch sollten sich Berater und Klient, die auf einer Ebene handeln sollten, auf der gleichen Höhe befinden.

Störungsfrei und ungezwungen

Eine Ernährungsberatung sollte von außen möglichst ungestört ablaufen. Das heißt, dass auch der Piepser, das Handy und das Telefon nicht stören sollten. Unter keinen Umständen dürfen laufend Außenstehende die Beratung unterbrechen. Eine freundliche Gestaltung des Beratungsraumes ist wichtig. Es ist sinnvoll, dem Klienten zu Anfang der Beratung ein Getränk anzubieten. Die Möbel sollten keine extreme Barriere zwischen Berater und Klient aufbauen, aber doch eine gewisse Distanz gewährleisten. Autorität ist überhaupt nicht gefragt in einer **dialogorientierten Beratung**, in der sich Berater und Klient gleichwertig fühlen und in der der Berater den Klienten „dort abholt, wo er steht". Der weiße Kittel ist im Rahmen einer Ernährungsberatung wenig sinnvoll. In stationären Einrichtungen ist es jedoch oftmals üblich, dass Diätassistenten einen weißen Kittel tragen. Ob sie diesen während der Beratung tragen, bleibt jedoch in der Regel den Beratern selbst überlassen. In der Schulung sollten die Berater ihre Kittel grundsätzlich ausziehen. Der Berater sollte über Anschauungsmaterial verfügen.

2.1.14 Qualitätssicherung der Ernährungsberatung

Alle medizinischen Leistungen sollten qualitätsgesichert sein (S. 65). Das ist nicht nur aus abrechnungstechnischen Gründen erforderlich. Es erleichtert auch die Organisation und Effektivitätskontrolle der Ernährungsberatung. Leider ist hierauf in der Vergangenheit viel zu wenig geachtet worden. Die Qualitätskontrolle macht in der Regel auch den Einsatz von Computern erforderlich, da sich bestimmte Daten hier besser erfassen und auswerten lassen. Die Beratung sollte strukturiert und trotzdem der Situation angemessen vorgenommen werden. Es ist für die Ernährungsberatung wichtig, dass bestimmte Themen in jedem Falle vermittelt werden, und das ist nur bei einer strukturierten Beratung möglich. Die erhobenen Daten erleichtern auch die Folgeberatungen und machen es überhaupt möglich, die Effizienz der Beratungen zu bestimmen. Im Rahmen der Ernährungsberatung in einer Praxis ist ohne eine Erfassung der Ernährungsberatung und ihrer Ergebnisse auch keine Abrechnung möglich.

Qualitätskontrolle

Die **Qualitätssicherung** führt auch zur Verbesserung der Erklärungsleistung seitens des Beraters. Es kann sinnvoll sein, den Klienten zu bitten, das Wissen vor der ersten Beratung und nach der letzten Beratung durch Fragebögen darzulegen. Daran lässt sich messen, ob und was der Klient gelernt hat. Außerdem sollte die Leistung des Beraters gemessen werden. Das ist oftmals schwierig, weil sich der Klient nicht traut, ehrlich zu sein. Solche Methoden sind in Gruppen (anonym) oftmals leichter durchzusetzen als in Einzelberatungen. Die Berufsverbände für Diätassistenten und Oecotrophologen/Ernährungswissenschaftler haben **Berufsrichtlinien** durchgesetzt, die auch auf die Qualität der Beratung eingehen. Berufsanfänger sind in der Regel ohne Praktika und Hospitationen nicht in der Lage selbstständig Beratungen oder Schulungen durchzuführen. Das DKGD fordert daher, dass Berater eine ausreichende Ausbildung und beratungsspezifische Weiterbildung aufweisen. Diesen Forderungen kommen die Krankenkassen aber ohnehin nach, da in der Regel **Fort- und Weiterbildungen** notwendig sind, damit die Beratungskosten (teilweise) erstattet werden. Sinnvoll ist in diesem Zusammenhang die Fortbildung zum Ernährungsberater bei der DGE oder die Teilnahme an Kursen, die die Berufsverbände anbieten. Auch die Quetheb-Zertifizierung, die sogar den TÜV-Anforderungen genügt, ist als qualitativ hochwertig anzuerkennen.

Regelmäßige Fortbildung

Diät-/Ernährungsberater sollten sich regelmäßig fortbilden und Mitglied ihrer berufsständischen Vereinigung sein. Außerdem ist es wichtig, sich in anderen speziellen Organisationen wie der DGE oder dem DKGD zu engagieren. Auch sollten Fachzeitschriften gelesen und das Wissen durch Fachbücher aufgefrischt werden, um den Klienten stets die bestmögliche Beratung anbieten zu können. Qualitätszirkel der Ernährungsberatung geben ebenfalls Hilfe und Unterstützung. Besonders effektiv wäre es, wenn alle Ernährungsberater die Möglichkeiten der Supervision nutzen würden. Grundsätzlich sollte es das Ziel sein, die Beratung hinsichtlich ihrer Effektivität zu evaluieren.

2.1.15 Fazit

Zur Kostensenkung im Gesundheitswesen ist eine nachhaltige Diät- und Ernährungsberatung sinnvoll und notwendig. Die Diät- und Ernährungsberatung hat einen festen Platz in der Gesundheitsförderung. In der Beratung muss emotional und rational appelliert werden. Die Zielsetzung der Beratung ist immer eine dauerhafte Verhaltensumstellung. Dabei ist es notwendig, langsam und im Sinne des Klienten zu modifizieren. Zuvor besteht die Notwendigkeit, dass der Klient ein Bewusstsein für sein Verhalten schafft und eine Bewusstseinsänderung hervorgerufen wird. Dafür ist es für den Berater notwendig, weit über die reine Wissensvermittlung hinauszugehen. Besonders effektiv ist die Beratung, wenn sie nach dem DKGD-Konzept **interdisziplinär** angelegt ist und daher neben der Ernährungsfachkraft auch Mediziner, Pädagogen, Psychologen und Sporttrainer einschließt. Besonders wichtig ist es in der Regel, dass die Beratung **familientherapeutisch** durchgeführt wird. Die Diät- und Ernährungsberatung muss sich von rein rationellen Verhaltensmustern beim Berater zu einer partnerschaftlichen und dialogorientierten „Diät- und Ernährungsschule" entwickeln, die dem Klienten die Vorteile aus seiner Verhaltensänderung vermitteln kann.

2.2 Ernährungspsychologie

Almut Müller

Die Ernährung ist mehr als ein notwendiger biologischer Prozess der Nahrungsaufnahme. Sie hat zudem eine psychosoziale Funktion, ist Ausdruck eines Lebensstils und hat immensen Einfluss auf die Gesundheit. Die Ernährungsweise von Menschen hängt eng mit ihren Gewohnheiten zusammen, die teils sehr automatisiert sind. Dies ist wichtig zu wissen, will ein Berater Einfluss auf Ernährungsverhalten nehmen und dies verändern. Vor einer Änderung steht das Bewusstwerden der Gewohnheiten.

2.2.1 Grundlagen der Ernährungspsychologie

Die Ernährung stillt eines der Grundbedürfnisse des Menschen, das sich im Hunger- und Durstgefühl zeigt und mit Genuss einhergeht. Ernährung hat somit unmittelbaren Einfluss auf das Wohlbefinden, die Lebensfreude und die Gesundheit des Menschen. Das Ernährungsverhalten ist kein hauptsächlich rational geprägtes Verhalten, sodass eine reine Wissensvermittlung in der Ernährungsberatung wenig Erfolg versprechend ist. Geeigneter ist hier die Idee des „learning by doing", der Klient kann unmittelbar eine veränderte Ernährungsform ausprobieren und erleben, z. B. in Form von Kochkursen etc.

Der komplexe Zusammenhang, in dem Ernährung stattfindet, zeigt sich auch in den Beratungspraxen: Ernährungsberater müssen über biologisches, physiologisches sowie soziales, psychologisches und pädagogisches Wissen verfügen und dies vermitteln können. Sie müssen viel über menschliches Verhalten und Erleben wissen. Sie müssen Informationen über die Antriebe und Motive von Essen und Trinken sammeln.

Dies sind
- Gewohnheiten, die oft lange schon erlernt sind,
- Einstellungen und
- Werthaltungen des einzelnen Klienten,

aber auch äußere Bedingungen, wie
- die ökonomischen Verhältnisse des Klienten,
- die familiären und religiösen Traditionen, mit denen er lebt,
- seine berufliche Situation, z. B. Kantinenessen usw.,

und müssen im Rahmen einer Beratung beachtet werden.

Ernährungsverhalten

Es reicht nicht, neues Ernährungsverhalten kennenzulernen und auszuprobieren. Ziel einer Beratung ist es, Ernährungsverhalten über den Zeitrahmen einer Beratung hinaus aufrechtzuhalten und zu stabilisieren, sodass ein Klient selbstständig in der Lage ist, das neu Gelernte in seine Alltagssituation zu übertragen. Dies ist mühsam, da neue Verhaltensweisen sich erst verselbstständigen müssen. Bis dahin wird oftmals unbewusst auf bereits automatisierte Verhaltensweisen zurückgegriffen, sie sind präsent, vertraut und scheinen einfacher.

Daher muss in der Ernährungsberatung die praktische, lebensnahe Erfahrung im Vordergrund stehen, weniger das abstraktere Informieren. Diese Form des Lernens führt eher zu einer Verhaltensveränderung. Der Klient bedarf der konkreten Erfahrung, dass neue Verhaltensweisen für seine Gesundheit und sein Wohlbefinden förderlicher sind als bisherige Gewohnheiten. Der Klient muss hierzu zunächst ein Bewusstsein für seine Situation, dafür, dass sein bisheriges Verhalten schädigende Auswirkungen hat, d. h. ein Problembewusstsein entwickeln (▶ **Tab. 2.4**). Hierfür braucht er Informationen über den Zusammenhang seiner Ernährungsgewohnheiten und z. B. seinem Krankheitsbild. **Problembewusstsein** ist die Voraussetzung, um den Klienten zu Verhaltensänderungen motivieren zu können.

2.2.2 Kommunikation als Grundlage der Ernährungsberatung

„Man kann nicht nicht kommunizieren." Diese bekannte Aussage von Paul Watzlawick aus seinem Buch *Menschliche Kommunikation* von 1969 weist auf die Allgegenwart und Alltäglichkeit von Kommunikation hin (Watzlawick et al. 2003). Es ist unmöglich, nicht zu kommunizieren. Jeder Mensch verhält sich stets auf eine bestimmte Weise, die abhängig ist von der Situation, innerhalb derer er sich befindet, von seiner Stimmung, seinen Gedanken, seinen Absichten und seinen Emotionen sowie seinen Gesprächs- und Interaktionspartnern. Er geht mit anderen Menschen auf eine bestimmte Art um, drückt durch sein Verhalten Sympathie und Antipathie aus – kurz: er kommuniziert.

Jeder Mensch müsste Meister der Kommunikation sein und eine hohe kommunikative Kompetenz haben, trainiert er diese Fähigkeit doch täglich. Doch gerade der zwischenmenschliche Bereich ist oft geprägt von Konflikten, Missverstehen und Schwierigkeiten im Umgang und der Begegnung miteinander. Kommunikation ist so selbstverständlich, dass sie im Alltag und im Beruf automatisiert und zum großen Teil unbewusst stattfindet.

Das Beratungsgespräch

In der beruflichen Situation der Beratung entstehen Schwierigkeiten, Fehler und auch Unmenschlichkeit. Gerade hier, wo konkrete Inhalte, Fachwissen und Informationen laienverständlich transportiert werden müssen, wo persönliche Probleme und Emotionen auf professionellen Anspruch und Sachlichkeit treffen, kann eine bewusste Kommunikation, ein achtsamer Umgang und Einsatz kommunikativer Fähigkeiten und Techniken zu größeren Erfolgen, mehr Verstehen, Lernen und schließlich dem gewünschten Veränderungsprozess führen. Deshalb ist es wichtig, sich mit Kommunikation, ihren Grundlagen und Möglichkeiten zu befassen, wenn die Begegnung mit Menschen zum beruflichen Alltag gehört. Das trifft natürlich besonders für Beratungsleistungen wie die Ernährungsberatung zu – sowohl in der Einzel- als auch der Gruppenberatung.

Funktion

Kommunikation dient dem **Informationsaustausch**, der Übermittlung von Gedanken und Ideen. Durch diesen Austausch erfährt jeder der beteiligten Kommunikationspartner neue Ansichten und Wissen. Im Idealfall stellt er seine Ideen nun vor einem erweiterten Hintergrund dar und bereichert umgekehrt sein Gegenüber mit seinen Gedanken. Dass dieser Prozess nicht immer so harmonisch und einfach verläuft, gehört zu den grundlegenden Erfahrungen. Zwischenmenschliche Kommunikation findet zwischen Individuen statt, die unterschiedliche Erfahrungen, Erwartungen, Befürchtungen und Ziele mitbringen. Und nur selten geht es um reine Wissensvermittlung. Das müssen sich insbesondere Menschen, die in der Ernährungsberatung tätig sind, immer wieder vergegenwärtigen, denn hier wird praktisch nur reine Wissensvermittlung betrieben, oft mit dem Ergebnis, dass nichts passiert.

Ziele

Ziele einer Kommunikation sind je nach Situation und Kontext sehr verschieden. Sie reichen von reiner Informationsvermittlung (Beispiel: „Ist Ihr Geschäft morgen um 9.00 Uhr geöffnet?"), von sachlichen Angaben und Wissen über das Darstellen persönlicher Gedanken und Situationen bis zur konkreten nachhaltigen Verhaltensänderung, Beeinflussung und Anregung zu einem Lernprozess. In einer Beratungssituation sind all diese Ziele Teil des Kommunikationsprozesses.

Anforderungen

Kommunikation ist also ein komplexes Geschehen. Sie bedeutet und verlangt mehr als pure Signalkodierung des Senders/Sprechers und -entkodierung des Empfängers/Hörers. Sie erfordert feinfühliges Hören „zwischen den Zeilen". Da sie mindestens zwischen zwei komplexen Persönlichkeiten – in der Gruppe oder bei einem Vortrag können es sehr viele mehr sein – stattfindet, ist sie nur schwer bis gar nicht in ein einfaches mathematisches Ursache-Wirkungs-Denken einzuzwängen. Sie kann gelingen oder misslingen und zu Verstehen oder Missverstehen führen. Viele Faktoren spielen in eine Begegnung zwischen Individuen mit hinein; beide Kommunikationspartner treffen sich innerhalb eines individuellen Lebenskontextes, jeder bringt viel von sich mit, seine einzigartigen inneren Begebenheiten und Bedingungen, und hat seine Blickrichtung. Alles „Mitgebrachte" entfaltet seine Wirkung auf den Kommunikationsprozess und beeinflusst das weitere Geschehen.

Voraussetzung

Eine wesentliche Voraussetzung für eine gelingende Kommunikation, d. h. eine von beiderseitigem Verstehen, Akzeptieren und gegenseitigem Respekt (der Klient in der Beratung ist dem Berater nicht unterlegen oder minderwertig – beide stehen auf einer Ebene und haben Rechte und Pflichten), Anerkennung und Vertrauen geprägten Kommunikation, ist die angemessene Interpretation der Handlungsgründe und -ziele des Gegenübers sowie seiner Erwartungen an den Gesprächspartner und die Situation.

Nonverbale Kommunikation

Komplexität von Kommunikation entsteht nicht nur durch die unterschiedlichen individuellen Bedingungen, innerhalb derer sie stattfindet. Hinzu kommt, dass Kommunikation sich stets auf mehreren Ebenen ereignet. Neben dem zu vermittelnden Inhalt spielt das Wie eine entscheidende Rolle: die Sprachmelodie, Betonung, Mimik, Gestik und nicht zuletzt natürlich die Körpersprache und -haltung – die nonverbale Kommunikation.

Nonverbales drückt vor allem Gefühle, Sympathien, Einstellungen usw. aus, und das, was der Sender von sich und dem anderen hält, kommt in ihr zum Ausdruck. Nonverbale Kommunikation zielt darauf ab, Eindruck von sich zu erzeugen, das Bild von sich selbst in dieser Situation zu vermitteln, beeinflusst von dem Bild, das der Sprecher von seinem Gegenüber hat. Sieht er ihn z. B. als schwach und bedürftig, so wird er sich selbst stärker und überlegen sehen.

Nur 7 % der emotionalen Bedeutung einer Botschaft werden durch Sprache vermittelt, 38 % durch Tonhöhe, Sprachmelodie und Betonung und 55 % durch nonverbales Verhalten wie Gestik, Körperhaltung, Gesichtsausdruck (Nußbeck 2006). Der überlegene Anteil des nonverbalen Verhaltens ist umso prekärer, da er dem Sender selbst oft nicht bewusst ist. Nonverbale Kommunikation geschieht meist unbewusst und ungezielt. Ein Grund hierfür ist, dass wir uns beim Sprechen nicht sehen; wir üben selten unsere Wirkung vor einem Spiegel ein. So findet der Sprecher oftmals seine durch nonverbale Signale vermittelte Wirkung erst im Gesichtsausdruck seines Gegenübers wieder, der auf die wahrgenommenen nonverbalen Signale mit eigenen Emotionen reagiert. Vor diesem Hintergrund ist es durchaus sinnvoll, eine Rede im späteren Redeoutfit vor einem Spiegel zu halten und mit einem Kassettenrekorder aufzunehmen. Noch besser wäre eine Videoaufnahme. Bei entscheidenden Reden oder Vorträgen ist eine solche Vorbereitung nicht übertrieben (S. 94).

Erst die nonverbalen Kommunikationsanteile geben dem Gesagten eine Färbung und Hinweise darauf, wie das Gesagte interpretiert und verstanden werden soll. Dabei schwingt die Bedeutung der qualifizierenden Anteile meist nur implizit mit und wird nicht explizit ausgedrückt und formuliert.

Tonfall

Je nach Betonung kann die Frage „Wie meinen Sie das?" völlig verschiedene Bedeutungen haben und damit unterschiedliche Reaktionen verlangen. Handelt es sich um eine sachliche Nachfrage oder um eine leicht beleidigte Reaktion auf eine empfundene Kritik?

Art der Formulierung

„Ich habe gesündigt und mich nicht an meinen Diätplan gehalten." Sünde ist ein besonders großes Wort, ein Eingestehen von Schuld, Ausdruck eines schlechten Gewissens gegenüber sich selbst, aber auch dem Berater. Drückt der Sender auf diese Weise seine tatsächliche Ansicht aus, ironisiert er durch die Übertreibung die Situation oder nimmt er die mögliche Kritik des Empfängers so schon vorneweg, um sie zu entschärfen?

Ähnliche Überlegungen gelten bei einer Untertreibung des Senders: „Ich habe selten über die Strenge geschlagen, höchstens mal ein Stückchen Torte", demgegenüber die Zahlen auf der Waage eine deutlich andere Sprache sprechen. Nimmt der Sender seine Situation wirklich nicht ernst, schätzt er sie falsch ein oder mag er sich nicht der Kritik des Beraters aussetzen? Es darf möglichst nicht dazu kommen, dass der Klient etwas für den Berater tut, denn dann wird es nicht zu einem Dauerverhalten.

Körperhaltung und der Gesichtsausdruck

Die Aussage „Ich bin sehr zufrieden“ mag durch herabhängende Schultern und fehlendes Lächeln das Gegenteil ausdrücken. Nonverbale und verbale Sprache drücken nicht immer dasselbe aus, sie können sich widersprechen.

Kontext

Auch der Kontext einer Aussage trägt zu ihrem Verstehen bei. Äußert der Berater, mit Blick auf die Waage und dem nicht veränderten Gewicht, ein: „Da haben Sie sich ja richtig Mühe gegeben“, wird durch den nicht stimmigen Sachverhalt die Bedeutung der Aussage kommuniziert.

Nutzung nonverbaler Kommunikationsmöglichkeiten

Die geforderte Professionalität des Beraters lässt es nicht zu, dass er seinen Klienten und dessen Probleme persönlich bewertet. Dies steht ihm nicht zu. Dennoch passiert das in jedem Beratungsgespräch. Vor diesem Hintergrund ist es wichtig, sich selbst zu reflektieren und aus Fehlern zu lernen. Doch seine nonverbale Kommunikation kann ihn verraten. Über diesen Kanal signalisiert er die emotionalen Bedeutungen seiner Nachrichten, seine Einstellungen und Einschätzungen. Der Klient kann sich persönlich missverstanden, gekränkt oder geliebt und gelobt fühlen, sodass er widerspricht, wo es sachlich nichts zu widersprechen gibt; er nimmt Gesagtes unreflektiert an, wo ein Nachfragen sinnvoll gewesen wäre. Wichtig und unerlässlich für eine professionelle Beratung ist es daher, sich über seine eigene **Körpersprache**, die nonverbalen Nachrichtenanteile, also das Wie der Kommunikation bewusst zu werden, sie nicht dem Zufall, dem Automatismus zu überlassen und sich nicht ausschließlich auf die (sachlichen) Inhalte zu konzentrieren – dies ist eine fatale Reduktion der zwischenmenschlichen Kommunikation und erst recht einer kompetenten Beratung.

Im Gegenteil: Der Berater kann sich diese nonverbalen Kommunikationsmöglichkeiten bewusst zunutze machen. Durch seine Körpersprache zeigt er seine innere Verfassung: Ist die Körperhaltung nun offen und aufrecht, hält er Blickkontakt zu dem Klienten, signalisiert er Selbstbewusstsein, Kontaktbereitschaft, Interesse und Aufmerksamkeit. Der Klient kann sich angenommen und willkommen fühlen. Dies ist die Basis jedes gelingenden und erfolgreichen Beratungsprozesses. Es wäre sinnvoll, wenn Berater sich beraten lassen würden und Kritik durch Hospitanten oder Praktikanten zulassen. Nur so ist es möglich, die eigene Wirkung zu erfahren.

Die Rolle von Erwartungen im Kommunikationsprozess

Generell sind an jede Rolle und jede Position Erwartungen geknüpft. So werden auch dem Berater, unabhängig von seiner Person und seiner Individualität, Erwartungen entgegengebracht; der Klient bringt Ideen über den Berater mit, über seinen Berufsstand, seine Aufgaben, sein Verhalten und seine Fähigkeiten. Der **Status** eines Beraters wird dabei vom Klienten hoch angesehen: Der Klient braucht Rat, Hilfe, Abhilfe und Lösungen, oft hofft er auch auf Entscheidungen und aktive Unterstützung, darauf, die Verantwortung für sein eigenes Handeln vom Berater abgenommen zu bekommen. Nicht selten erscheint der Berater als letzte Chance, endlich einen Teufelskreis zu durchbrechen, weiterzukommen, raus aus dem alten Trott. Der Berater ist gleichsam die Personifizierung seiner Hoffnung, seiner Ängste, seiner Befürchtungen und seines Gewissens. Das trifft natürlich auch auf den Ernährungsberater zu. Je höher der Berater angesehen wird, desto enttäuschter ist der Klient von ihm, wenn er seine Erwartungen, die oft nicht bewusst sind oder offen ausgesprochen werden, nicht erfüllt. Ein weißer Kittel muss nicht sein, denn den Respekt der Klienten kann der Berater besser und langfristig durch Kommunikation erreichen. Schon allein dadurch, dass er den Klienten begrüßt, sich vorstellt und damit einen Rahmen setzt, ruft er Achtung beim Klienten hervor.

Auch hier gilt es, sich diese Erwartungen bewusst zu machen, konkret, offen und ehrlich darüber zu sprechen. Die einfache Frage: „Was erwarten und wünschen Sie von mir?“, kann versteckte Erwartungen offenlegen und zeigen, ob sich diese überhaupt erfüllen lassen und ob sie realistisch und angemessen sind. So kann verhindert werden, schon von Beginn an, aneinander vorbei zu planen und zu arbeiten.

Eigene Erwartungen klären

Gleichzeitig muss sich auch der Berater über seine Erwartungen an den Klienten bewusst werden. Seine Ziele und Absichten müssen ihm klar sein, damit er authentisch, professionell und überzeugend handeln kann. Was ist der Klient für ihn, was erhofft er sich mit und durch ihn? Ist er die mühsame Begleiterscheinung seines Berufes, ist er der Weg, über den sich Karriere aufbauen lässt, ist er der Spiegel und die Unterstützung der eigenen Schwächen und Probleme? Hat der Klient vor Begeisterung und Neid zu jubeln und zu platzen, sobald der Berater Fachliches erklärt, oder ist der Berater zufrieden, wenn der Klient die Anregungen und Vorgaben aus dem Beratungsgespräch autonom und erfolgreich in seinem alltäglichen Leben umsetzt?

Was sind generelle Gedanken und Einschätzungen über den Klienten an sich? Ist er der hilfebedürftige, unfähige, schwache und klägliche Klient und der Berater seine übermächtige Rettung? Oder ist er, der Berater, ein Begleiter und Unterstützer eines Ratsuchenden, der in einer Krise steckt und aus verschiedensten Ursachen heraus momentan alleine an diesem Punkt nicht weiter weiß? Daher kommt der Begrüßung des Klienten, der genauen Erläuterung der Kompetenz des Beraters und des Vorgehens in der Beratung eine große Bedeutung zu. Die ersten Minuten entscheiden oft über den Erfolg. Hier zählt die Person des Beraters.

Das Bewusstmachen solcher Erwartungen an den Klienten und sich selbst als Berater und das Klarwerden über Erfordernisse und Möglichkeiten der Beratungssituation ist entscheidend für einen erfolgreichen Verlauf einer Beratung.

Schwachstelle: Sender- und Empfängerkommunikation

Die vereinfachte Grundannahme der zwischenmenschlichen Kommunikation ist das **Modell des Senders und des Empfängers.** Dabei übersetzt der Sender seine Gedanken, Absichten, Gefühle usw. in wahrnehmbare Zeichen, die dem Empfänger durch Sprache und nonverbale Signale übermittelt werden. Dieser Vorgang wird Kodierung genannt. Doch die Bedeutung, die diese Zeichen für den Sender haben, kann nicht mit übermittelt werden. Nun ist es die Aufgabe des Empfängers, diese Bedeutung in die Zeichen wieder hineinzulegen, sie zu entschlüsseln und für sich rückzuübersetzen – er dekodiert sie. Er liest nun aus diesen Zeichen und Signalen die Bedeutung, sprich die Gedanken, Absichten, Gefühle usw. des Senders heraus. Bei diesem Vorgang kann der Empfänger seine Person unmöglich außen vorlassen, er ist unmittelbar beteiligt. Das Resultat der **Dekodierung** hängt also stark von den Erwartungen, Befürchtungen, Erfahrungen sowie Gefühlen des Empfängers ab. Dass es hierbei zu Schwierigkeiten und Missverstehen kommt, liegt auf der Hand und wird noch an anderer Stelle genauer dargestellt. Jedoch so viel an dieser Stelle: Bei derlei Missverständnissen kann es niemals darum gehen, wer recht hat und wer nicht. Der eine hat jenes gesagt und dargestellt, der andere hat anderes entschlüsselt und interpretiert. Gesagtes und Gehörtes sind Tatsachen.

Mögliche Missverständnisse

Es gibt eine Unzahl an Quellen, die Missverstehen bedingen können: unterschiedliche Sprachgewohnheiten und -stile der Kommunikationspartner, Beschränkung der Interpretationsmöglichkeiten des Gehörten durch das Selbstkonzept des Empfängers – mangelt es ihm z. B. an Vertrauen in die eigene Kompetenz und Stärke, wird er eine Aussage wie: „Sie können das“ so deuten, dass sie in sein negatives Bild von sich selbst passt und seinen Zweifel bestätigt: „Sie wollen mir ja nur Mut machen, eigentlich sind Sie davon nicht überzeugt.“ Auch die Vorstellungen und Vorurteile, die der Empfänger vom Sender hat, beeinflussen seine Interpretationsmöglichkeiten: „Das sagt er ja eh nur, weil ...“, „er hat doch keine Ahnung“ usw. Besonders tückisch sind Aussagen, die oft eine andere Botschaft implizit mit sich bringen, z. B. in der Aufforderung: „Bitte achten Sie darauf, ausreichend Obst zu essen“, schwingt der Vorwurf mit, „was Sie ja bisher nicht getan haben“. Will der Sender nun aber tatsächlich einfach nur eine sachliche Aufforderung ausdrücken, so wird es für ihn nicht einfach sein, dies unmissverständlich auszudrücken.

Übereinstimmung verbaler und nonverbaler Kommunikationsanteile

Drücken die verbalen und nonverbalen Kommunikationsanteile dasselbe aus, dann ist es für den

Empfänger der Nachricht leichter, sie so zu verstehen, wie sie auch gemeint war, und entsprechend angemessen reagieren zu können. Wenn jemand mit fröhlichem Gesichtsausdruck erzählt: „Ich bin stolz auf mich, ich habe zwei Kilo abgenommen“, scheint die Botschaft klar zu sein. Anders ist dies, wenn er mit demselben Gesichtsausdruck sagt, er sei unzufrieden, es hätte sich wieder nichts an seinem Gewicht verändert. Signale ein und derselben Aussage können in verschiedene Richtungen weisen, und der Empfänger muss sich nun entscheiden, auf welches Signal er reagieren soll und kann. Er könnte auf den strahlenden Gesichtsausdruck reagieren und sagen: „Na, so schwer scheinen Sie es ja nicht zu nehmen“, oder auf das Gesagte und den Sender trösten und aufmuntern. Beide Reaktionen können richtig, aber auch falsch sein. Und der Sender kann sich jeweils darauf berufen, dies so nicht gesagt und gemeint zu haben.

Empfangsvorgänge

Entscheidend für eine gelingende Kommunikation und dem Vorbeugen von Missverstehen ist es laut Schulz von Thun (1998), folgende drei **Empfangsvorgänge** auseinanderzuhalten:

1. Wahrnehmen
2. Interpretieren
3. Fühlen

Um nicht automatisiert und unkontrolliert und damit unprofessionell zu reagieren, ist es wichtig, zunächst einfach nur wahrzunehmen – einen Blick, eine Körperhaltung, eine Gestik und das Gesagte. Nachdem der Empfänger dies wahrgenommen hat, folgt seine Interpretation: Dem Wahrgenommenen wird eine Bedeutung zugeschrieben, die jedoch richtig oder falsch sein kann. Die **Interpretation** des Empfängers ist nicht gleich dem Wahrgenommenen, dem Gesagten, es handelt sich um seine Interpretation. Auf seine Interpretation reagiert er mit seinen eigenen Gefühlen: Dieses Gefühl ist eine Tatsache, auch wenn es bei einer Fehlinterpretation unangemessen scheint. Es ist wichtig, diese drei Vorgänge auseinanderzuhalten, um sich im Klaren darüber zu sein, dass die Reaktion auf das Gesagte immer die eigene Reaktion ist und nicht in der Verantwortung des Senders liegt. Auf diese Weise erhält der Empfänger die Möglichkeit, sich dazwischenzuschalten und rückzufragen, ob seine Interpretation des Wahrgenommen richtig ist und reagiert nicht blindlings.

Emotionen

Die Interpretation des Wahrgenommenen ist kein objektives, sondern ein sehr subjektives Ergebnis. Vor allem die Deutung von Emotionen des anderen ist schwierig und ohne Rückfragen kaum bis gar nicht möglich. Nur Grundemotionen wie Angst, Freude, Wut, Trauer usw. sind meist klarer zu deuten. Jedoch handelt es sich bei den meisten emotionalen Äußerungen um gemischte Ausdrücke, die abhängig von der Situation und vom wahrnehmenden „Hörer“, Empfänger sind. Ist dieser beispielsweise bei guter Laune, so nimmt er auch den anderen in einem freundlicheren Licht wahr. Hat der Empfänger selbst gerade mit Angst oder Wut im Bauch zu kämpfen, so wird er das Wahrgenommene eher als Bedrohung und Provokation verstehen. Dann ist dem Berater geraten, nicht zu beraten. Oder hatte der Berater selbst mit Ess-Störungen (von Magersucht bis Übergewicht) zu tun – oder hat es noch –, so wird er bei seinem Klienten viel eher problematisches Verhalten wahrnehmen und/oder hineindeuten. Emotionen zu erkennen und richtig zu deuten, ist nicht leicht. Zudem sagt dies noch nichts über die Ursache der Emotion aus. Hier Ursachen zuzuschreiben, ist gefährlich. Emotionen folgen niemals einer logischen Gesetzmäßigkeit, vielmehr beruhen sie auf persönlichen Erfahrungswerten, auf der eigenen individuellen Lerngeschichte im Umgang mit Emotionen und der Verarbeitung der Ursachen. Dies ist eine entscheidende Differenz zwischen dem zu vermittelnden Inhalt einer Ernährungsberatung, der oft einer zwingenden Logik und nachgewiesenen Sachverhalten folgt, und der Aufnahme- und Umsetzungsbereitschaft des zu Beratenden, der seine Emotionen, Ansichten, Wünsche, Erwartungen, Erinnerungen usw. mit dem nüchternen Fachwissen konfrontiert sieht. Der Berater hat gelernt, dieser Logik folgend zu handeln. Nun sieht er sich umgekehrt einem augenscheinlichen Wirrwarr an Emotionen vorgesetzt, und er muss lernen, geduldig zu sein, diese Emotionen anzunehmen und zuzulassen. Vor jeder Beratung muss sich der Berater klar sein, dass zwei Welten zusammentreffen und dies immer mit Schwierigkeiten verbunden ist.

Sender- und Empfängergewohnheiten

Einen grundlegenden und einleuchtenden Einblick in Sender- und Empfängergewohnheiten gibt Friedemann Schulz von Thun (1998) in seinem Buch *Miteinander Reden*. Hier stellt er dar, dass jede Aussage, jede Nachricht eine Vielzahl an Botschaften beinhaltet (▶ **Abb. 2.9**).

Sendergewohnheiten

Die Sendergewohnheiten ordnet er vier Aspekten zu:

1. Sachinhalt Das, worüber der Sender einer Nachricht informiert. In der Ernährungsberatung ist dies zumeist das Thema Ernährung, Fakten über Nahrungsmittel, das Krankheitsbild des Klienten usw. Mit dieser Seite fühlen sich Fachleute meistens wohl, hier kennen sie sich gut aus, sind informiert und geben ihr Wissen weiter.

2. Selbstoffenbarung Das, was der Sender von sich selbst zeigt. Dies beinhaltet sowohl die bewusste Selbstdarstellung als auch die unbewusste Selbstenthüllung. Was erzählt der Sender über sich selbst? Das können Informationen darüber sein, was er seit der letzten Beratungssitzung gegessen hat, wie viel er wünscht oder hofft ab- oder zuzunehmen, wie er selbst zu sich und seinem Körper steht. Auch die Art und Weise, wie der Sender sich darstellt und präsentiert, sagt etwas über ihn als Person aus. Selbstoffenbarungsanteile einer Nachricht können sich hinter anderen Anteilen verstecken. So kann der Klient feststellen: „Kein Arzt hat mir diese Information gegeben", und damit zum Ausdruck bringen, dass er enttäuscht oder wütend ist und den Arzt für sein Dilemma verantwortlich sieht, aber auch, dass er sich hilflos und alleingelassen fühlt.

3. Beziehung zwischen Sender und Empfänger Hier finden sich Informationen über Einstellungen zu dem Gegenüber, dem Du, ebenso wie über das Wir. Diese Seite ist für den Empfänger von hoher Bedeutung, sie betrifft ihn unmittelbar. Hier wird er auf eine bestimmte Art und Weise behandelt oder misshandelt. „Sie müssen sich gesünder ernähren", der Berater sendet auf der Beziehungsseite, dass er in der Begegnung mit dem Klienten die Position hat, in der es ihm zusteht, einen Rat zu erteilen, gleichzeitig, dass die Gesundheit seines Klienten ihm wichtig ist. Das Wie einer Aussage, also der Tonfall, die Betonung, die Art der Formulierung, der Blick sowie Mimik und Gestik spielen hier eine entscheidende Rolle und geben wichtige Hinweise für den Empfänger, wie er die Nachricht zu verstehen hat.

4. Appellanteil Hier drückt der Sender aus, wozu er den Hörer veranlassen und bewegen will. Selten ist eine Aussage „nur so" gesagt, ohne dass eine Wirkung erzielt werden soll. Der Appell kann offen oder auch versteckt ausgedrückt werden. „Machen Sie dreimal in der Woche Sport", hat einen sehr direkten und offensichtlichen Appellcharakter und der Empfänger der Nachricht kann unmittelbar auf den Appell reagieren. „Durch die Umstellung auf gesunde Ernährung alleine, werden Sie Ihr Gewicht nicht reduzieren können, aber Sport ist anstrengend, ich weiß", ist eine viel unklarere Aussage und fordert nur sehr versteckt zu einer Bewegungssteigerung auf.

Alle Nachrichten enthalten diese vier genannten Seiten, mal versteckt, mal offen. Ein einfaches Beispiel: „Sie haben ja wieder 3 Kilo zugelegt." Als Sachinformation wird hier über die Zunahme von 3 kg gesprochen. Der Sender hat dies bemerkt, je nach Tonfall könnte eine gewisse Enttäuschung herausklingen – der Selbstoffenbarungsanteil. Auch die Beziehungsbotschaft ist abhängig von

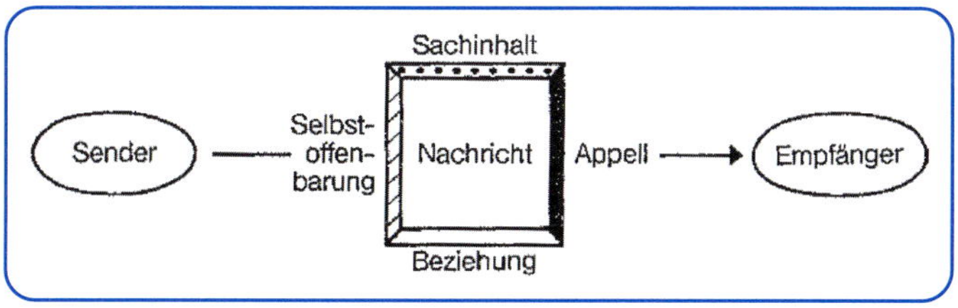

▶ **Abb. 2.9** Vier Seiten einer Nachricht als psychologisches Modell der zwischenmenschlichen Kommunikation.

den nonverbalen Nachrichtenanteilen. Ist der Sender sauer auf den Empfänger, mitfühlend oder gar belustigt? Und als Appell könnte: „Die müssen so schnell wie möglich wieder runter“ gemeint sein.

Empfängergewohnheiten

Genau wie der Sender vier Seiten der Wahrnehmung zur Verfügung hat, kann auch der Empfänger mit vier verschiedenen Ohren eine Nachricht hören. Je nachdem, welches Ohr er besonders gespitzt und trainiert hat, kommen unterschiedliche Aussagen bei dem Empfänger an, sodass seine Reaktionen auf das Gesagte sehr unterschiedlich sein können. Das ist eine der häufigsten Störungsquellen der Kommunikation: Es kann passieren, dass der Empfänger auf eine Seite der Nachricht reagiert, auf die der Sender den Schwerpunkt seiner Aussage nicht gelegt hatte, sodass die für den Sender wichtigste Botschaft überhört wird. Die Reaktion des Empfängers und die Absicht des Senders gehen dann natürlich auseinander. Grundlage jeder gelingenden Kommunikation ist ein Wahrnehmen aller vier Seiten einer Aussage. Nur so ist es für den Empfänger einer Nachricht möglich, von Situation zu Situation neu zu entscheiden, auf welche Seite angemessen zu reagieren ist. Um Konflikten und Missverstehen vorzubeugen, ist es sinnvoll, den Sender über mitschwingende, aber nicht offen gesagte Botschaften zu befragen. Bevor der Empfänger auf die Barrikaden geht, weil er in dem Satz „Sie essen zu viel“ eine deutliche Kritik an seiner Person zu hören glaubt, könnte er nachfragen. Dann kann die Diskussion da stattfinden, wo sie hingehört – auf der Sachseite, dem Reduzieren der Nahrungsaufnahme. Oder der Berater versteht das Nichtumsetzen der „Hausaufgaben“ eines Klienten als Selbstoffenbarung des Klienten, der für ihn damit seine Trägheit oder sein gewohnheitsmäßiges Verhalten demonstriert. Es kann aber auch eine Aufforderung des Klienten dahinterstecken, ihm die Aufgaben genauer zu erklären oder in kleinere Schritte zu verpacken. Einfaches Nachfragen kann die Situation klären.

Folgende Empfangsgewohnheiten und Situationen sind möglich:

1. Sach-Ohr Der Empfänger einer Nachricht hört hauptsächlich mit seinem Sach-Ohr, d. h. er nimmt die Sachinformationen wahr und reagiert auf sie. Gefragt ist diese Seite im beruflichen Alltag und daher oft gut trainiert. Jedoch ist dieses einseitige Hören da fatal, wo es dem Sender nicht um eine Auseinandersetzung über eine Sache geht, und das Thema oder Problem des Senders nicht auf dieser Seite liegt. Dann wird eine Selbstoffenbarung oder ein Beziehungsproblem mit Sachargumenten diskutiert. Der Sender spricht über seine Angst in bestimmten Situationen, um über seine Gefühle zu sprechen und vielleicht seine Vorgehensweise verständlich zu machen; reagiert wird darauf, wie Angst entsteht und ob sie sinnvoll ist oder nicht. Oder er wünscht sich, der Berater würde mehr auf seine persönliche Situation eingehen, fragt ihn offen: „Was sagen Sie denn zu meiner Situation?“, und dieser weist ihn auf die Wichtigkeit der Kalorientabellen hin.

2. Selbstoffenbarungs-Ohr Der Empfänger einer Nachricht hört besonders ausgeprägt mit seinem diagnostischen Ohr. Er nimmt besonders das wahr, was die Nachricht über den Sender aussagt. Im beratenden Bereich ist diese Fähigkeit oft erwünscht und verlangt, führt sie doch zu mehr Verstehen der Person des Senders. Sie kann allerdings dazu führen, dass der Empfänger sich nicht mehr mit angemessener Kritik auseinandersetzt, da er nur diagnostisch hört und jede Nachricht nach einer Selbstoffenbarung untersucht. Auf diese Weise nimmt er den Sender der Nachricht nicht ernst, achtet z. B. nicht auf die sachlichen Argumente. Ein Klient, der Kritik an dem Diätplan übt, ist nicht unbedingt unfähig oder besonders essgestört und will eine Verhaltensänderung unbedingt vermeiden, vielleicht ist seine Kritik durchaus berechtigt und wert, sachlich diskutiert zu werden. Der Vorteil dieses Ohrs ist die Möglichkeit des sog. **aktiven Zuhörens** (S. 90), des Einfühlens in die Gefühle, die Gedanken und die Situation des Senders, ohne eine persönliche Bewertung vorzunehmen. Wertvolle, versteckte Selbstoffenbarungsanteile können auf diese Weise offengelegt werden. Nur wenn der Empfänger danach fragt, ist eine Auseinandersetzung möglich.

3. Beziehungs-Ohr Empfänger, die hauptsächlich mit diesem Ohr hören, laufen ständig Gefahr, auch nicht persönlich gemeinte Aussagen auf sich selbst zu beziehen und daraus zu lesen, was der Sender über sie denkt und von ihnen hält. Entsprechend „beleidigt" kann dann ihre Reaktion aussehen. Die fachliche Ernährungsberatung kann professionell und einwandfrei sein, doch wenn der Empfänger stets ein: „Der Berater hält mich für dumm und hilflos, sich selbst für überlegen und meint, mir Vorschriften machen zu können" heraushört, erreichen die klügsten und förderlichsten Ideen nicht ihr Ziel und stoßen auf, im wahrsten Sinne des Wortes, taube Ohren.

4. Appell-Ohr Der Empfänger mit dem besonders aufmerksamen Appell-Ohr ist ständig bereit, sich für den Sender einzusetzen, es ihm recht zu machen. Auch dieses Ohr ist häufig in helfenden Berufen anzutreffen. Ein Klient, der mit besonders traurigen Augen zum Berater aufschaut und dieser auf Appelle besonders empfindsam reagiert, wird sich kaum noch wagen, den Klienten zu ermahnen oder berechtigte Forderungen zu stellen, sondern ihn womöglich schonen und ihm Verantwortung abnehmen. Wichtig ist es für den Empfänger, auf sein eigenes Gefühl zu achten, seine Absichten nicht aus den Augen zu verlieren und nicht nur blindlings auf Appelle, seien sie nun offen oder nicht, zu reagieren.

Das Gesagte kommt beim Hörer an. Was er genau hört und welches Ohr das Gesagte erreicht und besonders seine innere Reaktion auf das Gesagte, entzieht sich oftmals der Beobachtbarkeit und Kontrollierbarkeit des Senders. Das Gesagte fällt auf einen individuell und situativ einzigartigen Boden, auf eine Anzahl von Emotionen, Überzeugungen, Gedanken, Ideen, Bedürfnissen und Hoffnungen, sodass die Reaktion des Empfängers stets eine Mischung aus dem Gehörten und dem eigenen inneren Befinden ist.

2.2.3 Kommunikationsprobleme in der Ernährungsberatung

Kommunikationsprobleme haben diverse Ursachen, mal liegen sie innerhalb einer der beteiligten Personen, mal verstärkt im Miteinander.

Ernährungsberatung scheint vordergründig eine sachlich orientierte Informationsweitergabe zu sein, der Klient muss und/oder will seine Ernährungsweise umstellen, sei es aus diätischen oder aus Krankheitsgründen. Und doch: Gerade, wo Sachliches im Vordergrund steht, darf der Mensch dahinter mit all seinen Emotionen und Absichten und Problemen nicht vergessen werden. Es darf und kann bei einer solchen Beratung niemals nur um den Verstand und die Sache gehen.

Verständlichkeit

Jedem Menschen ist mehr oder weniger einfach beizubringen, warum frisches Obst gesünder ist als eine Tüte fetter Chips oder warum es für einen chronisch kranken Menschen sinnvoll ist, seine Ernährungsweise auf bestimmte Nahrungsmittel umzustellen oder warum es für einen Typ-2-Diabetiker neben der Ernährungsweise so wichtig ist, auch seine Alltagsgestaltung bezüglich Sport und Bewegung zu überdenken etc. Der Kopf, der Verstand hat all diese Dinge wohl schnell begriffen und verstanden. Vorausgesetzt der Berater achtet bei der Vermittlung der fachlichen Inhalte auf Verständlichkeit.

! Merke
Eine einfache und kurze Darstellung ist für den Klienten um ein Wesentliches einfacher zu verstehen als komplizierte und weitschweifige Vorträge.

Wohldosierte Sachlichkeit

Oft jedoch geht es nicht um sachliche Diskussionen. Sachliches steht nicht allein im Mittelpunkt einer Beratung, darf nicht das Einzige sein, womit sich der Berater auseinandersetzt. Der Klient sitzt vor ihm mit seinen Ängsten, lieb gewonnene und vertraute Gewohnheiten zu verlieren, mit seinen Unsicherheiten, Neues lernen zu müssen, mit seiner Scham, sich falsch verhalten zu haben. All das braucht Platz in der Beratung.

! Merke
Sachlichkeit ist da anzuwenden, wo sie hingehört und angemessen ist, doch nie auf Kosten von Emotion und Menschlichkeit.

Der Klient muss spüren können, dass er es ist, für den sich der Berater interessiert und einsetzt, nicht ausschließlich für die Lehren eines Fachbuches. Nur so kann der Berater den Klienten wirklich berühren und erreicht nicht nur seinen

Verstand, sondern auch seine Emotionen. Und nur so können die neu gelernten Sachverhalte im Alltag umgesetzt, nur so kann bewusst werden, dass es um das Wohl des Klienten selbst geht und nicht um das Glück seines behandelnden Arztes, und nur auf der Basis kann der Klient für sich entscheiden, sich etwas Gutes zu tun. Reine Sachlichkeit greift zu kurz.

Umgekehrt gilt Ähnliches: Redet der Klient ausschließlich über z. B. seine familiäre oder berufliche Situation und das Sachliche findet keinen Raum, kann ebenso keine nachhaltige Beratung stattfinden.

Themenbezug

Das Problem in beiden zuvor aufgeführten Fällen ist der Konflikt zwischen offen ausgetragenem Thema und dem eigentlichen Thema. Wird über Kalorientabellen gesprochen, aber der Klienten ist innerlich mit einem ganz anderen Thema oder auch einer anderen Emotion beschäftigt, werden die Informationen ihn nicht erreichen können, da er nicht aufmerksam ist. Wird aber über Kalorientabellen gesprochen und der Klient schweift immer wieder ab, wird es für den Berater frustrierend; er ist mit seiner Aufmerksamkeit auf das sachliche Thema fokussiert und kann, auch wenn er vielleicht möchte, nicht befriedigend auf den Klienten eingehen.

Das Thema gilt es zu besprechen, so weit es möglich und nötig ist, und sich dann dem anderen zuzuwenden. Dann können beide Seiten aufmerksam sein. Eine nicht genannte Emotion wirkt unterschwellig weiter und kommt vielleicht an einer ganz anderen, auch unangemessenen Stelle hoch: Es wird z. B. auf Harmloses gereizter reagiert als nötig.

Verschweigen wichtiger Informationen

Kommunikationsprobleme und Missverstehen können auch daraus resultieren, dass der Klient nicht alle Informationen über sich offenbart, die für den Berater für eine optimale Beratung wichtig wären. Oder diese Informationen werden in einem anderen, einem sozial vermeintlich anerkanntem Licht dargestellt und stimmen auf diese Weise auch nicht mit der Wirklichkeit überein. Der Klient erzählt z. B., er hätte viel Obst und Gemüse gegessen und Sport gemacht. Informationen, wie das Essen von Chips, Biertrinken und dass mit Sport das Runtertragen des Mülls gemeint war, werden nicht erwähnt. Der Klient hat zwar eigentlich nichts davon, doch aus Angst, negativ vom Berater bewertet zu werden, versteckt er sich und sein Handeln hinter augenscheinlich richtigeren Angaben. Seine Angst vor Versagen, vor Kritik, sein schlechtes Gewissen, auch sich selbst gegenüber, sind größer als sein Mut und seine Motivation, sein Ziel der Beratung zu erreichen.

Abschweifen

Es gibt sprachliche Stilmittel, die ihn bei dieser Art der Selbstdarstellung und -verbergung unterstützen: Er sucht Themen, in denen er sich auskennt und sich sicher fühlt – so wird z. B. über seinen Beruf gesprochen, um nicht über seine Ernährungsweise sprechen zu müssen. Auf diese Weise fühlt er sich dem Berater und seinem Fachwissen weniger ausgeliefert und unterlegen.

Schweigen

Eine sichere Methode, sich selbst nicht zeigen zu müssen, ist das Schweigen. Der Klient antwortet nur in kurzen, knappen Sätzen oder sagt zu einigen Themen gar nichts. Hier ist es für den Berater möglich, durch offene Fragen weiterzukommen: Fragen, auf die mit vollständigen Sätzen geantwortet werden muss und nicht nur mit Ja oder Nein oder einem einzigen Wort wie bei geschlossenen Fragen.

Beispiele für **offene Fragen**

- „Was ist seit unserer letzten Begegnung geschehen?" statt „Geht es Ihnen gut?"
- „Was möchten Sie erreichen?" statt in die Frage bereits Ziele einzubauen.

Auf diese Weise kann der Berater den Klienten zum Erzählen bringen, an wichtige Informationen gelangen und muss sich nicht auf Vermutungen, Spekulationen oder voreilige Annahmen verlassen. Außerdem ist es der Klient, der im Mittelpunkt stehen sollte, und nicht der Monolog des Beraters. Es ist sinnvoller, offene als geschlossene Fragen zu stellen.

Sprachliche Mittel

Es gibt unzählige Möglichkeiten, sich selbst zu verstecken: Man-, Wir-, Es-Sätze statt Ich-Aussagen: Auf diese Weise wird die Aussage verallgemeinert und zu einer objektiven Feststellung, wobei der Klient selbst für den Inhalt der Aussage keine Verantwortung übernehmen muss. Auch Du-Sätze eignen sich, um das eigene Gefühl dem anderen zuzuschreiben. Die Verantwortung für das eigene Empfinden und Handeln liegt beim anderen:

- „Wenn Sie so mit mir umgehen, kann ich mich nicht konzentrieren und vergesse, was ich machen soll."
- „Sie haben nicht aufgepasst."
- „Sie haben mich gekränkt."

Und auch eigene Gefühle finden sich im Gesicht und im Verhalten des anderen wieder, oft noch bevor sie in sich selbst wahrgenommen werden. Der andere fungiert dann als Spiegel:

- „Ich sehe doch, Sie ärgert das."
- „Jetzt sind Sie enttäuscht, oder?"
- „Oh, Sie gucken so erschrocken!"

Gegenseitiger Respekt

Die sachliche Diskussion ist oft nicht das Problem, sondern das, was dahinter abläuft. Oft hat der Klient dem Berater schon längst (insgeheim) sachlich zugestimmt, fühlt sich aber an anderer Stelle auf die Füße getreten, überfahren oder nicht ernst genommen usw.

Auch der Berater muss darauf achten, sich in der Interaktion mit seinem Klienten ernst genommen zu fühlen. Fängt der Klient z. B. an, den Berater zu beraten, wird es für den Berater unangenehm. Er kann dies natürlich einfach ignorieren, doch einige Male Durchgehen lassen können dazu führen, dass die Beziehungskonstellation zwischen Berater und Klient kippt. Besser ist es daher, direkt einzuhaken und die **Aufgabenverteilung** klarzumachen. Das kann mit einer freundlichen, aber bestimmenden Anweisung erfolgen: „Es ist freundlich von Ihnen, dass Sie sich Gedanken machen, aber ich bin für Sie da, nicht umgekehrt" oder „Nett, dass Sie mich darauf aufmerksam machen, aber Sie und Ihre Belange sind hier wichtig." Nur wenn die „Chemie" zwischen Berater und Klient stimmt, wird der Klient die Anweisungen sowie Erklärungen des Beraters annehmen können. Wenn der Austausch zwischen Berater und Klient überhaupt nicht funktioniert, sollte der Berater dem Klienten einen Kollegen empfehlen.

Appellieren

Der Berater muss beachten, dass ein Appellieren an Gefühle nichts taugt und zu nichts führt. Empfindet der Klient Angst oder Wut, so unbegründet sie zunächst auch scheinen mag, ist es für den nachhaltigen Lernprozess des Klienten sinnvoller, hinzuhören, aufmerksam zu sein und sich in seine Situation hineinzufühlen. Ein Gefühl ist oftmals etwas Tiefsitzendes, etwas, was über lange Zeiträume gewachsen ist und was spontan auftritt.

Folgende Appelle sind absurd, so gut sie auch gemeint sein mögen:

- „Fühlen Sie sich ab heute gut."
- „Seien Sie auch mal spontan."
- „Haben Sie keine Angst!"

Appelliert der Berater an lieb gewonnene Gewohnheiten, Verhaltensweisen und Überzeugungen – was in der Ernährungsberatung zum täglichen Handeln gehört – muss er sich darüber im Klaren sein, dass dies oft zu Rechtfertigung und Trotz seitens des Klienten führt. Er will sich im guten Licht darstellen, begründen, warum ihm das so wichtig ist – sonst müsste er ja zugeben, dass es natürlich auch „ohne" geht und es sein eigenes Verhalten ist, das ihm im Wege steht. Umso vertrauter eine Gewohnheit, umso mehr sie im Alltag des Klienten integriert ist, desto hartnäckiger wird er sie verteidigen. Das ist weder dumm noch böse oder ignorant – es ist menschlich und braucht Zeit und Geduld.

2.2.4 Setting – der Beginn

Das Erste, das der Klient wahrnimmt, noch bevor es um Inhalte und deren Vermittlung, die Akzeptanz der Beraterperson sowie fachliche und persönliche Interaktion geht, ist der Raum, in dem die Beratung stattfindet. Hier beginnt die Kommunikation. Schon der Raum und dessen Gestaltung sagen sehr viel und entscheiden, ob sich der Klient wohlfühlt, sich öffnen und vertrauen kann oder ob er „dicht macht". So bestimmt schon der erste Eindruck, das Setting, über den weiteren Verlauf der Beratung. Ziel der **Raumgestaltung** sollte es sein, dass sich der Klient wohlfühlen kann.

Welche Farben hat der Raum?

Freundliche Farben wie Gelb, Orange oder Grün stehen für Lebensenergie, Harmonie, Freundschaft, Gesundheit und Entspannung. Oft haben die Berater selber keinen Einfluss auf die Einrichtungs- oder Wandfarbe, wenn sie z. B. in einer größeren Einrichtung oder in einem Krankenhaus arbeiten. Doch dann können Kleinigkeiten die Atmosphäre beleben wie Zimmerpflanzen, Bilder, Accessoires.

Wonach riecht der Raum?

Lässt er durch seinen sterilen Geruch im Klienten Bilder von Krankenhaus und bitterer Medizin aufkommen? Wenn dem Klienten der Geruch unangenehm ist – und das lässt sich spätestens bis zum zweiten Treffen herausfinden – sollte ein **Duftöl** angewendet werden. Allgemein treffen Zitrusdüfte auf eine hohe Akzeptanz. Sie wirken beruhigend, entspannend, konzentrationsfördernd und belebend. All das ist sinnvoll, wenn es um Gesundheit geht.

Sitzmöbel und -position

Auch die Sitzmöbel und -positionen müssen beachtet werden. Es ist wichtig, dem Klienten nicht zu nah zu kommen. Er muss eine Menge persönlicher, teilweise intimer Dinge von sich preisgeben, über die er vielleicht noch nie mit einem anderen Menschen gesprochen hat. So ist es umso wichtiger für ihn, wenn die Situation die **Distanz** zulässt, die er braucht. Eine angenehme Gesprächssituation sollte geschaffen werden und keine Konfrontationslage: Der Berater hinter, der Klient vor dem Schreibtisch ist schlecht für das Kommunikationsklima. Der Klient wirkt hier wie ein Bittsteller – ein niedrigerer Stuhl als der Berater machen die unterwürfige Haltung und Hierarchie noch deutlicher. Besser ist eine Sitzmöglichkeit über Eck, auf einer gemeinsamen Sitzhöhe. Hierbei ist es für beide viel leichter, **Blickkontakt** zu wahren.

Der Klient soll während der Beratung lernen, auf sich selbst zu achten und auf das, was ihm wirklich guttut. So sollte die Beratung damit beginnen, dass er sich wohlfühlt (DKGD 2007).

2.2.5 Techniken der Ernährungsberatung

Einige Techniken können helfen, die Kommunikation klar, offen und angemessen zu gestalten. Sie unterstützen den Berater, den Lernprozess des Klienten zu bestärken und voranzutreiben. Wichtig ist hierbei, dass Techniken das rein Menschliche niemals ersetzen können. Sie dienen nur als Stütze und Orientierung.

Aktives Zuhören

Eine der grundlegendsten Techniken ist das aktive Zuhören, das nach Rogers (2000) als Werkzeug für die **klientenzentrierte Psychotherapie** (Gesprächspsychotherapie) dient. Es ist zugleich simpel und schwierig. Aktives Zuhören heißt Hinwendung, Anteilnahme, Dasein. Wer Zuhören als Passivität versteht, der irrt. Zuhören ist ein sehr aktiver Prozess und fällt oft sehr viel schwerer, als zu sprechen.

Neben Sachinformationen braucht der Klient vor allem emotionale, psychische Unterstützung, er befindet sich in einem für ihn mit Schwierigkeiten und Anstrengungen verbundenen Veränderungsprozess. Diesen Prozess kann der Berater durch aktives Zuhören unterstützen. Die wesentlichen Elemente des aktiven Zuhörens sind laut Rogers (2000) folgende drei **grundlegende Haltungen:**

1. empathische und offene Grundhaltung
2. authentisches und kongruentes Auftreten
3. Akzeptanz und bedingungslose positive Beachtung der anderen Person

Der Klient steht im Mittelpunkt der Aufmerksamkeit, um ihn geht es, er ist wichtig. Aktives Zuhören meint, sich auf den Klienten einzulassen, zu konzentrieren und dies auch durch die eigene Körperhaltung auszudrücken: Dem Klienten zuwenden, Blickkontakt halten und eine offene Haltung einnehmen. Wichtig ist es, mit der eigenen Meinung zurückhaltend umzugehen, kurze Äußerungen, dass das Gesagte gehört wurde, genügen. Bei Unklarheiten ist nachzufragen. Seine Meinung nicht gleich kundzutun, heißt nicht zwingend, dem zuzustimmen, was der Klient sagt. Doch darum geht es auch nicht. Erst wenn es um die Vermittlung von Sachinformationen über Ernährung geht, ist die Meinung des Beraters gefragt.

Wichtig für das aktive Zuhören ist es ferner, Pausen und Stille auszuhalten, sie können ein Zeichen sein für Unklarheiten, Angst oder Ratlosigkeit. Sie sind sehr kostbar und sollten nicht durch Plappern gefüllt werden.

Zum aktiven Zuhören gehört, neben den Gefühlen des Klienten, auch seine eigenen nicht aus den Augen zu verlieren. Fühlt sich der Berater nicht wohl, wird er kaum in der Lage sein, seinem Klienten offen und aufrichtig zu begegnen.

Grundlegend ist es auch, einander ausreden zu lassen. Das erfordert Geduld beim Zuhörenden. Nur so kann der Klient fließend seine Situation darstellen, ohne sich manipuliert oder unter Druck gesetzt zu fühlen. Ihn in seinem Tempo und Stil reden zu lassen, wird einen immer tieferen Einblick gewähren und wichtige, unschätzbar wertvolle Informationen hervorbringen. Nur so kann individuell auf ihn eingegangen und reagiert werden. Nur auf diese Weise ist der Beratungsprozess Erfolg versprechend.

Aktives Zuhören ist lernbar und muss gelernt werden. Es ist mehr als nur die Aufnahme und das akustische Wahrnehmen von Informationen, die dann doch nur dazu genutzt werden, die eigenen Ideen anzubringen. Aktives Zuhören heißt, beim anderen sein, aufmerksam und respektvoll dem anderen Raum geben. Ob Kommunikation gelingt oder nicht, hängt nicht allein vom Sprecher ab, sondern ebenso, wenn nicht mehr, vom Zuhörenden.

Merke
Der Klient ist wichtig und steht im Mittelpunkt, nicht das Wissen und die Ideen des Beraters.

Techniken der Sprache

Ich-Botschaften: Es muss dem Empfänger einer Nachricht klar sein, dass die Verantwortung für die Reaktion auf das Gehörte bei ihm selbst liegt, diese wird durch Ich-Botschaften übernommen:

- „Ich fühle mich verletzt.“, nicht: „Du hast mich gekränkt.“
- „Ich habe nicht verstanden.“, nicht: „Sie haben das nicht gut erklärt.“

Vielleicht hat der andere sogar etwas missverständlich erklärt oder zu knapp oder ungenau, doch mit Vorwürfen kommen die Gesprächspartner höchstens zum Konflikt, nicht zum Verstehen. Der Hörer ist nicht das zwangsläufige Opfer der Kommunikation, sondern besitzt einen erheblichen Anteil an der Interpretation des Gehörten. Die Aussage: „Ich fühle mich übergangen“ signalisiert, dass es die Gefühle des Empfängers sind, die getroffen wurden. „Du bist rücksichtslos“ ist eine vorwurfsvolle Interpretation des Empfängers, die den Sender zum Täter macht und ihn etikettiert. Dies steht dem Empfänger zumeist nicht zu.

Paradoxe Appelle

Einem Klient, der seinen Süßigkeitenkonsum nicht reduzieren möchte und immer wieder von Geschichten über Fressattacken berichtet, können paradoxe Appelle helfen: Das **Anbefehlen des Gegenteils**. „Ab sofort essen Sie weniger Süßes!“, richtet sich gegen ein dem Klienten bislang wichtiges Verhalten. Das Süße ist ihm wichtig und er scheint ohne nicht auszukommen. Daran glaubt er zumindest. Wäre es so einfach, darauf zu verzichten, würde er es tun. Für ihn ist es schwer. Zudem wäre es ein Eingestehen eines falschen und schädlichen Verhaltens. Er ist aber ein erwachsener, mündiger Mensch und gibt Schwächen einem anderen Erwachsenen gegenüber nicht gerne zu. Der Klient braucht das Gefühl, dass er entscheidet, die Wahl hat und autonom ist. Er fühlt sich getadelt, aber rettet augenscheinlich sein Ansehen durch ein dem Rat entgegengesetztes Handeln. So wahrt er seine Selbstachtung.

Appelle werden manchmal als Eingriff in das Privatreich empfunden, und das Nichtausführen des Appells demonstriert Unabhängigkeit und Stärke. Appelle erzeugen Druck und lösen Gegendruck beim Empfänger aus, vor allem dann, wenn sie Veränderungen bedeuten, die unbequem sind. Paradoxe Appelle an das ungesunde Verhalten zu richten, macht es schwierig, verhält sich der Klient nämlich danach, hat er gehorcht und nicht selbst entschieden. „Nun essen Sie schon jeden Tag glücklich Ihre Tafel Schokolade – na los!“, lässt den Klienten viel eher daran zweifeln, ob das Verhalten zum gewünschten Ziel führen kann. Nicht jeder Klient „braucht“ paradoxe Appelle, und der Berater muss ein Fingerspitzengefühl dafür entwickeln, wo sie angemessen sind. Bei Klienten, die sich hartnäckig „weigern“, ihre Ernährung gesund und ihrem Ziel gemäß zu gestalten, sind diese nicht hilfreich.

Widersprüche aufdecken

Helfen kann hier auch, den Klienten mit seinem widersprüchlichen Handeln zu konfrontieren: „Sie sagen, Sie möchten unbedingt abnehmen, haben mir erklärt, wie bedeutsam dieses Ziel für Sie ist – und sagen mir heute, Sie mussten jeden Tag eine Tüte Chips essen?“ Wichtig hierbei ist es jedoch, keine Gründe dafür anzubieten wie: „Ihnen ist es offenbar nicht klar, wie wichtig es ist ...“, „Ihnen ist das Ziel wohl doch nicht wichtig.“ Der Klient ist mit seinem Widerspruch ertappt worden, er ist es, der nun Gründe finden muss. Meistens merkt er schnell, wie unsinnig sein Verhalten ist. Wenn ihm Gründe angeboten werden, findet das Gespräch wieder auf der falschen Ebene statt.

Perspektiven eröffnen

Entscheidend für eine gelingende Beratung ist eine lösungsorientierte Ausrichtung. Der Klient hat sich oft wochen-, monate- oder gar jahrelang mit seinen Defiziten auseinandergesetzt. Sie sind sein beherrschendes Thema. Lösungsorientiert bedeutet weg von einer Defizitorientierung, gemeinsam ein Ziel zu formulieren, das es zu erreichen gilt. Die Denkrichtung sollte dabei immer nach vorne gehen. Eine Woche voller Misserfolge ist nicht rückgängig zu machen, die nächste Woche wird und muss besser werden. Ein zukunftsweisender Blick kann den Klienten anspornen, wenn er alte Gewohnheiten nicht aufgeben kann oder will. Gut ist es dann, **positive Konsequenzen** in Aussicht zu stellen: Vorteile klarmachen, die eine Verhaltens- und Ernährungsänderung mit sich bringen würde. Eine Aussicht auf angenehme Konsequenzen fördert gewünschte Verhaltensweisen.

! Merke
Der Blick einer Beratung muss nach vorne und ins Positive gehen.

Wenn der Blick in die Vergangenheit geht, dann besonders dahin, wo **Erfolge** waren. Wann und wie hat der Klient solche oder ähnliche Situationen gemeistert? Der Berater kann an diese positiven Qualitäten und Erinnerungen des Klienten erinnern, ihn dadurch bestärken, dass er die Kompetenz und die Stärke dazu in sich hat.

Zutrauen zum Klienten

Im Problem steckt bereits die Lösung, sonst würde die Situation nicht erst als ein solches wahrgenommen werden. Der Berater muss an die Selbstregulierung und die Selbstständigkeit seines Klienten glauben und appellieren. Wenn er nicht an die Potenziale des Klienten glaubt, daran, dass der Klient in der Lage ist, das Gelernte eigenständig in seinem Alltag umzusetzen – wer dann? Der Klient spürt dieses Zutrauen oder Misstrauen.

Lob und Kritik

Die Klienten haben oftmals einen langen Weg hinter sich, mit vielen negativen Erfahrungen. Es braucht viel Mut und Kraft, sich immer wieder neu aufzuraffen. Häufig werden die noch so positiven Ziele bitter empfunden, weil negative Emotionen mit ihnen verbunden sind. **Positive Assoziationen** zu stiften, kann darüber entscheiden, ob sich der Klient aktiv dem Ziel zu- oder abwendet. Wenn mit Ernährungsumstellung Hunger, Verzicht und Verbote assoziiert wird, fördert das nicht die Begeisterung. Zudem ist es wichtig, dem Klienten **Lösungswege** anzubieten, die er in anderen, unproblematischen Situationen seines Alltags verwendet bzw. früher verwendet hat und mit denen er zurechtkommt, sodass er nicht mit ihm völlig fremden Dingen überfordert wird. Wichtig ist es, bereits vorhandenes positives Verhalten zu verstärken. Trinkt der Klient z. B. gerne Tees, könnte ihm vorgeschlagen werden, dies weiter zu tun, jedoch, wenn überhaupt, gesüßt mit Süßstoff anstelle von Zucker.

Gut zur Verdauung von Kritik ist die **Sandwichmethode**: Loben, was bereits gut umgesetzt wird, anschließend die Kritik anbringen und dann wieder bestärken, was positiv aufgefallen ist. Diese Methode macht es dem Klienten leichter, auch die Kritik anzunehmen. „Es ist prima, dass Sie sich um mehr Bewegung bemühen, aber dies muss noch regelmäßiger stattfinden. Sie sind schon sehr gut dabei, Ihr Ziel zu erreichen, bleiben Sie dran."

Kleine Schritte

Generell gilt, dass Lernen von komplexen Verhaltensweisen und -änderungen, zu denen die Veränderung des Ernährungsverhaltens zählt, einfacher fällt, wenn es in kleine konkrete Schritte unterteilt ist und eingeübt werden kann. So ist es schlecht, zu verlangen, „Ab morgen machen Sie dreimal die Woche für eine Stunde Sport", leichter und überschaubarer für den Klienten ist es: „Ab morgen achten Sie auf mehr Bewegung, fangen Sie damit an, indem Sie zu Fuß zu Ihrer Arbeit gehen."

! Merke
Zur Veränderung komplexer Verhaltensweisen tragen kleine, realisierbare Schritte eher bei als große Ziele.

2.2.6 Modifikation des Ernährungsverhaltens

Ziel der Ernährungsberatung ist es, erwünschte und für die Gesundheit förderliche Verhaltens- und Ernährungsweisen zu erlernen und für die Gesundheit schädigende abzubauen. Dabei ist es bedeutsam, dass es nicht nur um rein kognitives Verstehen gehen kann. Bloße Kenntnisnahme und Informationsaufnahme erreichen nur den Kopf und nicht das Herz des Klienten. Es geht vielmehr um eine tief gehende Erfassung, einer Bewusstwerdung von Zusammenhängen. Nur dann ist Lernen und selbstständiges Umsetzen des Gelernten möglich. Der Klient muss langfristig alleine mit den für ihn neuen Verhaltensweisen zurechtkommen. Daher muss er sie gerne und aus eigenem Antrieb tun, es muss ihm klar sein, für wen er das tut: Für sich selbst, für sich allein. Der Klient muss begreifen, dass es um ihn geht, und er selbst die Verantwortung für sich und seine körperliche und psychische Gesundheit trägt.

Selbstkompetenz des Beratenen fördern

So ist es das Ziel einer Beratung, dass der Klient durch die Unterstützung des Beraters lernt, kompetenter zu handeln und eigenmächtiger zu entscheiden. Er muss raus aus seinem Trott, aus seiner ungesunden Gewohnheit. Das Ziel muss ihm begehrenswerter erscheinen als die bisherigen Gewohnheiten. Alle Anstrengung und Schwierigkeiten müssen in Kauf genommen werden, sonst geht er im Alltag schnell wieder zum Altvertrauten über. Der Klient muss lernen, über seine Bedürfnisse, sein Handeln zu reflektieren, sie zu achten und gleichzeitig infrage zu stellen. Dazu bedarf es Selbstbewusstsein und -vertrauen. Es bringt ihm langfristig nichts, wenn er Verhalten nur kopiert und anwendet, er muss es verstehen, um selbstständig agieren zu können und zu wissen, was gut für ihn ist und was nicht.

Wenn der Klient lernen soll, dass er der Mittelpunkt seiner Gesundheit ist, so muss er es auch in der Beratung sein. Ihm immer wieder offene Fragen zu seinem Empfinden, Alltag und Ziel zu stellen, kann in ihm auslösen, dass er beginnt, sich selbst besser zu verstehen. Zweckdienlich ist es außerdem, den Klienten reflektieren zu lassen, was ihm an der neuen Vorgehensweise leicht-, was schwerfällt, was er als förderlich und als Unterstützung, was als Hindernis empfindet.

Kompetenz des Beraters schulen

Wichtig ist es auch, dass der Berater an sich arbeitet, an seinen **kommunikativen Kompetenzen**, an seiner Art der Dialogführung, an seiner Selbstreflexion, an seinem Umgang mit sich und seinen Klienten usw. In Seminaren und Schulungen kann er sich der Wirkung seiner Worte, seiner Kommunikation bewusst werden. Im Austausch mit anderen kann er ein Gespür dafür entwickeln, wann und was zu sagen angemessen ist, sodass es beim Klienten verständlich ankommt. Er kann lernen, Störungen der Kommunikation wahrzunehmen, zu verhindern und klären. In derlei Seminaren kann er die Fähigkeit einer klaren, wahrhaftigen, angemessenen und eindeutigen Sprache entwickeln und fördern.

Weiterführende Informationen

- Forgas JP. Soziale Interaktion und Kommunikation. Eine Einführung in die Sozialpsychologie. 4. Aufl. Weinheim: Beltz; 1999
- Hackney HL, Cormier S. Beratungsstrategien Beratungsziele. 4. Aufl. München: Reinhardt; 2004

2.3

Rhetorik und Seminargestaltung für Ernährungsfachkräfte

Mareike Carlitscheck

Da die Prävention ernährungs(mit)bedingter Krankheiten einen höheren Stellenwert im Gesundheitswesen einnehmen wird, sind Ernährungsfachkräfte mit neuen Herausforderungen konfrontiert. Eine Änderung des Ernährungsverhaltens allein durch Information gelingt nicht, sondern die Compliance der Klienten kann nur über den direkten Austausch erreicht werden. Dies ist im Dialog des Beratungsgesprächs, aber auch ökonomisch im Rahmen der Gruppenberatung oder in Seminaren möglich.

2.3.1 Rhetorik

Mithilfe der Rhetorik lässt sich eine Einzel-, Gruppenberatung oder Rede zu einem bestimmten Thema von der ersten Idee bis hin zur Präsentation erarbeiten.

Sie stellt Leitlinien und Regeln zur Verfügung, die eine Argumentation gliedern und sprachlich gestalten. Dabei ist stets das eigentliche Ziel im Auge zu behalten: Die Auswahl der Argumente, ihre Anordnung und sprachliche Ausgestaltung dienen stets dem Zweck, die Zuhörer bzw. den Gesprächspartner von der Wahrheit des Inhalts zu überzeugen und sie so in das eigene Denken und Handeln zu integrieren.

Eine bewusste, im eigenen Nachdenken vollzogene Entscheidung wird herbeigeführt, die eine Einstellungs- sowie eine Verhaltensänderung nach sich zieht. Natürlich sind die Regeln, das Handwerkszeug, das die Rhetorik bereitstellt, als Ergänzung zu den persönlichen Fähigkeiten und der authentischen Ausstrahlung des Beraters zu verstehen. Neben einem Gefühl für Sprache und Sprachtechnik, der Fähigkeit, Sachverhalte klar und verständlich zu vermitteln, ist ebenso entscheidend, wie viel Empathie und Aufmerksamkeit der Berater für sein Gegenüber mitbringt.

Die Bedeutung der Rhetorik in der Diät- und Ernährungsberatung

In der Rhetorik geht es – und das ist ihre große Stärke für die Beratung – grundsätzlich darum, ein Gegenüber von der **Wahrheit** eines Sachverhalts durch eine gut gegliederte Argumentation, eine klare, verständliche Sprache und einen einheitlichen Gesamteindruck, der auch Mimik und Gestik mit einschließt, zu überzeugen.

Es ist dabei unerheblich, ob ein großes Fachpublikum oder eine zu beratende Einzelperson angesprochen werden soll. Auch kann der Vortrag in ganz unterschiedlichen Situationen gehalten werden, bei einem Kongress oder im Rahmen eines Beratungsgesprächs zur Darstellung eines wichtigen Einzelphänomens. Dabei ist es entscheidend, dass es stets das Ziel eines Redners oder Beraters sein muss, den Zuhörer oder Gesprächspartner zu überzeugen, nicht, ihn zu überreden.

Überreden

Wird ein Mensch nur zu etwas überredet, so handelt er gemäß einer Einsicht, die er persönlich nicht teilt. Er tut etwas, von dessen Wahrheit er nicht restlos überzeugt ist. Er hat sich diese nicht durch eigenes Nachdenken zu eigen gemacht und kann sie nicht vollständig nachvollziehen. Damit ist sie in seinem eigenen Denken nicht als notwendig begründet. So wird er diese Handlung, die auf keiner wirklichen Einstellungsänderung beruht, nur so lange betreiben, wie er sich kontrolliert fühlt durch denjenigen, von dem diese scheinbare Wahrheit stammt.

Wenn ein Ernährungsberater seinem Klienten empfiehlt, fünfmal am Tag frisches Obst und Gemüse zu essen, kann es passieren, dass dieser die Argumente, die für eine solche Ernährungsweise sprechen, nicht vollständig nachvollziehen kann. Vielleicht waren sie für ihn tatsächlich nicht verständlich erklärt. Vielleicht bezweifelt er auch ihre Gültigkeit für seine speziellen Probleme, obwohl sie ihm generell durchaus einleuchtend erscheinen. Um aber seinem Berater eine Freude zu machen, lässt er sich dazu überreden, es „für ihn“ auszuprobieren. Dieser Versuch wird wahrscheinlich nur so lange dauern wie der Beratungszeitraum selber. Eine Compliance ist somit nicht erreicht.

Überzeugen

Ganz anders handelt ein Mensch, der von einer Wahrheit überzeugt ist. Er hat diese Wahrheit als denknotwendig erkannt, folgt ihr aus eigener, **bewusster Entscheidung**. Die Wahrheit des Redners bzw. Beraters ist zu seiner eigenen geworden; er kann sie im Denken nachvollziehen und fühlt sich zudem emotional zu ihr hingezogen. Das Handeln, das einer solchen Einstellungsänderung folgt, ist durch Überzeugung untermauert. Ein so überzeugter Klient wird das Obst und Gemüse auch dann noch essen, wenn er nicht mehr durch seinen Berater „kontrolliert" wird. Er ist davon überzeugt, dass diese Ernährungsweise für ihn förderlich ist, entsprechend hoch ist die **Compliance**.

Albert Schweitzer (1875–1965) hat über das Nachdenken eines Menschen geschrieben: *„Die Menschen wieder denkend machen heißt also, sie ihr eigenes Denken wiederfinden lassen, daß sie in ihm zur Erkenntnis, deren sie zum Leben bedürfen, zu gelangen suchen."* (Schweitzer 2001). Hier findet sich durchaus der Gedanke einer Anleitung, einer Begleitung oder einer Beratung durch einen Außenstehenden. Und doch ist es ihm wichtig zu betonen, dass nur ein Mensch, der selber nachdenkt, zu für sein Leben notwendigen Erkenntnissen gelangt und nach diesen handeln kann.

Die Rhetorik bietet eine Reihe von Regeln und Leitlinien, die bei der Erarbeitung einer überzeugenden Beratung helfen. Der Berater, der einem Klienten bei einem individuellen Problem helfen möchte, bekommt so Anleitungen an die Hand, wie er sein Ziel erreichen kann, seinen Zuhörer von der Wahrheit eines Sachverhalts zu überzeugen.

Was ist Rhetorik?

Das Wort „Rhetorik" stammt aus dem Griechischen und bedeutet „Redekunst", das dazugehörige Adjektiv „ausdrücklich, mit klaren Worten". Dies zeigt schon deutlich auf, um was es in der Rhetorik geht. Dabei beinhaltet die klassische Rhetorik jedes Stadium: vom Auffinden der Argumente, die dem Thema angemessen sind, über das gliedernde und sprachliche Ausarbeiten dieser Gedanken, bis hin zum Auswendiglernen der ausformulierten Rede und schließlich deren Präsentation.

Die einzelnen Produktionsstadien folgen bei jeder schriftlichen Erarbeitung eines Themas in dieser Reihenfolge aufeinander. Die Rhetorik bietet durch ihr Regelwerk Hilfe beim Verfertigen von Reden, Orientierung beim Vortragen vor Kollegen im Rahmen eines Ernährungskongresses und/oder bei der Darstellung eines Themas im beratenden Gespräch mit Klienten.

Sich Argumente überlegen

Wenn ein Klient beispielsweise deutliches Übergewicht hat, kann es in einem Beratungsgespräch darum gehen, ihm die Wirkungen und Möglichkeiten einer fett- und kalorienreduzierten Ernährungsweise darzustellen. Das Thema lautet in diesem Fall also: „Was ist eine fett- und kalorienreduzierte Ernährungsweise?"

Jetzt gilt es, diese allgemeine Problembeschreibung dem vorliegenden Fall anzupassen, durch das Auffinden von Argumenten, die dem Ziel des Beraters in der Arbeit mit diesem Klienten angemessen sind.

Wenn also ein Klient mit Übergewicht beraten werden soll, so sind sowohl Fragen nach dem Alter und Geschlecht des Patienten hilfreich als auch nach der Ursache und den Möglichkeiten, eine individuelle Beratung durchzuführen und den Klienten entsprechend zu unterweisen.

Mögliche Ursachen:

- Ess-Sucht
- Schilddrüsenunterfunktion
- Bewegungsmangel
- Fehlernährung etc.

Die Betreuung kann therapeutischer oder sportmedizinischer Art sein, oder es wird ein Ernährungsplan ausgearbeitet etc.

Argumente gliedern

Das Folgende gilt sowohl für den kleineren Rahmen des Beratungsgesprächs oder der Gruppenberatung als auch für die Rede vor einem Publikum. Der entscheidende Unterschied zwischen dem Beratungsgespräch und der Rede ist der, dass Sie Klienten im Einzel- und Gruppengespräch viel Raum zum Sprechen einräumen können, in der Rede nicht. Praktisch bedeutet das: Es müssen alle für ein Beratungsgespräch relevanten Themen eingehend vorbereitet werden, obwohl diese im direkten Austausch mit den Klienten nicht unbedingt zur Sprache kommen.

Zu Beginn eines Beratungsgesprächs oder Vortrages begrüßt der Berater den Zuhörer und nimmt Bezug auf den Grund der Zusammenkunft. Der Berater möchte sowohl die Sympathie, das Wohlwollen als auch die Aufmerksamkeit und das Interesse desselben erreichen. Die Begrüßung sollte vor allem durch ihre Kürze gekennzeichnet sein. Ganz wichtig ist, noch vor dem ersten Wort, das gesprochen wird, mit dem Zuhörer Augenkontakt aufzunehmen und erst mit dem Sprechen zu beginnen, wenn dem Berater ungeteilte Aufmerksamkeit zukommt.

Der Begrüßung folgt eine genaue Vorstellung des Themas. Es soll abermals das Interesse der zu Beratenden bzw. Zuhörer geweckt werden. Zum Beispiel kann das Thema explizit genannt werden wie eine Überschrift.

Im Hauptteil des Beratungsgesprächs legt der Berater die Argumente dar, die zunächst dem Erreichen seines Ziels dienen, beispielsweise der Überzeugung der Zuhörer von der Wahrheit seiner Darstellung. Für einen Vortrag sind mögliche **Argumentationsbeispiele** formuliert:

- Ein verkürztes Beispiel für eine positive Argumentation ist folgendes: „Ich behaupte, dass Zimt den Blutzuckerspiegel bei Diabetikern senken kann. Dies stütze ich auf verschiedene wissenschaftliche Studien." Anschließend kann diese Meinung durch genaue Angabe der Studien und ihrer Ergebnisse belegt werden.
- Oder der Redner kann seine Sichtweise darstellen, indem er den gegenteiligen Standpunkt widerlegt. Er kann entweder die gegnerische These direkt angreifen – „Dass Zimt den Blutzuckerspiegel nicht senkt, ist schlichtweg falsch, eine wissenschaftliche Studie, die dies behauptet, gibt es nicht." Oder dies indirekt tun, indem die Schlussfolgerungen angegriffen werden, die durch die Gegner aus der These gezogen werden: „Wir brauchen den Verbrauchern nicht erklären, sie sollten aufhören, Zimt zu sich zu nehmen, da ..."

Im letzten Abschnitt bündelt der Redner seine Gedanken und fasst das Grundthema noch einmal in wenigen Worten zusammen. Er bewertet das Gesagte.

Vor allem am Ende der Rede ist der Zuhörer emotional ansprechbar: Ein pathetischer Satz ganz am Schluss hat eine hohe Gefühlswirkung: „Ich bin überzeugt davon, dass Sie den festen Willen haben (abzunehmen) – und gemeinsam werden wir Ihr Ziel erreichen!"

Insgesamt gilt, dass die Aufmerksamkeit der Zuhörer am Anfang und am Ende einer Rede am größten ist. Daher empfiehlt es sich, die stärksten Argumente an diese Stellen zu setzen, also die Argumente, die dem Ziel nach Meinung des Beraters am deutlichsten dienen, die weniger gewichtigen dazwischen zu verteilen. Mark Twain bemerkte zu diesem Sachverhalt einmal: *„Eine gute Rede hat einen guten Anfang und ein gutes Ende – und beide sollten möglichst dicht beieinander liegen."*

Argumente niederschreiben

Bei der schriftlichen Ausarbeitung der Beratung ist die Angemessenheit zu beachten: Um welches Thema geht es? Wer wird angesprochen bzw. welche Zielgruppe? Zu welchem Anlass spreche ich? Wie stelle ich mich dar?

Eine **Rede** über ein ernährungswissenschaftliches oder diätetisches Thema vor Kollegen bei einem Kongress hat belehrenden Charakter und soll den Zuhörer zu einer Entscheidung führen, möglichst einer Zustimmung. Dagegen ähnelt ein Eröffnungs- oder Einführungsvortrag zu Beginn eines Ernährungskongresses einer Lob- und Festrede, die Anteilnahme hervorrufen will.

Kriterien der Textgestaltung:

- Sprachrichtigkeit
- Verständlichkeit und Klarheit
- Anschaulichkeit

Es ist bemerkenswert, dass Schulz von Thun (1998) in seinem Standardwerk zur Kommunikationswissenschaft ganz ähnliche Kriterien herausarbeitet, die der Verständlichkeit von Texten dienen, und damit gelingender Kommunikation.

So gelten als **Verständlichmacher:**

- Einfachheit
- Gliederung und Ordnung
- Kürze und Prägnanz
- Stimulans, die Gefühle ansprechend

So lesen Menschen aller Bildungsschichten Texte, die diese Kriterien berücksichtigen, wesentlich lieber mit einem messbar höheren Verständnisgrad.

Es ist also entscheidend für das Erreichen des Argumentationsziels, dass der Zuhörer nicht nur über seinen Verstand angesprochen wird, sondern auch über seine Gefühle, um eine Einstellungsänderung mit praktischen Folgen zu bewirken.

Die Unterschiede einzelner Redestile lassen sich anhand folgender Aussagen veranschaulichen:

- Durch einen **schlichten Stil** ausgedrückt hieße es: „Mein Standpunkt ist: Äpfel zu essen, ist gesund."
- Beim **mittleren Stil** würde eine rhetorische Figur eingebaut. Hier wird das Wort an den Satzanfang gestellt, das betont werden soll: „Gesund ist es, Äpfel zu essen, das ist mein Standpunkt."
- Wird ein sog. **erhabener Stil** gebraucht, werden viele verschiedene Stilmittel verwendet. Die Aussage könnte beispielsweise folgendermaßen lauten: „Es ist nicht verderblich, von der Frucht des Baumes der Erkenntnis zu essen. Es ist in höchstem Maße heilsam. Ich empfehle es, ich rate dazu, ich lege es Ihnen wärmstens ans Herz!" Dies ist eine sehr bildreiche, blumige Sprache.

Denken Sie stets darüber nach, was Sie sagen. Oftmals werden Wörter oder Wortverbindungen gebraucht, die genau betrachtet keinen Sinn ergeben, aber unkritisch Eingang in die Alltagssprache gefunden haben.

Es gibt verschiedene Stilmittel, um einen Text anschaulich zu machen oder bestimmte Aussagen zu betonen und so ihre Wirkung zu verstärken. Es ist bei ihrer Verwendung aber darauf zu achten, dass stets die Verständlichkeit und Klarheit gewahrt bleibt.

Zum Stichwort Verständlichkeit sei noch angemerkt: Mit der Verwendung von Fremdwörtern ist äußerst sparsam umzugehen, vor allem, wenn die Kenntnis dieses Ausdrucks beim Publikum bzw. beim Klienten nicht vorausgesetzt werden kann. Daran ist vor allem im Rahmen eines Beratungsgesprächs bei der Benutzung von Fachwörtern zu denken.

Betonung wird erreicht durch Über- oder Untertreibung:

- **Übertreibung:** Es entsteht eine übersteigerte, unglaubwürdige Aussage: „Pommes frites zentnerweise zu essen, ist nicht gesund!", „wagenradgroße Schnitzel".
- **Untertreibung:** Das Gegenteil einer Aussage wird negiert: statt „es ist mir bekannt", „es ist mir nicht unbekannt", statt „viele", „nicht wenige".

Auch Ironie kann die Wirkung einer Aussage verstärken, sollte allerdings nicht im Rahmen eines Beratungsgesprächs genutzt werden, da sie missverständlich sein kann. Nicht jeder Gesprächspartner versteht Ironie tatsächlich so, wie sie gemeint ist. Wenn Sie einem Klienten, der innerhalb eines festgelegten Zeitraumes sein Gewicht um einen bestimmten Wert verringern sollte und dies nicht geschafft hat, aber stolz von seinen Bemühungen erzählt, entgegnen: „Da haben Sie sich aber Mühe gegeben.", wird dieser dies eher als Kränkung denn als rhetorisches Stilmittel mit dem Ziel der Ermutigung auffassen.

Wörter können auch gerade dadurch betont werden, indem sie weggelassen werden. Dies geht aber nur, wenn der Zuhörer sie vom Zusammenhang her leicht ergänzen kann: „(Wir machen das) Ohne wenn und aber." „Sie wollen doch wohl nicht ...!" Oder ein Wort wird gerade dadurch betont, dass es durch ein zweites, bedeutungsähnliches Wort verdoppelt wird: „Er versprach ihm Hilfe und Beistand." „Ort und Stelle", „rank und schlank", „Feuer und Flamme".

Die Möglichkeit der Betonung durch eine Umkehrung wurde bereits erwähnt: „Gesund ist es, Äpfel zu essen, das ist mein Standpunkt."

Wenn mehrere Worte oder Satzglieder, die Ähnliches meinen, in inhaltlicher Steigerung aneinandergereiht werden, wird ebenfalls die Aussage intensiviert: „Veni, vidi, vici." (Caesar); in einem Beratungsgespräch, wenn das Verhalten des Klienten gelobt werden soll: „Ich bin zufrieden, ja hoch erfreut!"

Frei sprechen

Eine Rede frei vorzutragen, ist schwierig, und obwohl das Gedächtnis mithilfe von Erinnerungstechniken trainierbar ist, gehört auch Begabung dazu.

Grundlegend ist aber, dass die Rede nicht ununterbrochen abgelesen wird – schon um des wichtigen Augenkontaktes mit dem Zuhörer willen. Dieser ist für das Erreichen von Aufmerksamkeit unerlässlich. Zudem zeigt der Redner durch dieses **unmittelbare Ansprechen** seines Gegenübers sein Interesse an ihm. Gerade in einem Beratungsgespräch erwartet der Gesprächspartner ungeteilte Aufmerksamkeit sowie ein flexibles Eingehen auf eigene Äußerungen.

So sind schriftliche Notizen, in Stichworten oder ausformuliert, als Orientierungshilfe geeignet, sollten aber nie dazu verleiten, sie schlichtweg abzulesen.

Erreichen der Zuhörer

Zu diesem Teil gehören die Mimik und Gestik, die Körperhaltung sowie die Sprechtechnik des Beraters und Redners. Für eine Rede muss man sicherlich auch den Einsatz anderer Medien einbeziehen wie den Beamer oder den Tageslichtprojektor.

Eine gute **Präsentation** ist entscheidend für den Erfolg einer Rede. Ihr Ziel wird manches Mal besser durch die Art des Vortrages erreicht als durch seinen Inhalt. Dies gilt insbesondere, wenn es darum geht, den Zuhörern ein belehrendes Thema, das sachlich und trocken erscheint, schmackhaft zu machen. In der Rede, aber auch in der Gruppenberatung, kann daher ein humorvoller Einstieg angeraten sein, der die gegenseitige Sympathie weckt, mit dem Nebeneffekt die eigene Anspannung zu senken. Nur gegenseitiger Respekt und Sympathie erreichen letztendlich eine Compliance beim Beratenen bzw. Zuhörer.

- Das äußere Erscheinungsbild des Redners ist wichtig. Ist er durch sein Äußeres, sein Verhalten, sein Auftreten eine Person, die glaubwürdig und authentisch wirkt? Steht er selber überzeugt und begeistert hinter der Wahrheit seiner Gedanken, so kann er sie ebenfalls glaubwürdig und überzeugend darstellen.
- Drucken Sie sich Ihre Rede gut lesbar aus. Wenn Sie zwischendurch in Ihr Manuskript schauen, ist bei einer zu kleinen Schrift die Gefahr groß, dass Sie die Zeile nicht mit einem Blick wiederfinden.
- Nehmen Sie unbedingt Blickkontakt mit den Zuhörern auf. Das zeigt Interesse und bündelt die Aufmerksamkeit der so direkt Angesprochenen auf Sie.
- Achten Sie auch darauf, einen festen Stand einzunehmen: Verlagern Sie Ihr Gewicht nie auf nur ein Bein, sondern stehen Sie sicher auf beiden Beinen. Dies verhindert, dass Sie unbewusst hin und her wechseln und so einen unsicheren Eindruck vermitteln. Ein fester Stand demonstriert Sicherheit, einen festen Standpunkt!
- Ein Rednerpult verleitet dazu, sich „daran festzuhalten". Legen Sie Ihre Arme locker auf das Pult, aber falten Sie die Hände nicht. Zum einen stehen Sie nicht auf einer Kanzel, zum anderen brauchen Sie Ihre Arme hier und da für verstärkende Gesten. Aber auch vor dem anderen Extrem sei gewarnt: dem wilden Gefuchtel mit den Armen. Überlegen Sie sich schon beim Ausarbeiten der Rede, an welchen Stellen sie gezielte Gesten zur Unterstützung des Gesagten einsetzen könnten – z. B. die Faust ballen und erheben, wenn Sie über eine gesunde Ernährungsweise sagen: „... das macht Sie stark!"
- Sprechen Sie langsam und deutlich! Meistens wird das Sprechtempo im Laufe der Rede schneller. Verlangsamen Sie es immer wieder bewusst. Wenn es Ihnen übertrieben langsam vorkommt, ist es für die Zuhörer gerade recht. Dies gilt auch für die Lautstärke Ihrer Stimme und das Ausführen einer verstärkenden Geste. Gerade ein großer Raum verschluckt viel Wirkung dieser Stilmittel. Wenn der Ausführende oder der Redner das Gefühl hat zu übertreiben, ist es genau richtig.

Mit Ankündigung des Schlusses der Rede ist diese auch zu beenden, ein humorvoller Ausklang, der den Zuhörern mit auf den Weg gegeben wird, lässt Sie in guter Erinnerung bleiben.

2.3.2 Gestaltung von Seminaren

Gerade Seminare sind durch den unmittelbaren Austausch zwischen Seminarleiter und Teilnehmern geeignet, das Ernährungsverhalten günstig zu beeinflussen. Sie gewährleisten eine direkte Ansprache und Interaktion in der Gruppe und ermöglichen ein ökonomisch vernünftiges Abdecken des Präventionsbereichs in der Ernährungsberatung.

Vorbereitung

Entscheidend für den Erfolg jedes Vorhabens ist seine gründliche Vorbereitung. Die Durchführung selbst muss selbstverständlich konzentriert angegangen werden, wobei die eigentliche Arbeit aber im Vorfeld geschieht, dabei gilt: Umso mehr Mühe für die Vorbereitung investiert wird, desto sicherer ist die gelungene Durchführung des Seminars.

Zielgruppe

Die Teilnehmer eines Seminars, also die Zielgruppe, nehmen mit ihren Wünschen und Erwartungen teil. Sie bringen ihre persönlichen Vorerfahrungen zu dem behandelten Thema mit. Die Besonderheiten einer jeden Zielgruppe bedingen es, dass ein Seminar zu einem bestimmten Thema vor unterschiedlichen Teilnehmern jeweils völlig verschieden durchgeführt werden muss.

So ist beispielsweise das Thema: „Wie ernähre ich mich gesund – Vitamine und Mineralien im alltäglichen Speiseplan“ vor dem Kollegium einer Offenen Ganztagsschule inhaltlich gänzlich anders zu füllen und darzustellen als vor Patienten mit Ess-Störungen.

Auch der Einsatz verschiedener Medien sowie die Anwendung unterschiedlicher Arbeitsformen sind abhängig von den Seminarteilnehmern.

Diesen schon die inhaltliche Gestaltung und Aufbereitung des Themas betreffenden Überlegungen sollte sich der Referent über einige **sachliche Fragen** die Zielgruppe betreffend nähern:

- Wie viele Teilnehmer wird das Seminar haben?
- Kennen sich die Teilnehmer untereinander oder treffen sie sich im Seminar zum ersten Mal?
- Welche biografischen Fakten der Teilnehmer sind bekannt? Welcher Alters- und Berufsgruppe entstammen sie? Welche – persönlichen – Erfahrungen haben sie mit dem behandelten Thema?
- Welche – von dem Referenten unter Berücksichtigung dieser Überlegungen angenommenen – Erwartungen und Wünsche bringen die Teilnehmer mit? Geht es ihnen mehr um sachliche Informationen und hilfreiche Tipps zum Umgang mit bestimmten Problemen oder sind sie selber betroffen und erhoffen sich Hilfe für ihre individuelle Lebensführung?

Seminarraum und seine technische Ausstattung

Es ist in höchstem Maße ärgerlich, wenn beispielsweise eine vorbereitete Folie nicht gezeigt werden kann, da der Seminarraum über keinen Tageslichtprojektor verfügt. Und es ist peinlich, wenn 12 Teilnehmer kommen, aber nur 10 Stühle vorhanden sind und die fehlenden erst aus einem anderen Raum geholt werden müssen. Solche Pannen können vermieden werden, indem sich vorher, im Rahmen der Vorbereitung des Seminars, ein Überblick über die Beschaffenheit und Ausstattung des Seminarraumes verschafft wurde:

- Finden alle Teilnehmer Platz? Sind also genügend Stühle und Tische vorhanden, können sie nach Bedarf anders gestellt werden?
- Welche technischen Geräte und sonstige Ausstattung befinden sich in dem Raum? Ist ein Tageslichtprojektor, ein Beamer, eine Leinwand, ein Flipchart (mit Stiften!), eine Pinnwand, eine Tafel (mit Kreide und Schwamm!) etc. vorhanden? Und ist die Stromversorgung der elektrischen Geräte gewährleistet? Wird z. B. ein Verlängerungskabel benötigt, um den Beamer an eine Steckdose anschließen zu können?

Da es unangenehm ist, erst während des Seminars herausfinden zu müssen, wie beispielsweise der Tageslichtprojektor eingeschaltet wird, sollten Sie sich mit der Bedienung der Geräte ebenfalls rechtzeitig vertraut machen.

Wenn Dias oder ein kleiner Film gezeigt werden sollen, stellt sich die Frage, ob ein entsprechender Projektor bzw. ein Fernseh- und Video-/DVD-Gerät bereits vorhanden sind. Da es hierbei zumeist förderlich ist, den Raum ein wenig abdunkeln zu können: Gibt es Vorhänge oder elektrische Rollos?

Gehen Sie immer auf Nummer sicher! Bringen Sie vorsichtshalber eigene Stifte für den Flipchart oder eigene Kreide für die Tafel mit. Und erkundigen Sie sich im Vorfeld genau über die Ausstattung des Raumes, sodass Sie Ihr Thema diesen Möglichkeiten gemäß ausarbeiten können.

Material

Es gibt verschiedene Möglichkeiten, Material und Informationen zum Thema des Seminars zusammenzutragen.

Zunächst sei die **Fachliteratur** (Lehrbücher, Fachzeitschriften, Lexikonartikel etc.) genannt. Die dort aufgeführten Themen, ihre sprachliche und inhaltliche Aufbereitung sind aber unbedingt zu „übersetzen“! Diese Literatur ist für Experten geschrieben, denen die Fachtermini und Fragestellungen vertraut sind. Die Teilnehmer eines Seminars allerdings sind in der Regel Laien auf dem Gebiet der Ernährungswissenschaft und -beratung. Wissenschaftlich-theoretische Hintergrundinformationen gehören zwar auch zu der Wissensvermittlung eines Seminars, im Vordergrund steht jedoch zumeist die praktische Umsetzung einzelner Themen in die Lebenswelt der Teilnehmer.

So bietet es sich an, bei der Vorbereitung der theoretischen Grundlagen eines Themas bereits für diese – oder ähnliche Zielgruppen – aufbereitete Artikel von **Patientenbroschüren** als Informationsquelle zu nutzen. Auch Zeitschriften oder für Interessierte geschriebene Ratgeberliteratur kann – fachmännisch kritisch – herangezogen werden.

Darüber hinaus ist als weitere Quelle von Informationen das Internet aufzuführen. Auch hier ist kritisch zu beurteilen, welche Artikel und Seiten sich eignen. Allerdings lassen sich Anregungen für die grafische Aufbereitung von Folien oder Schaubildern für die Tafel mithilfe des Internets finden.

Ziel des Seminars

Ein Seminar muss ein Ziel haben, das gemeinsam mit den Teilnehmern erreicht werden soll. Die gesamte Arbeit im Laufe des Seminars, durch den Vortrag, Gruppen- oder Einzelarbeit, Diskussionsrunden etc. muss auf dieses Ziel hin ausgerichtet sein.

Daher sollte es **positiv, präzise und einfach** formuliert und vor allem tatsächlich erreichbar sein. Am Ende des Seminars muss für alle nachvollziehbar festgestellt werden können, ob das Ziel tatsächlich erreicht wurde.

Ein Ziel positiv zu formulieren, ist deshalb so wichtig, weil Negationen vom Unterbewusstsein nicht zur Kenntnis genommen werden. Ein markantes Beispiel ist: von dem Satz: „Ich möchte nicht mehr rauchen“ bleibt im Unterbewusstsein „Ich möchte rauchen“. Oder infolge der Selbstmotivation: „Ich darf meinen Schirm nicht vergessen“ wird dieser prompt stehen gelassen. Im Kopf wird „Schirm“ und „vergessen“ gespeichert. Da aber kein Bild für „nicht“ existiert, kann dies nicht veranschaulicht und gespeichert werden.

Merke
Nur ein Ziel, das im Rahmen eines Seminars erreichbar ist, motiviert zum Teilnehmen.

Wenn in einem Seminar beispielsweise der Zusammenhang von Sport und Ernährung besprochen und erarbeitet werden soll, können nicht alle Bereiche dieses komplexen Themas vorkommen. Einige Bereiche müssen fallen gelassen werden, da sie eine spezielle Zielgruppe voraussetzen, z. B. die Erarbeitung der physiologischen Abläufe im Körper eines Spitzensportlers oder die besondere Ernährung von sich sportlich betätigenden Diabetikern etc. Das Thema muss auf einen Aspekt reduziert und präzisiert werden, also z. B. welche Vitamine und Mineralien ein Hobbysportler zusätzlich benötigt. Einzelne Vitamine und ihre Bedeutung für den Körper können herausgearbeitet und benannt werden.

Durchführung

Die Gestaltung eines Seminars ist stets abhängig von der Zielgruppe sowie dem zu erarbeitenden Thema. Bei der Vorbereitung ist zu überlegen, mithilfe welcher Medien und unter Anwendung welcher Arbeitsformen ein Thema darstellbar und für die jeweiligen Seminarteilnehmer verständlich und anschaulich ist.

Beispielsweise ist es zwar möglich – und zur Förderung der sozialen Kompetenz auch sinnvoll – mit Kindern ein Thema u. a. durch Gruppenarbeit zu erschließen, doch benötigen sie dazu sicherlich mehr Anleitung und Betreuung als eine Gruppe von Pädagogen und Sozialarbeitern, die diese Arbeitsform aus der eigenen Berufspraxis kennen.

Der Einsatz von Laptop, Beamer und Microsoft PowerPoint kann die Präsentation eines Themas abwechslungsreich und anschaulich gestalten. Doch wirkt zu viel technischer Aufwand auf manche Zielgruppen – vor allem reine Seniorengruppen – eventuell abschreckend.

Im Folgenden wird der allgemeine Ablauf eines Seminars kurz beschrieben. Er gleicht in seinen drei Teilen, dem Einstieg, Hauptteil und Schluss, einer rhetorisch ausgearbeiteten Rede bzw. einem Beratungsgespräch (S. 94). So gelten einige Überlegungen zu diesen ebenfalls für die Gestaltung eines Seminars.

Einstieg

Wie bei einem Beratungsgespräch gilt es zu Beginn eines Seminars, das Interesse der Zuhörer oder der Teilnehmer an dem Thema zu wecken.

Darüber hinaus ist der erste Eindruck, den der Referent – und mit ihm „sein" Thema – auf die Seminarteilnehmer macht, der entscheidende: Er wirkt lange – mitunter über die Dauer des gesamten Seminars – nach und lässt sich nur sehr schwer revidieren.

Der Einstieg in ein Seminar ist also überaus wichtig für seinen weiteren Ablauf, für die Beziehung zwischen dem Referenten und den Teilnehmern sowie für eine lockere Arbeitsatmosphäre – und damit oft auch, ob ein Thema für die Zielgruppe interessant ist oder nicht. Dass die Teilnahme an einem Seminar auf Freiwilligkeit beruht und somit ein Interesse an dem Thema vorausgesetzt werden kann, ist nur eine kleine Abhilfe. Das spannendste Thema wirkt durch eine unsympathische Darstellung oftmals uninteressant.

Inhaltlich sollte der Einstieg in ein Seminar die Begrüßung der Teilnehmer sowie die Vorstellung (Name und Berufe) des Referenten umfassen. Dazu gehört ferner, dass der Referent seine **persönliche Motivation** nennt, sich mit diesem Thema zu befassen:

- Hat er eigene Erfahrungen oder besondere Kenntnisse?
- Was bewegt gerade ihn, dieses Seminar zu leiten?

Um die Aufmerksamkeit und das Interesse der Teilnehmer zu wecken, bietet es sich an

- eine passende Geschichte zu erzählen,
- ein aussagekräftiges Bild zu zeigen,
- den Ausspruch einer bekannten Persönlichkeit zu zitieren oder
- eine interaktive Vorstellungsform einzubinden, indem der Referent Anschauungsmaterial wie z. B. Süßigkeiten und Obst auf einem Tisch ausbreitet, zu denen die Teilnehmer persönlich Stellung nehmen sollen.

Immer gilt für den Einsatz jedes Stilmittels: Ein inflationärer Gebrauch von Bildern, Aussprüchen und dergleichen lässt sie nicht mehr als etwas Besonderes wirken. Sie sollten lieber gezielt und an ausgewählten Stellen platziert werden!

Vor allem bei Seminaren mit einer übersichtlichen Teilnehmerzahl (höchstens 15) ist es empfehlenswert, eine **Vorstellungsrunde** zu machen. Sie dient nicht nur dem gegenseitigen Kennenlernen der Teilnehmer untereinander, sondern hilft auch dem Referenten, sich die Namen, persönlichen Erfahrungen und Erwartungen der einzelnen Teilnehmer zu merken. Für die Teilnehmer hat dies zudem den Zweck, ihre Zurückhaltung zu überwinden. Vielen ergeht es so, dass sie, wenn sie einmal etwas gesagt haben, die Scheu vor der eigenen Beteiligung verlieren.

Zudem kann eine Pinnwand, auf der mithilfe verschiedenfarbiger Karten die Wünsche und Erwartungen (grün), aber auch die Befürchtungen (rot) der Seminarteilnehmer festgehalten werden, hilfreich sein. Die angehefteten Zettel dürfen stetig verändert, neu geschrieben oder weggeworfen werden mit dem Nebeneffekt, dass der Referent stets ein direktes Feedback der Gruppe erhält (Keller u. Thiele 2004).

Schließlich sollte der Referent das **Ziel des Seminars** nennen sowie einen Überblick über den Ablauf geben. Beides kann er, z. B. auf einer Folie oder an der Tafel, für alle sichtbar zeigen – das Ziel bleibt so das ganze Seminar über präsent und sichtbar.

Hauptteil

Zu viele Fakten und Informationen überfordern die Aufnahmefähigkeit jedes Menschen, sind einer präzisen und übersichtlichen Darstellung des Themas stets abträglich und für einen nachhaltigen Lerneffekt nicht förderlich. Zudem besteht die Gefahr, den Zeitrahmen des Seminars zu übersteigen.

> **! Merke**
> **Weniger ist bei der Gestaltung von Seminaren mehr!**

Für die Reihenfolge der zu erarbeitenden Teilaspekte des Themas gilt, wie für die Anordnung der Argumente einer Beratung oder Rede, dass die Aufmerksamkeit der Teilnehmer zu Beginn und zum Schluss des Seminars am größten ist. Die Abschnitte, die aufeinander folgen, sollten logisch und sinnvoll aufeinander aufbauen. Wenn ein Teilnehmer während des Vortrages mit der Frage beschäftigt ist, wie der Referent jetzt überhaupt auf diesen Aspekt kommt, wird er ihm inhaltlich ganz sicher nicht folgen.

Merke
Für die Teilnehmer muss der rote Faden der Veranstaltung deutlich erkennbar sein!

Zu beachten ist stets die Stoffreduktion auf das Wesentliche, d. h., ein Themenspektrum, z. B. zu einer Krankheit, sollte auf die für die Zielgruppe geeignete Weise zusammengefasst werden. Bringt die Zielgruppe eher ein allgemeines Wissen mit, eignet sich hierzu die **vertikale Reduktion**, bei vorhandenem Vorwissen bietet sich eine **horizontale Reduktion** an. Als Beispiel sei die Arteriosklerose aufgeführt.

Risikofaktoren der Arteriosklerose:

- Rauchen
- Alkohol
- Übergewicht/Adipositas
- Fettverzehr (Menge, gesättigte Fettsäuren)
- Salzkonsum
- Bewegungsmangel
- Stress

In der vertikalen Reduktion wird jedes Thema grundlegend angesprochen, während bei der horizontalen Reduktion ein spezifischer Teilbereich eingehend erläutert wird. In der Praxis werden oft Mischformen angewendet, bei denen sich der Seminarleiter flexibel auf die Seminarteilnehmer und ihre Wissbegier einstellen sollte (Keller u. Thiele 2004).

Ganz entscheidend für den Erfolg eines Seminars ist der **Praxisbezug**. Geben Sie den Teilnehmern konkrete praktische Vorschläge mit, die diese zu Hause umsetzen können. Also statt nur von Ballaststoffmengen zu sprechen, kann die Dicke der Brotscheiben, die künftig hauptsächlich aus Vollkornbrot bestehen sollten, eine wichtige Information sein.

Schluss

Ähnlich wie beim Einstieg ist die Aufmerksamkeit der Zuhörer am Ende einer Veranstaltung am größten. Und genauso wie der erste Eindruck wichtig für den Verlauf des Seminars ist, bleibt der letzte Eindruck haften, wenn die Teilnehmer das Seminar verlassen.

Der Referent kann an dieser Stelle die erarbeiteten Ergebnisse zusammenfassen, indem er noch einmal kurz chronologisch oder auch in umgekehrter Programmreihenfolge die einzelnen Aspekte und Arbeitsschritte des Seminars durchgeht. Hier darf nur genannt werden, was tatsächlich besprochen wurde. Musste der Referent beispielsweise ein Thema aus Zeitmangel streichen, darf es nicht in der Zusammenfassung benannt werden. Ein prägnantes Bild, Cartoon oder eine Stilblüte kann das Gesagte noch einmal unterstreichen und bleibt in der Erinnerung der Seminarteilnehmer haften.

Wie bei einem Vortrag gilt auch für die Durchführung eines Seminars: Kündigen Sie den Schluss der Veranstaltung nicht – mitunter sogar – mehrfach an, um dann weitere 15 Minuten zu reden. Nach Ankündigung des Schlusses bleiben noch etwa 2 oder 3 Minuten, dann sollte tatsächlich Schluss sein.

Arbeitsformen

Die wichtigsten Arbeitsformen im Rahmen eines Seminars seien im Folgenden kurz vorgestellt.

Vortrag

Einzelne Aspekte des Themas sowie die Vermittlung ausgewählter Informationen und sachlicher Erklärungen können in Form von **Kurzreferaten** dargestellt werden. Ein solcher Vortrag sollte höchstens 3–5 Minuten umfassen. Bei einem Seminar, das 90 Minuten dauert, ist es sinnvoll, nicht mehr als 10 solcher Referate unterzubringen. So bleibt jeweils genug Zeit, die einzelnen Themen im Anschluss an ihre Vorstellung gemeinsam oder in Gruppen zu vertiefen und die Ergebnisse anschließend in einer kurzen Zusammenfassung zu bündeln.

Wichtig für den Vortrag ist die **zielgruppengerechte Sprache** und – dementsprechend – die Vermeidung von Fach- und Fremdwörtern. Ist die Nennung eines Fachwortes bereichernd für das Lernziel des Seminars, kann es mit Erklärung genannt werden.

Für die Gliederung und sonstige sprachliche Gestaltung des Vortrages sei auf das vorherige Kapitel zur Rhetorik verwiesen (S. 94).

Diskussion

Das in dem Kurzreferat eingeführte und vorgestellte Thema kann anschließend mit allen Teilnehmern gemeinsam diskutiert werden. Verständnisfragen gilt es zu klären, persönliche Erfahrungen vertiefen das Gehörte und machen es anschaulich.

Der Referent übernimmt hier die Rolle eines Moderators, der die Gesprächsrunde leitet. Er hat darauf zu achten, dass jeder, der möchte, zu Wort kommt. Zwischendurch sollte er das bisher Gesagte kurz zusammenfassen und so bündeln.

Gruppen- und Einzelarbeit

Für diese Arbeitsform kann der Referent Arbeitsblätter vorbereiten, die jeder Teilnehmer für sich oder in einer Gruppe mit maximal 5 Mitgliedern bearbeitet. Er betreut abwechselnd die einzelnen Gruppen, gibt Hilfestellungen und sollte stets den Eindruck vermitteln, jederzeit ansprechbar zu sein. Das bedeutet, dass er in der Zeit, in der die Teilnehmer in Gruppen arbeiten, beispielsweise nicht sein Manuskript für das weitere Vorgehen durchschauen oder gar eine Frühstückspause machen sollte.

Die **Aufgaben** der Arbeitsblätter müssen im direkten inhaltlichen Zusammenhang zu dem soeben Gehörten oder Besprochenen stehen. Vor allem müssen sie für alle Teilnehmer lösbar, also vom Schwierigkeitsgrad her der Zielgruppe und ihrem vermuteten Vorwissen angemessen oder aber definitiv durch das bisher im Verlaufe des Seminars Erarbeitete zu lösen sein. Beispielsweise kann bei einem Seminar mit Übergewichtigen zunächst die Berechnung des BMI aufgezeigt werden, mit der nachfolgenden Aufgabe an die Teilnehmer, ihren eigenen BMI zu berechnen. Solche Übungen sollten niemals einen Prüfungscharakter haben, sondern stets spielerisch stattfinden.

Zu jeder Gruppe gehört auch ihre eigene Dynamik. So kann sich diese nachteilig auswirken, beispielsweise da es Teilnehmer gibt, die nicht zur Mitarbeit bereit sind und sich wenig beteiligen. Natürlich kann der Referent dazu ermutigen, dass jeder mitmacht, doch sollte er seine Seminarteilnehmer nicht bevormunden. Eine Mitarbeit ist stets freiwillig, jeder Teilnehmer kann selbstständig entscheiden, inwieweit er sich aktiv beteiligen möchte, um einen Lernerfolg durch das Seminar zu erreichen. Umgekehrt gibt es Gruppenkonstellationen, mit denen eine Zusammenarbeit von vornherein sehr positiv und intensiv ausgeprägt ist. Hier stößt der Seminarleiter auf ein großes Interesse und sollte auch bereit sein, Themen noch eingehender zu vertiefen, als eigentlich angedacht.

Die Ergebnisse der Gruppenarbeit sollten anschließend vorgestellt werden. Dies kann die Gruppe gemeinsam tun oder ein Sprecher der Gruppe. Bei Einzelarbeit können Freiwillige vorstellen, was sie erarbeitet haben.

Einsatz von Medien

Für Wissensvermittlung ganz allgemein gilt, dass sie durch Veranschaulichung verständlicher und leichter erinnerbar wird. Für die eingesetzten Bilder, Filme, Schaudiagramme etc. ist zu beachten, eine optimale Dosierung zu finden, um das Seminar nicht mit zu vielen und zu unterschiedlichen Stilmitteln und Bildern zu überladen und jedes einzelne so unwirksam zu machen.

Folien und PowerPoint-Präsentation

Wichtig bei der Erstellung einer Folie oder einer PowerPoint-Präsentation ist zunächst einmal die Lesbarkeit. Das bedeutet, dass eine ausreichend große und nicht zu verschnörkelte Schriftart gewählt werden sollte. Die Aussage einer Folie muss schon auf den ersten Blick ersichtlich sein, d. h., sie muss **übersichtlich** gestaltet sein und darf nicht zu viele Informationen – maximal 5 Wörter pro Zeile und 5 Zeilen pro Folie – enthalten.

Zu beachten ist auch die Auswahl der Farben, mit deren Hilfe Wesentliches hervorgehoben und verdeutlicht werden soll. Verwenden Sie nicht zu viele unterschiedliche Farben – sonst wird die Folie zu bunt und gar nichts wird besonders betont. Bleiben Sie einem einmal gewählten „Modus" treu: Wenn Sie Überschriften unterstreichen und zentriert in der Bildmitte abbilden, sollten Sie dies immer tun und nicht auf einmal die Überschriften durch bis dahin nicht verwendeten Fettdruck hervorheben.

! Merke

Zu viele verschiedene Stilmittel bei der grafischen Aufbereitung verwirren eher!

Eine Folie soll lediglich einen mündlichen Vortrag **unterstützen**, Wesentliches betonen und diesen nicht ersetzen. Das bedeutet, dass ausschließlich die essenziellen Stichworte und Zusammenhänge auf Folien abgebildet werden sollen. Die Informationen dazu liefert der Referent durch seinen Vortrag.

Zahlen und Statistiken sollten nicht auf einer Folie, sondern erst am Ende des Seminars z. B. auf einem **Handout**, das der Referent verteilt, erscheinen. Es ist meist zu langatmig und verwirrend, bis die Teilnehmer nicht nur die Zahlenwerte, sondern vor allem ihre Bedeutung im Zusammenhang des behandelten Themas erfassen können.

Lesen Sie Ihre Folien nicht vor! Zum einen ist ein vorgelesener Vortrag langweilig, zum anderen kann eine gut gestaltete Folie für sich selber sprechen. Die Teilnehmer können zudem selber lesen.

Wichtig ist darüber hinaus, dass der Referent den Teilnehmern genügend Zeit lässt, den Inhalt einer Folie zu erfassen, erst dann kann der Redner mit seinen Ausführungen beginnen.

Flipchart und Tafel

Ein Flipchart oder eine Tafel bieten sich an, um beispielsweise wichtige Begriffe und Fragen, die sich in einzelnen Diskussionsrunden ergeben, anzuschreiben. Auch einfache Zeichnungen können erstellt werden. In einem Seminar zur Gewichtsreduktion können z. B. die Teilnehmer ihre spontanen Gedanken dem Referenten zurufen. Er übernimmt stichwortartig die, die seinem Vortrag dienlich sind, und schreibt sie auf: „Sport treiben!“, „Weniger essen!“, „auf Kalorien achten“ etc.

Es ist dabei für die gelingende Kommunikation zwischen Referent und Teilnehmern unerlässlich, dass während eines Seminars erstellte Tafelbilder nicht dazu verleiten, den Zuhörern permanent den Rücken zuzukehren. Halten Sie so lange wie möglich Blickkontakt mit Ihren Teilnehmern, um ihre Aufmerksamkeit und ihr Interesse zu bewahren.

Komplexere Zeichnungen können auf einem Flipchart vor Beginn des Seminars mit einem Bleistift vorgezeichnet werden und brauchen dann mit einem dicken Filzstift während des Seminars nur nachgezeichnet zu werden. Dies verhindert verunglückte Darstellungen.

2.4 Ernährungssoftware und der Einsatz in der Diätetik und Ernährungsberatung

Sven-David Müller unter Mitarbeit von Jürgen Erhardt

Die moderne Datenverarbeitung hat auch in die Diät- und Ernährungsberatung Einzug gehalten. Das trifft für die Patientenverwaltung, das Qualitätsmanagement und natürlich die Anwendung von Textverarbeitungs- und Grafikprogrammen zu. Praktisch jede erfolgreiche Beratungspraxis verfügt heute über eine Internetseite, und Vorträge bedürfen in der Regel des PowerPoint-Einsatzes. Besonders effektiv lassen sich Ernährungstagebücher mit sog. Nährwert-Berechnungs-Programmen auswerten. Auch das Erstellen von Diätplänen bei diätetisch therapierbaren Krankheiten ist mit solchen Programmen rascher und flexibler möglich als mit herkömmlichen Nährwerttabellen in Buchform.

Was den Einsatz von Computerprogrammen in der Diätetik so interessant macht, ist die Tatsache, dass es Nährstofftabellen gibt, die mit der zugeführten Menge an Lebensmitteln verknüpft werden können, um so die Nährstoffzufuhr zu berechnen. Prinzipiell hat sich an diesen Berechnungen seit dem Erscheinen der ersten Ernährungsprogramme nichts geändert. Erhöht haben sich nur die Zahl der Funktionen der Programme und ihre Bedienerfreundlichkeit. Deutliche Verbesserungen gab es auch in der Quantität und Qualität der Lebensmitteltabellen. Im Folgenden soll zuerst auf die Lebensmitteltabellen eingegangen werden, da sie die Basis für die Ernährungsprogramme darstellen, und anschließend auf die Berechnungsmöglichkeiten, die die moderne Ernährungssoftware bietet.

2.4.1 Lebensmitteltabellen

Für Deutschland gibt es eine Reihe von Lebensmitteltabellen, von denen die **Nährwerttabelle von Souci, Fachmann und Kraut** wahrscheinlich die bekannteste ist. Die erste Version dieser Nährwerttabelle wurde von Prof. Dr. S. W. Souci, Dr. W.

Fachmann und Prof. Dr. H. Kraut 1962 herausgegeben und wird seither von der Deutschen Forschungsanstalt für Lebensmittelchemie in Garching bei München weiter bearbeitet. Die Nährstoffwerte dieser Tabelle beruhen auf nationalen und internationalen Veröffentlichungen. Die Tabelle ist vom Aufbau, Umfang und Preis wenig für die Praxis geeignet. Deshalb gibt es mehrere Alternativprodukte. Dazu gehören gedruckte kleinere Tabellenwerke wie die **GU-Nährwertkalorientabelle, das Kalorien-Nährwert-Lexikon, die Kalorien-Ampel** oder die **Nährwerttabelle von Heseker** und größere Datenbanken, wie der **BLS**, den es nur auf Datenträger gibt. Da sich der BLS in Deutschland als Grundlage für Ernährungsprogramme weitgehend durchgesetzt hat, soll auf diesen im Folgenden näher eingegangen werden. Grundsätzlich sollten Berechnungen heutzutage mit den Werten des BLS durchgeführt werden. Das ist auch im kollegialen Kontakt wichtig, da es sonst deutliche Unterschiede in der Berechnung geben könnte. Nährwert-Berechnungs-Programme, die andere Datenquellen für die Grundnahrungsmittel nutzen, sind daher abzulehnen.

Bundes-Lebensmittel-Schlüssel (BLS)

Der BLS (http://www.bls.nvs2.de/, Stand: Juni 2013) ist zurzeit mit mehr als 10 000 Lebensmittel-Einträgen und über 134 Inhaltsstoffen die größte verfügbare Lebensmitteldatenbank in Deutschland. Erstellt wurde die erste Version des BLS in den Jahren 1982 bis 1984 von der Verzehrskommission des Bundesgesundheitsamtes. Im Jahr 2003 wurden die Betreuung und der Vertrieb von der Bundesforschungsanstalt für Ernährung und Lebensmittel (BfEL) in Karlsruhe übernommen. Grundlage des BLS sind verschiedene nationale und internationale Nährwerttabellen, Analysenwerte von Firmen und Veröffentlichungen von Bundesforschungsanstalten und Universitäten. Ein wichtiges Kennzeichen des BLS ist es, unbekannte Werte nicht gleich Null zu setzten, sondern **angenäherte Werte** anzugeben. Eine Möglichkeit zur Schätzung beruht darauf, die Durchschnittswerte ähnlicher Lebensmittel zu verwenden und davon Verarbeitungsverluste abzuziehen. Die hierbei entstehenden Fehler sind im Allgemeinen von geringerer Bedeutung, als die sonst durchgeführte Nullsetzung der Werte für Inhaltsstoffe. Für zusammengesetzte und verarbeitete Lebensmittel werden mithilfe von Berechnungsverfahren angenäherte Werte ermittelt, da häufig nur die Werte von rohen Lebensmitteln bekannt sind. Ein weiteres Merkmal des BLS ist seine hierarchische Struktur. Jedem Lebensmittel wird ein 7-stelliger Code zugewiesen, der Hinweise auf Art und Verarbeitung des Lebensmittels gibt. Durch diese Gliederung wird die Lebensmittelsuche wesentlich erleichtert. Zusätzlich enthalten sind Portionsgrößen, welche die Mengeneingabe vereinfachen. Bei unbekannter Portionsgröße kann z. B. eine Standard-Portionsgröße eingesetzt werden.

Problematisch am BLS ist die große Datenmenge, die es schwierig macht, das richtige Lebensmittel zu finden, um eine hohe Qualität der Lebensmitteldaten zu erreichen. Die meisten Softwareprogramme benutzen deshalb nur einen Auszug aus dem BLS. Auch EBIS Prävention des DKGD hat den BLS als Datengrundlage.

Probleme bei der Verwendung von Lebensmitteltabellen

Bei der Verwendung einer Lebensmitteltabelle in der Ernährungssoftware ist die Tatsache problematisch, dass exakte Werte angegeben werden, die aber immer mehr oder weniger ungenau sind.

Einfluss auf den **Nährstoffgehalt**:

- von pflanzlichen Lebensmitteln:
  - Sorte
  - Anbaugebiet
  - Witterung
  - Düngung
  - Lagerung
- von tierischen Lebensmitteln:
  - Rasse
  - Fütterung
  - Schnittführung

Daneben spielt die Verarbeitung und Zubereitung der Lebensmittel eine wichtige Rolle. Weiterhin beeinflussen Labormethodik, Probenauswahl und Berechnungsverfahren die angegebenen Nährstoffgehalte der Lebensmittel, und präzise Aussagen über die Bioverfügbarkeit können nicht gemacht werden.

Neben diesen Problemen bei der Lebensmitteldatenbank kommen noch die Fehler hinzu, die bei der Eingabe von Lebensmitteln gemacht werden, z. B. wenn kein passendes Lebensmittel gefunden wird oder die Rezeptzusammensetzung different ist. Deshalb ist für die richtige Interpretation der Ergebnisse einer Ernährungssoftware häufig eine Ernährungsfachkraft notwendig.

2.4.2 Programmfunktionen einer modernen Ernährungssoftware

Jede Ernährungssoftware beinhaltet Funktionen, um den Nährstoffgehalt von Lebensmitteln abzufragen oder Listen von Lebensmitteln auf den Nährstoffgehalt zu untersuchen und mit Empfehlungen, z. B. der DGE, zu vergleichen. Diese Funktion geht also kaum über Datenbankfunktionen, die auch in Microsoft Excel möglich wären, hinaus. Unterschiede zeigen sich in der Bedienerfreundlichkeit, der Zahl an Nährstoffen die berechnet werden und dem Funktionsumfang.

Wissenschaftliche Programme bieten zudem noch die Möglichkeit, eine Vielzahl von Plänen gemeinsam auszuwerten und die Ergebnisse in eine Statistiksoftware zu exportieren.

Analyse der Nahrungszusammensetzung

Eng verknüpft mit dieser Funktion ist die Berechnung der Zusammensetzung der Nahrung, z. B. wenn es um die Frage geht, welche Lebensmittelgruppen in Relation zur Energiezufuhr am meisten zur Kalziumversorgung beitragen.

Suche und Sortierung von Nahrungsmitteln

Eine weitere wichtige Funktion ist die Suche von Lebensmitteln. Angefangen von der Suche von Lebensmitteln, die ein oder mehrere Kriterien erfüllen, über eine Sortierung der Datenbank anhand der Nährstoffdichte, hin zur Berechnung von Lebensmittelmengen, die notwendig sind, um eine bestimmte Menge eines Nährstoffes zuzuführen. Manche Programme können Ernährungspläne bezüglich der Zufuhr von einem oder mehreren Nährstoffen optimieren.

Ernährungserhebung

Im Bereich der Ernährungsanamnese gibt es zumeist die Möglichkeit, **Ernährungsprotokolle** oder **Verzehrshäufigkeiten** (food frequencies) einzugeben und auszuwerten. Bestimmte Programme erlauben auch die Durchführung komplexerer Ernährungserhebungen, wie die Durchführung einer **Ernährungsgeschichte** (diet history), d. h. der Erhebung der üblichen Ernährungszufuhr über einen größeren Zeitraum. Damit werden Schwankungen zwischen den Tagen berücksichtigt und der Aufwand für die Untersuchungsperson hält sich in Grenzen, da kein Protokoll geführt werden muss. Die Qualität aller Nährstoffberechnungen wird wesentlich beeinflusst durch die Qualität der Lebensmitteldatenbank.

Möglichkeiten zur Ergänzung der Lebensmitteldatenbank mit zusätzlichen Lebensmitteln oder Rezepten oder die Anpassung von Inhaltsstoffen sind deshalb sinnvolle Funktionen.

Ernährungsinformationen

Neben den Lebensmitteldaten sind häufig auch allgemeine Ernährungsinformationen zu finden, die für die Auswertungen von Bedeutung sind. Besonders interessant sind hier z. B. Informationen zur automatischen Kommentierung von Ernährungsplänen oder lexikonartige Ernährungsinformationen. Hilfreich sind auch Beispielpläne für verschiedene Diäten, wobei sich gute Programme vor allem dadurch auszeichnen, individuelle Anpassungen zu ermöglichen.

Berechnungen zum Energieverbrauch

Häufig zu finden sind auch Berechnungen zum Energieverbrauch und der Zeit, die notwendig ist, um eine bestimmte Menge an Gewicht zu verlieren. Diese Berechnungen sind zwar ungenau, können aber als spielerisches Element in der Ernährungsberatung nützlich sein.

Zusatzfunktionen und Alternativen

Die meisten Ernährungsprogramme besitzen noch Zusatzfunktionen wie Textverarbeitung und Datenbanken. Die Qualität dieser Module erreicht meist nie die einer professionellen Software, sodass eine gute Exportfunktion für die Ernährungsdaten häufig ausreicht. Viele Funktionen teurer Nährwert-Berechnungs-Programme befinden sich auch im Office-Paket von Windows und sind eigentlich überflüssig. Vor dem Kauf eines Programms sollte sich die Ernährungsfachkraft genau überlegen, welche Möglichkeiten sie tatsächlich nutzt oder über welche Programme sie ohnehin verfügt.

2.4.3 Auf dem deutschen Markt verfügbare Programme

Da sich der Softwaremarkt schnell ändert, ist es kaum möglich, eine aktuelle Liste der verfügbaren Ernährungs-Berechnungs-Programme aufzustellen. Über Internetseiten, welche die aktuellen Ernährungsprogramme auflisten, finden sich Links zu den Herstellern und Möglichkeiten zum Kopieren oder Bestellen von Demoversionen. Die professionellen Programme haben meist einen bestimmten Schwerpunkt (Wissenschaft und Ausbildung, Apotheke, Krankenhaus, Medizin, Küchenverwaltung, Ernährungsberatung). Da in der Regel jede Software die notwendigen Grundfunktionen besitzt, ist nicht zwingend eine bestimmte Software zu verwenden, und Faktoren wie Preis, Bedienungsfreundlichkeit etc. können in die Kaufentscheidung mit einfließen. Der Preis der professionellen Programme bewegt sich zwischen 300 und mehreren 1000 Euro. Für private oder halbprofessionelle Zwecke gibt es aber auch schon Programme, die nicht mehr als 10 Euro kosten (beispielsweise EBIS Prävention für 5 Euro bei der DGKD). Grundsätzlich bieten die verschiedenen EBIS-Programm-Stufen für jeden Bedarf eine sinnvolle und gut lauffähige Anwendung.

Ausblick

Komfortable automatische Ernährungs-Beratungs-Module und der Einsatz von multimedialen Elementen werden in Zukunft wahrscheinlich eine zunehmende Rolle spielen. Bisher ist dies nur in Ansätzen vorhanden und für die Praxis noch kaum brauchbar. Da der Softwaremarkt einer der dynamischsten Bereiche ist, bleibt abzuwarten, welche zusätzlichen Möglichkeiten sich im Bereich der Ernährungssoftware künftig ergeben werden.

Weiterführende Informationen

- Liste der aktuellen Ernährungssoftware: Universität Hohenheim unter https://www.uni-hohenheim.de/wwwin140/info/info.htm (Stand: Juni 2013)
- Die verschiedenen Programmstufen von EBIS: http://www.ebispro.de/ (Stand: Juni 2013)
- EBIS Prävention: http://www.dkgd.de/, http://www.svendavidmueller.de/ (Stand: Juni 2013)

2.5 Rechtliche Aspekte im Bereich Ernährung, Lebensmittel und Diätberatung

Sven-David Müller

Im Bereich der Lebensmittel sowie der Diät- und Ernährungsberatung ist eine rechtliche Regulierung von besonderer Wichtigkeit. Diätetische Lebensmittel sind in der Diätverordnung geregelt und das Gesetz über den Beruf des Diätassistenten regelt viele Aspekte für diese Berufsgruppe. Daneben ist noch die Zusatzstoff-Zulassungs-Verordnung von großer Bedeutung. Das wichtigste Gesetz in diesem Bereich ist aber das Lebensmittel-, Bedarfsgegenstände und Futtermittelgesetzbuch.

2.5.1 Lebensmittel-, Bedarfsgegenstände und Futtermittelgesetzbuch (LFGB)

Durch die Veröffentlichung des Gesetzes zur Neuordnung des Lebensmittel- und des Futtermittelrechts im Bundesgesetzblatt wurde das Lebensmittel- und Bedarfsgegenständegesetz (LMBG) am 7. September 2005 fast vollständig durch das LFGB ersetzt. Lediglich Regelungen zu Tabakerzeugnissen blieben bestehen. Der neue Titel des LMBG lautet seit dem 1. September 2005 „Vorläufiges Tabakgesetz“. Damit wurde das deutsche Lebensmittelrecht entsprechend der seit dem 1. Januar 2005 gültigen EU-Basisverordnung 178/2002 umgestaltet und somit zum Dachgesetz des deutschen Lebensmittelrechts. Das neue LFGB umfasst alle Produktions- und Verarbeitungsstufen entlang der Food-Value-Kette und gilt außer für Lebensmittel und Bedarfsgegenstände auch für Futtermittel und Kosmetika. Oberstes Gebot ist die **Lebensmittelsicherheit**: Der Hersteller, Händler oder Inverkehrbringer hat die einwandfreie Qualität der Ware sicherzustellen. Auf allen Verarbeitungsstufen ist die Rückverfolgbarkeit der Produkte zu gewährleisten.

Weiterführende Informationen

- LFBG Gesamtfassung: http://bundesrecht.juris.de/lfgb/index.html (Stand: Juni 2013)

2.5.2 Lebensmittel-Kennzeichnungsverordung (LMKV)

Die LMKV regelt in Deutschland die **Kennzeichnung von Lebensmitteln**, die in Fertigverpackungen an den Endverbraucher abgegeben werden:

- Fertigpackungen sind Packungen, die in Abwesenheit des Verbrauchers befüllt und verschlossen wurden.
- Endverbraucher sind alle Haushalte. Ihnen gleichgestellt sind Gaststätten und Einrichtungen zur Gemeinschaftsverpflegung.

Daher gilt die LMKV nicht für Packungen, die an gewerbliche Weiterverarbeiter verkauft werden, wie z. B. Bäckereien, Konditoreien, Teigwaren- oder Pizzahersteller. Ausgenommen sind Packungen, deren Oberfläche kleiner als 10 cm² ist.

Elemente der Kennzeichnung

Kennzeichnungspflichtige Elemente:

- Verkehrsbezeichnung
- Name oder die Firma und die Anschrift des Herstellers, des Verpackers oder Vertreibers
- Verzeichnis der Zutaten (in absteigender Reihenfolge ihres Gewichtsanteils zum Zeitpunkt ihrer Verwendung bei der Herstellung – ohne Mengenangabe)
- Quid-Regel (**q**uantitative **i**ngredients **d**eclaration) – Mengenangabe erforderlich, wenn eine Zutat besonders hervorgehoben wird durch Wort oder Bild
- Mindesthaltbarkeitsdatum oder, bei in mikrobiologischer Hinsicht sehr leicht verderblichen Lebensmitteln, das Verbrauchsdatum
- Mengenangaben/Füllmenge

Seit dem 25. November 2005 müssen in der EU auch Allergene in Lebensmitteln gekennzeichnet werden (S. 311).

2.5.3 Zusatzstoff-Zulassungs-Verordnung (ZZulV)

Die Verordnung über die Zulassung von Zusatzstoffen zu Lebensmitteln zu technologischen Zwecken, kurz Zusatzstoff-Zulassungs-Verordnung (ZZulV), regelt als bundesgesetzliche deutsche Verordnung die Zulassung, Kennzeichnung und Höchstmengen von Zusatzstoffen zu Lebensmitteln. Unter die ZZulV fallen Aromen, Farbstoffe, Konservierungsstoffe sowie Süßungsmittel und Antioxidantien.

Lebensmittelzusatzstoffe

Lebensmittelzusatzstoffe sind dazu bestimmt, Lebensmitteln zugesetzt zu werden, um ihre Beschaffenheit zu beeinflussen oder bestimmte Eigenschaften oder Wirkungen zu erzielen. Nach dem Lebensmittel- und Futtermittelgesetzbuch (LFGB) sind das *„Stoffe mit oder ohne Nährwert, die in der Regel weder selbst als Lebensmittel verzehrt noch als charakteristische Zutat eines Lebensmittels verwendet werden und die einem Lebensmittel aus technologischen Gründen beim Herstellen oder Behandeln zugesetzt werden, wodurch sie selbst oder ihre Abbau- oder Reaktionsprodukte mittelbar oder unmittelbar zu einem Bestandteil des Lebensmittels werden oder werden können“* (§ 2, Absatz 3 LFBG).

Zusatzstoffe:

- künstliche Süßstoffe
- Farbstoffe
- Konservierungsstoffe
- Antioxidationsmittel
- Säuerungsmittel
- Emulgatoren
- Stabilisatoren
- Backtriebmittel etc.

Ausgenommen sind beispielsweise übliche Lebensmittel bzw. Lebensmittelzutaten und Aromen. Chemisch definierte Aromastoffe sind gesondert geregelt. Nach § 2 LFGB sind vom Zusatzstoffbegriff Stoffe ausgenommen, die natürlicher Herkunft oder den natürlichen chemisch gleich sind und nach allgemeiner Verkehrsauffassung überwiegend wegen ihres Nähr-, Geruchs- oder Geschmackswertes oder als Genussmittel verwendet werden. Andererseits sind einige Stoffe den Zusatzstoffen gleichgestellt, z. B. Mineralstoffe und die Vitamine A und D.

Zulassungspflicht

Es dürfen nur zugelassene Zusatzstoffe verwendet werden. Eine Zulassung darf nur für Zusatzstoffe erteilt werden, wenn

- sie technologisch notwendig sind,
- sie gesundheitlich unbedenklich sind und
- Verbraucher durch ihre Verwendung nicht getäuscht werden.

Alle zugelassenen Zusatzstoffe sind durch verschiedene nationale und internationale Institutionen und Expertengremien gesundheitlich bewertet worden. Grundsätzlich werden nur Zusatzstoffe zugelassen, die als gesundheitlich unbedenklich gelten. Das trifft natürlich auch für Süßstoff zu. Süßstoffe haben keinen Einfluss auf den Appetit oder die Hunger-Sättigungs-Regulation und finden auch – da sie eine solche Wirkung nicht haben – keinerlei Einsatz als „Mastmittel".

Allergenkennzeichnung

Zur Allergenkennzeichnung (S. 311).

2.5.4 Diätetische Lebensmittel

Diätetische Lebensmittel sind Lebensmittel, die den besonderen Ernährungserfordernissen bestimmter Personengruppen entsprechen, sich für den angegebenen Ernährungszweck eignen und sich deutlich von Lebensmitteln des allgemeinen Verzehrs unterscheiden müssen (§ 1 Absatz 1 und 2 Diätverordnung, DiätVO). Neben allgemeinen Regelungen enthält die **DiätVO** auch Sondervorschriften für bestimmte Gruppen diätetischer Lebensmittel, wie z. B. Lebensmittel für Säuglinge und Kleinkinder. Die Gruppen diätetischer Lebensmittel, für die spezielle Vorschriften bereits erlassen sind bzw. für die Einzelregelungen getroffen werden sollen, sind in Anlage 8 zu § 4a Abs. 1 DiätVO gelistet. Bestimmte diätetische Lebensmittel unterliegen einem Anzeigeverfahren nach § 4a DiätVO. Für diese Aufgabe ist seit dem 1. November 2002 das Bundesamt für Verbraucherschutz und Lebensmittelsicherheit (BVL) zuständig.

Weiterführende Informationen

- DiätVO inkl. Anlagen: http://www.gesetze-im-internet.de/bundesrecht/di_tv/gesamt.pdf (Stand: Juni 2013)

2.5.5 Gesetz über den Beruf der Diätassistentin und des Diätassistenten (DiätAssG)

Die Berufsgruppe der Diätassistenten muss die Anforderungen an eine optimale Diät- sowie Ernährungsberatung erfüllen, die sich – im Gegensatz zu den Ernährungswissenschaftlern – vorwiegend auf eine praxisnahe Anwendung konzentriert. Diätassistenten sind in Krankenhäusern und Rehakliniken sowie bei Krankenkassen und in diabetologischen sowie ernährungsmedizinischen Schwerpunktpraxen tätig.

Neben allgemeinen Regelungen zur Berufsgruppe ist im DiätAssG auch die **Ausbildung** zum Diätassistenten fest verankert. Sie dauert 3 Jahre und findet u. a. in Krankenhäusern statt. In ▶ **Tab. 2.8** ist ein Beispiel für die Stundentafel zur Ausbildung zum Diätassistenten aufgeführt. Die Angebote können je nach Bundesland und Schule voneinander abweichen.

Weiterführende Informationen

- BERUFENET – ein Angebot der Bundesagentur für Arbeit: Ausbildung Diätassistent/-in: http://berufenet.arbeitsagentur.de/berufe/start?dest=profession&prof-id=8 899 (Stand: Juni 2013)
- DiätAssG Gesamtfassung: http://bundesrecht.juris.de/bundesrecht/di_tassg_1994/gesamt.pdf (Stand: Juni 2013)

2.5.6 Medizinische Ernährungsberatung ist nicht umsatzsteuerpflichtig!

In der Praxis ist es von besonderer Bedeutung, ob eine Leistung umsatzsteuerpflichtig ist oder nicht. Verschiedene Urteile vor dem höchsten Gericht – in diesem Falle dem Bundesfinanzhof – haben ergeben, dass Ernährungsberatung unter bestimm-

▶ **Tab. 2.8** Beispiel für den Unterrichtsplan einer Berufsfachschulausbildung als Diätassistent/-in – Stundentafel (BERUFENET – ein Angebot der Bundesagentur für Arbeit Stand: Juni 2013).

Lerngebiete	**1. Schuljahr**	**2. Schuljahr**	**3. Schuljahr**
Berufs- und Staatskunde	40	–	–
Datenverarbeitung, Dokumentation und Statistik	20	–	–
Fachenglisch	40	–	–
Ernährungspsychologie und Ernährungssoziologie	40	40	–
Krankenhausbetriebslehre	20	–	–
Ernährungswirtschaft	–	40	–
Allgemeine Krankheitslehre	40	–	–
Hygiene und Toxikologie	80	–	–
Anatomie und Physiologie	80	40	–
Biochemie der Ernährung	80	40	40
Ernährungslehre	80	40	40
Lebensmittelkunde und Konservierung	80	80	40
Spezielle Krankheitslehre und Ernährungsmedizin	40	40	40
Diätetik	80	120	120
Koch- und Küchentechnik	80	–	–
Diät- und Ernährungsberatung	40	100	80
fachpraktischer Bereich			
Organisation des Küchenbetriebes	–	80	60
Übungen zur Datenverarbeitung, Dokumentation und Statistik	60	–	–
Übungen zur Diätetik	240	240	40
Übungen zur Koch- und Küchentechnik	300	–	–
Übungen zur Diät- und Ernährungsberatung	–	–	40
Übungen zur Ersten Hilfe	20	–	–
Verteilungsstunden, zur Verteilung auf obige Fächer: insgesamt 70	–	–	–
Gesamtstunden	*3 050*	–	–
praktische Ausbildung			
Diätetik einschließlich Organisation des Küchenbetriebes	–	300	400
Koch- und Küchentechnik	–	100	100
Diät- und Ernährungsberatung	–	–	150
Krankenhauspraktikum	–	230	–
Verteilungsstunden: insgesamt 120	–	–	–
Gesamtstunden	*1400*	–	–

ten Voraussetzungen von der Umsatzsteuerpflicht befreit ist. Analog gilt dies für Diätassistenten und Oecotrophologen/Ernährungswissenschaftler.

- Führt ein Oecotrophologe/Ernährungswissenschaftler im Rahmen einer medizinischen Behandlung (aufgrund ärztlicher Anordnung oder im Rahmen einer Vorsorge- oder Rehabilitationsmaßnahme) Ernährungsberatungen durch, sind diese Leistungen nach § 4 Nr. 14 UStG steuerbefreit. Grundsätzlich sind also nur solche Leistungen von der Umsatzsteuer befreit, die der medizinischen Behandlung von Krankheiten dienen.
- Leistungen zur Prävention und Selbsthilfe im Sinne des § 20 SGB V, die keinen unmittelbaren Krankheitsbezug haben, weil sie lediglich *„den allgemeinen Gesundheitszustand verbessern und*

insbesondere einen Beitrag zur Verminderung sozial bedingter Ungleichheit von Gesundheitschancen erbringen" sollen (§ 20 Abs. 1 Satz 2 SGB V), sind grundsätzlich keine nach § 4 Nr. 14 UStG befreiten Heilbehandlungen.

Weiterführende Informationen

- Urteil über die Umsatzsteuerpflicht allgemeiner Ernährungsberatung: http://www.lexsoft.de/cgi-bin/lexsoft/tk_sec.cgi?chosenIndex=69312nv&templateID=printpreview&printTyp=document&xid=320450&print_mode=true (Stand: Juni 2013)

2.6

Grundlagen der Presse- und Öffentlichkeitsarbeit für Ernährungsfachkräfte

Sven-David Müller unter Mitarbeit von Thomas Reiche

Die Medien und Ernährungsfachkräfte sollten grundsätzlich mehr zusammenarbeiten. Die Bevölkerung würde davon profitieren, wenn weniger ausgewiesene Nichtexperten in den Medien Fragen zur Ernährung beantworten würden. Nutzen Sie die Medien für sich und Ihre Arbeit. Die Medienvertreter suchen stets nach interessanten Themen und ausgewiesenen Experten. Bieten Sie sich den Medien als Ansprechpartner an und arbeiten Sie professionell in der Presse- und Öffentlichkeitsarbeit. Dafür müssen Sie nicht Journalismus studieren. Aber eine gute „Schreibe" sollten Sie haben. Und vermeiden Sie Fehler, dann werden Ihre Texte in den Medien platziert.

2.6.1 Einführung in die Presse- und Öffentlichkeitsarbeit

Ein Aktionstag zum Diabetes mellitus, die Eröffnung der Krankenhausküche, das Jubiläum der Übergewichtsschulung, die Einweihung des Ernährungs-Beratungs-Zentrums oder der Diät-Beratungsstelle, die Einführung oder Verbesserung eines Produktes, die Herausgabe eines neuen Buches oder ein Veranstaltungshinweis können Gründe sein, über eine **Pressemitteilung**, ein **Pressegespräch** oder ein **Interview** an die Öffentlichkeit treten zu wollen. Der Weg von der Idee einer Pressemitteilung bis zum Abdruck oder der Ausstrahlung eines Hörfunkbeitrages ist oftmals sehr steinig. Viele Pressemitteilungen landen schon allein deswegen im Papierkorb, weil sie Fehler enthalten oder einfach nicht den Anforderungen des Journalisten genügen. Die nachfolgenden Hinweise und Tipps erleichtern die Presse- und Öffentlichkeitsarbeit und den Umgang mit Journalisten.

Presse- und Öffentlichkeitsarbeit spielen auch in der Gesundheitsförderung eine wichtige Rolle. Neben anderen Marketingmaßnahmen wie Werbung stellt die Presse- und Öffentlichkeitsarbeit die Möglichkeit dar, Informationen über Veranstaltungen oder (aktuelle) wissenschaftliche Erkenntnisse zu vermitteln. Die Presse- und Öffentlichkeitsarbeit gehört neben der Werbung zum erfolgreichen Marketing einer Klinik, einer Beratungspraxis oder eines Unternehmens. Neuheiten, Geschäftsberichte oder auch Personalien können durch gezielte Presse- und Öffentlichkeitsarbeit einfach vermittelt werden. Im Vergleich zur klassischen Werbung in Printmedien (wie Zeitungen, Zeitschriften, Broschüren, Bücher), elektronischen Medien (wie Hörfunk, Fernsehen und Internet) und Direktansprache (POS-Stände etc.) ist Pressearbeit relativ preiswert. Demgegenüber ist Pressearbeit allerdings nicht so gut steuerbar wie beispielsweise eine Anzeige. Eine auf dem klassischen Wege versandte Pressemitteilung muss nicht von der Zeitungsredaktion aufgegriffen werden. Und sie muss auch nicht in der Form abgedruckt werden, wie es sich der Absender vorstellt. Eine Anzeige hingegen wird so gedruckt und ein Werbespot so ausgestrahlt, wie es gebucht worden ist. In der Regel sollten sich Werbung sowie Presse- und Öffentlichkeitsarbeit möglichst kongenial ergänzen, denn nur Werbung ist zu wenig und nur Pressearbeit auch.

Rechtschreib- und Flüchtigkeitsfehler gehören nicht in eine Pressemitteilung!

Es gehört eine Menge Erfahrung dazu, eine effektiv wirksame Pressemitteilung zu verfassen und ihren Erfolg zu kontrollieren. Viele Diätassistenten und Ernährungswissenschaftler verfügen schlicht nicht über die notwendige Erfahrung: Sie belasten die

Medien mit unausgegorenen Pressemitteilungen, die einerseits die Medien nicht davon überzeugen, dass Presse- und Öffentlichkeitsarbeit im Bereich Ernährung, Ernährungsmedizin und -wissenschaft sinnvoll und wichtig ist, andererseits machen sie es guten Presse- und Öffentlichkeitsarbeitern schwer. Wichtig ist eine gute Ausbildung in diesem Bereich. Grundsätzlich kann jeder Mensch, der eine Schule besucht hat, schreiben.

Fachliche Fehler sind tabu

Aber pressegängige Texte zu verfassen, bedeutet weit mehr. In vielen Fällen begegnen uns beispielsweise in Pressearchiven Pressemitteilungen, die nur so vor Fehlern strotzen. Dabei fallen oft nicht nur Rechtschreibfehler, sondern auch sachlich-fachliche Fehler auf. Besonders abträglich für die Effektivität der Presse- und Öffentlichkeitsarbeit sind Überschriften, die wenig interessant sind oder nicht zum Thema des Textes passen. Grundsätzlich sollten alle Pressemitteilungen und auch exklusive Artikel frei von Rechtschreib- und Zeichensetzungsfehlern sowie fachlichen Unzulänglichkeiten sein. Den meisten jungen Ernährungswissenschaftlern und Diätassistenten ist die Macht der Worte nicht bewusst, und immer wieder geraten genau die falschen Worte in die Texte, sodass eine Meldung oftmals den Autor der Lächerlichkeit preisgibt.

Was macht eine Pressemitteilung erfolgreich?

Der Erfolg einer Pressemitteilung hängt in erster Linie davon ab, ob der Text handwerklich gut gemacht ist. Die „Schreibe“ ist entscheidend. Der interessanteste Text kann in der Redaktion scheitern, weil Rechtschreibfehler vorhanden sind. Schlechte Pressetexte sind dauerhaft schlimmer als gar keine Pressetexte.

Wahrheitsgehalt

Grundsätzlich sollten Sie niemals die Wahrheit verschweigen. Das trifft insbesondere dann zu, wenn verborgene Werbung in den Pressemitteilungen enthalten ist. Sei es eine Produktnennung oder die Angabe eines Produktes oder Unternehmens in der Bildunterschrift oder Bildquelle. Das alles ist unseriös und zahlt sich langfristig nicht für Sie aus. Bleiben Sie ehrlich.

Kritik zulassen

Wenn Ihr Text gut gelungen ist und er auch den dritten Kollegenschreibtisch überstanden hat, lassen Sie ihn einige Stunden, besser einen Tag „ruhen“. Nutzen Sie den kollegialen Dialog und lassen Sie sich kritisieren. Konstruktive Kritik macht aus Ihrer Pressemitteilung eine gute Pressemitteilung. Seien Sie nicht beleidigt, wenn ein Kollege kritisch mit Ihrem Text umgeht. Journalisten tun das später auch. Wenn Ihr Kollege etwas anmerkt, können Sie den Text noch vor dem Versand an Journalisten verbessern.

Der richtige Presseverteiler

Ebenfalls wichtig ist der Presseverteiler, der zum Thema der Pressemitteilung passen sollte. Jeden zweiten Tag die gesamte Presselandschaft mit Ihren „Ergüssen“ zu überschütten, ist wenig sinnvoll und sorgt schlicht und ergreifend dafür, dass Ihre Meldungen – egal, ob sie gut oder schlecht sind – nicht mehr gelesen werden.

Grafische Aufbereitung

Oft brauchen Sie Fotos oder Grafiken, um die Effektivität und den Ausdruck des Inhalts Ihrer Meldung zu verstärken. Aber nicht um jeden Preis. Nicht bei jeder Meldung muss ein Foto oder eine Grafik dabei sein. Relativ preiswerte Grafiken erstellt der Deutsche Infografikdienst, interessantes Hintergrundmaterial können Sie auf den Internetseiten medizin.de finden. Hier arbeiten u. a. verschiedene Ernährungsfachkräfte in der Redaktion. Professionelle Fotos zum Thema Essen und Lebensmittel finden Sie in der – allerdings kostenpflichtigen – Bilddatenbank StockFood.

i Weiterführende Informationen

- Infografikdienst: http://www.infografikdienst.de/ (Stand: Juni 2013)
- Medizin.de: http://www.medizin.de/ (Stand: Juni 2013)
- StockFood: http://usa.stockfood.com/hm_welcome.asp (Stand: Juni 2013)

Pressearbeit beginnt mit der Recherche

Bevor eine Meldung oder ein Artikel entsteht, muss recherchiert werden. Oftmals sind Publikationen in den Fachzeitschriften der Hintergrund einer Pressemitteilung im Bereich der Ernährung. Das American Journal of Clinical Nutrition hat wohl die höchste Zitationsrate. Aber auch medizinische Fachzeitschriften bilden häufig die Grundlage für eine Pressemitteilung. Eine gute Pressemitteilung gibt den Titel und die Autoren exakt wieder. Dabei heißt ein Wissenschaftler nicht einfach „Schmidt", sondern Professor Dr. med. Wolfgang Schmidt. Jeder Mensch hat einen Vor- und auch einen Nachnamen. Ebenso wichtig sind die Titel und Spezifizierungen. Ein Artikel oder eine Pressemitteilung wird interessant, wenn Sie Aussagen, Zitate und O-Töne von Wissenschaftlern oder Praktikern einbeziehen. Eine Person kann etwas mitteilen oder vermelden. Wie soll eine Vereinigung etwas bekannt geben können? Das geht nicht und daher wäre ein Satz wie „... teilt heute die Gesellschaft für ... mit" geradezu unsinnig. Wahrscheinlich hat der Geschäftsführer oder wissenschaftliche Leiter etwas bekannt gegeben und das sollte auch kommuniziert werden.

Bilder und Grafiken untermalen Ihre Meldung

Wenn Sie einen Beitrag über Tomaten schreiben, ist es mehr als nur sinnvoll, wenn Sie auch ein Bild von Tomaten haben. Das Bild sollte möglichst hochwertig und natürlich farbig sein. Es ist wenig sinnvoll, in sog. „Bildportalen" nach Bildern zu suchen, die jeder finden kann. Das ist nicht exklusiv und erhöht nicht den Wert Ihrer Meldung. Neben einem Portraitfoto kann ebenso Ihr Logo wichtig sein, wenn dies in den Kontext passt: Weder sollten Sie eine Meldung über ein neues Medikament, Lebensmittel oder Buch nicht mit Ihrem Foto „anhübschen", noch macht Ihr Logo eine Meldung über neue Daten zur Fehlernährung vom Robert Koch-Institut interessanter.

Auswahl des Bildmaterials

Meistens benötigen Texte, die einen Umfang von einer halben Seite überschreiten, eine bildliche Untermalung. Bei der Recherche nach Fotos und Grafiken im Internet gilt es die Rechte, die andere an diesen Abbildungen haben könnten, zu respektieren: Ein Foto (Lichtbild) ist bis 50 Jahre nach Erstveröffentlichung urheberrechtlich geschützt. Fristbeginn ist der 1. Januar des Folgejahres nach Erscheinen des Bildes.

Wichtig sind aussagekräftige Bildunterschriften, die es wert sind, abgedruckt zu werden.

Professionelle Grafiken können Sie beim Deutschen Infografikdienst kostengünstig bestellen. Und einfache Grafiken und Tabellen können Sie problemlos selbst am PC erstellen. Das ist oftmals besser als Bilder, die frei im Internet verfügbar sind. Bilder sollen Texte untermalen. Sie müssen also exakt zum Text passen. Insbesondere bei Texten, die Sie an die Printmedien richten, ist es wichtig, Fotos oder Grafiken mitzuliefern. Auch im Internet erhöht eine Grafik den „Abdruckerfolg" deutlich.

Druckfähige Grafiken und Fotos

Erhöhen Sie Ihre Chancen für Ihre Pressemitteilung! Kümmern Sie sich um passende und natürlich druckfähige Grafiken und Fotos. Beauftragen Sie Fotografen, um Bilder vom Werk zusammen mit Personen zu machen, um eine professionelle und geschäftige Atmosphäre zu schaffen. Selbstgeschossene Fotos sind in der Regel nicht für die Weiterverwendung in den Medien geeignet. Standard sind Farbfotos im Format 13 × 18 cm und glänzender Oberfläche, die dann in der Redaktion eingescannt werden. Bei nicht glänzender Oberfläche werden die Bilder unscharf. Wichtig sind die Bildunterschriften, in denen alle Personen des Bildes mit Funktion aufgeführt sein sollten. Vermerken Sie den Fotografen, das Datum und den Zusatz: „Abdruck honorarfrei". Der Bildtext muss doppelt vorliegen. Ein Text bleibt am Foto als Zuordnungshilfe in der Redaktion, der andere Text verbleibt beim Redakteur. Wenn Sie weder ein Bild noch eine Grafik haben, kann auch eine Tabelle o. Ä. den Text auflockern.

Was ist PR?

Die Buchstaben PR stehen für **Public Relations** (Öffentliche Verbindung, Verbindung nach außen). Pressearbeit ist ein Teil dieser Verbindung. Pressearbeit ist ein Bestandteil des Marketings, darf aber nicht mit Werbung verwechselt werden. Produkt-PR stellt einen Sonderfall dar. Falls lediglich über die Eröffnung der Ernährungs-Beratungs-Praxis berichtet werden soll, ist Pressearbeit der falsche Weg. Verwechseln Sie niemals Pressearbeit mit Werbung. Werbung möchte direkt ein Produkt absetzen, Pressearbeit dagegen eine (aktuelle) Information vermitteln. Meiden Sie daher Bilder oder Grafiken, die auf „Werbung" hindeuten könnten. Journalisten der Print- und elektronischen Medien werden keinen „neutralen" Text mit einer werblichen Abbildung als Pressemitteilung abdrucken. Und das ist auch gut so. Werbung bleibt Werbung und Pressearbeit bleibt Pressearbeit. Halten Sie sich bei der Pressearbeit strikt an den **Pressekodex**! Diesen finden Sie in der jeweils aktuellen Fassung auf der Homepage des Deutschen Presserates.

Weiterführende Informationen

- Deutscher Presserat: http://www.presserat.info/ (Stand: Juni 2013)

2.6.2 Grundlagen der Kommunikation – wie Zeitungen funktionieren

Bei der Pressearbeit müssen die Grundlagen der Kommunikation beachtet werden (Sender → Botschaft → Empfänger). Nicht nur bei der Beratung, Schulung und Information von Einzelpersonen oder Gruppen gibt es **Sender-Empfänger-Konflikte** (S. 83). Auch die Pressearbeit kann darunter leiden. Was soll ein Journalist in einer Fachzeitschrift mit einem allgemeinen Text über Ernährung anfangen, oder welchen Effekt erzielen Sie bei der FAZ mit einem Veranstaltungshinweis aus Braunschweig? Oft bestimmen Zwänge, die für Sie nicht bekannt sind, Art und Umfang der Veröffentlichung Ihrer Pressemitteilung. Vergessen Sie nie, dass Meldungen, die Sie für wichtig erachten, von Journalisten als unwichtig eingeschätzt werden können. Oft bestimmt der Platz, und aus einem „Auto" entsteht der „Personenkraftwagen", oder aus der von Ihnen beschriebenen „Ernährungstherapie bei Diabetes" entsteht die „Diabetesdiät". Ärgern Sie sich nicht, wenn der Journalist Ihre mühsam erdachte Überschrift nicht nutzt. Überschriften können sich im Text wiederfinden. Dennoch bestimmt eine knackige Überschrift oft schon darüber, ob Ihr Text überhaupt gelesen und dann weiterverarbeitet wird. Kommunikation bedeutet natürlich auch, dass Sie mit den Journalisten in

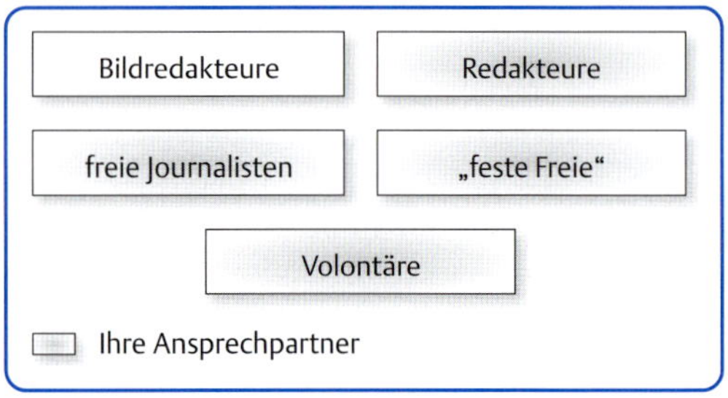

▶ **Abb. 2.10** Ansprechpartner in der Redaktion.

Kontakt treten. Allerdings sollten Sie nicht ständig anrufen und fragen, ob Ihre Meldung angekommen ist. Wenn Journalisten Fragen haben, melden Sie sich bei Ihnen. In ▶ **Abb. 2.10** sind Ihre Ansprechpartner in der Redaktion dargestellt.

Die Ansprechpartner/Presseverteiler

Die Medienlandschaft in Deutschland (▶ **Abb. 2.11**) ist breit und oft ist es schwer, den richtigen Ansprechpartner zu finden. Das wichtigste **Hilfsmittel** sind Telefonregister, wie die Gelben Seiten, in denen die Telefonnummern mit Anschriften von Zeitungen, Zeitschriften, Agenturen, Nachrichtenagenturen, Hörfunk und Fernsehen aufgeführt sind. In Deutschland gibt es 423 Zeitungen mit 1597 redaktionellen Ausgaben, 31 Wochenzeitungen, 8 730 Zeitschriften und rund 34 500 Journalisten. Die Ansprechpartner bilden den Presseverteiler.

Stellen Sie sich die **Fragen**:

- Wen erreicht das Medium?
- Wie oft erscheint das Medium?
- Wann ist der Redaktionsschluss?
- Erreicht das Medium meine Zielgruppe?
- Gibt es eine Fachredaktion, z. B. für Ernährung, Gesundheit o. Ä. (oft sind diese Sparten der Redaktion Frauenfragen zugeordnet)?
- Ist meine Nachricht regional oder überregional?

Anlegen eines Presseverteilers

Legen Sie sich einen Presseverteiler an. Es ist sinnvoll, dies beispielsweise mithilfe von Microsoft Excel zu tun, da Sie von dort aus Serienbriefe schreiben können. Auch in Microsoft Word können Sie mit entsprechenden Verteilern Serienbriefe, Serienfaxe oder Serien-E-Mails versenden. Erfassen Sie die **Ansprechpartner** und überlegen Sie sich

Medienlandschaft

Printmedien:
- Publikumszeitschriften
- Fachzeitschriften
- Tageszeitungen
- Sonntagszeitungen
- Wochenzeitungen
- Magazine
- Anzeigenblätter
- Kaufzeitungen
- Abonnementzeitungen
- Boulevardzeitungen

Hörfunk, Fernsehsender:
- öffentlich-rechtliche Sender
- private Lizenzsender
- Ballungsraum-TV
- offene Kanäle
- Neue Medien, Internet

Freie Journalisten:
- Wortjournalisten (Fachjournalisten, Reporter, Sprecher, Moderatoren, Drehbuchautoren, Korrespondenten)
- Bildjournalisten (Fotografen, Filmemacher, Grafiker)

Nachrichtenagenturen:
- Nachrichtendienste (dpa, Reuters, epd, KNA, AP, AFP, ddp/ADN u. a.)
- Bilderdienste (Archiv für Kunst und Geschichte, Bavaria, Deike-Press, Globus, Voller Ernst u. a.)

▶ **Abb. 2.11** Medienlandschaft.

genau, wer für die aktuelle Meldung Ihr richtiger Ansprechpartner ist. Dafür bieten sich die Pressetaschenbücher aus dem Kroll Verlag an. Aber auch die Gelben Seiten und natürlich das Internet bieten viele potenzielle Ansprechpartner.

Kontakte pflegen

Gute Kontakte wollen regelmäßig gepflegt werden. Gute Beziehungspflege zur Presse und ihren Vertretern – also fest angestellten und freien Journalisten – hat ihre Basis in einem gut strukturierten Presseverteiler, mit genauen Anschriften der unterschiedlichen Medienunternehmen, den zuständigen Ansprechpartnern mit Vorname und Nachname, Positionsbezeichnungen, Telefonnummer mit Durchwahl, Faxnummer und E-Mail-Adresse der Redaktion. Beachten Sie bitte, dass der Ansprechpartner nicht immer gleich der Chefredakteur ist. Bitte behelligen Sie diesen nicht unnötig, sondern halten Sie die Zuständigkeiten ein. Erkundigen Sie sich per Telefon, wer Ihr Ansprechpartner ist. Oft geht das heute auch via E-Mail. Zudem ist es wichtig, dass Sie Ihren Presseverteiler immer auf dem aktuellen Stand halten und Änderungen sofort bearbeiten. Bleiben Sie deshalb immer in Kontakt zu Ihrem Ansprechpartner, um so rechtzeitig von Veränderungen zu erfahren. Wenn Sie bereits einen Presseverteiler haben, dann stellen Sie sich nun bitte die Frage nach seiner **Aktualität**. In vielen Fällen wurden die Daten zum letzten Mal bei Ihrer Eingabe angeschaut. Die Aktualität ist wirklich wichtig, wenn Ihre Pressemitteilung nicht als Irrläufer zwischen den Zuständigkeiten enden soll. Nutzen Sie auch die Möglichkeiten, die Ihnen das Internet bietet. Bei einer Vielzahl von Seiten können Sie kostenlos Pressemitteilungen einstellen. Einige Seiten verbreiten Ihre Pressemitteilung dann sogar kostenlos an interessierte Journalisten. Viele Meldungen erscheinen auch bei den „Google News“. Verschiedene Anbieter verbreiten Ihre Meldung kommerziell per Satellit, Fax oder E-Mail. Effektiv sind „News Aktuell“, „Gesundheit adhoc“ und „Release Net“. Letzterer verbreitet für wenige Euro eine Meldung tausendfach.

Elektronische Weiterleitung von Pressemitteilungen

Es bedeutet für Journalisten und Redakteure eine erhebliche Arbeitserleichterung, wenn ihnen die Pressemitteilung mit den Unterlagen in digitaler Form zur Verfügung gestellt wird. Das erhöht für Sie zugleich die Abdruckwahrscheinlichkeit. Sie müssen also nicht jede Meldung per Post oder Fax senden. Natürlich können Sie Pressemitteilungen und Fotos (Größe beachten!) auch per E-Mail versenden.

Info

Richtwerte für die Bildauflösung:

- 300 dpi → professioneller Druck (Prospekt, Imagebroschüre)
- 150 dpi → Zeitungen
- 72 dpi → Internet

Zudem ist ein Abruf von Ihrer **Homepage** möglich. Oberster Grundsatz ist, wie für den konventionellen Postverteiler, die Aktualität, also die regelmäßige Pflege der Daten. Ermitteln können Sie die E-Mail-Adressen, indem Sie diese persönlich erfragen oder aus dem jeweiligen Impressum entnehmen. Kann der Redakteur Ihrer E-Mail-Adresse noch Ihr Gesicht und/oder Ihre Stimme zuordnen, erhöht sich die Chance, dass Ihre Pressemitteilung gedruckt wird.

Spam-Filter und Dateiformate

Aufgrund des Einsatzes unterschiedlicher Computersysteme kann es zu Schwierigkeiten bei der Datenübermittlung kommen. Sehr viele E-Mails landen in Spam-Filtern oder werden sofort gelöscht. Daher ist es sinnvoll, Ihre Pressemitteilung in einem Format zu verschicken, welches von anderen Programmen zur Textverarbeitung erkannt wird. Zu diesem Zweck gibt es das RTF-Format (Rich-Text-Format).

Pressemitteilungen über die eigene Homepage

Sicherlich präsentieren Sie sich oder Ihr Unternehmen auf einer Homepage, die Sie dann für die Pressearbeit einsetzen können. Mindestens 70% der Journalisten und Redakteure suchen Ihre Informationen aus dem Internet und spezielle Informationen über Unternehmen auf deren Homepage. Sie können nun die Pressemitteilungen hinter einem speziellen Button für die Presse hinterlegen und dann für Journalisten und Redakteure zugänglich machen, um die Informationen herunterzuladen oder zu kopieren. Es ist ebenfalls sinnvoll, eine Mailing-Listen-Funktion einzurichten.

Wozu sind Pressemitteilungen überhaupt da?

Pressemitteilungen werden von Journalisten gelesen und oft direkt weggeworfen oder direkt gelöscht, wenn sie per E-Mail eingetroffen sind. Andere durchdringen noch nicht einmal den Spam-Filter. Wenn dem Journalisten eine Pressemitteilung interessant erscheint, können die Absender das Glück haben, dass es Journalisten gibt, die darüber schreiben. Oder sie verwenden es wenigstens als Hintergrundmaterial. Eins zu eins abgedruckt wird eine Pressemitteilung höchst selten. Im Internet oder in Anzeigenzeitungen ohne großen Redaktionsstab werden Pressemitteilungen zuweilen direkt übernommen. Dabei kommt es häufig darauf an, dass der Absender und Autor der Pressemitteilung sich bereits einen „guten Namen" gemacht hat.

Wenn Meldungen und Texte gut recherchiert und geschrieben sind, finden diese bei den Journalisten der Print- und elektronischen Medien einen entsprechenden Anklang und die später entstehenden Artikel erreichen die Bevölkerung. Pressemitteilungen sind keine Werbetexte für Ihre Praxiseröffnung, die Produktvorstellung oder den Diabetikertag in Ihrem Krankenhaus. Versuchen Sie einen eigenen **Stil** zu entwickeln. Nehmen Sie aber auch den Stil von bestimmten Organen der Medienlandschaft zur Kenntnis, wenn Sie exklusiv für diese schreiben möchten. Der Sprachduktus in der FAZ ist nun einmal anders als der in der Bildzeitung.

Merke

„Was immer du schreibst – schreibe kurz und sie werden es lesen, schreibe klar und sie werden es verstehen, schreibe bildhaft und sie werden es im Gedächtnis behalten." *Joseph Pulitzer, amerikanischer Journalist und Verleger*

Der Nachrichtenwert einer Pressemitteilung

Der Nachrichtenwert einer Pressemitteilung bestimmt, ob sie publiziert wird oder nicht. Eine Meldung ohne Nachrichtenwert landet sofort im Papierkorb – auch wenn sie wundervoll geschrieben ist. Bevor eine Pressemitteilung geschrieben wird, ist zu überlegen, was mitgeteilt werden soll und wie es interessant gestaltet werden kann:

- Ist Ihre Meldung überhaupt interessant?
- Wer interessiert sich warum dafür?
- Oder wäre es besser, ein sinnvolleres Thema auszusuchen?

Anlässe sowie Themen müssen oft gesucht und konstruiert werden. Die Präventionskampagne des DKGD oder Gesundheitstage der Fachgesellschaften sind ein Anlass für nahezu jede Ernährungspressemitteilung. Falls Anzeigen geschaltet werden – beispielsweise zum Hinweis auf die Praxiseröffnung – sollte immer nach einem zusätzlichen redaktionellen Artikel, der kostenlos ist, gefragt werden. Grundsätzlich sollte nach dem Schalten einer Anzeige auch ein redaktioneller Beitrag erscheinen.

Den Nachrichtenwert bestimmen:

- Nähe (Lokalbezug: Düsseldorfer AOK, Kölner KGD)
- Aktualität (Neue Meldung im American Journal of Clinical Nutrition, Präventionskampagne, Herzwoche ...)
- Prominenz/öffentliches Interesse (Professor Dr. ..., Herzwoche)
- Fortschritt/etwas Neues (Brot macht nicht dick, ergab die Studie ...)
- Human Interest/Human Touch (64 % der Deutschen versterben infolge ernährungsbedingter Krankheiten ...)
- Folgenschwere (Selbstmord mit Messer und Gabel ...)
- Dramatik, Konflikt oder Kuriosität (Sex und Liebe lassen sich für Ernährungsthemen kaum nutzen – oder? Richtig essen und trinken statt Viagra!)

Beispiel: „Der Vorsitzende (Prominenz) des Deutschen Kompetenzzentrums Gesundheitsförderung und Diätetik e. V. Sven-David Müller beklagte anlässlich der Einweihung (Aktuell/Fortschritt) der neuen (aktuell) Geschäftsstelle in Köln (Lokalbezug) die Kosten ernährungs(mit)bedingter Krankheiten wie Diabetes mellitus Typ 2 (Folgenschwere/Social Interest/Wichtig). Die 100 Teilnehmer der Einweihung beklatschten (Gefühl) den Kampf des Kompetenzzentrums gegen Bequemlichkeit, Bewegungsmangel, schlechten Umgang mit Stress sowie den allgemeinen Selbstmord mit Messer und Gabel und riefen (Aktion) einstimmig zum aktiven Selbstschutz mit Messer und Gabel auf (Wortwitz/Dramatik/Kampf)."

In ► **Abb. 2.12** ist der Weg des Medienbeitrages durch die Redaktionsinstanzen dargestellt.

Manchmal ist keine Meldung besser als eine Meldung!

Kein Leser, Seher oder Hörer möchte Neuigkeiten lesen, sehen oder hören, die er schon kennt; keine Zeitung möchte Informationen drucken und kein Hörfunk- oder TV-Sender solche ausstrahlen, die bereits Allgemeingut sind, und kein Redakteur möchte Neuigkeiten von gestern präsentieren. Oft ist es besser, keine Pressemitteilung zu schreiben und zu verbreiten als eine ohne aktuellen Inhalt. Was ist wirklich neu an Ihrer Mitteilung? Oder helfen Sie doch etwas nach, indem Sie pointiert wichtige Ereignisse hervorheben oder sogar Neues konstruieren. Aber bitte bleiben Sie bei der Wahrheit, sowohl fachlich als auch inhaltlich. Leser entscheiden nach der Überschrift, ob sie weiterlesen oder nicht. An diese Regel hält sich auch ein Redakteur. Je besser die Überschrift, desto größer ist Ihre Erfolgsaussicht. Der Lesernutzen muss auf den ersten Blick erkennbar sein. Sorgen Sie für eine auffällige Überschrift: kurz, prägnant und aussagekräftig. Stellen Sie in den ersten Sätzen klar, um wen es geht, was dieser tut, an welchem Ort und zu welchem Zeitpunkt. Fassen Sie sich kurz, eine Seite sollte genügen, um einen Gegenstand interessant darzustellen. Sollten aufgrund fachlicher Komplexität noch Hintergrundinformationen zum besseren Verständnis notwendig sein, dann fügen Sie diese als Zusatzblatt der Pressemitteilung bei.

Die erfolgreiche Pressemitteilung

Bevor eine Pressemitteilung entsteht, ist zu klären, was erreicht werden möchte, wer dazu anzusprechen ist und ob ich über die Medien, die der Presseverteiler enthält, die richtigen „Leute" erreiche:

- Ist Ihr Thema wirklich interessant?
- Wieso sollte beispielsweise die Zeitung darüber berichten?
- Was ist die Kernbotschaft?

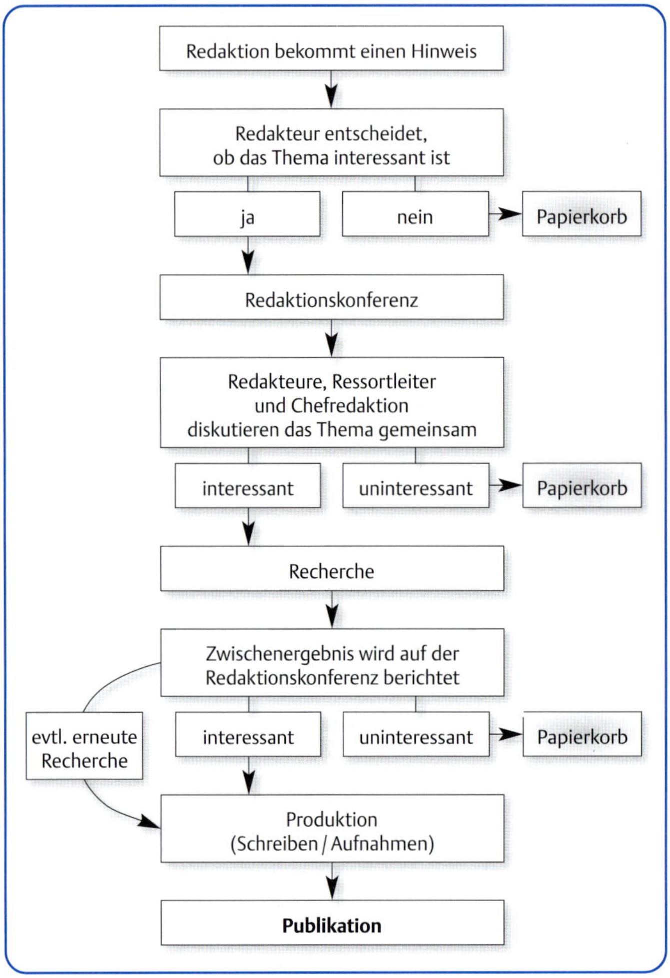

▸ **Abb. 2.12** Der Medienbeitrag.

Inhaltlicher Aufbau

Eine Pressemitteilung steht (kommt in die Zeitung ...) oder fällt (kommt nicht in die Zeitung ...) mit der Überschrift und dem ersten Satz: Das Wichtigste gehört nach vorne in den sog. **Lead** (Vorspann), der 1 bis maximal 2 Sätze umfasst. Der Anfang muss also alle wichtigen Informationen enthalten, die Vorgeschichte eines Themas und Erläuterungen gehören dagegen nach hinten. Beginnen Sie eine Pressemitteilung wie folgt: Ort, Datum (Ihr Zeichen oder Name): Lead.

Der erste Satz gibt Antworten auf die 6 (7) **W-Fragen:**

1. Wer?
2. Was?
3. Wann?
4. Wo?
5. Warum?
6. Wie?
7. Welche Quelle?

Beispiel: „Mit einem einstimmigen (Wie?) Aufruf zu mehr Pressearbeit (Was?) als Reaktion auf die Kosten ernährungs(mit)bedingter Krankheiten (Warum?) endete das gestrige (Wann?) Presseseminar von 20 Ernährungsexperten (Wer?) am Deutschen Kompetenzzentrum Gesundheitsförderung und Diätetik (Wo?), wie Vorstandsvorsitzender Sven-David Müller im Pressegespräch bekannt gab (Welche Quelle?)."

Nach dem Lead folgen die Erläuterungen, die eventuell auf einen **Höhepunkt** führen können. Dieser sollte im ersten Drittel der Pressemitteilung enthalten sein. Wenn wichtige Sätze am Ende stehen, können Sie diese auch gleich weglassen. Auf jeder Pressemitteilung ist der Verantwortliche im Sinne des Presserechtes (V.i.S.d.P.) und/oder der Herausgeber anzugeben. Benennen Sie dem Journalisten einen Ansprechpartner im Begleitschreiben.

Format der Pressemitteilung

Eine erfolgreiche Pressemitteilung befindet sich auf einem Blankobogen (DIN A4, weiß) oder Kopfbogen. Die Mitteilung passt auf eine Seite, auf der gut sichtbar „Pressemitteilung" vermerkt ist. Pressemitteilungen werden prinzipiell nur auf der Vorderseite geschrieben. Falls mehr als ein Blatt benötigt wird, muss darauf hingewiesen werden. Niemals werden Vorder- und Rückseite beschrieben oder mehrere Blätter zusammengeheftet. Das erleichtert den Umgang mit der Pressemitteilung beim Scannen und Weiterverarbeiten. Die Textlänge sollte angegeben werden (in Zeichen oder Zeilen à Zeichen). Bitte geben Sie auch an, ob Ihre Zählung Leerzeichen einschließt oder nicht. Wählen Sie eine 12-Punkt-Schrift und mindestens einen 1,5-fachen Zeilenabstand. So kommen Sie pro Seite auf 30 Zeilen mit 45 bis 50 Anschlägen und beschränken sich auf eine Seite. Möglichst keinen Blocksatz, sondern linksbündigen Text mit Flattersatz wählen. Berücksichtigen Sie bitte, dass Ihre Pressemitteilung in der Redaktion gescannt, manuell erfasst, zerschnitten und geklebt, also richtig verarbeitet wird. Deshalb vermerken Sie auch auf der ersten Seite Ihrer Mitteilung nochmals Ihren Absender mit Ansprechpartner und Datum, lassen Sie bitte einen genügend breiten Rand zum Redigieren, verzichten Sie auf Unterstreichungen, Wörter in Großbuchstaben, Fett- und Kursivdruck und geben Sie die Zeichenanzahl mit an.

Formale Aspekte

Aus Kommazahlen werden in Ihrer Pressemitteilung runde Zahlen, und es gibt keine komplizierten Zahlenkolonnen in Pressemitteilungen (aus 6.6. entsteht der 6. Juni und aus 1. wird erstens). Niemals steht in einer Pressemitteilung „1. Milliarde Nutzer auf der Homepage". Das würde ja bedeuten: „Erstens Milliarde", doch gemeint ist die erste Milliarde Nutzer. Abkürzungen haben in Pressemitteilungen nichts zu suchen, und „bzw." („beziehungsweise") heißt nichts anderes als „oder". Benennen Sie Personen immer mit ausgeschriebenem Vornamen, Namen und Titel. Schreiben Sie den Titel beim ersten Male aus – also: „Professor Dr. med. Rainer Meier". Danach können Sie nur noch „Professor" schreiben. Niemals schreiben Sie „Professor Doktor". Das ist unüblich. Vermeiden Sie die persönliche, direkte Anrede in Pressemitteilungen (Wer ist mit „Sie", „ich", „Du" oder „wir" gemeint? Sie, der Journalist, der Redakteur, Ihre Berufsgruppe?). Beachten Sie, dass weniger (= kürzer) immer mehr (= veröffentlichter Beitrag) ist, und Fachausdrücke, die nur Fachleute verstehen, in Pressetexten nichts zu suchen haben.

Die ▸ **Abb. 2.13** stellt das Negativ- und ▸ **Abb. 2.14** das Positivbeispiel für eine Pressemitteilung dar.

Unterschiedliche Texte für die Tages- und Fachpresse

Für die Fachpresse benötigen Sie andere Texte als für die Tagespresse. Die Fachpresse hat in der Regel einen größeren Vorlauf. Für Texte für die Tagespresse gilt derselbe Aufbau wie für Nachrichten. Nennen Sie am Anfang das Highlight, gefolgt von im Verlauf immer unwichtiger werdenden Fakten. Redakteure kürzen von hinten nach vorne durch. Deshalb muss das Wichtige nach vorne, sodass der Text nicht neu geschrieben werden muss und die wichtigen Informationen trotz Kürzung nicht verloren gehen. Selbstverständlich haben die Redaktionen der Fachpresse andere Vorlaufzeiten. Im Durchschnitt liegen diese bei ca. 1–2 Wochen.

2.6.3 So wird Ihre Pressemitteilung ein Erfolg!

Pressemitteilungen, die Sie erstellen und versenden, die aber nicht von den Medien genutzt werden, sind überflüssig. Jeden Tag wandern Millionen von Pressetexten ungelesen in die Papierkörbe. Bevor Sie eine schlechte Pressemitteilung versenden, versenden Sie besser keine! Dabei ist es, unter Beachtung der folgenden Punkte, sehr wohl möglich, eine Pressemitteilung auf den Schreibtisch des Journalisten zu bringen und ihn damit zu faszinieren.

Paktische Solidarität von Volk zu Volk e.V.
Mitglied im deutschen Paritätischen Wohlfahrtsverband
St.-Jürgen-Straße 18
28195 Bremen 1
Tel. 0421/72414
Fax 0421/71990

Bremen, 20. Dezember 1996

PRESSEMITTEILUNG
Drei Container mit Hilfsgütern nach Namibia verschickt

Früher haben wir namibische Flüchtlingslager mit Versorgungsgütern unterstützt, denn dort mussten die Menschen einfach alles von außerhalb einführen, weil eigene Produktion völlig unmöglich war. Heute ist Namibia unabhängig und unsere Unterstützungsarbeit musste sich auf die neuen Bedingungen einstellen. Neue Partner mussten gefunden werden, andere Güter wurden beschafft.
1,5 Jahre hat es gedauert und viele Leute haben zusammengearbeitet, bis alles soweit war: Die Container waren gefüllt mit Gütern wie Schultafeln, Schulmöbel, Rollstühlen, zwei Wasserpumpen und anderen Dingen, die Auszubildende beim Reichsbund Berufsbildungswerk, dem Arbeiter-Bildungscentrum und der Bremer Arbeitslosen Selbsthilfe hergestellt hatten. Die Bremer Stadtwerke prüften kostenlos zwei Wasserpumpen, die beim ABC aufgearbeitet worden waren, usw. Die Orthopädie-Firmen Richter und Jungblut spendeten Rollstühle, Gehhilfen und andere Dinge für die Versorgung der vielen Kriegsopfer. Die 40 Mitglieder des Vereins hatten gut zu tun, denn Hunderte von Arbeitsstunden mussten für die Abholung, die Aufarbeitung und Verpackung von Werkzeugen und Maschinen aufgewendet werden, da der Verein aus Prinzip nur vollständig funktionsfähige Güter verschickt.
In den letzten Wochen des laufenden Jahres ist es gelungen, Mittel der BMZ für die Transportkosten dreier Container einzuwerben und sie in letzter Minute abzuschicken. Insgesamt erhöht sich die Zahl der vom PSVV verschickten Container damit auf zwölf – der Gesamtwert der Unterstützung beträgt ca. DM 780.000,–.
„Uns kommt es darauf an, Solidarität praktisch umzusetzen", sagte Jens Artus, der Vorsitzende von PSSV, „herablassende Wohltätigkeit nützt den Menschen in der sog. Dritten Welt nichts. Wir wollen allen Menschen hierzulande Gelegenheit geben, sich an der Überwindung von Apartheid und deren Folgen im südlichen Afrika zu beteiligen und sich dadurch auch klar zu werden, dass sie Teil der globalen Apartheid sind, die uns hierzulande immer reicher macht, und die Menschen in der sog. Dritten Welt immer mehr verelendet. Durch unsere Unterstützung wollen wir unsere Partnerinnen in die Lage versetzen, eigene Landwirtschaft und Produktion aufzubauen, um die Abhängigkeiten von Importen aus dem Ausland zu verringern."
Der Verein sammelt Werkzeuge, Maschinen, Sportartikel, Musikinstrumente, landwirtschaftliches und medizinisches Gerät, Bettwäsche und andere nützliche Dinge. Die Hälfte der Aktivitäten besteht aus Informationsarbeit, die andere Hälfte aus praktischer Tätigkeit.

Interessentinnen können sich melden bei: PSVV, St.-Jürgen-Straße 18, Tel. 72414.

▶ **Abb. 2.13** So sollte eine Pressemitteilung nicht aussehen.

Interessante Überschrift (Headline) Versehen Sie Ihre Pressemitteilung mit einer auch für Außenstehende interessanten Überschrift. Aber übertreiben Sie nicht: Versprechen Sie in der Überschrift nichts, was Ihr Text nicht hält! Eine Bekanntmachung ist keine Überschrift.

Kürzer ist besser: In der Kürze liegt die Würze Ellen- oder vielmehr seitenlange Pressemitteilungen werden von niemandem zur Kenntnis genommen. Sie sind ein Ärgernis. Konzentrieren Sie sich demzufolge ausschließlich auf das Wichtigste. Und: Das Wichtigste steht am Anfang!

Der erste Satz entscheidet: Auf den ersten Absatz kommt es an! Der erste Absatz – oftmals auch der erste Satz – Ihrer Mitteilung ist entscheidend. Bereits dort müssen Sie das Interesse der Journalisten wecken. Gelingt Ihnen das nicht, wandert Ihr Text in den Papierkorb.

Bitte: Keine Rechtschreibfehler! Rechtschreibfehler wirken keinesfalls seriös. Und Rechtschreibfehler erhöhen auch nicht die Seriosität Ihres Arbeitgebers. Passen Sie auf und arbeiten Sie niemals schlampig!

Keine direkte Anrede! Sprechen Sie die Redakteure nicht direkt an. „Sie" und „Du" sind absolut tabu. Die Pressemitteilung richtet sich schließlich nicht an den Journalisten, sondern an die breite Masse.

Klar strukturiert Eine einfache Struktur sowie inhaltlich passende Absätze, die das Lesen Ihrer Meldung erleichtern, sind unverzichtbar. Meiden Sie

Paktische Solidarität von Volk zu Volk e.V.
Mitglied im deutschen Paritätischen Wohlfahrtsverband
St.-Jürgen-Straße 18
28195 Bremen 1
Tel. 0421/72414
Fax 0421/71990

Bremen, 20. Dezember 1996

PRESSEMITTEILUNG

Hilfe für Kinder und Bedürftige

Bremer Solidaritätsverein verschickt zu Weihnachten Hilfsgüter nach Namibia / Gesamtwert 780.000,–

Rechtzeitig zu Weihnachten verschickt der Bremer Verein „Praktische Solidarität von Volk zu Volk" (PSVV) Hilfsgüter an Kinder und Bedürftige in Namibia. Schulmöbel, Rollstühle, Werkzeuge, Maschinen, Bettwäsche und andere nützliche Dinge kommen der Bevölkerung in dem afrikanischen Dritte-Welt-Land zugute. Nach anderthalb Jahren engagierter Arbeit konnten die vierzig Vereinsmitglieder gestern drei Container mit den Hilfsgütern von Bremen aus auf die weite Reise schicken.

„Uns kommt es darauf an, Solidarität praktisch umzusetzen", sagt Jens Artus, der Vorsitzende von PSVV. Die Geräte, Werkzeuge und Alltagsutensilien sollen den Menschen in Namibia selbständige Arbeit ermöglichen. Wertvolle Hilfe erfuhr der PSVV von vielen Seiten: Auszubildende beim Reichsbund Berufsbildungswerk, dem Arbeiter Bildungszentrum und der Bremer Arbeitslosen Selbsthilfe stellen Hilfsgüter her. Die Orthopädiefirmen „Richter" und „Jungblut" spendeten Rollstühle und Gehhilfen für die Versorgung der vielen Kriegsopfer, und die Bremer Stadtwerke prüften zwei gespendete Wasserpumpen kostenlos auf ihre Funktionsfähigkeit.

Nachdem es in den letzten Wochen des laufenden Jahres gelang, das Geld für die Transportkosten der drei Container einzuwerben, konnten die Hilfsgüter rechtzeitig zu Weihnachten auf Reise gehen. Damit erhöht sich die Zahl der Container, die in den letzten Jahren von PSVV verschickt werden konnten, auf insgesamt zwölf – der Gesamtwert der Unterstützung beträgt mittlerweile 780.000,– DM.

19 Zeilen à ca. 74 Anschläge (1508 Zeichen)

Kontakt: Jakob Gutherz, Tel.: 0421/72414 (Mo–Fr 10–17 Uhr)

▶ **Abb. 2.14** So könnte eine „erfolgreiche" Pressemitteilung aussehen.

Endlossätze und machen Sie klare Aussagen. Relativierungen und Substantivierungen sind zu vermeiden.

Einfache und neutrale Formulierungen Bemühen Sie sich, Ihre Pressemitteilung möglichst einfach und neutral zu verfassen – beispielsweise wie einen Nachrichtenbeitrag in Ihrer heutigen Tageszeitung. Den Journalisten und Redakteuren fällt es dadurch einfacher, Ihren Beitrag zu verarbeiten. Meiden Sie jede Übertreibung und formulieren Sie positiv.

Die Macht der Worte Denken Sie genau darüber nach, was die Worte in Ihrem Text bedeuten. Ein Verein „nennt" sich beispielsweise nicht anders, er „heißt" anders, wenn die Mitgliederversammlung dies beschließt.

Geben Sie sich als „Experte" an: Kontaktadresse Verstecken Sie sich nicht! Sie sind der Experte! Ihre Kontaktadresse ist für den Erfolg Ihrer Pressemitteilung unabdingbar. Nennen Sie Ihre Firma/Organisation, einen konkreten Ansprechpartner mit ausgeschriebenem Vor- und Zunamen, die komplette Postanschrift, Telefon- und Faxnummer sowie E-Mail- und Internetadresse.

Die Überschrift „Von Twiggy zur Miss Piggy" oder „Fett macht fett" Die richtige Überschrift stellt den wichtigsten Faktor um die Entscheidung des Redakteurs über Veröffentlichung oder „Papierkorb" dar. Geben Sie der Pressemitteilung zwei bis drei „knackige" Überschriften. Aber Sie brauchen nicht für jede Meldung zwei Überschriften. Eine gute Überschrift ist besser als zwei mittelmäßige. Knackig und unseriös hat nichts gemeinsam. Wissenschaftliche Überschriften können Sie keinem Lokalredakteur „verkaufen"! „Gelungene" Überschriften können sich im Text wiederfinden. Aber bitte niemals Überschrift und Lead mit den gleichen Worten formulieren.

Zur gelungenen Überschrift verhelfen:

- Stabreim („Titel, Thesen ...")
- Endreim („Der Mond – vermessen und vergessen")
- Gegensatz („Alles schläft, einer wacht")
- Paradox („distanzierte Nähe", „Kalorien, die beim Abnehmen helfen")
- Redensarten („Jedes Pfund geht durch den Mund")
- Wortspiele („Umsatz höchst erfreulich – fette Mitgliederzuwächse beim Kompetenzzentrum Gesundheitsförderung und Diätetik")
- Bildsprache („eine Schubkarre Fett isst der Deutsche jährlich")

Die AIDA-Formel

AIDA steht für **A**ttention (Aufmerksamkeit), **I**nterest (Interesse), **D**esire (Wunsch, Verlangen) und **A**ction (Aktion), die alle gleichermaßen beim Leser erzeugt werden sollen. AIDA gehört in jede Überschrift, Pressemitteilung und jeden Vortrag. Im Folgenden finden Sie Inhalte, die in einer Pressemitteilung oder einem Artikel zu finden sein sollten.

- **Fachinformationen/Pressemitteilung zu aktuellen, interessanten Themen:**
  Beispiel: Eine Ernährungswissenschaftlerin wirbt nicht dafür, wie gut sie Diabetiker beraten kann, sondern erklärt sachlich, warum bestimmte Kohlenhydrate eine rasche Blutzuckersteigerung hervorrufen.
- **Erfahrungsberichte und Reportagen:**
  Beispiel: Ein Hersteller von Nahrungsergänzungsmitteln listet nicht die Vorzüge seines Produkts auf, sondern berichtet davon, wie sich Frau Meier während der Schwangerschaft um eine gezielte Folsäuresubstitution (ein Präparat, das rein zufällig von diesem Hersteller stammt) bemüht hat und welche Vorteile sie daraus schöpft.
- **Storys/Geschichten:**
  Beispiel: Eine Schwerpunktpraxis Adipositas, die strukturierte Programme für Übergewichtige anbietet, sollte keine konkreten Kurse oder Programme bewerben oder darüber informieren. Stattdessen verfasst der leitende Ernährungsmediziner einen Artikel oder eine Pressemitteilung über ein fröhliches gemeinsames und dabei kalorienarmes Abendessen sowie ein besonderes Ereignis (1 Tonne Gewichtsverlust), das bei einem der Kurse passiert ist.
  In jeder Sachinformation steckt auch eine interessante Story. Artikel mit interessanter Story werden wesentlich häufiger gelesen und weiterverbreitet.
- **Unternehmensgeschichte:**
  Beispiel: Ein Gemüse verarbeitender Betrieb in den neuen Bundesländern erinnert sich, wie die ersten Jahre verlaufen sind und schlägt dann den Bogen zum Jetzt.
- **Auszeichnungen und Preise:**
  Beispiel: Ein Wissenschaftler wird für einen Artikel oder ein Forschungsergebnis mit einem Award ausgezeichnet, oder der Hersteller eines Produkts gewinnt für ein besonders innovatives Produkt einen Preis. In seiner Pressemitteilung berichtet er von der Award- oder Preisverleihung.
- **Ankündigungen/Veranstaltungshinweis:**
  Beispiel: Eine Diätassistentin in einem Diabetes-Schulungs-Zentrum einer Klinik beschreibt, wann und wie die Einweihung der neuen Schulungsräume im Neubau der Klinik stattfindet. Außerdem lädt sie die Vertreter der regionalen Medien (s. Gelbe Seiten, Zeitungen/Zeitschriften, Agenturen, Radio und Fernsehen) dazu ein.

Tipps und Tricks

Zu vermeiden sind Sätze mit „man", denn wer ist „man"? Sätze mit „nicht" gibt es nicht! Ein Mensch ist nicht „nicht schwer" sondern „leicht"! Ohne Spannung lesen sich Passivsätze – merzen Sie die Worte „wird" und „werden" völlig aus. Sie sind überflüssig. Aus „es wird mehr Brot gegessen" entsteht „Gesundheitsbewusste essen mehr Brot". Verfassen Sie kurze Sätze. Als Obergrenze für leicht verständliche Sätze gelten 15–20 Wörter. Vermeiden Sie Substantivierungen wie „Inkrafttreten" oder „Inanspruchnahme". Pflegen Sie stattdessen einen Aktivstil mit möglichst vielen Verben, der Ihre Texte leichter verständlich macht. Ihr Fachjargon wird vom Journalisten und Leser, Hörer oder Zuschauer nicht verstanden (das trifft auch für Worte wie Kohlenhydrate, Eiweiß – für die Bevölkerung ist dies das Weiße im Hühnerei – oder mehrfach ungesättigte Fettsäuren zu). Scheuen Sie

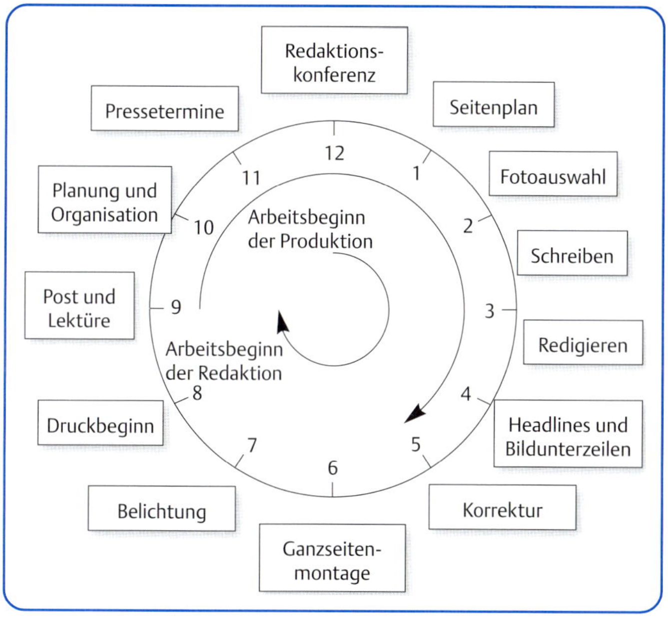

▶ **Abb. 2.15** Zeitungsproduktion im Alltag.

nicht davor zurück zu vereinfachen: Machen Sie aus mehrfach ungesättigten Fettsäuren herzgesunde Fette und geben Sie Lebensmittel statt Nährstoffe an. Nicht allgemein bekannte Fachausdrücke müssen Sie erklären: z. B. „Meningitis, der medizinische Fachausdruck für Gehirnhautentzündung, ...". Journalist und Leser benötigen Nutzenargumente (Merkmale, Vorteile oder Nutzen).

Formulierungen:

- positiv (kein „nicht")
- persönlich/konkret (drei Scheiben Brot)
- exakt/genau (klare Aussagen)
- mit Steigerung statt Senkung (halb voll und nicht halb leer)
- mit Anregung statt Kritik (Vom Selbstmord zum Selbstschutz mit Messer und Gabel – Essen Sie sich gesund)
- vergleichend (eine Schubkarre Fett) und anschaulich (statt von einer Ausdehnung von 7 930 km^2 könnten Sie schreiben, dass etwas halb so groß wie Schleswig-Holstein ist)
- phantasievoll (ein Hund kann ein Vierbeiner oder der liebste Freund des Menschen sein)
- mit „kognitiver Dissonanz", z. B. „Diäten machen dick" oder „Hygiene ist ungesund" – Rätsel erzeugen beim Leser Spannung und reizen zum Weiterlesen, um das scheinbar Widersprüchliche aufzulösen

Die ▶ **Abb. 2.15** zeigt die Zeitungsproduktion im Alltag.

2.6.4 Pressekonferenz

Nur wichtige Themen (Ernährungsberichte, neue Erkenntnisse oder Studien) benötigen eine Pressekonferenz. Oftmals halten Sie etwas für wichtig, das Journalisten unwichtig finden. Daher sind heute die meisten Pressekonferenzen auch leer. In vielen Fällen wäre der Begriff Pressegespräch passender. Der ideale Termin für eine Pressekonferenz liegt zwischen 11.00 und 13.00 Uhr. Die idealen Veranstaltungstage sind Montag bis Freitag, eventuell auch Sonntag. Pressekonferenzen sollten möglichst nicht an einem Feiertag oder einem Samstag veranstaltet werden. Die Dauer sollte 30 bis maximal 60 Minuten nicht übersteigen. Den Teilnehmern der Pressekonferenz sollte eine Pressemappe (Vorstellung der Referenten, Programm, Kurzfassungen der Statements und Fotos) ausgehändigt werden. 14 Tage vor der Pressekonferenz ergeht eine Voreinladung, und die Einladung wird 10 Tage vor der Konferenz versandt. Dem Anschreiben ist ein Antwort-Fax-Formular beizufügen. 2 Tage vor der Pressekonferenz kann telefonisch nachgefasst werden. Redaktionen, die keinen Vertreter entsendet haben, erhalten nach der Konferenz eine Pressemappe.

Sieben Regeln für eine gelungene Pressekonferenz

1. **Festlegen des Themas:**
   - Rechtfertigt das Thema überhaupt die Einberufung einer Pressekonferenz?
   - Auswahl der Sprecher
   - Moderator festlegen
   - Abfolge der Beiträge (5–10 Minuten pro Beitrag, maximal 3 Beiträge)
2. **Terminierung:**
   - Überschneidung mit anderen Pressekonferenzen
   - Verfügbarkeit der Journalisten zum avisierten Termin klären
   - Berücksichtigung lokaler bzw. saisonaler Besonderheiten
   - Festlegung der Uhrzeit unter Berücksichtigung des Redaktionsschlusses
   - persönliche Abstimmung des Termins mit wichtigen Journalisten
3. **Auswahl der Örtlichkeit:**
   - intern/extern
   - Entspricht die Raumgröße der erwarteten Personenzahl?
   - Sitzordnung
   - Beleuchtung
   - Akustik
   - Mikrofonanlage
   - sonstige Technik (Beamer ...)
   - elektrische Anschlüsse
   - Garderobe
   - Parkplätze
   - eindeutige Beschilderung
   - Telefone
4. **Buchung/Sicherung des Veranstaltungsortes**
5. **Presse-Einladungen:**
   - Anlegen des Verteilers für Einladungen
   - Ausdruck der Einladungen einschließlich Rückantwortkarten
   - Versand rechtzeitig vor der Veranstaltung (mindestens 10 Tage – besser 2–3 Wochen)
   - Lageskizze des Veranstaltungsortes
   - Vorabeinladung zur Terminblockade per Fax oder Telefon
   - Nachfassaktion kurz (1–2 Tage) vor der Veranstaltung (telefonisch und/oder schriftlich)
6. **Teilnehmerliste und Ablaufplan an alle Beteiligten**
7. **Versand von Pressemappen an nicht erschienene Journalisten**

2.6.5 Interview oder Statement

Vorab ist zu besprechen, ob das Interview live geführt wird oder ob es sich um eine Aufzeichnung handelt. Die Besprechung der Fragen vor einem Interview ist sinnvoll und üblich. Eine gute Vorbereitung ist Voraussetzung für gute Vorträge, Interviews oder Statements. Kurze, klare Sätze und Aussagen sind wichtig. Weder Statement noch Interview vertragen Gelaber: „Haben Sie Mut zum Neubeginn." Die meisten Sender stellen ein Band zur Verfügung.

2.6.6 Bedeutung des Internets für die Diät- und Ernährungsberatung

Die neuen Medien und das Internet gewinnen zunehmend an Bedeutung für die Tätigkeit und das Marketing von Ernährungsfachkräften. Die Recherche im Internet findet in mehr als 80 % der Fälle mittels der Suchmaschine Google statt. Medizinische Fachartikel können über www.medline.de (Stand: Juni 2013) herausgesucht werden. Viele Zeitschriften stellen Beiträge als PDF-Datei kostenlos zur Verfügung. Artikel können aber auch über medizinische Bibliotheken ausgeliehen oder beschafft werden. Über www.subito-doc.de (Stand: Juni 2013) können Artikel kostenpflichtig angefordert werden.

Im Marketing und dem Informationsmanagement ist das Internet insbesondere für selbstständige Diätassistenten und Oecotrophologen/Ernährungswissenschaftler wichtig. Dazu gehört auch, dass diese eine Website oder zumindest eine Homepage haben. Über das Internet können auch Pressemitteilungen und Artikel verbreitet werden. Eine Vielzahl von Presseportalen und Artikelverzeichnissen ermöglichen das. Die Medien suchen ihre Interviewpartner häufig im Rahmen von Internetrecherchen. Um möglichst gute Suchergebnisse zu erzielen, ist es wichtig, die SEO-Grundlagen zu beherrschen. Die drei Buchstaben stehen für Search Engine Optimization oder zu Deutsch Suchmaschinenoptimierung. Das SEO-Ziel ist es, bestimmte Begriffe im Rahmen einer Suchmaschinenabfrage auf möglichst guten Positionen zu finden. Nur wer beim Verfassen eines Textes auch an SEO denkt, erreicht viele Leser!

3 Diätkatalog

3.1 Diätformen

Eva Lückerath

3.1.1 Vollkostformen

Als Basis des folgenden Diätkataloges dient das **Rationalisierungsschema der DGEM** (S. 11), demzufolge die Vollkostformen, neben der Prävention ernährungsbedingter Krankheiten, wichtige Diätkomponenten abdecken und somit auch therapeutisch eingesetzt werden. Hierbei gilt es, den Heilungsprozess durch die Vollkostformen, Vollkost und leichte Vollkost, zu unterstützen, indem ein optimaler Ernährungszustand erreicht wird.

Vollkost

Die Vollkost orientiert sich an folgenden **Grundsätzen:**

- Ihr Energiegehalt wird an den Energiebedarf adaptiert, in Anlehnung an die Empfehlungen der DGE zur Nährstoffzufuhr für den Gesunden.
- Die Vollkost deckt den Bedarf an unentbehrlichen Nährstoffen.
- Sie berücksichtigt präventiv-medizinische und therapeutische Erkenntnisse der Ernährungsforschung nach den Leitsätzen für die Krankenhausernährung der DGE.
- Sie ist in ihrer Zusammensetzung den üblichen Ernährungsgewohnheiten angepasst, soweit die o. g. Punkte nicht tangiert werden.

Anmerkung

Im Hinblick auf die Energiezufuhr muss auch die Vollkost individuell verordnet werden.

Indikation

Eine Indikation ist gegeben

- für Stoffwechselgesunde,
- bei arterieller Hypertonie, Ödemen, Dyslipoproteinämie,
- Hyperurikämie und Gicht.

Vollkost soll primär der Gesunderhaltung aller Patienten unter Berücksichtigung wichtiger therapeutischer Aspekte dienen.

Im Einklang mit der DGE gibt das Rationalisierungsschema zwei verschiedene **Richtwerte für die Energiezufuhr** an. Je nach körperlicher Aktivität werden die PAL-Werte 1,2 (für den bettlägerigen Patienten) und 1,4 (für den körperlich aktiven Patienten) in Krankenhaus und Rehaklinik als Grundlage genommen (S. 13). Dadurch lassen sich die Empfehlungen für die Tageskost etwas individueller gestalten.

Bei einem PAL von 1,2 sollte die tägliche Energiezufuhr bei ca. 1850 kcal/7 740 kJ liegen, bei einem PAL von 1,4 bei 2150 kcal/8 996 kJ (▶ **Tab. 1.6**). Bei einer Verteilung auf 5 Mahlzeiten sollten die Hauptmahlzeiten etwa ein Drittel der Tagesempfehlungen (617 kcal/2580 kJ bzw. 717 kcal/2999 kJ) enthalten, bei einer Eiweiß:Fett:Kohlenhydrat-Relation von 15:30:55 Energie%. Ein erhöhter Energiebedarf (bis 20 %) sollte durch Beilagen (pflanzliche und Vollkornprodukte) ausgeglichen werden (▶ **Tab. 3.1**, ▶ **Tab. 3.2**).

Prinzip

Die Vollkost soll nach Menge und Auswahl der Lebensmittel ausgewogen sein und in ihrer Zusammensetzung einer vollwertigen Mischkost entsprechen (▶ **Tab. 3.93**):

- Fleischportionen inklusive Wurst sind knapp zu bemessen (< 150 g/Tag, maximal 2- bis 3-mal pro Woche), hochwertige pflanzliche Eiweiß- und Fettträger zu bevorzugen.
- Der Fettanteil sollte bei 30 % mit einem Verhältnis GFS:EUFS:MUFS von 7(–10):10(–15):7(–10) Energie% (Pflanzenöle und -fette) liegen, da Art und Menge der Fette Einfluss auf koronare Herzerkrankungen haben; darum weniger tierische Fette.
- 1- bis 2-mal in der Woche sollte Seefisch zur Jodversorgung auf dem Speiseplan stehen; bei fetten Fischen sollte das Verhältnis ω-6- zu ω-3-Fettsäuren 5:1 betragen.
- Vollkornprodukte sind zu bevorzugen, der Zuckeranteil gering zu halten. Auf dem Speiseplan

► **Tab. 3.1** Nährstoffrelation im Mittel, Tageskost (nach DGE, Stand: Juli 2000d, e; Kluthe et al. 2004).

Energie	Eiweiß	Fett	Kohlenhydrate	Ballaststoffe	Cholesterin
PAL 1,2 (immobile Patienten)					
Energie%	15	< 30	55	–	–
kcal (kJ)	g	g	g	g	mg
1850 (7 740)	≤ 69	≤ 62	≥ 254	≥ 30	300
PAL 1,4 (mobile Patienten)					
Energie%	15	< 30	55	–	–
kcal (kJ)	g	g	g	g	mg
2999 (8 996)	≤ 81	≤ 72	≥ 296	≥ 30	300

► **Tab. 3.2** Nährstoffrelation im Mittel, Mittagessen (nach DGE, Stand: Juli 2000d, e; Kluthe et al. 2004).

Energie	Eiweiß	Fett	Kohlenhydrate	Ballaststoffe
PAL 1,2 (immobile Patienten)				
Energie%	20	< 30	50	–
kcal (kJ)	g	g	g	g
617 (2580)	≤ 31	≤ 21	≥ 77	≥ 10
PAL 1,4 (mobile Patienten)				
Energie%	15	< 30	55	–
kcal (kJ)	g	g	g	g
717 (2999)	≤ 36	≤ 24	≥ 90	≥ 10

sollten reichlich Kartoffeln und Gemüse sowie Obst nach der 5-am-Tag-Regel stehen. Je komplexer die Kohlenhydrate sind, desto geringer ist die Blutzuckerbelastung. Prophylaxe → ausreichend Ballaststoffe (> 30 g/Tag) wirken der Obstipation und Divertikulose sowie möglicherweise einem Kolonkarzinom entgegen. Ein hoher Ballaststoffanteil sorgt für eine längere Sättigung, hat einen positiven Einfluss auf den Cholesterin- und Triglyzeridspiegel im Serum und verlangsamt den Anstieg des Blutzuckerspiegels.

- Zu verabreichen sind fettarme Milch und -produkte.
- Trinken sollte mit Verstand erfolgen: > 1,5–2 l/Tag (kalorienfreie Getränke).
- Zur Prophylaxe und ausreichenden Versorgung sollte die Kost folgende Nährstoffe in den angegebenen Mengen beinhalten:
  - Kalzium 1000 mg/Tag → Osteoporoseprophylaxe (magere Milch und Milchprodukte)
  - Vitamin K 1 µg/kg KG → Förderung der intestinale Kalziumresorption
  - Vitamin D 20 µg/Tag → Regulation der Kalziumhomöostase
  - Natrium ≤ 2,4 g/Tag → Hypertonie, Osteoporose
  - Kalium 2–3 g/Tag → Hypertonie
  - Vitamin E 1,2–1,5 mg/Tag → Zellschutz, Antioxidans (Getreide, Pflanzenöl)
  - Thiamin B_1 1,2 mg/Tag → Coenzymbestandteil im Energiestoffwechsel (Schweinefleisch, Getreide)
  - Folsäure 300 µg/Tag → Zellteilung, Zellneubildung (Gemüse, Vollkornprodukte), Senkung des Homozysteinspiegels
  - Vitamin C 100 mg/Tag → Antioxidans (Paprika, Zitrusfrüchte)
- Kochsalz ist durch Einsatz von frischen Kräutern und Gewürzen auf 6 g/Tag zu beschränken.
- Alkohol wirkt in geringen Mengen kardioprotektiv (HDL ↑, Blutplättchenaggregation ↓, Fribrinogen ↓, Fibrinolyse ↑). **Allgemein gilt:** für gesunde Frauen < 10 g/Tag; Männer < 20 g/Tag, nicht täglich, alles darüber Hinausgehende ist organschädigend und ggf. suchtauslösend. Kein Alkohol in der Gemeinschaftsverpflegung!

Täglich sollten drei „Vollkostmahlzeiten“ als **Auswahlkost** in der Klinik angeboten werden:

- normale Vollkost
- ovo-lakto-vegetabile Vollkost
- leichte Vollkost

Dies hat einen positiven Einfluss auf das Wohlbefinden der Patienten. Gleichzeitig werden die Diätanteile und die Speisenrückläufe deutlich reduziert.

Der Vollständigkeit halber sei erwähnt, dass mit den Empfehlungen zur Vollkost auch weitgehend die Ansprüche an das Essen für die Mitarbeiter des Krankenhauses zu erfüllen sind. Durch geringfügige Erhöhung der Beilagen kann ihren Ernährungsbedürfnissen als „Leichtarbeiter“ Rechnung getragen werden.

Sonderformen der Vollkost:

- vegetarische Kost
- ovo-lakto-vegetabile Kost
- lakto-vegetabile Kost
- schweinefleischfreie Kost
- passierte Kost
- passiert-breiige Kost
- flüssige Kost
- fleischreduzierte Kost

Weiterführende Informationen

- Brüggemann I, Rösch R. Vollwertig essen und trinken nach den 10 Regeln der DGE. 24. Aufl. aid u. DGE; 2011: http://shop.aid.de/ (Stand: Juni 2013)
- Deutsche Gesellschaft für Ernährung e. V. (DGE). Speisenplanung in der Gemeinschaftsverpflegung. Station Ernährung – Vollwertige Verpflegung in Krankenhäusern und Rehakliniken: www.station-ernaehrung.de (Stand: Juni 2013)
- Düngenheim M. 5 am Tag – Gesund mit Obst und Gemüse. 2. Aufl. aid; 2010: http://shop.aid.de/ (Stand: Juni 2013)
- Frühschütz L. Lebensmittel aus ökologischem Landbau. 15. Aufl. aid; 2013: http://shop.aid.de/ (Stand: Juni 2013)
- Klein B, Frühschütz L. Bio-Lebensmittel – Fragen und Antworten. 5. Aufl. aid; 2012: http://shop.aid.de/ (Stand: Juni 2013)
- Müller C. Essen geht durch den Magen – Die kleine Ernährungslehre. 9. Aufl. aid; 2010: http://shop.aid.de/ (Stand: Juni 2013)
- Roewe N. Essen und Psyche. 4. Aufl. aid; 2010: http://shop.aid.de/ (Stand: Juni 2013)
- Verband für Ernährung und Diätetik e. V. (VFED). Lecker und ausgewogen mit dem VFED Ernährungsdreieck. VFED; 2006: http://www.vfed.de/de/onlineshop (Stand: Juni 2013)
- Verband für Ernährung und Diätetik e. V. (VFED). VFED Ernährungsdreieck. 3. Aufl. VFED; 2006: http://www.vfed.de/de/onlineshop (Stand: Juni 2013)
- Verband für Ernährung und Diätetik e. V. (VFED). VFED Ess- und Aktivtagebuch. VFED; 2006: http://www.vfed.de/de/onlineshop (Stand: Juni 2013)
- Verband für Ernährung und Diätetik e. V. (VFED). VFED Saisonkalender für Obst und Gemüse. VFED; 2005: http://www.vfed.de/de/onlineshop (Stand: Juni 2013)

Leichte Vollkost

Als leichte Vollkost wird die Kostform bezeichnet, die Lebensmittel, Zubereitungsverfahren und Speisen ausschaltet, die erfahrungsgemäß häufig Beschwerden auslösen. Sie wird auch allgemein als Schonkost, blande Kost oder gastroenterologische Basisdiät bezeichnet, die nach den vorliegenden Grunderkrankungen modifiziert werden kann (S. 171). Die leichte Vollkost ist somit ein Ersatz für alle unwissenschaftlichen Organschonkostformen, mit denen kein therapeutischer Effekt erzielt werden kann. Die folgende Auflistung **unverträglicher Nahrungsmittel** dient nur zur groben Orientierung, da es bei den Speisen immer auf die Zubereitung ankommt (Kist u. Kluthe 1986):

- Hülsenfrüchte
- Weißkohl
- Paprikagemüse
- Sauerkraut
- Rotkraut
- Grünkohl
- Wirsing
- Pilze
- Lauch
- Zwiebeln
- rohes Stein- und Kernobst
- Birnen
- Nüsse
- Kohlsalat
- Gurkensalat

- Kartoffelsalat
- frisches Brot
- Vollkornbrot
- süße und fette Backwaren
- hartgekochte Eier
- Sahne
- zu stark gewürzte Speisen
- zu heiße und zu kalte Speisen
- frittierte Speisen
- fette Speisen
- Geräuchertes
- paniert Gebratenes
- Eisbein
- Pommes frites
- Mayonnaise
- Süßigkeiten
- kohlensäurehaltige Getränke
- Bohnenkaffee
- Weißwein
- Rotwein
- Spirituosen

Indikation

Eine leichte Vollkost ist indiziert bei
- unspezifischen Lebensmittelintoleranzen,
- Magen- und Zwölffingerdarmgeschwür,
- chronisch entzündlichen Darmerkrankungen (Morbus Crohn, Colitis ulcerosa, wenn keine parenterale bzw. enterale Ernährung mit Trink- und Sondennahrung indiziert ist),
- chronischer Pankreatitis,
- Störungen der Fettverdauung,
- Stufe V des Kostaufbaus bei akuter Pankreatitis,
- akuter und chronischer Hepatitis,
- Leberzirrhose und
- älteren und geschwächten Menschen.

Achtung
Bei einer Leberzirrhose mit fortgeschrittener Insuffizienz sind protein- (S. 158) und/oder natriumarme Kostformen zu wählen (S. 162).

Prinzip

- Der Patient kann auf Grundlage der Regeln für eine Vollkost das meiden, was nach seiner persönlichen Erfahrung Beschwerden verursacht. Durch Meidung bestimmter Lebensmittel sollen **unspezifische Intoleranzen** im Bereich des Verdauungstrakts vermieden bzw. beseitigt werden, die nach der Nahrungsaufnahme bei Gesunden, insbesondere aber auch bei den verschiedensten Erkrankungen des Gastrointestinaltrakts auftreten können (Nährstoffrelation ▸ **Tab. 3.2**). Dabei hilft das Führen eines Ernährungs- und Beschwerdeprotokolls.
- Die Ballaststoffmenge sollte niedriger sein als bei der Vollkost, da ballaststoffreiche Lebensmittel eher zu Unverträglichkeiten führen können.

Anmerkung
Bei der Beratung keine Liste mit erlaubten und verbotenen Lebensmitteln herausgeben. Der Grundsatz lautet: „Erlaubt ist, was bekommt." Arbeiten Sie mit Ernährungs-/Beschwerdetagebuch.

Weiterführende Informationen

- Brüggemann I, Rösch R. Vollwertig essen und trinken nach den 10 Regeln der DGE. 24. Aufl. aid u. DGE; 2011: http://shop.aid.de/ (Stand: Juni 2013)
- Verband für Ernährung und Diätetik e. V. (VFED). Lecker und ausgewogen mit dem VFED Ernährungsdreieck. 1. Aufl. VFED; 2006: http://www.vfed.de/de/onlineshop (Stand: Juni 2013)
- Verband für Ernährung und Diätetik e. V. (VFED). Body-Mass-Index (BMI) für Erwachsene (bis 65 Jahre). VFED; 2006: http://www.vfed.de/de/onlineshop (Stand: Juni 2013)

3.1.2 Energiedefinierte Diätformen

Energiedefinierte Diätformen sind im Allgemeinen angezeigt bei
- Adipositas,
- metabolischem Syndrom, besonders in Verbindung mit Diabetes mellitus,
- Hypertriglyzeridämien/Hyperlipidämien,
- Hyperurikämie/Gicht und
- Hypertonie.

Reduktionskost

Ausgehend von der Vollkost ist die Reduktionskost eine **hypokalorische Kost** (auch geeignet für Diabetes mellitus Typ 2) bei ausreichender Deckung des Bedarfs an unentbehrlichen Nährstoffen und Sättigung.

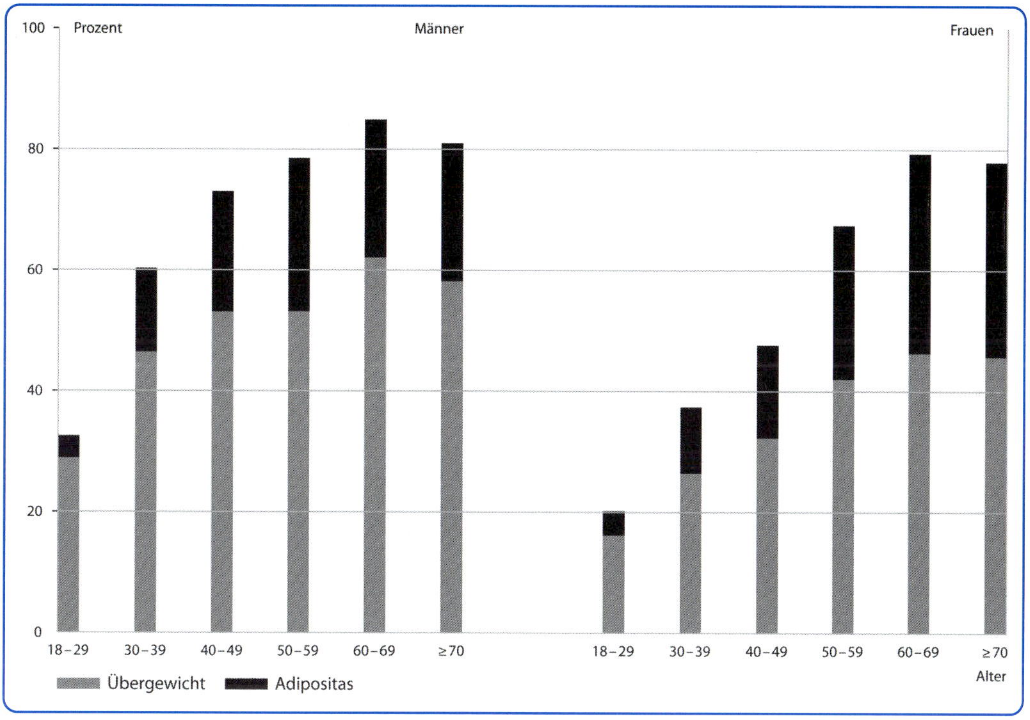

▶ **Abb. 3.1** Prozentualer Anteil der Übergewichtigen und Adipösen in Deutschland.

▶ **Tab. 3.3** BMI: Typen und Indikationen (nach Hauner et al. 2007).

Unter-gewicht	**Normalgewicht**	**Übergewicht**			
Kachexie		**Präadipositas**	**Adipostias Grad I**	**Adipositas Grad II**	**Adipositas permagna Grad III**
< 18,5 kg/m²	18,5–24,9 kg/m²	25–29,9 kg/m²	30–34,9 kg/m²	35–39,9 kg/m²	> 40 kg/m²
–	–	Therapie bei: • gewichts-abhängigen Risikofaktoren • viszeraler Fett-verteilung • hohem psy-chosozialen Leidensdruck	unbedingte Indikation zur Therapie: • diätetisch • verhaltenstherapeutisch • körperliche Aktivität • ggf. Medikamente		wie Grad II, ggf. chirurgische interventionelle Therapie

Die ▶ **Abb. 3.1** zeigt den prozentualen Anteil der Übergewichtigen und Adipösen in Deutschland.

Indikation

Die Reduktionskost ist indiziert bei

- Übergewicht (auch Adipositas, Fettsucht, Fettleibigkeit), besonders bei einem stammbetonten Fettverteilungsmuster (▶ **Tab. 3.3**) und in Verbindung mit
  - Diabetes mellitus Typ 2,
  - Hypertonie,
  - Hyperlipoproteinämie und
  - Hyperurikämie,
- Überschreiten des individuellen Normalgewichts um 10 %.

Adipositas steht im Zentrum der genetischen Veranlagung, einer erhöhten Energiebilanz und Fettzufuhr sowie einer verminderten körperlichen Aktivität.

Eine moderate Gewichtsminderung um 5–10 % führt bereits zu einer Senkung von Blutdruck, Lipidwerten (Verbesserung des HDL-LDL-Verhältnisses und/oder Senkung der Triglyzeride) und Blutzuckerspiegel.

Eine über das normale Maß hinausgehende Fettansammlung im subkutanen und in anderen Geweben nennt man Adipositas. Sie entsteht durch ein Ungleichgewicht zwischen Energiezufuhr und -verbrauch bei entsprechender genetischer Disposition (▶ **Tab. 1.8**).

Kontraindikation

Eine Reduktionskost ist nicht angezeigt bei

- Schwangerschaft,
- Normalgewicht,
- Tumorerkrankungen,
- schweren Erkrankungen, z. B.
  - < 8 Wochen nach einem Herzinfarkt,
  - katabole Stoffwechselzustände,
  - dekompensierte Leberzirrhose,
  - chronische Niereninsuffizienz,
  - chronisch entzündliche Darmerkrankungen,
  - Depressionen und
- Fasten bzw. < 1000 kcal/Tag bei Hyperurikämie/ Gicht.

Ziel

Das vorrangige Ziel ist die **Gewichtsreduktion** (BMI: < 25 bei Männern, < 24 bei Frauen) und Beibehaltung des reduzierten Gewichts.

Prinzip

- Eine ausgewogene kalorien- und fettreduzierte Vollkost von 1200–1500 kcal/Tag bzw. 6 276 kJ/ Tag dient als Basis, vorzugsweise durch Reduzierung tierischer Fette. Die Höhe der Kalorienrestriktion richtet sich nach dem individuellen Energiebedarf und der angestrebten wöchentlichen Gewichtsabnahme. 1 kg Körpergewichtsabnahme entspricht der Einsparung von 7 000 kcal (29 400 kJ). Die tägliche Energiezufuhr sollte mehr als 500 kcal unter dem tatsächlichen Energiebedarf liegen. Eine sinnvolle Gewichtsabnahme liegt bei ca. 0,5 kg/Woche.
- Die weitgehende Deckung des Bedarfs an unentbehrlichen Nährstoffen soll ggf. durch gezielte Nahrungsergänzung gewährleistet bleiben.
- Vegetabil orientierte, kohlenhydrat- und ballaststoffreiche Reduktionskostformen haben ein größeres Volumen und führen dazu, dass ein Sättigungseffekt eintreten kann. Niedermolekulare Kohlenhydrate (10–15 Energie%) sind zu vermeiden.
- Der Eiweißgehalt sollte bei 15–20 Energie% liegen, dabei gilt es, hochwertiges Eiweiß bei vermindertem Fleischkonsum entsprechend der Vollkost einzusetzen. Ausreichende Eiweißzufuhr (0,8–1,0 g/kg KG) vermindert den Muskelabbau und fördert die Sättigung.
- Der Fettgehalt sollte 30 Energie% nicht überschreiten. Das empfohlene Verhältnis von GFS: EUFS:MUFS liegt bei 7(–10):10(–15):7(–10) Energie% unter Berücksichtigung von ω-3-Fettsäuren.
- Die Nahrungszufuhr sollte auf 3–5 Mahlzeiten (bei Kostformen < 1500 kcal auf 3 Mahlzeiten) verteilt werden, um eine allgemein günstige Wirkung auf den Blutzucker- und Insulinspiegel sowie das Hungergefühl zu erreichen. Günstig ist das Einbeziehen des Patienten, dieser sollte z. B. Mahlzeiten abwiegen und protokollieren.
- Eine ausreichende, kalorienfreie Flüssigkeitszufuhr (2–3 l) ist anzustreben.
- Auf Alkohol sollte möglichst verzichtet werden, auch bei der Zubereitung der Speisen.
- Die Kost soll ohne finanziellen/materiellen Mehraufwand auch zu Hause zuzubereiten sein (▶ **Tab. 3.4**).

Entsprechend der assoziierten Stoffwechsellage gelten die dort angegebenen Ernährungstherapien, s. Hypertonie (S. 162), Diabetes mellitus Typ 2 (S. 132), Hyperlipidämien (S. 142), Hyperurikämie (S. 149).

Nur in Ausnahmefällen ist eine Kost mit weniger als 1000–1200 kcal indiziert, da hier die Deckung des Bedarfs an unentbehrlichen Nährstoffen (Eiweiß, Vitamine, Mineralstoffen und unentbehrlichen Fettsäuren) nicht mehr gewährleistet werden kann. Für eine schnelle Gewichtsreduktion sollte, bei entsprechender Indikation, hier eine **Formuladiät** nach § 14a DiätVO eingesetzt werden. Bei deutlicher Hyperurikämie und bei einem akuten Gichtanfall wird aufgrund der renalen Harn-

► **Tab. 3.4** Reduktionskost (nach Kluthe et al. 2004).

Indikation	Energie in kcal (kJ)	Protein in Energie%	Fett in Energie%	Kohlenhydrate in Energie%
Adipositas	800 (3 360)*	35	30	35
Diabetes mellitus	1000 (4 185)*			
(Typ 2)	1200 (5 032)	15–20	25–30	50–60
bei Gewichtsreduktion	1800 (7 560)			

* Anmerkung der Autorin: Eine gezielte Nahrungsergänzung ist sinnvoll.

säureausscheidung keine Reduktionskost eingesetzt.

Anmerkung

Die Indikation zu einer Reduktionskost sollte verantwortungsbewusst gestellt werden. Die Entscheidung ist abhängig vom Ausmaß der Adipositas und dem Fettverteilungsmuster.

Bei einem Überschreiten des Sollgewichts ab einem BMI von 30 kg/m² spricht man von einer behandlungsbedürftigen Adipositas. In ► Tab. 3.4 ist die Reduktionskost bei Adipositas und Diabetes dargestellt. Dabei erfolgt die Verteilung der Kost generell auf 3–5 Mahlzeiten. Bei **Typ-2-Diabetes** gilt außerdem:

- Verteilung der Kohlenhydrate auf 4–6 Mahlzeiten
- ballaststoffreich
- möglichst wenig rasch resorbierbare Kohlenhydrate (niedriger GI und GL)
- fettmodifiziert
- cholesterinreduziert

Bei Menschen mit einer **abdominellen Adipositas** kommt es oft zu einer Erhöhung der Triglyzeridwerte mit leicht erhöhtem LDL- und deutlich erniedrigtem HDL-Cholesterin (S. 38). Dies liegt daran, dass das viszerale Fett über die Pfortader in direktem Kontakt zur Leber steht. Werden nun Fettsäuren aus dem Bauchfett freigesetzt, baut die Leber diese in triglyzeridreiche VLDL-Partikel ein. Aus subkutanem Fett freigesetzte Fettsäuren können dagegen direkt zur Energiegewinnung herangezogen werden.

Ein Maß für die Fettverteilung ist der **WHR-Wert** (S. 21). Dies Verhältnis steht in einem direkten Zusammenhang zum Herzinfarktrisiko. Die Aussagekraft ist höher als die des BMI-Wertes.

Eine nur kurzfristige und drastische Kalorienbeschränkung verspricht keinen dauerhaften Erfolg. Die Reduktionskost sollte **Teil eines Gesamtkonzepts** zur Gewichtsreduzierung sein.

Für einen dauerhaften Erfolg sind eine

- qualifizierte Diätberatung,
- Stressprophylaxe wie progressive Muskelentspannung im Rahmen einer familientherapeutischen Maßnahme,
- Bewegungstherapie,
- Verhaltenstherapie und
- Schulungskonzepte durch ein ernährungstherapeutisch geschultes Team wichtig,

da es notwendig ist, die bisherigen Ernährungsgewohnheiten grundsätzlich umzustellen.

Das Energiedefizit sollte im Vergleich zum Energiebedarf so berechnet werden, dass eine sinnvolle Gewichtsabnahme von 0,5–1,5 kg/Woche erreicht werden kann. Unterstützt wird eine Reduzierung des Körpergewichts auch durch die Erhöhung des Kalorienverbrauchs durch mehr Bewegung und Sport.

Die fünf **Regeln** einer erfolgreichen Adipositastherapie (Widhalm 2005):

1. Vereinbarung eines realistischen Zielgewichts
2. Vermittlung eines realistischen Zeitraumes zur Erreichung des Zielgewichts
3. Reduktionsphase: kontinuierliche Betreuung, am besten in 14-tägigen Abständen
4. Erhaltungsphase: zumindest monatliche Kontrolle
5. fortgesetzte körperliche Aktivität

Bei Patienten mit Essverhaltensstörungen muss eine Reduktionskost gleichzeitig mit einer psycho-

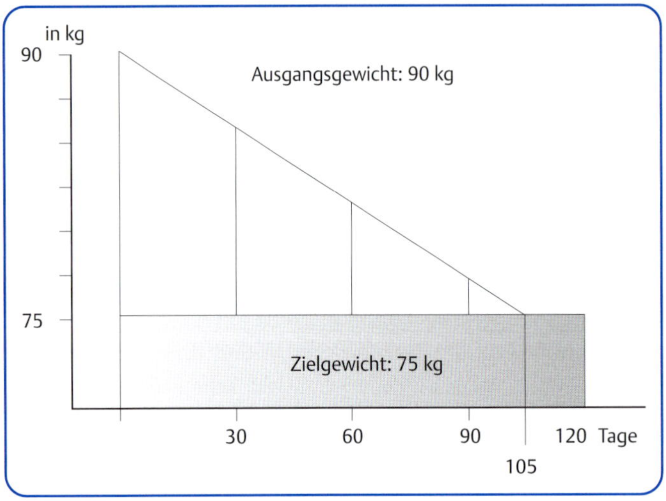

▶ **Abb. 3.2** Mit Kalorienreduktion zum Normalgewicht.

logischen/psychosomatischen Betreuung eingeleitet werden (▶ **Abb. 3.2**).

Weiterführende Informationen

Adressen

- Deutsche Adipositas Gesellschaft e. V. (DAG). Waldklausenweg 20, 81 377 München, E-Mail: mail@adipositas-gesellschaft.de, (Stand: Juni 2013)

Broschüren und Literatur

- Arbeitskreis Ernährung und Kommunikation. Wer richtig isst, hat mehr vom Leben. Ihr Problem: Übergewicht. Mainzer Straße 312, 55 411 Bingen
- Groeneveld M, Rösch R. Mein Weg zum Wohlfühlgewicht. 3. Aufl. aid; 2011: http://shop.aid.de/ (Stand: Juni 2013)
- Elmadfa I, Aign W, Muskat E, Fritzsche D. Die große GU-Nährwertkalorientabelle 2012/13. München: Gräfe & Unzer; 2011
- Elmadfa I, Aign W, Fritzsche D. GU-Kompass – Nährwerte. 5. Aufl. München: Gräfe & Unzer; 2008
- Hautzinger M, Kaul S. Verhaltenstraining bei Übergewicht – Gezielte Gewichtsabnahme durch richtiges Essen. Salzburg: Otto Müller; 2002
- Kappus W. Ich nehme ab – Programm zur Gewichtsreduktion. 6. Aufl. DGE; 2011: http://www.dge-medienservice.de (Stand: Juni 2013)
- Kerstin M, Chahda C. Gemeinsam abnehmen macht Spaß – Diätvorschläge für überernährte Kinder, Jugendliche und Eltern. Idis: Westerfeldstraße 15/17, 33 611 Bielefeld
- Müller S-D. Kalorien-Ampel. Stuttgart: Trias; 2011
- Müller S-D, Raschke K. Das Kalorien-Nährwert-Lexikon. 2. Aufl. Hannover: Schlütersche Verlagsgesellschaft; 2004
- Verband für Ernährung und Diätetik e. V. (VFED). Adipositas in der Ernährungsberatung – Hintergründe, Fakten, Therapieansätze. Sonderheft. VFED 2011: http://www.vfed.de/de/onlineshop (Stand: Juni 2013)
- Verbraucher-Zentrale Nordrhein-Westfalen. Gewicht im Griff – ein Ernährungsprogramm für Ihre Gesundheit. Verbraucher-Zentrale Nordrhein-Westfalen: Mintropstraße 27, 40 215 Düsseldorf
- Weight Watchers. Das neue grosse Weight Watchers Kochbuch. München: Heyne Verlag; 2007

Diabeteskost

Auf Grundlage der Vollkost (S. 125) berücksichtigt die Diabeteskost den relativen (Insulinresistenz, Sekundärversagen) bzw. absoluten Insulinmangel und/oder eine Gewichtsreduktion.

Indikation

Eine Diabeteskost ist auch in Verbindung mit Hyperlipidämie und Adipositas indiziert bei Diabetes mellitus Typ 1 und Typ 2.

Es handelt sich um keine einheitliche Erkrankung, sondern um eine Gruppe heterogener klinischer Syndrome, die mit einer Glukosestoffwechselsstörung, aber auch anderen Stoffwechselstörungen einhergehen. Zu unterscheiden sind die primären und sekundären Diabetestypen. Zum

primären Diabetestyp gehören Typ-1- und Typ-2-Diabetes.

Die **Typ-1-Diabetes** (ca. 5%) ist insulinabhängig, bei absolutem Insulinmangel als Folge von Schädigungen der β-Zellen der Langerhans'schen Inselzellen des Pankreas aufgrund einer Autoimmunerkrankung, meist bei Jugendlichen.

Kennzeichen:

- Norm- oder Untergewicht
- labile Blutzuckerwerte
- Neigung zu Ketoazidose
- Hypoglykämie

Therapie

- Insulin
- diätetische Ernährung, je nach eingesetzter Insulinbehandlung

Ein **Typ-2-Diabetes** (ca. 95%) ist insulinunabhängig mit einem relativen Insulinmangel: Das synthetisierte und sezernierte Insulin kann am Erfolgsorgan nicht bzw. nicht ausreichend wirksam werden.

Insulinresistenz (bei Übergewichtigen): Trotz ausreichender oder erhöhter Insulinkonzentration können Körperzellen Glukose nicht ausreichend aufnehmen, da bei hyperkalorischer Ernährung mit chronisch erhöhter Insulinsekretion die Anzahl der Insulinrezeptoren sinkt (Down-Regulation). Der angeborene Defekt liegt auf der Postrezeptorebene (intrazellulär); dies führt trotz ausreichender Insulinmenge und trotz voller Funktionstüchtigkeit des Insulinrezeptors dazu, dass Glukose nicht intrazellulär eingeschleust werden kann (S.153), ▶ **Abb. 3.5**. Eine Insulinresistenz ist primär diätetisch zu behandeln und vielfach gekennzeichnet durch

- Übergewicht (> 90%),
- relativ stabile (erhöhte) Blutzuckerwerte,
- Bewegungsmangel und
- kaum Neigung zu Ketoazidose oder Hypoglykämie.

Therapie:

- Gewichtsreduktion
- Bewegung
- initial diätetische Therapie
- nicht insulinotrope orale Antidiabetika (Metformin, Glitazone oder α-Glukosidase-Hemmer etc.), anstatt Sulfonyl-Harnstoff-Präparaten zur Vermeidung oder Regression von Hyperinsulinismus/Insulinresistenz

Die Begriffe IDDM (**i**nsulin**d**ependend **d**iabetes **m**ellitus), NIDDM (**no**n**i**nsulin**d**ependend **d**iabetes **m**ellitus) und die Unterteilung in Typ 2a bzw. 2b finden keine Anwendung mehr.

Die **sekundären Diabetesformen** lassen sich z. B. zurückführen auf

- chronische Lebererkrankungen,
- Erkrankungen des Pankreas,
- Hämochromatose sowie Erkrankungen, die eine zu starke Ausschüttung der kontrainsulinären Hormone beinhalten und
- Pharmaka (z. B. Glukokortikoide).

Klassifikation des Diabetes mellitus

I. Typ-1-Diabetes mellitus: Zerstörung der β-Zellen, die zum absoluten Insulinmangel führt:

a) immunologisch bedingt
b) idiopatisch (in Europa selten)

II. Typ-2-Diabetes mellitus: reicht vom Vorliegen der Insulinresistenz mit relativem Insulinmangel bis zum Vorliegen des Sekretionsdefizits mit Insulinresistenz

III. andere Diabetestypen mit bekannten Ursachen:

a) genetische Defekte der β-Zellen
b) genetische Defekte der Insulinwirkung
c) Erkrankungen des exokrinen Pankreas
d) Endokrinopathien
e) medikamentös-toxisch induziert
f) Infektionen
g) seltene, immunologisch bedingte Formen
h) andere, manchmal mit Diabetes mellitus assoziierte Syndrome

IV. Gestationsdiabetes: Schwangerschaftsdiabetes

Diagnostische Kriterien des Diabetes mellitus

- Symptome des Diabetes mellitus und **Plasmaglukose** ab 200 mg/dl (der üblich gemessene Blutzucker im Serum liegt ca. 12% unter dem Plasmawert!) zu einem beliebigen Zeitpunkt des Tages und ohne Rücksicht auf Mahlzeiten

- Typisch sind
  - Polyurie,
  - Polydipsie und
  - Gewichtsverlust.
- **Nüchtern-Plasmaglukose** ab 126 mg/dl bzw. 7,0 mmol/l (keine Kalorienzufuhr in den letzten 8 h)
- **2-Stunden-Plasmaglukose** ab 200 mg/dl bzw. 11,1 mmol/l während eines oralen Glukosetoleranztests (oGTT: 75 g Glukose in H_2O/WHO-Richtlinie)

Die Umrechnungstabellen für Blutzuckerwerte sind in ▶ **Tab. 3.5** aufgelistet.

Diabetes-Screening

Ein Diabetes-Screening ist durchzuführen bei

- allen Personen über 45 Jahren (bei Normalbefund: Wiederholung nach 3 Jahren) oder jüngere Personen, wenn BMI > 27 kg/m²,
- Familienanamnese Diabetes mellitus (Verwandter 1. Grades),
- Geburt eines Kindes > 4 500 g oder Gestationsdiabetes,
- Blutdruck > 140/90 mmHg oder
- Fettstoffwechselstörung mit einem HDL < 35 mg/dl und/oder Triglyzeride ab 250 mg/dl.

Diabetes-Risiko-Check

Wenn der HbA_{1c}-Wert nicht bekannt ist und die Auswertung der Aussagen in ▶ **Tab. 3.6** ein Ergebnis von über 6 Punkten ergibt, sollte der Hausarzt konsultiert werden.

Diagnose des Gestationsdiabetes

Die Deutsche Diabetes Gesellschaft (DDG) empfiehlt ein **Screening** auf Gestationsdiabetes bei

- einem BMI > 27 kg/m²,
- Diabetes der Eltern und Geschwister,
- Diabetes in vorherigen Schwangerschaften oder
- Diabetes eines Geschwisterkindes.

Screening-Test zwischen der 24. und 28. Schwangerschaftswoche ist ein

- einzeitiger oraler Glukosetoleranztest (oGTT), 50 g Glukose oral (zu einem beliebigen Zeitpunkt des Tages, unabhängig vom Zeitpunkt der letzten Mahlzeit) oder
- zweizeitiger oGTT mit jeweils 50 g und 75 g Glukose.

▶ **Tab. 3.5** Umrechnungstabelle für Blutzuckerwerte. Um von Milligramm auf Millimol schließen zu können, muss der Milligrammwert durch 18 geteilt werden. Das Ergebnis ist der Blutzuckerwert in mmol/l. Umgekehrt muss der Millimolwert mit 18 multipliziert werden.

mg/dl →	mmol/l	mmol/l →	mg/dl
40	2,2	2	36
50	2,8	3	54
60	3,3	4	72
70	3,9	5	90
80	4,4	6	108
90	5,0	7	126
100	5,6	8	144
110	6,1	9	162
120	6,7	10	180
140	7,8	11	198
160	8,9	12	218
180	10,0	13	234
200	11,1	14	252
220	12,2	15	273
240	13,3	16	288
260	14,4	17	306
280	15,5	18	324
300	16,7	19	342
350	19,4	20	364
400	22,2	22	396
500	27,8	25	450
600	33,3	30	540

Ein **Verdacht** auf Gestationsdiabetes liegt vor, wenn nach einer Stunde ein Glukosewert erreicht wird von (vgl. Kerner 1998):

- kapilläres Vollblut: > 140 mg/dl (> 7,8 mmol/l)
- venöses Vollblut: > 120 mg/dl (> 6,7 mmol/l)
- venöses Plasma: > 140 mg/dl (> 7,8 mmol/l)

Die **Diagnose** eines Gestationsdiabetes wird bei entsprechendem Verdacht durch einen vollständigen oGTT (75 g; nach Richtwertlinien der WHO, zusätzlich 60-Minuten-Wert) gestellt. Ein Gestationsdiabetes liegt vor, wenn mindestens 2 Werte aus ▶ **Tab. 3.7** zutreffen.

Ziel

Das Ziel der Diabeteskost ist eine bedarfsgerechte Energie-, Nähr- und Wirkstoffversorgung mit na-

▶ **Tab. 3.6** Diabetes-Risiko-Check.

Aussage	**Punkte**		
–	Ja	Nein	Gesamt
Ich bin zwischen 40 und 60 Jahre alt.	1	0	
Ich bin über 60 Jahre alt.	3	0	
Ich habe Geschwister mit Diabetes.	2	0	
Mein Vater/meine Mutter hat(te) Diabetes.	1	0	
Ich habe deutliches Übergewicht.	3	0	
Ich betätige mich körperlich sehr wenig.	2	0	
Bei mir wurde schon einmal erhöhter Blutzucker festgestellt.	1	0	
Ich habe in der letzten Zeit vermehrt Durst.	3	0	
Ich muss in der letzten Zeit vermehrt Wasser lassen.	3	0	
Ich bin in letzter Zeit sehr müde.	1	0	
Ich habe in letzter Zeit aus unerklärlichen Gründen Gewicht verloren.	3	0	
Ich sehe immer etwas verschwommen.	2	0	
Ich habe ein Kind von über 4 000 g zur Welt gebracht.	2	0	
unter 3 Punkte: sehr geringes Risiko für Diabetes 3–6 Punkte: leicht erhöhtes Risiko 7–11 Punkte: mäßiges Risiko (Messung des Nüchternblutzuckers empfohlen) 12–16 Punkte: deutliches Risiko (Messung des Nüchternblutzuckers sehr empfohlen) 17–20 Punkte: hohes Risiko (unbedingt Nüchternblutzucker messen lassen) 21–27 Punkte: sehr hohes Risiko (dringend Nüchternblutzucker messen lassen)			

▶ **Tab. 3.7** Diagnose des Gestationsdiabetes (Kerner 1998).

	kapilläres Vollblut		**venöses Vollblut**		**venöses Plasma**	
	mg/dl	**mmol/l**	**mg/dl**	**mmol/dl**	**mg/dl**	**mmol/l**
nüchtern	< 90	> 5,0	> 90	> 5,0	> 105	> 5,,8
60 min	> 190	> 10,6	> 165	> 9,2	> 190	> 10,6
120 min	> 160	> 8,9	> 140	> 7,8	> 160	> 8,9

hezu **normalen Blutzuckerwerten** von Nüchternzucker 60–120 mg/dl und postprandial 60–160 mg/dl im Tagesverlauf. Ein Wert von 160 mg/dl sollte nur ausnahmsweise erreicht werden. Im Seniorenalter und für die folgenden Fälle gilt eine weniger strenge Limitierung (postprandial 200 mg/dl):

- normales Glykohämoglobin (HbA_{1c} < 6,5 %)
- Harnzucker- und Ketonkörperfreiheit
- normales Körpergewicht (BMI = 20–25 kg/m^2)
- normale Plasmalipidwerte
- Ausbleiben von Stoffwechselentgleisungen und Folgekomplikationen an Nieren, Nerven, Augen, Füßen und Gefäßen
- uneingeschränkte Vitalität
- altersgemäß normale körperliche und geistige Entwicklung bei Kindern

Die Ernährungstherapie soll hier u. a. die glykämische Kontrolle des Blutzuckerspiegels optimieren und die Risikofaktoren für kardiovaskuläre Erkrankungen und Nephropathien mindern.

Der HbA_1- und HbA_{1c}-Wert zeigen an, wie gut der Stoffwechsel innerhalb der letzten 8–10 Wochen eingestellt war:

- **HbA_1** erfasst Kohlenhydrate, die nichtenzymatisch an Hämoglobin gebunden werden.
- **HbA_{1c}** erfasst spezifisch Glukose, die an Hämoglobin gebunden ist.

▸ **Tab. 3.8** Therapieziel bei Diabetes mellitus (Toeller 2006).

Parameter		Zielwerte
Blutglukose	in mg/dl	nüchtern/präprandial: 90–120
		1–2 Stunden postprandial: 130–140
Hämoglobin A_{1c}	in %	< 6,5 schwere Hypoglykämien vermeiden
Gesamtcholesterin	in mg/dl	< 170
LDL-Cholesterin	in mg/dl	< 100
HDL-Cholesterin	in mg/dl	≥ 40
Nüchtern-Triglyzeride	in mg/dl	< 150
Blutdruck systolisch	in mmHg	≤ 130
Blutdruck diastolisch	in mmHg	≤ 80
BMI	in kg/m^2	18,5–25
Taillenumfang	in cm	Frauen ≤ 80
		Männer ≤ 94
Allgemeine Ziele: Nichtrauchen, körperliche Aktivität, Früherkennung von Folgekrankheiten		

Durch eine Diabetestherapie gilt es folgende **Parameter** zu normalisieren (▸ **Tab. 3.8**):

- Gewicht, WHR
- Blutglukosekonzentration
- Serum-Lipid-Konzentration
- HbA_{1c}-Konzentration im Blut
- glukose- und azetonfreier Harn

Prinzip

- Als Basis dient die Vollkost oder leichte Vollkost.
- Der Nähr-, Wirkstoff- und Energiebedarf unterscheidet sich im Wesentlichen nicht von dem des Stoffwechselgesunden. Somit erfüllt die Vollkost die Ernährungsempfehlungen für den Diabetiker. Die Zufuhr von Kohlenhydraten (Menge, Art, zeitliche Aufnahme über den Tag) sollte der individuellen Toleranz angepasst sein. Die Ermittlung des Energiebedarfs erfolgt individuell unter Berücksichtigung des Ernährungszustandes, der körperlichen Aktivität und Patientenbedürfnisse (S. 15). Speziell für den Typ-2-Diabetes sollte die Kost fettmodifiziert sein.
- Bei Patienten mit einem normalen Körpergewicht muss keine Empfehlung für die tägliche Gesamtenergieaufnahme festgelegt werden.
- Bei Übergewicht ist eine **Gewichtsreduktion** anzustreben (5–10 % im ersten Behandlungsjahr; angestrebter BMI < 25 kg/m^2 Mann; < 24 kg/m^2 Frau). Übergewichtige Diabetiker müssen ihre Kost nach Kalorien, nicht nach BE berechnen (S. 128). Eine realistische Gewichtsabnahme in 3–6 Monaten liegt bei ca. 5–10 kg. Selbst eine moderate Gewichtsreduktion verbessert die glykämische Kontrolle und andere entgleiste Stoffwechselparameter (S. 154). Durch eine Gewichtsreduktion werden im Allgemeinen die Blutglukosewerte gesenkt, die Insulinresistenz wird abgebaut und die Sekretion der β-Zellen verbessert. Erst wenn sich trotz Gewichtsreduktion keine Normalisierung der Blutglukosekonzentration einstellt, sollten orale Antidiabetika gegeben werden. Nach der Gewichtsabnahme ist es wichtig, dass es zu keiner erneuten Gewichtszunahme kommt!
- Bei der Diabeteskost gelten für Eiweiß, Fett und Kohlenhydrate die in der ▸ **Tab. 3.9** angegebenen Relationen, verteilt auf mindestens 3 Haupt- und ggf. – wenn durch die medikamentöse Therapie erforderlich oder vom Patienten erwünscht – 3 Zwischenmahlzeiten.
- Die Kohlenhydrate sind in komplexer Form als **ballaststoffreiche Lebensmittel** (niedriger GI und GL) zuzuführen. Reine Kohlenhydratmahlzeiten sind zu vermeiden. Eine Berechnungseinheit (BE) entspricht 12 g verwertbaren Kohlenhydraten laut DiätVO (S. 109) oder Kohlenhydrateinheit (KHE) à 10 g Kohlenhydrat: Kohlenhydrate können in Gramm oder mithilfe von Kohlenhydrataustauscheinheiten kalkuliert werden.

- Die Ballaststoffzufuhr sollte bei mindestens 30 g oder 20 g/1000 kcal/Tag liegen (idealerweise bei 40 g/Tag). Ballaststoffe werden als separate Nahrungsbestandteile nicht in die Kohlenhydratberechnung einbezogen. Verschiedene Ballaststoffe, insbesondere Guarkernmehl, Pektin, Plantago-ovata-Samenschalen, aber auch Traganth und Methylzellulose, vermindern die postprandiale Glukosetoleranz und Insulinfreisetzung. Darum sollten Ballaststoffe in ihrer ursprünglichen Form in Lebensmitteln enthalten sein. Wenn dies nicht möglich ist, sind Ballaststoffpräparate zu ergänzen.
- Weniger als 10 Energie% sollten in Form von gesättigten Fettsäuren und trans-Fettsäuren verzehrt werden (bei 2000 kcal/Tag ca. 20 g). Trans-Fettsäuren haben einen besonders negativen Einfluss auf die Lipoproteine: Die Werte für LDL und Lipoprotein (a) steigen bei gleichbleibendem HDL-Wert an. Bei einem erhöhten LDL-Spiegel von weniger als 8 Energie% sollten 7–10 Energie% durch MUFS gedeckt werden. Eine erhöhte Lipidoxidation und ein reduzierter HDL-Spiegel stehen in einem möglichen Zusammenhang mit einer zu hohen Aufnahme von MUFS. Zu bevorzugen sind einfach ungesättigte Fettsäuren mit 10–15 Energie% (Oliven- und Rapsöl). Liegt die Gesamt-Fett-Aufnahme unter 35 Energie%, hat der Austausch von gesättigten Fetten zugunsten einfach ungesättigter Fette einen positiven Einfluss auf den Lipidspiegel im Serum und die Insulinempfindlichkeit. Diabetiker haben ein erhöhtes kardiovaskuläres Risiko. Für eine ausreichende **ω-3-Fettsäuren-Aufnahme** sind 1-mal pro Woche
  - Fisch (vorzugsweise ölige Sorten, wie Hering, Lachs oder Tunfisch),
  - Rapsöl,
  - Leinöl,
  - Sojaöl,
  - Nüsse/Samen/Nussöle und
  - einige grünblättrige Gemüse zuzuführen.
- Das **Gesamtcholesterin** der Nahrung sollte unter 300 mg/Tag liegen und bei einem erhöhten LDL-Cholesterin weiter reduziert werden.
- Die Eiweißzufuhr sollte 10–15 % der Gesamtenergie betragen. Hoher Eiweißkonsum begünstigt die Entwicklung und Progression diabetischer Nephropathien. Bei Patienten mit Nephropathien sollte die Eiweißzufuhr unter 0,8 g/kg KG liegen. Zu bevorzugen sind Soja- und Fischeiweiß.
- Es gibt kein generelles Saccharoseverbot. Saccharose und saccharosehaltige Nahrungsmittel können bei einem befriedigenden Blutglukosespiegel und bei einer Gewichtsstabilität in moderater Menge aufgenommen werden. Da es hierzu noch keine ausreichenden Studien gibt, gilt die Mengenangabe vom Expertenrat der WHO „Diät, Ernährung und Prävention chronischer Erkrankungen" von bis zu 50 g/Tag. Saccharosehaltige Getränke sind zu meiden und eine BE-Berechnung ist erforderlich. Im Bereich der Gemeinschaftsverpflegung untersagte die Diätverordnung jedoch die Ausgabe von saccharosehaltigen Speisen an Diabetiker.
  - **Allgemein gilt:** Meidung von reinen Zuckern vom Glukosetyp sowie sehr zuckerreichen Produkten (Ausnahme: akute Hypoglykämien), maximal 30 g/Tag = 10 % der Energiezufuhr an Mono- und Disacchariden und maximal 12–25 g/Tag Laktose. Zuckeraustauschstoffe (Fruktose, Isomalt, Lactit, Maltit, Mannit, Sorbit, Xylit), wenn überhaupt erforderlich, haben zwar einen geringeren blutzuckersteigernden Effekt (außer Maltit) und einen geringeren Insulinbedarf, sind aber mit den Kohlenhydraten und im Brennwert anrechnungspflichtig. Die Anrechnung ist aufgrund möglicher Hypoglykämien allerdings nicht unproblematisch.
- Alkohol, maximal 20 g (bei Frauen 15 g) täglich, z. B. ein Glas trockener Wein, Sekt, Bier (1 l Bier = 32–55 g Alkohol, 1 l Wein = 48–80 g Alkohol), sollte immer im Zusammenhang mit kohlenhydrathaltigen Mahlzeiten zur Vermeidung einer Hypoglykämie getrunken werden. Im Krankenhaus soll grundsätzlich kein Alkohol konsumiert werden.
  - Bei übergewichtigen Diabetikern: Energiegehalt des Alkohols beachten! Alkohol fördert die Bildung von Körperfett, erhöht den Triglyzeridspiegel und den Blutdruck.
- Ein Kochsalzkonsum von unter 6 g täglich ist zur Beeinflussung einer häufig vorliegenden Hypertonie geboten.
- Bei einer ausschließlich diätetischen Behandlung des Diabetikers genügen 3 Mahlzeiten/Tag.

► **Tab. 3.9** Diabeteskost

		Diabetes mellitus Typ 1*	**Diabetes mellitus Typ 2 mit Übergewicht****	
Energie	in kcal (kJ)	> 1800 (> 7 600)	1200 (5 000)	1500 (6 276)
Protein	in Energie%	10–15 bei beginnender Nephropathie 0,8 g/kg pro KG/Tag	15	15
Fett	in Energie%	25–30	25–30	25–30
		GFS/trans-Fettsäuren 7–10 EUFS 10–15 MUFS 7–10	GFS 7–10 EUFS 10–15 MUFS 7–10	GFS 7–10 EUFS 10–15 MUFS 7–10
Cholesterin	in mg/d	< 300 bei erhöht. LDL < 200	< 300	bei erhöht. LDL < 200
Kohlenhydrate	in Energie%	55 Saccharose < 10	55	55
Ballaststoffe	in g/d	30 idealerweise 40	30 idealerweise 40	30 idealerweise 40

* Blutzuckersenkende Substanzen und Mahlzeiten müssen aufeinander abgestimmt werden.
** Verteilung der Kohlenhydrate auf 3–4 Mahlzeiten, ballaststoffreich, möglichst keine leicht resorbierbaren Kohlenhydrate (Zucker), fettmodifiziert, cholesterinreduziert; Salz unter 6 g/Tag
Vorsicht mit Alkohol: < 20 g/d Männer; < 10 g/d Frauen

Nur bei medikamentösen Therapien mit insulinotropen oralen Antidiabetika (Sulfonylharnstoffen in der konventionellen Therapie) sind Zwischenmahlzeiten zwingend. Aber: Jede kohlenhydrathaltige Mahlzeit führt zu einem Blutzuckeranstieg, der zu einer Insulinausschüttung führt. Außerdem bedeuten Zwischenmahlzeiten eine zusätzliche Energiezufuhr.

- Der Patient sollte angehalten werden, an 3–4 Tagen in der Woche mindestens 20–30 Minuten einer moderaten körperlichen Tätigkeit nachzugehen. Dies hat eine positive Wirkung auf die Glukosetoleranz, die Serum-Lipid-Werte, das Gewicht und den Erhalt der Muskelmasse.
- Eventuell ist eine gezielte Substitution mit Zink, Chrom und Vitamin C zu berücksichtigen.

In ► **Tab. 3.9** ist die Diabeteskost für Diabetes mellitus Typ 1 und Typ 2 mit Übergewicht dargestellt.

Die ► **Tab. 3.10** gibt eine schematische Übersicht über anzurechnende und anrechnungsfreie Lebensmittel und ihre Wirkung. Als Ergänzung kann ebenfalls ► **Tab. 1.14** zum GI herangezogen werden.

Die Diabetesdiäten für Typ 1 und Typ 2 sind sich in ihren Grundlagen ebenfalls ähnlich. Unterschiede ergeben sich in der Festlegung von Zeit und Umfang der Mahlzeiten.

Die Energiezufuhr richtet sich nach dem individuellen Bedarf, bei einer Eiweiß:Fett:Kohlenhydrat-Relation von 10–15:25–30:50–55 Energie% (► **Tab. 3.11**):

- Die **Standardbehandlung** des Typ-1-Diabetikers ist die intensivierte Insulintherapie (ICT): Hier kann der gut geschulte Patient mit stabiler Stoffwechsellage freier die Kohlenhydrate auswählen. Diese Therapie sollte jedoch nicht zu liberal verstanden werden.
- Bei Gabe von blutzuckersenkenden Substanzen: Blutzuckererhöhende Mahlzeiten und blutzuckersenkende Wirkung der Substanzen müssen zeitlich und quantitativ aufeinander abgestimmt werden, um Hypoglykämien und Hyperglykämien (> 180 mg/dl) zu vermeiden (► **Abb. 3.3**, ► **Abb. 3.4**).
- Dies gilt im besonderen Maß für den jugendlichen insulinpflichtigen Diabetiker (Typ 1). Nach Normalinsulingabe gilt ein Spritz-Ess-Abstand (S-E-A) von 10–15 Minuten, bei Verzögerungs- oder Mischinsulin von 30–45 Minuten. Unter den Insulinanaloga HUMALOG oder Novo Rapid ist kein S-E-A erforderlich. Hier ist meist

▶ **Tab. 3.10** Diabeteskost – Schulung der Patienten.

zu beachten	zu bevorzugen
anzurechnende kohlenhydrathaltige Lebensmittel	**anrechnungsfreie kohlenhydrathaltige Lebensmittel**
• Brot, Brötchen • Nudeln, Reis, Getreide und Getreideerzeugnisse • Kartoffeln • Milch und Milchprodukte (außer Quark und Käse) • Obst • (zuckerhaltige Produkte) • Zuckeraustauschstoffe • Fast Food • Fertigprodukte	• Gemüse (außer Mais) • Hülsenfrüchte (in normalen Portionen = 1 Suppenteller) • Nüsse (Achtung: relativ hoher Fettgehalt!)
rasche Blutzuckersteigerung	**langsame Blutzuckersteigerung**
• Traubenzucker • Weißbrot/Zwieback • Brötchen/Semmeln • Graubrot • Kartoffelbrei • helles Mehl • geschälter Reis • Obstsaft	• Vollkorngetreide • Vollkornbrot • Vollkornbrötchen • Vollkornreis • Vollkornnudeln • rohes, ungeschältes Obst • Milch/Joghurt • Hülsenfrüchte

▶ **Tab. 3.11** Nährstoff- und BE-Verteilung auf Basis der Energiezufuhr. Die Kohlenhydratmenge beinhaltet auch Kohlenhydrate, die nicht auf die BE-Menge anzurechnen sind, wie Gemüse, Salz, Kondensmilch, Speisequark, Fruktose und Zuckeraustauschstoffe, Nüsse, Hülsenfrüchte usw. (nach Kasper et al. 2004).

Energie		Kohlenhydrate		Ballaststoffe		Protein		Fett	
in kJ	in kcal	BE	in g	in Energie%	in g	in g	in Energie%	in g	in Energie%
5 000	1200	11	145	49	ca. 25	60	20	40	31
6 300	1500	13	175	48	ca. 30	65	18	55	34
7 600	1800	17	220	50	ca. 35	70	16	65	34
8 400	2000	19	245	50	ca. 38	75	15	75	35
9 200	2200	21	270	51	ca. 40	80	15	80	34
10 000	2400	24	300	52	ca. 45	90	15	85	33

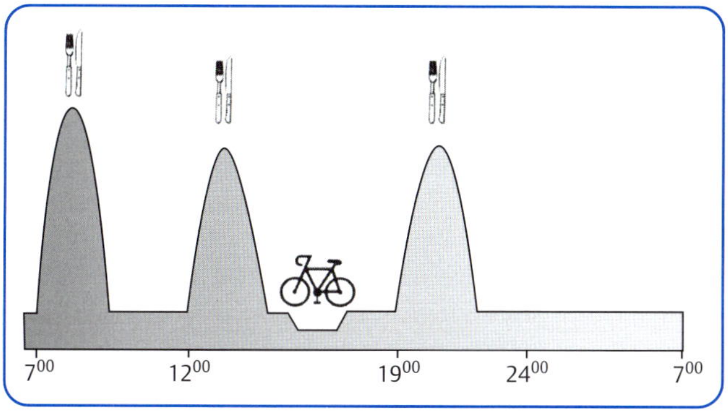

▶ **Abb. 3.3** Physiologische Insulinsekretion.

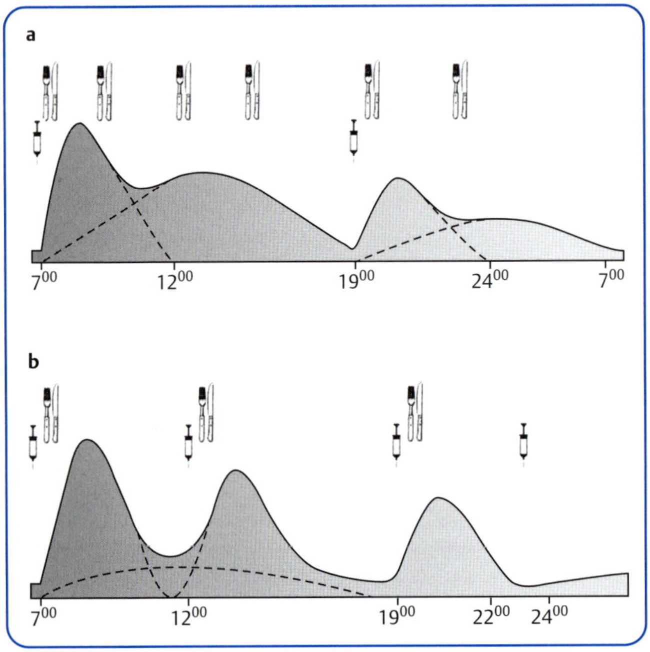

▶ **Abb. 3.4** Spritz- und Essfolge bei der konventionellen (a) und der intensivierten (b) Insulintherapie.

▶ **Tab. 3.12** Beispiele einer BE-Verteilung bei 6 Mahlzeiten (Kasper et al. 2004).

BE insgesamt	11	13	17	19	21	24
1. Frühstück	2	3 (2)	3	3,5 (3)	3,5 (4)	4,5 (4)
2. Frühstück	2	2 (3)	3	3 (3,5)	4 (3,5)	4 (4,5)
Mittagessen	2	3	3,5	3,5	4	5
Zwischenmahlzeit	1,5	1,5	2	2,5	3	3
Abendessen	2	2	3,5	3,5	3,5	4,5
Spätmahlzeit	1,5	1,5	2	3	3	3

eine individuelle Gestaltung der Mahlzeitenhäufigkeit und der Nährstoffverteilung nötig.

- Bei Umstellung der körperlichen Aktivität sind der Nährstoffbedarf und ggf. die BE-Mengen bzw. Insulindosierungen neu anzupassen (▶ **Tab. 3.12**).
- Diätetische Lebensmittel für Diabetiker gibt es nicht mehr. Diabetiker können Süßstoffe oder zuckerfreie Produkte verwenden. Auch bei zuckerfreien Spezialprodukten muss die Nährstoffanalyse beachtet werden.
- Obstsäfte steigern den Blutzuckerspiegel rasant, können jedoch zur Bekämpfung von Hypoglykämien eingesetzt werden (▶ **Tab. 3.12**).
- Täglich sollte eine Vielzahl verschiedener Obst- und Gemüsesorten auf dem Speiseplan stehen (→ Antioxidantien).

Die Getränkeeinteilung bei unkompliziertem Diabetes gestaltet sich wie folgt:

- Getränke **ohne Anrechnung** von BE und kcal:
  - Kaffee
  - Tee (ungezuckert)
  - Mineral- und Leitungswasser
  - fettarme Fleischbrühe
  - kohlenhydratarme Gemüsebrühe
  - Erfrischungsgetränke (mit Süßstoffen, z. B. Light-Produkte)
- Getränke **unter Anrechnung** von BE und/oder kcal:
  - Obst- und Gemüsesäfte (ungesüßt, frisch gepresst)
  - Diabetiker-Obstdicksäfte
  - Limonaden mit Süßstoff und Fruchtanteil von 10–50 %

- Fruchtsäfte mit Fruchtanteil von 100 %
- (verdünnte) Milch und Milchgetränke (ungezuckert)
- Kakaogetränke (ungezuckert)
- Malzkaffee
- alkoholische Getränke secco, sec (Limit: 20 g Alkohol/Tag)
  - Biere
  - trockene Weine (≤ 9 g Restzucker),
  - restzuckerarmer Sekt und Champagner;

- **üblicherweise verboten:**
  - Kaffee (gezuckert)
  - Tee (gezuckert)
  - Kakao (gezuckert)
  - Milchzuckergetränke
  - Fruchtnektar und -saftgetränke
  - verdünnte Obstsirupe und Obstdicksäfte
  - Süßmoste
  - handelsübliche Limonaden und Colagetränke
  - Brausen
  - Malzbier
  - sog. alkoholfreie Biere
  - hochprozentige oder zuckerhaltige Alkoholika:
    - Wermut
    - Sherry
    - süße Aperitifs und Schnäpse
    - Liköre
    - vergorene Moste u. Ä.

Diabetiker leiden häufig an **Zink- und Chrommangel**. Eine Substitutionstherapie mit Zink (Zinkhistidin) oder Chrom-Präparaten ist bei Mangel angezeigt. Im Verlauf der Erkrankung kann sich der Bedarf des einzelnen Patienten ändern: optimale Zink-Histidin-Dosis 15–30 mg/Tag; optimale Chromdosis 200–400 µg/Tag. Es gibt Hinweise darauf, dass Typ-2-Diabetiker auch von der Einnahme von Zimt profitieren können (Cumarin-Belastung beachten).

Bei einigen mit Insulin behandelten Diabetikern mit unzureichender metabolischer Kontrolle oder während der Schwangerschaft kann sich ein **Magnesiummangel** entwickeln. Dem ist durch eine entsprechende Lebensmittelauswahl, im Bedarfsfall durch Supplementierung, Rechnung zu tragen.

Eine strukturierte **Diabetiker-Wochen-Schulung** ist immer anzustreben. Hierbei muss die Lebensqualität jedes einzelnen Diabetikers berücksichtigt werden. Die Anwendung einer sehr energiearmen Diät (very low calory diet) sollte nur in bestimmten Fällen (BMI > 30 kg/m^2) in spezialisierten medizinischen Zentren durchgeführt werden.

Weiterführende Informationen

Adressen

- Bundesverband der Insulinpumpenträger e. V., Reinekestraße 31, 51 145 Köln
- Deutsche Diabetes Stiftung, Geschäftstelle, Unsöldstraße 5, 80 538 München
- Deutscher Diabetiker Bund (DDB), Goethestr. 27, 34 119 Kassel
- DDB, Diabetiker Hotel- und Reiseführer. Deutscher Diabetiker Bund: Landesverband Bremen e. V., Gröpelinger Heerstraße 386 b, 28 239 Bremen
- Lilly Deutschland GmbH, Saalburgstraße 153, 61 350 Bad Homburg: u. a. Folienordner zur Diabetesschulung
- Novo Nordisk Pharma GmbH, Brucknerstraße 1, 55 127 Mainz: Foliensatz „Novo Train“ zur Diabetes-Schulung
- Verband für Ernährung und Diätetik e. V. (VFED), Eupener Str. 126, 52 066 Aachen

Broschüren und Literatur

- Birk D, Pospisil E. Das Kochbuch für Diabetiker mit 170 ballaststoffreichen Rezepten. 2. Aufl. München: Ehrenwirth; 1992
- Elmadfa I, Aign W, Muskat E, Fritzsche D. Die große GU-Nährwertkalorientabelle 2012/13. München: Gräfe & Unzer; 2011
- Elmadfa I, Aign W, Fritzsche D. GU-Kompass – Nährwerte. 11. Aufl. München: Gräfe & Unzer; 2002
- Jäckle R, Hirsch A, Dreyer M. Gut leben mit Typ-I-Diabetes. 7. Aufl. Stuttgart: Urban & Fischer; 2010
- Koerber K, Hammann B, Willms G. Für Diabetiker: Vollwert-Ernährung. 3. Aufl. München: Gräfe & Unzer; 1998
- Müller S-D. Diabetes-Ampel. Stuttgart: Trias; 2012
- Müller S-D, Weißenberger C. Ernährungsratgeber Diabetes. Hannover: Schlütersche Verlagsgesellschaft; 2011
- Stiftung Warentest, Hrsg. Diabetes – früh erkennen, richtig behandeln. 2. Aufl. Berlin: Stiftung Warentest; 2007
- Wendt I, Köhnke K. Essen und Trinken bei Diabetes mellitus. 6. Aufl. DGE; 2011: http://www.dge-medienservice.de (Stand: Juni 2013)

Lipidsenkende Kost – Kost bei Hyperlipoproteinämien

Eine lipidsenkende, besser lipoproteinsenkende Kost normalisiert und senkt einen erhöhten Cholesterin- und Triglyzeridspiegel.

Indikation

Als Hyperlipoproteinämie – Dyslipidämie – bezeichnet man eine Störung des Lipoproteinstoffwechsels, die mit einer Konzentrationserhöhung eines oder mehrerer Lipoproteine einhergeht. Da die Lipide im Blut immer in Form von Lipoproteinen vorliegen, geht eine Hyperlipoproteinämie immer mit einer Hyperlipidämie einher. Man unterscheidet zwischen

- Hypercholesterinämie,
- Hypertriglyzeridämie,
- gemischter Hyperlipidämie mit Cholesterin-/Triglyzeriderhöhung und
- primärer sowie sekundärer Hyperlipoproteinämie.

VLDL-, IDL- und LDL-Cholesterin-Erhöhungen und HDL-Cholesterin-Verminderungen gehen mit einem erhöhten Arterioskleroserisiko einher.

Einteilung der **Hyperlipoproteinämien** (Varlemann 2003):

- hereditäre bzw. familiäre Form (primäre Form)
- Erkrankung wird durch eine genetische Disposition verursacht und tritt durch die dominante Vererbung in der Familie gehäuft auf.
- sekundäre oder symptomatische Form
- immer in Verbindung mit einer Grunderkrankung, z. B. Hypothyreose, Diabetes mellitus
- physiologische bzw. alimentäre Form
- Anpassungsschwierigkeiten bei ungewöhnlicher Stoffwechselbelastung, z. B. alkoholinduzierter Hypertriglyzeridämie

Folgende **Parameter** im Plasma und Serum dienen zur Einschätzung des Lipoprotein- und des Lipidstoffwechsels:

- Triglyzeride – Norm: 200 mg/dl
- Gesamtcholesterin – Norm: 200 mg/dl
- VLDL-Cholesterin (Prä-β-Lipoprotein) – Norm: 35 mg/dl
- LDL-Cholesterin (β-Lipoprotein) – Norm: 160 mg/dl
- HDL-Cholesterin (α-Lipoprotein) – > 40 mg/dl, über 60 günstiger
- Quotient: LDL/HDL > 3,0 ungünstig

Aus Kostengründen wird oft das **LDL nach der Friedewald-Formel** berechnet:

Info

Friedewald-Formel zur Berechnung des LDL:
LDL-Cholesterol = Gesamtcholesterol – HDL-Cholesterol – Triglyzeride/5

Hierbei wird davon ausgegangen, dass der Quotient Triglyzeride/5 dem VLDL entspricht. Dies gilt allerdings nur für eine Serum-Triglyzerid-Konzentration von < 400 mg/dl.

Isolierte oder kombinierte Hypertriglyzerid- und Hypercholesterinämien sind die klinisch relevantesten. Man unterscheidet fünf Typen (► **Tab. 3.13**):

- **Hyperchylomikronämie = Typ I:**
  - Chylomikronen-Erhöhung (↑) oder normal (n), LDL- und HDL-Werte erniedrigt (↓)
  - familiärer Lipoproteinlipasemangel, familiäre, fettinduzierte Hypertriglyzeridämie: Phospholipid- und Cholesteringehalt n oder ↑, Triglyzeride ↑ ↑
  - Häufigkeit: extrem selten
- **Hyperlipoproteinämie = Typ II a:**
  - LDL-Erhöhung
  - familiäre Hypercholesterinämie ohne Hypertriglyzeridämie: Cholesterinspiegel ↑ ↑, Triglyzeridspiegel n
  - Häufigkeit: 10–15 %
- **Hyperlipoproteinämie = Typ II b:**
  - LDL- und VLDL-Erhöhung
  - familiäre Hypercholesterinämie mit Hypertriglyzeridämie: Cholesterinspiegel ↑ ↑, Triglyzeridspiegel ↑
  - Häufigkeit: 22–25 %
- **Hyperlipoproteinämie = Typ III:**
  - IDL-Erhöhung
  - Veränderung im LDL- und VLDL-Charakter
  - familiäre Hypercholesterinämie mit Hypertriglyzeridämie: Cholesterin- und Triglyzeridspiegel ↑
  - Häufigkeit: 1–5 %

▶ **Tab. 3.13** Phänotypische Klassifikation der Hyperlipoproteinämien und Muster in der Lipoproteinelektrophorese (nach Wieland 2006).

Phänotyp	Cholesterol in mg/dl	Triglyzeride in mg/dl	Chylomikronen	VLDL in mg/dl	LDL in mg/dl
I	< 200	> 1000	↑	< 35	< 160
II a	> 200	< 200	–	< 35	↑, < 160
II b	> 200	> 200	–	↑, > 35	↑, < 160
III	> 350	> 350	–	keine Trennung	–
IV	< 200	> 200	–	↑, > 35	< 160
V	> 200	> 1000	↑	↑, > 35	< 160

↑ = Anstieg/Zunahme

- **Hyperlipoproteinämie = Typ IV:**
  - VLDL-Erhöhung, Chylomikronen erniedrigt
  - familiäre Hypertriglyzeridämie (kohlenhydratinduzierte Hyperlipidämien): Triglyzeridspiegel ↑ oder ↑ ↑
  - Häufigkeit: 50–60 %
- **Hyperlipoproteinämie = Typ V** (Mischung aus Typ I und Typ IV):
  - Chylomikronen und VLDL-Erhöhung ↑, HDL ↓
  - kalorien- oder fett- bzw. kohlenhydratinduzierte Hypertriglyzeridämie, familiäre Hyperchylomikronämie: Cholesterinspiegel ↑, Triglyzeridspiegel ↑ ↑
  - Häufigkeit: 1–5 %

Prinzip

Ernährungsmaßnahmen, die konsequent durchgeführt werden, stellen eine unverzichtbare Basistherapie dar. Sie gehen eventuell einer medikamentösen Therapie voraus.

Die Vollkost erfüllt die wichtigsten Bedingungen der Ernährungstherapie bei Dyslipoproteinämien. Damit werden bereits viele Ernährungsfehler, wie überhöhte Energiezufuhr, zu viele gesättigte Fette, Zucker, Alkohol, zu wenig Ballaststoffe, ausgeschaltet. Dies reicht häufig schon aus. Falls notwendig, gelten weitere Regeln.

Damit eine lipidsenkende Kost individuell entsprechend der Fettstoffwechselstörung zusammengestellt werden kann, bedarf es einer differenzierten Diagnostik des Lipidstoffwechsels. Einzelne ernährungsmedizinische Optionen sind der ▶ **Tab. 3.17** und ▶ **Tab. 3.18** zu entnehmen.

Zur Behandlung erhöhter Plasma-Cholesterin-Spiegel werden die Stufe I und die Stufe II einer Diät unterschieden. Das Rationalisierungsschema bezieht sich ausschließlich auf Stufe I, da hier davon ausgegangen wird, dass die Umstellung auf eine Vollkost ausreicht und eine weitere Differenzierung unter stationären Bedingungen keine Vorteile bringt.

Stufe I der Behandlung der Hypercholesterinämie

- Bei 2000 kcal/Tag liegt das Verhältnis Eiweiß: Fett:Kohlenhydrate bei 15:25–30:55–60 Energie%.
- Eine **Gewichtsnormalisierung** (BMI < 25 kg/m^2) und Steigerung der körperlichen Aktivität sollte zur Senkung der LDL- und Triglyzeridkonzentration und zum Anstieg des HDL-Cholesterins führen. Dyslipidämien, insbesondere Hypertriglyzeridämien, treten häufig in Zusammenhang mit Adipositas auf.
- Fettarme Kost sollte zu maximal 30 Energie% aus Fetten bestehen. Eine fettarme Kost, die ihren Schwerpunkt auf pflanzlichen Fetten hat, kann einen erhöhten Lipidspiegel um 10–20 % senken. Energiebedarf:
  - 1200 kcal = 34–41 g Fett/Tag
  - 1500 kcal = 45–50 g Fett/Tag
  - 2000 kcal = 60–70 g Fett/Tag
  - 2500 kcal = 75–85 g Fett/Tag
- Ideal sind daher Öle und Lebensmittel mit einem hohen Anteil an einfach ungesättigten und mehrfach ungesättigten ω-3-Fettsäuren (▶ **Tab. 3.14**).

  Es sollten Raps-, Lein- und Sojaöl, Nüsse (speziell Walnüsse) und Öle daraus sowie vor allem fette Seefische (Thunfisch, Lachs, Hering, Makrele) verwendet werden.

▸ **Tab. 3.14** Wichtigste Nahrungsquellen für ω-3-Fettsäuren (γ-Eicosapentaensäure/Docosahexaensäure).

Fisch	Eicosapentaensäure in g/100 g	Docosahexaensäure in g/100 g
Kabeljau, Dorsch	0,04	0,06
Rotbarsch	0,27	0,13
Braschen	0,45	0,86
Sardine	0,66	0,93
Makrele	0,68	1,30
Dornhai	0,78	1,60
Sprotte	1,14	1,62
Lachs	0,70	2,14
Hering	2,68	0,45
Thunfisch	1,07	2,28
Fischölkonzentrate	18	12
Lebertran	ca. 10	ca. 10

Anmerkung

Werden z. B. fettreiche Fische zubereitet, ist dieser Fettanteil gerade bei einer energiereduzierten Kost nicht immer zu erreichen. Der Vorteil der Fettzusammensetzung überwiegt hier aber.

- **Fettmodifizierte Kost:** Gesättigte Fettsäuren fördern die intrazelluläre Synthese des Cholesterins und setzen die Aktivität der LDL-Rezeptoren herab, dadurch steigt das Serumcholesterin. Trans-Fettsäuren sollten gemieden werden, da sie den Gehalt an LDL-Cholesterin und Serumtriglyzeriden steigern. Gleichzeitig senken sie die HDL-Cholesterin-Konzentration.
  Darum sollten gesättigte Fette weniger als 10 % der Energiezufuhr ausmachen und mehrfach ungesättigte Fette unter 7 Energie%. Der Hauptanteil liegt bei einfach ungesättigten Fetten mit mindestens 10–15 Energie% (z. B. aus Olivenöl, Rapsöl), da diese das HDL-Cholesterin nicht senken.
- Die **cholesterinarme Kost** sollte bei < 300 mg/Tag liegen. Durch die generelle Reduzierung des Verzehrs tierischer Nahrungsmittel in der Vollkost verringert sich auch die Cholesterinaufnahme.
- Komplexe Kohlenhydrate sollten einen hohen Anteil an Ballaststoffen (in Abhängigkeit von der zugrunde liegenden Fettstoffwechselstörung) haben. Gerade wasserlösliche Ballaststoffe beeinflussen den Cholesterin- und Triglyzeridgehalt im Serum. Der Anteil sollte bei mindestens 30, besser noch 40 g/Tag liegen; insbesondere wasserlösliche Quellstoffe aus Pektin, Haferkleie, Plantago-ovata-Samenschalen haben hier einen positiven Einfluss durch die Unterbrechung des enterohepatischen Kreislaufs; 10 g Pektine senken den Cholesterinspiegel um ca. 10 %.
- Fettarme Milch und Milchprodukte sind zu bevorzugen: Für die Deckung des täglichen Eiweißbedarfs sollten tierische Eiweißquellen durch pflanzliche ersetzt werden. Gerade der Ersatz von tierischem Eiweiß durch Sojaeiweiß führt zu einer Verringerung der LDL-Serum-Konzentration.
- Ein moderater Alkoholkonsum (20–30 g/Tag, das entspricht ca. 250 ml Wein oder 500 ml Bier) ist gestattet, im Krankenhaus kein Alkoholkonsum.

Antiatherogen wirkende Maßnahmen

- Eine mediterrane Ernährungsweise kann als Vorbild dienen.
- Nahrungsmittel mit einem hohen Gehalt an Vitamin C, E und β-Carotin, Öle und Getreide usw. sind zu berücksichtigen, um die Zufuhr von **Antioxidantien** zu gewährleisten. Das oxidierte LDL-Cholesterin ist wesentlicher Risikofaktor für die Entstehung einer Arteriosklerose. Darum müssen LDL-Partikel durch Antioxidantien geschützt werden. Ein präventiver Plasmaspiegel lässt sich durch ca. 75–150 mg Vitamin C, ca. 15–30 mg Vitamin E und ca. 2–4 mg β-Carotin erreichen. Gerade wenn viele Öle Verwendung finden, muss auf eine ausreichende Vitamin-E-Versorgung geachtet werden.
- Es sollte ein regelmäßiger Verzehr von Fisch (Makrele, Hering, Thunfisch, Lachs usw.; Normalgewichtige 2-mal wöchentlich) für die Zufuhr von **ω-3-Fettsäuren** (Eicosapentaensäuren, ▸ **Tab. 3.14**) erfolgen. Eine Erhöhung der Zufuhr ist vor dem Hintergrund der Schwermetallbelastung von Fettfischen abzuwägen.
- Es sollten Öle, die reich an ω-3-Fettsäuren sind (Raps-, Lein-, Walnussöl), eingesetzt werden.
- Haushaltszucker, Traubenzucker, Fruktose, gezuckerte Lebensmittel und Alkohol (besonders für

Patienten mit endogener Hypertriglyzeridämie, bei denen in 60–80 % der Fälle eine Glukoseintoleranz besteht) sind zu vermeiden.

- Die Messung des oGTT dient zur optimalen Blutzuckereinstellung (S. 27).
- Bei erhöhtem **Triglyzeridspiegel** sollten zuckerhaltige Getränke und Nahrungsmittel stark limitiert werden. Auch süßes Obst und Trockenobst (z. B. Datteln, Feigen, Aprikosen) sind mit Bedacht zu essen. Zu vermeiden sind Maltodextrine, Zuckeraustauschstoffe und Fruchtzucker.
- Koffeinfreier Kaffee lässt die LDL- und Apolipoprotein-B-Konzentration steigen. Unabhängig vom Koffeingehalt sollte Kaffee immer gefiltert getrunken werden. Bei ungefiltertem Kaffee sind die Diterpene Cafestol und Kahweol im Kaffeeöl verantwortlich für eine Erhöhung des Gesamtcholesterins, des LDL-Cholesterins und der Triglyzeride. Instantkaffee verursacht keinen Anstieg. Trotzdem sollte mit Kaffee nicht der tägliche Flüssigkeitsbedarf gedeckt werden. Die tägliche Zufuhr sollte nicht mehr als 4 Tassen betragen. Schwarzer Tee hat keine Effekte auf Parameter des Fettstoffwechsels, grüner Tee senkt den Cholesterinspiegel.
- Die **Homozysteinkonzentration** im Blut sollte nicht erhöht sein, da es zu pathologischen Veränderungen der Arterienwände kommen kann. Ein erhöhter Homozysteinspiegel gilt als der empfindlichste Indikator für einen Folsäuremangel. Auch wenn die Untersuchungsbefunde bisher noch nicht endgültig sind, sollte auf eine ausreichende Versorgung mit Folsäure geachtet werden in Form von
  - grünem (Blatt-)Gemüse,
  - Vollkorn,
  - Hülsenfrüchten,
  - Sojabohnen,
  - Kartoffeln etc. und
  - Vitamin B_6 und B_{12}.
- Damit kann Homozystein metabolisiert werden. Eine Homozysteinämie kann u. a. durch eine genetische Prädisposition, durch Vitaminmangel, erhöhten Kaffee- und Alkoholkonsum entstehen. Der Normbereich des Homozysteinwertes liegt zwischen 4,45–12,42 mmol/dl. Sekundäre Pflanzenstoffe, die vor allem in Randschichten von Obst und Gemüse enthalten sind, haben eine Vielzahl von unterschiedlichen Wirkungen. Eine ausreichende Versorgung gewährleistet eine reichhaltige Nahrungsmittelauswahl mit möglichst naturbelassenem Obst und Gemüse.
- Auf eine ausreichende Versorgung mit Folsäure, Vitamin B_6 und B_{12} ist zu achten.
- **Phytosterine** finden sich in Pflanzenfetten in unterschiedlich hoher Konzentration. Sie hemmen die Cholesterinresorption im Dünndarm, wodurch es zu einer Senkung der Cholesterinkonzentration im Serum kommt. Um eine cholesterinsenkende Wirkung zu erzielen, müssen täglich ca. 1–2 g Phytosterine aufgenommen werden. Mit der bei uns üblichen Kost werden im Durchschnitt etwa 0,2–0,4 g täglich aufgenommen. Eine mit Phytosterinen angereicherte Margarine oder andere Spezialprodukte sind in der Lage, den LDL-Spiegel im Mittel um 14 % (21 mg/dl) zu senken.
- Pektine, Haferkleie, Guarkernmehl sowie Plantago-ovata-Samenschalen können die Serum-Cholesterin- und die LDL-Konzentration senken. Vor allem Psyllium sowie Flohsamen können bereits in kleinen Mengen von 2- bis 3-mal täglich 5 g zu diesem Effekt führen, ohne dass sich der HDL-Cholesterin-Spiegel ändert.

Achtung

Eine Ernährungsumstellung ist durch kein Medikament ersetzbar! Sie muss einer möglichen medikamentösen Behandlung vorhergehen und unter medikamentöser Behandlung fortgeführt werden. Dies gilt im Besonderen für Patienten mit einem erhöhten kardiovaskulären Risiko.

In ▸ **Tab. 3.15** sind die Behandlungsziele der Lipidtherapie zusammengefasst dargestellt. Einen Überblick über die lipidsenkende Kost gibt ▸ **Tab. 3.16.** Damit eine lipidsenkende Kost individuell entsprechend der Fettstoffwechselstörung zusammengestellt werden kann, bedarf es einer differenzierten Diagnostik des Lipidstoffwechsel

Die in ▸ **Tab. 3.19** dargestellte Kost lässt sich als **Stufe 1 der Kostumstellung** deklarieren. Höhergradige Entgleisungen der Blutfettwerte oder unzureichendes Ansprechen der Lipidwerte auf die Umstellung einer Vollkost bedürfen einer rigideren gezielten lipidsenkenden Kost der **Stufe 2.**

▶ **Tab. 3.15** Behandlungsziele in der Lipidtherapie (Windler u. Greten 1996).

	ohne Risikofaktoren Primärprävention		**bei erhöhtem KHK-Risiko Sekundärprävention**			
	kein Risiko		**erhöhtes Risiko**		**koronare Herzkrankheit**	
	mg/dl	**mmol/l**	**mg/dl**	**mmol/l**	**mg/dl**	**mmol/l**
Cholesterin	< 250	< 6,5	< 200	< 5,0	< 180	< 4,5
LDL	< 160	< 4,0	< 130	< 3,5	< 100	< 2,5
HDL	> 40	> 1,0	> 40	> 1,0	> 40	> 1,0
LDL/HDL	< 4	< 3	< 2	–	–	–
Triglyzeride	< 200	< 2,5	< 200	< 2,5	< 200	< 2,5

▶ **Tab. 3.16** Lipidsenkende Kost.

Indikation	**Energie**	**Protein**	**Fett**	**Cholesterin**	**Kohlenhydrate**
	kcal (kJ)	**Energie%**	**Energie%**	**mg/Tag**	**Energie%**
primäre und sekundäre Hyperlipidämie	2000 (8 368)	15	25–30	< 300	55–60
	bzw. isokalorisch	–	GFS inkl. trans-Fettsäuren < 10 bei LDL ↑ < 7	bei LDL ↑ < 200	ballaststoffreich > 35 g/Tag
	hypokalorisch bei einem BMI > 25 kg/m²		EUFS 15–20		raffiniert > 10
			MUFS:ω-6:ω-3-FS im Verhältnis 5:1:7–10		
Bei Hypertriglyzeridämie: kein Zucker, wenig Obst/Fruktose, viel Bewegung, ω-3-Fettsäuren 2–4 g/Tag; Alkoholkarenz!					

▶ **Tab. 3.17** Einfluss von Kostformen auf einzelne Lipidfraktionen, aufwärts gerichtete Pfeile drücken eine Erhöhung, abwärts gerichtete eine Absenkung der jeweiligen Lipidfraktion aus (nach Heepe u. Wigand 2002).

Kostformen	**Einfluss auf einzelne Lipidfraktionen**			
	Chylomikronen	**VLDL**	**LDL**	**HDL**
Reduktionskost	↓ ↓	↓ ↓	–	↓
fettarme Kost (< 30 %)	↓	↑	↓ ↓	↓
Alkoholkarenz	↓	↓	–	(↓)
ballaststoffreich	↑	↓	↓	↑
komplexe Kohlenhydrate	↑	↓	↑	↑
Cholesterin < 300 mg/Tag	↑	↑	↓ ↓	(↓)
Fettaustausch				
linolsäurereich	↑	↑	↓	(↓)
ölsäurereich	↑	↑	↓	↑
LCT-MCT	↓	↑	↑	(↑)
ω-3-Fettsäuren > 5 g/Tag	↑	↓	(↓)	↑
↑ = Anstieg/Zunahme, ↑ ↑ = weitere/starke Zunahme/Anstieg, ↓ = Abnahme				

► **Tab. 3.18** Effekte von Fettsäuren auf Cholesterinspiegel.

Fettsäuren	Wirkung	Vorkommen
GFS	teilweise Erhöhung von Gesamtcholesterin (GC), LDL keine HDL-Erhöhung	• Butter • Milchfett • Schweineschmalz • Kokosfett • Palmöl • tierische Fette
EUFS	Erniedrigung von GC, LDL Beibehaltung/geringe Erhöhung von HDL	• Olivenöl • Rapsöl • Erdnussöl • Haselnussöl • Sesamöl
MUFS	Erniedrigung GC, LDL bei extremer Zufuhr HDL-Erniedrigung	• Maiskeimöl • Sojaöl • Sonnenblumenöl • Distelöl (Safloröl)
ω-3-Fettsäuren	triglyzeridsenkende Wirkung	• fettreiche Kaltwasserseefische • Leinöl • Rapsöl • Sojaöl • Walnussöl
ω-6-Fettsäuren	Senkung des GC und LDL-Cholesterins	Pflanzenöle
trans-Fettsäuren	Erhöhung GC, LDL bei hohem Konsum HDL-Senkung	in chemisch gehärteten Fetten vorkommend: • Back-, Brat-, Frittierfette • Butter, Sahne

► **Tab. 3.19** Geeignete und ungeeignete Lebensmittel bei Hypercholesterinämie.

Lebensmittelgruppe	geeignete Lebensmittel	ungeeignete Lebensmittel
Fleisch und Wurstwaren	• sichtbar mageres Fleisch • Schinken roh und gekocht • kalter Braten • Corned Beef • Aspikwurst • Geflügel- und Rindswurst	• fettes Fleisch • Innereien • fette Wurst, z. B. Salami, Leber-, Mett-, Tee-, Bratwurst
Wild und Geflügel	• mageres Fleisch • Huhn • Pute	• Gans • Ente
Milch und Milchprodukte	• Buttermilch • Milch maximal 1,5 % • Kondensmilch 4 % • Joghurt maximal 1,5 % • Magerquark • Käse maximal 30 % Fett i. Tr.	• Kaffeesahne • Schlagsahne • Vollmilchjoghurt • hochprozentiger Quark • fetter Käse
Fisch	alle Sorten	• Fischkonserven in ungeeigneten Ölen oder Soßen • Schalentiere
Fette	• mit einfach und mehrfach ungesättigten Fettsäuren • ungehärtete Fette und Öle z. B. Maiskeimöl, Distelöl, Diätmargarine, Leinöl,Rapsöl, Nussöl	• Kokosfett • Speck • Mayonnaise • Pflanzenöl • Margarine • Frittierfett • Eier in fettreichen Zubereitungen

► **Tab. 3.19** Fortsetzung.

Lebensmittelgruppe	geeignete Lebensmittel	ungeeignete Lebensmittel
Gemüse/Obst	alle Sorten, möglichst roh essen	–
Kartoffeln	alle Zubereitungen mit geeigneten Fetten	–
Getreideerzeugnisse	ballaststoffreiche Produkte: • Vollkornreis • Vollkornnudeln • Getreideflocken • Körner	geschälte bzw. polierte Produkte: • Weißmehl • geschälter Reis • Weißmehl-Nudeln
Brot	ballaststoffreiche Sorten: • Vollkornbrot	• Semmel • Toast • Baguette
Kuchen/Gebäck	• Hefeteig • Quark-Öl-Teig • Rührteig bedingt	• Biskuit • Brandmasse • Blätterteig • Plunder • Buttercreme • Sahnetorte
Süßwaren	• Zucker • Marmelade • Honig • Bonbons • Fruchteis (immer in kleinen Mengen)	• Schokolade • Karamell • Sahneeis
Nüsse	fast alle Arten in kleinen Mengen	Kokosnuss
Gewürze/Kräuter	alle Sorten	–
Getränke	• alle Sorten ohne Zuckerersatz • Alkohol mäßig	• Limonade • Cola • Fruchtnektar • Fruchtsaftgetränke

Stufe II der Behandlung der Hypercholesterinämie

Reichen die Basisempfehlungen der Stufe I nicht aus, so wird die Fett- und Cholesterinzufuhr in zwei weiteren Stufen und damit die Zufuhr an gesättigten Fettsäuren stufenweise reduziert:

- Fettreduktion auf 25 Energie% mit maximal 7 Energie% GFS (wirksamste Maßnahmen zur Cholesterinsenkung), 9 Energie% EUFS und 8 Energie% MUFS
- 15 Energie% Eiweiß, 60 Energie% Kohlenhydrate
- Cholesterinzufuhr < 200 mg/Tag

Bei zusätzlich oder isoliert bestehender Hypertriglyzeridämie bedarf es weiterer Ernährungsumstellungen.

Hyperchylomikronämie (Typ I und schwere Verlaufsformen Typ V):

- Die Fettreduktion sollte bei maximal 10–20 Energie% liegen.
- Langkettige Fettsäuren sollten zum energetischen Ausgleich durch MCT-Fette ersetzt werden – zu MCT-Fetten (S. 172).
- Es gilt ein absolutes Alkoholverbot.

Hyperlipoproteinämie Typ III, Typ IV und leichte Form Typ V **und primäre Hypertriglyzeridämie:**

- Eine Gewichtsnormalisierung ist anzustreben (S. 128), ► **Tab. 3.97**.
- Bei erhöhtem Triglyzeridspiegel sollten leicht resorbierbare Kohlenhydrate, zuckerhaltige Getränke und Nahrungsmittel stark limitiert werden. Auch süßes Obst und Trockenobst (z. B. Datteln, Feigen, Aprikosen) sind mit Bedacht zu essen. Vermeiden von Maltodextrinen und Zuckeraustauschstoffen (Fruktose, Sorbit, Xylit), da

auch diese die Triglyzeridbildung erhöhen. Für die 5-am-Tag-Regel sollte besser auf Gemüse zurückgegriffen werden.

- Der Fettanteil sollte unter 30 Energie% liegen.
- Alkoholverbot: Häufig werden durch das alleinige Alkoholverbot bereits die Serumtriglyzeride stark gesenkt.

Weiterführende Informationen

Adressen

- DGFF (Lipid-Liga), Waldklausenweg, 2 081 377 München: E-Mail: info@Lipid-Liga.de

Broschüren und Literatur

- Hamm M, Gohlke H, Merklin A. Vitalkost für Ihr Herz. Stuttgart: Trias; 1998
- Ilies A. Cholesterinspiegel im Griff. 11. Aufl. München: Gräfe & Unzer; 2002
- Müller S-D. Cholesterin- und Fett-Ampel. Stuttgart: Trias; 2012
- Müller S-D. Die 50 besten Cholesterin-Killer. Stuttgart: Trias; 2011
- Müller S-D, Weißenberger C. Ernährungsratgeber Herz und Gefäße. Hannover: Schlütersche Verlagsgesellschaft; 2009
- Müller S-D, Weißenberger C. Ernährungsratgeber Cholesterin. Hannover: Schlütersche Verlagsgesellschaft; 2010
- Rösch R. Fettbewusst essen – Auf die Qualität kommt es an. 7. Aufl. aid; 2012: http://shop.aid.de/ (Stand: Juni 2013)
- Unsorg R. Cholesterinarm kochen und genießen. München: Bassermann; 2002
- Verband für Ernährung und Diätetik e. V. (VFED). MCT Kochbuch – Leichtverdauliche Küche mit mct-Fetten. VFED u. Basis GmbH; 1998: http://www.vfed.de/de/onlineshop (Stand: Juni 2013)
- Verband für Ernährung und Diätetik e. V. (VFED). Optimal essen und trinken bei erhöhten Cholesterin- und Triglyceridwerten. VFED u. bebo; 2005: http://www.vfed.de/de/onlineshop (Stand: Juni 2013)
- Wahrburg U, Rösch R, Graf C. Herzgesund leben, cholesterinbewusst essen. 5. Aufl. aid; 2012: http://shop.aid.de/ (Stand: Juni 2013)

MCT-Fette und Diätmargarine

- Dr. Schär Deutschland GmbH, Simmerweg 12, 35 085 Ebsdorfergrund: http://www.ceres-mct.com/de (Stand: 2013)

Purinreduzierte Kost – Diättherapie bei Hyperurikämie und Gicht

Eine purinreduzierte Kost senkt den Serum-Harnsäure-Spiegel (Normbereich: 2–7 mg/dl).

Indikation

Eine Indikation liegt vor bei Hyperurikämie und Gicht.

Hyperurikämie tritt bei entsprechender genetischer Disposition auf. Es handelt sich um eine Harnsäure-Stoffwechsel-Störung mit einer Störung sowohl in der Harnsäuresynthese als auch in der tubulären Harnsäuresekretion. Auch wenn die Krankheit im Wesentlichen genetisch bedingt ist, spielen Faktoren des Lebensstils und hier besonders der Ernährung eine wesentliche Rolle.

Harnsäure ist das Endprodukt des **Purinmetabolismus**. Der Harnsäure-Pool wird aus endogenen (vom Körper selbst synthetisierten) und exogenen (mit Nahrungsmitteln aufgenommenen) Quellen gefüllt. Aus der endogenen Harnsäuresynthese stammen ca. 300–400 mg/Tag. Die exogene Purinzufuhr übersteigt nicht selten 600 mg/Tag. Abhängig von dieser fallen demnach zwischen 600–1000 mg/Tag an. Die Ausscheidung erfolgt größtenteils über die Niere. Bei einer familiären Hyperurikämie liegt eine erbliche Stoffwechselstörung bei einer verminderten tubulären Harnsäuresekretion in der Niere vor. Dies ist die häufigste Ursache.

Purinkörper sind Grundbausteine in DNA, RNA und Nukleotiden wie ATP (**A**denosin**tri****p**hosphat) und NAD (**N**icotinamid**a**denin**d**inukleotid) und Ausgangssubstanz der Harnsäurebildung beim Menschen. Bei bis zu einer Menge von 6,5 mg/dl (prämenopausale Frauen) bzw. 7,0 mg/dl (Männer/postmenopausale Frauen) ist Harnsäure löslich. Oberhalb dieser Grenzen besteht die Gefahr, dass Harnsäure ausfällt, und es kann im Laufe des Lebens zu Gichtanfällen kommen. Übergewicht mit hyperkalorischer, purinreicher Ernährung und Alkoholkonsum fördern bei Veranlagung die Entstehung einer Hyperurikämie. Bei einem Serum-Harnsäure-Wert von 9 mg/dl (normal: 2–7 mg/dl) kann es zu einem Gichtanfall kommen. Durch Medikamente kann die Harnsäuresynthese gehemmt (Xanthinoxidasehemmer) und die Ausscheidung von Harnsäure im Urin verbessert (Urikosurika) werden. Es sollten alle Möglichkeiten einer Diät voll ausgeschöpft werden. Bei einer Hyperurikämie < 8 mg/dl ist der Versuch einer alleinigen diätetischen Behandlung angezeigt.

Ob eine Hyperurikämie endogen oder exogen erklärt wird, kann durch eine Diagnostik unter kontrollierten Ernährungsbedingungen geklärt werden.

Prinzip

In der Grundlage unterscheidet sich die Ernährung bei Hyperurikämie und Gicht nicht von der der Vollkost. Dabei ist eine **isokalorische Vollkost** mit wenig Fleisch und kaum/keinem Alkohol die beste Basis (▶ **Tab. 3.99**). Darüber hinaus sollen Lebensmittel, die den Harnsäurespiegel erhöhen, gemieden werden, damit keine Gichtanfälle auftreten.

Im Einzelnen sollten folgende **Zusatzmaßnahmen** beachtet werden:

- Langfristiges Ziel der Ernährungstherapie ist das Erreichen des Sollgewichts. Dadurch wird, bei Senkung des Harnsäurespiegels, gleichzeitig einer Entwicklung weiterer Stoffwechselstörungen vorgebeugt (S. 153). **Aber:** Bei deutlicher Hyperurikämie und einem akuten Gichtanfall keine strenge Reduktionskost, da Fasten die renale Harnsäureausscheidung vermindert.
- Purine sind in der Nahrung zu meiden (125–150 mg Purine entsprechen 300 mg Harnsäure/Tag).

Info

1 mg Purin = 2,4 mg Harnsäure

In Lebensmitteln wird der Puringehalt in Harnsäure je 100 g angegeben.

- **Purine** finden sich in pflanzlichen und tierischen Lebensmitteln als Bausteine der RNS. Nicht allein die aufgenommene Menge der Purine spielt eine Rolle, auch die Qualität ist wichtig. So weisen Studien darauf hin, dass tierische Purinquellen stärker mit einem Gichtrisiko assoziiert sind als pflanzliche.
- Besonders **purinreiche Lebensmittel:**
  - Innereien
  - Fleischbrühe, -extrakte
  - Hefe
  - Haut von Geflügel
  - Fisch und Schwein
  - Muskelfleisch
  - Hummer
  - Miesmuscheln
  - Hering
- Der Puringehalt kann sich durch Lagerung und Garen reduzieren. Kochen ist günstiger als braten. Beim Kochen können Purine teilweise ins Kochwasser gelangen, darum ist das Kochwasser zu verwerfen.
- **Therapie von Hyperurikämie/Prävention von Gichtanfällen:** purinarme Kost: maximal 500 mg Harnsäure/Tag bzw. 3 000 mg Harnsäure pro Woche (▶ **Tab. 3.20**)
- **Therapie von Gichtanfällen:** streng purinarme Kost: maximal 300 mg Harnsäure/Tag bzw. 2000 mg Harnsäure pro Woche (▶ **Tab. 3.21**)
- Weitgehender Alkoholverzicht (maximal 1 Glas Wein): Alkohol führt zu vermehrter Harnsäurebildung und hemmt die Harnsäureausscheidung über die Niere. Außerdem kann Alkohol zusätzlich Purine enthalten (Beispiel: Bier, auch alkoholfreies Bier). Bei streng purinarmer Kost gilt strikte Alkoholkarenz.
- Entsprechend der Vollkost sollten Portionsgrößen von maximal 125–150 g Fleisch, Fisch, Wurst oder Geflügel, bei streng purinarmer Kost nur 2-mal pro Woche maximal 125–150 g Fleisch, Fisch, Wurst oder Geflügel angeboten werden.
- Purinarme und -freie Eiweißquellen, wie fettarme Milch, magere Milchprodukte, Eier (höchstens 3 in der Woche), sind zu bevorzugen.
- Mehr als 2 l kalorienfreie Flüssigkeit/Tag sollten getrunken werden.
- Kochen ist günstiger als Braten (niedermolekulare Purine treten teilweise ins Kochwasser über).
- Bei Gemüse auf den **Puringehalt** achten. Eine vegetarische Ernährung ist nicht unbedingt purinärmer. Um eine adäquate Energiemenge zur Verfügung zu stellen, müssen hier größere Mengen verzehrt werden. Auch bei purinarmen Lebensmitteln gilt: Mit Erhöhung der Menge eines verzehrten Lebensmittels steigt auch die Purinzufuhr.
- Allgemein gilt das Meiden von Exzessen (z. B. üppige Feiern, extremes Fasten). Die Ausrichtung an der Vollkost gibt eine gute Orientierung zu einer gesunden Ernährungsweise.

► **Tab. 3.20** Purinreduzierte Kost (nach Kasper et al. 1994, Kluthe et al. 2004).

Indikation	Energie in kcal (kJ)	Protein in Energie %	Fett in Energie%	Cholesterin in mg/Tag	Kohlenhydrate in Energie %	Ballaststoffe in g/Tag (mg/Woche)	Harnsäure in mg/Tag
Hyperurikämie, Gicht	2000 (8368)	15	25–30	< 300	55–60	> 30 (3000)	500
			GFS: 7–10				
			EUFS: 10–15				
			MUFS: 7–10				
Bemerkungen: Bei Übergewicht Reduktionskost. Bei Bedarf streng harnsäurearme Kost mit 300 mg Harnsäure/Tag (2000 mg/Woche). Vorsicht mit Alkohol.							

► **Tab. 3.21** Veränderung der Serumharnsäure durch Nahrungsbestandteile.

Bestandteil	Harnsäure	Mechanismus	Anmerkung
Purinkörper	↑ ↑ ↑	Abbau zu Harnsäure	–
Alkohol	↑ ↑	vermehrter Purinabbau Laktat hemmt die Harnsäureausscheidung	> 100 g Alkohol
Kohlenhydrate	–	–	–
Glukose	–	–	50–100 g → kurzzeitiger Anstieg um 1–3 mg/dl
Xylit	↑ ↑	vermehrter Purinabbau	–
Fruktose	↑	vermehrter Purinabbau	–
Sorbit	–	–	–
Fette	↑ ↑	Ketonkörper hemmen Ausscheidung	200 g Fett/Tag → Anstieg um 1,5 mg/dl
Eiweiß	↓	Hemmung der renalen Rückresorption der Harnsäure	nur purinfreies Eiweiß
↑ = Anstieg, ↑ ↑ = starker Anstieg, ↑ ↑ ↑ = sehr starker Anstieg, ↓ = Abnahme, – = keinen Einfluss			

Anmerkung

Eine ovo-lakto-vegetabile Vollkost ohne Fleisch und Fisch kann Grundlage einer Dauerkost sein.

Purinarme Lebensmittel:

- Eier
- Milch und -produkte
- Karotten, Kartoffeln, Kopfsalat, Paprika, Tomaten

Ungünstige, **purinreiche Lebensmittel:**

- Innereien
- Haut von Fisch, Geflügel, Schwein
- Obst, Gemüse wie z. B. Spinat, Rosenkohl, Hülsenfrüchte (weiße Bohnen, Erbsen), Soja/-produkte, Hefe, Datteln
- Beim Abbau einiger **Geschmacksverstärker** können Purine entstehen.
  Dies gilt für E626 – E635:
  - E626/Guanylsäure
  - E627/Natriumguanylat
  - E628/Dikaliumguanylat
  - E629/Kalziumguanylat
  - E630/Inosinsäure
  - E631/Dinatriuminosinat
  - E632/Dikaliuminosinat
  - E633/Kalziuminosinat
  - E634/Kalzium-5'-ribonucleotid
  - E635/Dinatrium-5'-ribonucleotid

Weiterführende Informationen

- Köhnke K. Essen und Trinken bei Gicht. DGE; 2010: http://www.dge-medienservice.de (Stand: Juni 2013)
- Müller S-D. Gicht-Ampel. Stuttgart: Trias; 2012
- Müller S-D, Weißenberger C. Das Große Gicht-Kochbuch. Hannover: Schlütersche Verlagsgesellschaft; 2011
- Müller S-D, Weißenberger C. Ernährungsratgeber Gicht. Hannover: Schlütersche Verlagsgesellschaft; 2011

Metabolisches Syndrom

Dem metabolischen Syndrom, auch Syndrom X, Reaven's Syndrome, tödliches Quartett, Wohlstandssyndrom oder Insulin-Resistenz-Syndrom, kommt heute eine Schlüsselrolle in der modernen Ernährungsmedizin zu. Waren anfangs beim „tödlichen Quartett" nur Adipositas, Diabetes mellitus, Fettstoffwechselstörungen und Hypertonie im Fokus der Betrachtung, wird heute differenzierter eine Vielzahl von Erkrankungen diesem Begriff zugeordnet, die im Zusammenhang mit der Entstehung von arteriosklerotischen Gefäßerkrankungen stehen. Das metabolische Syndrom (MTS) ist zwar eine polygenetische Erkrankung, die jedoch durch Fehlverhalten manifest wird. So wirken Fehlernährung (hohe Fettzufuhr, ungünstige Fettsäureanteile), Bewegungsmangel, Alkohol, Rauchen und sozialer Stress bei dessen Entstehung mit bzw. sich ungünstig auf dieses aus.

Abdominelle Adipositas

Als die mit dem MTS im Zusammenhang stehende Erkrankung ist die abdominelle oder viszerale Adipositas zu nennen (S. 21). Sie scheint der Motor für die Entstehung einer **Insulinresistenz** zu sein. Trotz der Hyperinsulinämie führt dies im weiteren Verlauf zu einer Hyperglykämie, die zu einem manifesten Diabetes mellitus Typ 2 führen kann. Parallel dazu entwickelt sich eine erhöhte Anzahl an Neuerkrankungen wie Dyslipoproteinämie, arterielle Hypertonie und Störungen der Hämostase (Hyperkoagulation, Fibrinolysedefekte). Dies sind unabhängige und potente kardiovaskuläre Risikofaktoren. Aus dem Zusammenspiel dieser Faktoren ergibt sich ein hohes Risiko einer arteriosklerotischen Erkrankung wie die koronare Herzerkrankung, den Apoplex und die arterielle Verschlusskrankheit (▶ **Tab. 3.22**).

Unter der Internetadresse der Internationalen Task Force for Prevention of Coronary Heart Disease kann für die jeweilige Person ein **individuelles Risikoprofil** erstellt werden (S. 154). Dies kann zusätzliche Untersuchungen ergänzen.

Das mit dem Übergewicht assoziierte Gesundheitsrisiko für Herz-Kreislauf-Erkrankungen ist wesentlich vom **Fettverteilungstyp** abhängig: Besonders gefährdet sind Menschen mit einer androiden Fettverteilung (▶ **Abb. 1.2**).

Für Menschen mit einer abdominellen Adipositas ist eine Erhöhung der Triglyzeridwerte mit leicht erhöhtem LDL- und deutlich erniedrigtem HDL-Cholesterin typisch. Dies liegt daran, dass das vis-

▶ **Tab. 3.22** Diagnostische Kenngrößen des Stoffwechselsyndroms nach der Internationalen Diabetes Föderation (IDF; Gaßmann 2005).

Kenngröße	Grenzwert
Taillenumfang (Europäer)	Frauen ≥ 80 cm Männer ≥ 94 cm
Triazylglyzerole (Triglyzeride) im Blutserum	≥ 150 mg/dl (1,7 mmol/l) oder spezifische medikamentöse Behandlung einer bestehenden Abnormität
HDL-Cholesterol (nüchtern) im Blutserum	Frauen < 50 mg/dl (1,29 mmol/l) Männer < 40 mg/dl (1,03 mmol/l) oder spezifische medikamentöse Behandlung einer bestehenden Abnormität
Blutdruck	systolisch ≥ 130 mmHg oder diastolisch ≥ 85 mmHg oder medikamentöse Behandlung eines bestehenden Bluthochdrucks
Glukose (nüchtern) im Blutplasma	≥ 100 mg/dl (5,6 mmol/l) oder bereits diagnostizierter Diabetes mellitus Typ 2

zerale Fett über die Pfortader in direktem Kontakt zur Leber steht. Werden nun Fettsäuren aus dem Bauchfett freigesetzt, baut die Leber diese in triglyzeridreiche VLDL-Partikel ein. Aus subkutanem Fett freigesetzte Fettsäuren können dagegen direkt zur Energiegewinnung herangezogen werden.

Die Aussagekraft des WHR- ist höher als die des BMI-Wertes (S. 21). So können nach dem BMI normalgewichtige Personen auch eine Insulinresistenz ausbilden, wenn sie einen größeren Bauchumfang haben.

Folgen der Adipositas

Als Folge einer chronischen Überernährung mit einer fett- und kalorienreichen Kost, einem hohen Anteil an gesättigten Fettsäuren, Zucker und wenig Ballaststoffen, die zur (abdominellen) Adipositas führt, besteht ein vermindertes Ansprechen des Organismus, vor allem der Muskulatur, auf Insulin. Daraus resultiert eine **Insulinresistenz**, bei der das Insulinsignal durch einen Postrezeptordefekt nicht adäquat übertragen wird. Der Organismus versucht, dies durch eine gesteigerte Insulinproduktion zu kompensieren (Hyperinsulinämie). Durch einen erhöhten Plasma-Insulin-Spiegel verringert sich die Zahl der membranständigen Insulinrezeptoren (Down-Regulation). Durch die verminderte Glukoseaufnahme steigt der Plasma-Insulin-Spiegel weiter an. Kann diese kompensatorisch vermehrte Insulinausschüttung aufgrund einer abnehmenden Sekretionsleistung nicht mehr gewährleistet werden, entsteht ein **Typ-2-Diabetes** (▶ Abb. 3.5).

Bei Adipositas begünstigt die Hyperinsulinämie die renale Natrium- und Wasserrückresorption, sodass es zu einer Volumenexpansion kommt. Dies kann zu einer essenziell arteriellen **Hypertonie** führen.

Mit erhöhtem BMI steigen die Serumtriglyzeride deutlich an, während die HDL-Cholesterin-Werte

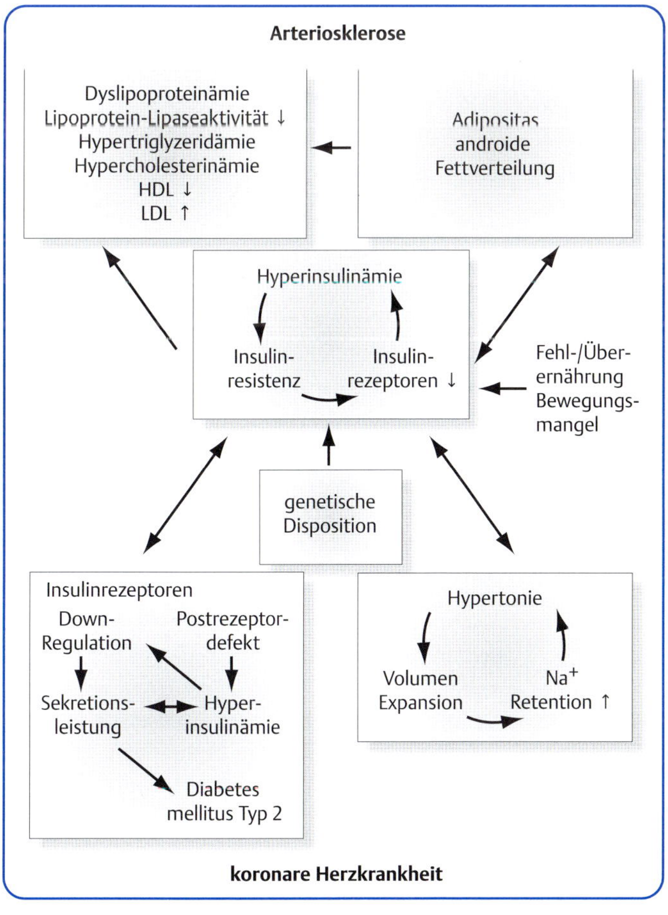

▶ **Abb. 3.5** Metabolisches Syndrom.

sinken. Bei der abdominalen Fettverteilung ist die Gefahr der Entstehung eines **MTS** höher als bei der peripheren, da abdominale Fettzellen metabolisch erheblich aktiver sind.

Mit dem MTS geht eine vermehrte Sekretion von VLDL einher. Da bei Insulinresistenz die Lipoproteinlipase nicht so aktiv ist, führt dies zu einer Verstärkung einer Hypertriglyzeridämie. Die LDL-Rezeptoren sind bei Insulinresistenz nicht entsprechend aktiviert und es kann zu einer **Hypercholesterinämie** kommen. Eine gestörte Interaktion zwischen VLDL und HDL führt zu einer Verminderung des HDL.

Prävention

Eine wirksame Prävention des MTS ist möglich durch die Umstellung der Lebens- und Ernährungsgewohnheiten. Dadurch lassen sich die o. g. Stoffwechselentgleisungen wieder in den Normbereich bringen. Dies bedeutet in erster Linie eine **Gewichtsreduktion**. Bereits bei einer Gewichtsreduktion von 5–10 % des Körpergewichts im ersten Jahr behebt sich die Stoffwechselstörung oftmals von selbst. Die Ernährung sollte in Anlehnung an die Vollkost erfolgen. Hier sei nochmals der Austausch von gesättigten durch ungesättigte Fette und ein hoher Ballaststoffanteil der Nahrung hervorgehoben. Dazu sollte ein Ausdauertraining für mehr Bewegung sorgen.

Risikofaktoren von MTS (Ott u. Hanefeld 2003):

- erbliche Belastung durch einen Verwandten ersten Grades mit Typ-2-Diabetes
- früher Herzinfarkt (Frauen vor dem 60. Lebensjahr, Männer vor dem 65. Lebensjahr) eines Verwandten ersten Grades
- Körpergewicht im obersten Normalbereich
- Taille-Hüft-Quotient bei Frauen > 0,85; bei Männern > 1 (ein Taillenumfang > 80 bzw. > 94 cm)
- mangelnde körperliche Bewegung
- Gestationsdiabetes bei Frauen
- Hypertonie
- Hypertriglyzeridämie
- IFG*/IGT**/Hyperinsulinämie:
  * **i**mpared **f**asting **g**lucose (gestörte Glukose-Homöostase)
  ** **i**mpaired **g**lucose **t**olerance (gestörte Glukose-Toleranz)
- Rauchen

Auf Patienten, die o. g. Risikofaktoren aufweisen, sollte ein besonderes Augenmerk gerichtet werden, um die Ausbildung eines MTS zu verhindern bzw. bereits eingetretene Krankheitssymptome rückgängig zu machen.

Weiterführende Informationen

- Risikoprofil: Internationalen Task Force for Prevention of Coronary Heart Disease: http://www.chd-taskforce.com/ (Stand: Juni 2013)

3.1.3 Proteindefinierte Diätformen

Proteindefinierte Diäten umfassen Diäten mit einem genau festgelegten Proteingehalt.

Einleitung

Proteindefinierte Diäten sind angezeigt bei:

- akuter/chronischer Niereninsuffizienz, nephrotischem Syndrom,
- dekompensierter Leberinsuffizienz mit portosystemischer Enzephalopathie (PSE), Leberzirrhose,
- primär biliärer Zirrhose,
- Shunt (portokavaler oder splenorenaler) oder **t**ransjugulärem **i**ntrahepatischem **p**ortosystemischem **S**tent **S**hunt (TIPSS),
- Hautverbrennungen,
- Zytostasebehandlung und
- Anorexia nervosa.

Unterteilung proteindefinierter Diäten:

- **streng proteinarme Diät** mit 25 g Protein (ca. 0,4 g Protein/kg KG),
- **mäßig proteinarme Diät** mit 40 g Protein (ca. 0,6–0,8 g Protein/kg KG) und
- **eiweißreiche Diät** mit mehr als 1 g/kg KG/Tag (80–100 g/Tag).

Anmerkung

Eine streng proteinarme Diät wird heute nur noch sehr selten im prädialytischen Stadium durchgeführt und sei hier nur der Vollständigkeit halber erwähnt. Da hier die Gefahr der Kachexie gegeben ist, gelten z. B. die Kartoffel-Ei-Diät und andere streng proteinarme Kostformen als überholt und sollten nicht mehr durchgeführt werden.

▶ **Tab. 3.23** Eiweißdefinierte Kost (nach Kasper et al. 1994, Kluthe et al. 2004).

Indikation	Energie in kcal (kJ)	Protein in g	Fett in Energie%	Kohlen-hydrate in Energie%	Natrium in g*	Kalium in g*
Nieren- und Leberinsuffizienz	2000 (8 368)	streng proteinarm 25 g	45–40	45–55	1,2/2,4	2/4
	–	mäßig proteinarm 40 g	30–35	50–60	1,2/2,4	2/4
	–	normal 60 g	30–35	50–60	1,2/2,4	2/4
	2500 (10 500)	proteinreich > 80 g	30–35	50–60	1,2/2,4	2/4

*je nach klinischer Situation
Bemerkungen: Bei den eiweißreduzierten Diätformen ist der Bedarf an einigen unentbehrlichen Nährstoffen nicht gedeckt, insbesondere Kalzium, Eisen und wasserlösliche Vitamine müssen substituiert werden. Auch bei der eiweißreichen, kalium- und natriumarmen Dialysediät ist eine Substitution der wasserlöslichen Vitamine notwendig.

Eine Kombination mit einer kaliumarmen Kost oder einer Diabeteskost ist möglich (▶ **Tab. 3.23**).

Eine proteinarme Diät nimmt Einfluss auf die/den (nach Müller u. Przyrembel 1998)

- glomeruläre Filtration,
- Blutdruck (proteinarme Diät meist natriumarm),
- Proteinurie,
- Hyperlipidämie (bedingt durch den günstigen Einfluss auf die Proteinurie),
- Hyperparathyreoidismus bzw. Hyperphosphatämie (proteinarme Diät ist phosphatarm) < 800 mg/Tag und
- Azidose (proteinarme Diät hat geringen Gehalt an schwefelhaltigen Aminosäuren).

Funktionsstörung der Niere

Die Nieren haben die Aufgabe, Endprodukte des Proteinstoffwechsels auszuscheiden und die Zusammensetzung der Körperflüssigkeiten konstant zu halten. Darüber hinaus sind sie das zentrale Organ, um die Wasser- und Elektrolytzusammensetzung der extrazellulären Flüssigkeit zu regeln. Hierfür bedarf es u. a. Hormone der Nebennieren und des Nierenparenchyms. In der Niere werden durch Filtration, Rückresorption und Sekretion der Natrium- und Wasserhaushalt sowie die Osmolarität geregelt. Nach Filtration werden Wasser, Elektrolyte und Giftstoffe, die als Stoffwechselendprodukte der Nährstoffe entstehen, über die gesunden Nieren ausgeschieden.

Eine gesunde Niere hat eine **glomeruläre Filtrationsrate** (GFR) von ca. 120 ml/min, ungefähr 9,83 % werden als Endharn ausgeschieden. Die GFR wird durch den **Kreatininwert** bestimmt (1–1,5 g/Tag). Ist die Regelfunktion der Niere gestört, entstehen Ödeme und Abweichungen im Elektrolythaushalt des Blutes.

Bei der **chronischen Niereninsuffizienz** kommt es zu einem fortschreitenden Gewebsuntergang der Nieren. Eine chronische Insuffizienz liegt vor, wenn die Filterleistung der Nieren unter 30 ml/min liegt (▶ **Tab. 3.24**).

Anmerkung

Durch eine zunehmende Funktionseinschränkung der Nieren nehmen auch die harnpflichtigen Substanzen im Blut zu, wie Harnstoff, Harnsäure, Kreatinin → Azidose.

Die **renale Clearance** ist eine Messgröße der exkretorischen Nierenleistung und entspricht der Plasmamenge, die pro Zeiteinheit von einer bestimmten Substanzmenge befreit wird.

Info

- C = V 8 ∞ (U/P)
- C = Clearance des Stoffes × (ml/min)
- U = Konzentration des Stoffes × im Urin (mg/l)
- P = Konzentration des Stoffes × im Plasma (mg/l)
- V = Harnvolumen pro Minute (ml/min)

► **Tab. 3.24** Stadien der Niereneinschränkung (nach Biesalski et al. 2004a, Zürcher et al. 1998a).

Stadium	glomeruläre Filtrationsrate (GFR) in ml/min Serumkreatin (SKr) in mg/dl	
beginnende Niereninsuffizienz Stadium der vollen Kompensation	GFR > 35–50 SKr < 3	• harnpflichtige Substanzen bleiben im Normbereich • 0,8 g Eiweiß/kg KG • reichlich Flüssigkeit > 2,5 l/Tag • K-Zufuhr meist uneingeschränkt • Na-, P-Zufuhr ↓ • Energiezufuhr = bedarfsdeckend
mäßige Niereninsuffizienz Stadium der kompensierten Retention	GFR > 25–35 SKr 3–6	• harnpflichtige Substanzen ↑ ohne Intoxikationen • Eiweißzufuhr ↓ 0,5–0,6 g/kg KG • i. d. R. reichlich Flüssigkeit • individuelle Na-, P-Zufuhr; Kalium 2–3 g • Energiezufuhr = bedarfsdeckend! • eventuell Energieanreicherung, damit keine Körpersubstanz abgebaut wird
fortgeschrittene Niereninsuffizienz Stadium der dekompensierten Retention; präterminale Niereninsuffizienz Präurämie	GFR < 20–25 SKr > 6	• harnpflichtige Substanzen ↑ ↑ • Eiweißzufuhr ↓ ↓ • maximal 0,35–0,4 g/kg KG **(nur kurzfristig!)** hochwertiges Eiweiß • Einsatz eiweißarmer Produkte • energiereiche Basiskost mit Ergänzungsdiät (unentbehrliche Aminosäuren ↑), supplementiert • individuelle Na-, P-Zufuhr; Kalium 2–3 g
terminale/dekompensierte Niereninsuffizienz Urämie, Dialysebehandlung	GFR < 5 SKr > 10	• harnpflichtige Substanzen ↑ ↑ ↑ • dekompensierte Niereninsuffizienz • Dialysepflicht mit spezieller Ernährung • Eiweiß ca. 1,1–1,2 g/kg KG • 2 g Kalium, 0,8–1,0 g Phosphat

↑ = Anstieg, ↑ ↑ = starker Anstieg, ↑ ↑ ↑ = sehr starker Anstieg, ↓ = Abnahme, ↓ ↓ = starke Abnahme

Formen der Nierenersatztherapie

Bei einem Patienten, bei dem ein Nierenversagen vorliegt, muss das Blut von Giftstoffen, Stoffwechselschlacken und Salzen mittels einer Dialyse, auch künstliche Blutwäsche genannt, gereinigt werden.

- **Hämodialyse** (extrakorporales Dialyseverfahren, über in der Regel 5 Stunden, 3-mal wöchentlich):
  Mittels Osmose findet in einem Dialysegerät über eine semipermeable Membran der Stoffaustausch zwischen dem Blut und der Dialyseflüssigkeit statt. Über eine arteriell-venöse Verbindung (Shunt) fließt das Patientenblut kontinuierlich in das Dialysegerät. Mittels der semipermeablen Membran findet die Stoffselektion zwischen Blut und Dialysat statt. Ist das Blut gereinigt, wird es über den Shunt wieder dem Körper zugeführt. Ein Druckgradient bestimmt, ob zu viel Körperflüssigkeit da ist. Wenn keine eigene Urinproduktion mehr vorliegt, ist es notwendig, das überschüssige Wasser aus dem Körper über eine Membran des Dialysators abzuführen. Patienten, die sich einer Hämodialyse unterziehen müssen, empfinden die starke Einschränkung der Trinkmenge und die strikte Einhaltung einer Diät als große Einschränkung ihrer Lebensqualität. Eine Dialyse ist meist 3-mal in der Woche notwendig und dauert ca. 4–6 Stunden.
- **Hämofiltration** (extrakorporales Dialyseverfahren):
  Mittels konvektivem Stofftransport durch einen hydrostatischen Druckgradienten erfolgt die Entfernung harnpflichtiger Substanzen zwischen Blut- und Filterseite. Über eine Infusion wird die Flüssigkeit entsprechend einer renalen, tubulären Rückresorption zugeführt. Niedermolekulare Bestandteile werden nur zu 50 % eliminiert, mittelmolekulare entsprechend der Leistung der Hämodialyse.

- **Peritonealdialyse** (kontinuierliche ambulante Peritonealdialyse):
  Die Peritonealdialyse ist ein intrakorporales Blutreinigungsverfahren. Die semipermeable Membran von ca. 1 m^2 ist in diesem Fall das sehr gut durchblutete Bauchfell (Peritoneum). Eine sterile kaliumfreie Glukoselösung (2–3 l), die dem Elektrolytgehalt des Serums entspricht, wird über einen Katheter in die Bauchhöhle geleitet. Diese wirkt innerhalb von 4–8 Stunden als Dialysat. Während dieses Zeitraumes erfolgt zwischen dem gut durchbluteten Peritoneum und der Spülflüssigkeit in der Bauchhöhle der Austausch der harnpflichtigen Substanzen. Nach einigen Stunden wird die angereicherte Flüssigkeit über den Katheter wieder abgelassen. Frische Flüssigkeit wird zugeführt, sodass der ganze Prozess von vorne beginnen kann. Für den Abbau überschüssigen Wassers wird der Spüllösung Traubenzucker zugesetzt. Hierdurch wird das Wasser direkt aus den Blutgefäßen des Bauchfells gezogen. Bei der Peritonealdialyse ist das Verfahren schonender, da die Behandlung der Entgiftungsfunktion der Niere ähnelt. Außerdem muss keine so strikte Diät wie bei der Hämodialyse eingehalten werden. Die Trinkmenge ist ebenfalls nicht so stark beschränkt. Leider kann es dazu kommen, dass das Bauchfell des Patienten über Jahre nicht mehr leistungsfähig genug ist, sodass zu einer anderen Dialysetechnik gewechselt werden muss bzw. eine Transplantation nötig ist.

Man unterscheidet drei Verfahren:
- **CAPD:** kontinuierliche ambulante Peritonealdialyse
- **CCPD (NIPD):** kontinuierliche zyklische Peritonealdialyse
- **IPD:** intermittierende Peritonealdialyse:
  Bei der CAPD findet eine kontinuierliche Entgiftung statt. Der Patient wechselt 4- bis 5-mal/Tag das Dialysat.
  Bei der CCPD wird die Dialyse in der Nacht vorgenommen, sodass die Patienten am Tag weniger beeinträchtigt sind. Ein sog. Zykler sorgt dafür, dass während der Nacht automatisch 6 Peritonealdialysen vorgenommen werden.
  Bei der IPD sind strengere diätetische Richtlinien notwendig als bei der CAPD.
- **Nierentransplantation**

Funktionsstörung der Leber

Als zentrales Stoffwechselorgan bildet die Leber Eiweiße, Aminosäuren als Bausteine der Eiweiße, Gallenflüssigkeit, Glykogen, Cholesterin und Fett. Zusammen mit den Nieren ist sie das Entgiftungsorgan des Körpers und entsorgt endogen anfallende Stoffwechselendprodukte (z. B. Ammoniak in Form von Harnstoff) und zugeführte Gifte (Medikamente, Schadstoffe, Alkohol). Bei der **Leberzirrhose** kann das in die stoffwechselaktiven Leberzellen eingesprosste Bindegewebe diese Aufgaben nicht mehr erfüllen. Die Leber ist in der Lage, den Verlust von bis zu 80 % der aktiven Leberzellen auszugleichen (▸ **Tab. 3.25**, ▸ **Tab. 3.26**).

Info

Normalwerte der Ammoniakkonzentration:
- Frauen < 50 µmol/l
- Männer < 60 µmol/l

▸ **Tab. 3.25** Schweregrade der Leberzirrhose.

kompensierte Form	dekompensierte Form
• ausreichende Entgiftungsfunktion • kein Aszites • keine hepatische Enzephalopathie	• Entgiftungsfunktion ist (stark) eingeschränkt • Kennzeichen: Gelbsucht, Aszites, Ösophagusvarizenblutungen, hepatische Enzephalopathie

▸ **Tab. 3.26** Symptome der Leberzirrhose.

Funktionseinschränkungen der Leber	Folgen
zunehmend	• Druck im Pfortadersystem ↑ • Aszites (begünstigt durch Albuminmangel) und Ausbildung von Umgehungskreisläufen • häufig an Magen und Speiseröhre = Ösophagusvarizen
stark zunehmend	• Gerinnungsfaktoren ↓, führt zu Blutungen ↑ • Giftstoffe im Körper ↑, daraus folgt eine hepatische Enzephalopathie • Giftstoffe im Körper ↑ ↑ mit der Folge des Coma hepaticum

↑ = Anstieg/Zunahme, ↑ ↑ = weitere/starke Zunahme/Anstieg, ↓ = Abnahme

Ursachen der Leberzirrhose:

- Hepatitisviren B und C
- Alkohol
- chronische, nicht eitrige Gallengangsentzündung
- seltene Stoffwechselstörungen

Proteinarme Diätformen

Proteindefinierte Diät, die den Anfall von Metaboliten aus dem Proteinkatabolismus reduziert, ohne eine Malnutrition hervorzurufen. Eine strenge Proteinrestriktion ist i. d. R. nicht erforderlich und macht die Überprüfung, Verlaufskontrolle des Ernährungszustandes erforderlich. Bei entsprechender Indikation: Anpassung an die Besonderheiten beim Diabetes mellitus oder an eine kaliumarme Kost.

Indikationen

Proteinarme Diäten sind indiziert bei

- akuter/chronischer Niereninsuffizienz,
- nephrotischem Syndrom und
- dekompensierter Leberinsuffizienz mit portosystemischer Enzephalopathie (PSE).

Kontraindikation

Eine Kontraindikation liegt vor bei

- Schwangerschaft und Stillperiode,
- einem Alter < 18 oder > 60,
- schweren Erkrankungen (z. B. Tumor),
- rasch fortschreitender sowie terminaler Niereninsuffizienz und
- Manifestation urämischer Syndrome
- Kachexie.

Prinzip

Das Prinzip beruht auf einer **Eiweißreduktion** in der Ernährung, durch die weniger stickstoffhaltige Stoffwechselprodukte anfallen, falls deren Ausscheidung über die Nieren oder der Abbau durch die Leber eingeschränkt ist (▶ **Tab. 3.27**). Dadurch wird die urämische Symptomatik gelindert und die Progredienz chronischer Nierenerkrankungen (prädialytische Phase) verlangsamt/zum Stillstand gebracht oder an die Leberrestfunktion adaptiert.

▶ **Tab. 3.27** Eiweißarme und -reiche Nahrungsmittel (nach Elmadfa et al. 2011).

eiweißarme Nahrungsmittel	eiweißreiche Nahrungsmittel
• Gemüse (außer Hülsenfrüchte) • Obst • Kartoffeln, Reis, Nudeln • Brot • Zucker • Butter, Margarine, Öl • Spezialprodukte (eiweißarm)	• Hülsenfrüchte • Fleisch, Geflügel, Fisch, Wurstwaren • Eier • Milch, Milchprodukte, Käse • Sojaprodukte

Streng proteinarme Diät

Zur Behandlung der hochgradigen akuten und chronischen Nieren- und Leberinsuffizienz (präterminale Niereninsuffizienz) wird die streng proteinarme Diät (25 g/Tag bzw. 0,35–0,4 g/kg KG/Tag) eingesetzt (▶ **Tab. 3.100**):

- Eine Malnutrition soll verhindert bzw. beseitigt werden.
- Eine ausgeglichene Stickstoffbilanz kann nur durch die Wahl definierter Gemische von **hochwertigen Proteinen** (> 50 % der zugeführten Proteine) erreicht werden, bzw. es ist notwendig, unentbehrliche Aminosäuren/Ketoanaloga zu applizieren; eventuell Verwendung eiweißarmer diätetischer Lebensmittel. Je höher die biologische Wertigkeit des zugeführten Proteins ist, desto geringer kann die zugeführte Menge sein, die benötigt wird, um eine ausgeglichene Stickstoffbilanz zu erhalten.
- Auf eine ausreichende Energiezufuhr von mindestens 35–40 kcal/kg KG ist zu achten, da ansonsten körpereigenes Eiweiß in den Energiestoffwechsel eingeht. Die Nährstoffrelation entspricht 50–55 % Kohlenhydraten, 40–45 % Fett, ca. 5 % Eiweiß (als Minimum).
- Bei ausgeprägter Hyperkaliämie gilt eine Kaliumbeschränkung.
- Folsäure (1–5 mg/Tag) und Pyridoxin (10–50 mg/Tag), wasserlösliche Vitamine, ggf. Kalzium und Eisen sind zu substituieren. Eine Zinksubstitution erfolgt nur bei Beschwerden (Impotenz, Hypogeusie). Auf die Gabe von Multivitaminpräparaten mit Vitamin A ist zu verzichten.
- Da eine streng phosphatarme Ernährung (< 600 mg/Tag) bei Verwendung von hochwertigen Nahrungseiweißen praktisch kaum möglich ist, bietet sich eventuell die Verwendung von Phosphatbindern an.
- Flüssigkeitszufuhr (2–3 l/Tag) erfolgt bei quantitativer sowie eingeschränkter Diurese nach Bilanz: Urinvolumen des Vortags plus 500 ml.

Eine proteinreduzierte Diätform ist gefahrlos durchzuführen, wenn biologisch hochwertige Eiweißträger bevorzugt werden und ausreichend Energie aufgenommen wird. Hochwertiges Protein hat eine **hohe biologische Wertigkeit.** Die biologische Wertigkeit gibt an, wie viel Gramm Körperstickstoff durch 100 g resorbierten Nahrungsstickstoff ersetzt oder gebildet werden können (S. 43).

Bei Besserung des klinischen Bildes wird die tägliche Eiweißzufuhr alle 3 Tage um 10 g angehoben.

Mögliche Ernährungsformen:

- vegane Kost
- Kartoffel-Ei-Diät (selektive Diät aus natürlichen Proteinen), Kartoffel-Ei-Gemisch im Verhältnis 3:2
  - Je nach klinischer Situation ist diese elektrolytbilanziert (natrium-, kaliumarm).
  - geringe Akzeptanz, da wenig abwechslungsreich, langfristig schwer durchführbar und nur noch sehr selten verordnet
- Schwedendiät (nicht proteinselektiv, Diät mit Zulage von unentbehrlichen L-Aminosäuren), freie Proteinwahl im Rahmen der erlaubten Eiweißmenge (15–20 g); Substitution unentbehrlicher Aminosäuren möglich:
  - je nach klinischer Situation: elektrolytbilanziert (natrium-, kaliumarm)
  - gute Akzeptanz, da abwechslungsreicher mit besserer Patientencompliance
  - Da das zugeführte Protein eine geringere biologische Wertigkeit hat, werden zusätzlich unentbehrliche Aminosäuren zugeführt, z. B. 14 Tabletten EAS oral. Diese Menge entspricht 1 g Stickstoff.

Anmerkung

Aufgrund der guten Nierenersatztherapie sollten streng proteinarme Diäten nur kurzfristig im Krankenhaus durchgeführt werden!

Eine **Proteinrestriktion** beeinflusst den/die

- Anfall urämischer Toxine,
- Serum-Harnstoff-Konzentration,
- Hyperfiltration der Restnephrone,
- Azidose,
- Proteinurie,
- Hypertonie,
- Hyperphosphatämie/Hyperparathyreoidismus und
- Hyperlipoproteinämie.

Eine **Kachexie** ist generell zu vermeiden!

Mäßig proteinarme Diät

Bei der mäßig proteinarmen Diät werden 40 g/Tag bzw. 0,6–0,8 g/kg KG und Tag Protein zugeführt (▶ **Tab. 3.101**). Diese wird angewendet bei

- nephrotischem Syndrom,
- Niereninsuffizienz im Stadium der kompensierten Retention (Kreatinin 3–6 mg/dl) und im Frühstadium der diätischen Nephropathie,
- dekompensierter Leberzirrhose mit Enzephalopathie und
- Zustand nach Shunt-Operationen (portokaval, splenorenal) oder TIPSS-Anlage.

Die mäßig proteinarme Diät wird nach folgenden **Kriterien** zusammengestellt:

- Auf eine ausreichende Energiezufuhr von mindestens 35–40 kcal/kg KG ist zu achten, Nährstoffrelation ▶ **Tab. 3.23**. Es bietet sich die Anreicherung mit Maltodextrin 19 an.
- Bei **chronischer Niereninsuffizienz** erfolgt eine Proteinzufuhr von 0,5 g/kg KG und Tag, bei Eiweißtoleranz ggf. 0,3 g/kg KG und Gabe von unentbehrlichen Aminosäuren/Ketoanaloga.
- Bei **Leberzirrhose** mit einer Eiweißtoleranz < 0,6 g empfiehlt sich die Gabe von 0,2 g VKAS/kg KG und Tag. Verzweigtkettige Aminosäuren (VKAS) haben sich in der Therapie bewährt.
- Proteinarme Diäten sind gleichzeitig phosphat- (< 800 mg/Tag) und natriumarm.
- Für die Versorgung mit Kalzium, Eisen, wasserlöslichen Vitaminen und eventuell Vitamin D ist eine gezielte Substitution erforderlich.
- Die mäßig proteinarme Kost bedarf in der Regel keiner besonderen Kaliumrestriktion.
- Die Flüssigkeitszufuhr erfolgt nach Bilanz.
- Eine Vitaminsupplementierung ist erforderlich.

Zur Deckung des Eiweißbedarfs bei Leberzirrhose erfolgt eine Substitution verzweigtkettiger Aminosäuren von 0,2–0,5 g/kg KG und Tag. Bei chronischer Enzephalopathie entsteht häufig ein Zinkmangel, der mit einer Substitutionstherapie, z. B. mit Zinkhistidin, zu behandeln ist.

Anmerkung
Für eine erfolgreiche Therapie bedarf es einer fachkundigen Diätberatung. Eiweißaustauschtabellen sind hilfreich.

Proteinreiche Diätformen

Diäten mit normaler und erhöhter Proteinzufuhr sowie definierter Kalium- und Natriumzufuhr für Krankheitsphasen, die eine definierte Proteinzufuhr erfordern und mit Hypertension und/oder Ödemen oder Körperhöhlenergüssen einhergehen. Es können verschiedene Energiestufen gewählt werden.

Indikation

Proteinreiche Diätformen sind indiziert bei

- Eiweißverlustsyndrom,
- Hautverbrennungen und
- Kachexie.

Eine Reduktion von Natrium und Kalium im Rahmen der proteinreichen Diät ist angezeigt bei terminaler Niereninsuffizienz, bei der regelmäßig (2- bis 3-mal pro Woche) hämodialysiert wird (dialyseadaptierte Kost).

Prinzip

- Die Vollkost oder leichte Vollkost dienen als Basis.
- Die Eiweißzufuhr (> 50 % biologisch hochwertige Proteine) sollte bei 1–1,2 g/kg KG und Tag liegen. Die Zufuhr von Fett beträgt 30–35 Energie% und von Kohlenhydraten 45–55 Energie% (▶ **Tab. 3.102**). Bei CAPD sind Proteine mit 1,2–1,5 g/kg KG und Tag, bei Peritonitis mit 1,5–1,8 g/kg KG zuzuführen.
- Die Kalorienzufuhr wird individuell bedarfsdeckend berechnet; bei **Kachexie** ist eine hochkalorische Kost von 35–40 kcal/kg KG und Tag erforderlich.
- Es sollten 5–6 Mahlzeiten/Tag mit einem Ballaststoffgehalt von 20–25 g verabreicht werden.
- Die Kost wird nicht eiweiß- und natriumbeschränkt (2,4 g/Tag). Als Empfehlung gilt: kein zusätzliches Salzen der Speisen.
  Bei Ödemen erfolgt eine Natriumrestriktion auf 0,4–0,8 g Natrium/Tag, nach Abklingen kann die Zufuhr auf 1,2 g Natrium/Tag erhöht werden.
- Die Trinkflüssigkeit entspricht der **Restdiurese** plus 500–750 ml/Tag.
- Wasserlösliche Vitamine, Kalzium (1500–2000 mg/Tag) und Eisen sind im Einzelfall zu substituieren.
- Die Flüssigkeit aus Nahrungsmitteln sollte bei einem Kaloriengehalt von 2000 kcal ca. 1000 ml betragen. Für die Nahrungsflüssigkeit (inkl. Suppen etc.) gilt: Restdiurese plus 500 ml/Tag, bei Fieber plus 100 ml Wasser je °C Temperatursteigerung.
- Als biologisch hochwertige Eiweißzulagen eignen sich Eier, mageres Fleisch, Fisch sowie Milchprodukte.

Anmerkung
Weitere diätetische Maßnahmen sind je nach klinischer Situation angebracht. Unbedingt erforderlich ist eine fachkundige Diätberatung.

Elektrolytbilanzierte Diät

- Der Kaliumgehalt sollte < 1,6 g/Tag (▶ **Tab. 3.28**) liegen.
- Eine **Phosphatzufuhr** < 1000 mg/Tag gestaltet sich bei einer eiweißreichen Kost schwierig, eventuell nötig ist die Verwendung spezieller phosphatarmer Milch und/oder Anreicherung der Speisen und Getränke mit phosphatarmen Eiweißkonzentraten: Sonana, Renapro oder Nephrapro. Der Einsatz von Phosphatbindern zur Förderung der Kalziumresorption und die Gabe von aktivem Vitamin D_3 (Cacitriol) zur Therapie des Hyperparathyreoidismus können eventuell nötig sein.

▶ **Tab. 3.28** Kaliumreiche und -arme Nahrungsmittel (nach Heepe u. Wigand 2002, Zürcher et al. 1998b).

kaliumreiche Nahrungsmittel	kaliumarme Nahrungsmittel
• frisches Gemüse, Tiefkühlgemüse, ungewässert • Aprikosen, Bananen • Trockenfrüchte • Diätsalz • Tomaten, Tomatenmark • Frucht- und Gemüsesäfte	• Gemüse, Konserven-, Tiefkühlgemüse, gewässert • Kartoffeln, Kartoffelprodukte • Brot • Zucker • Fette • Nährmittel

- Da bei einer Kaliumrestriktion wenig Obst und Gemüse gegessen werden kann, muss auf eine ausreichende Vitaminversorgung geachtet werden.
- Ein erhöhter Eisenbedarf sollte durch eine parenterale Eisensupplementierung nach der Dialysebehandlung gedeckt werden.

Der **Phosphor-Eiweiß-Quotient** (PEQ) ist ein guter Maßstab zur Beurteilung des Verhältnisses von Phosphat zu Eiweiß (mg Phosphor/g Eiweiß) in einem Nahrungsmittel (▶ **Tab. 3.29**):

- Ist der Quotient hoch, eignen sich diese Nahrungsmittel weniger bzw. sind ungeeignet.
- Ist der Quotient niedrig, eignen sich diese Nahrungsmittel gut für die Gestaltung des Speiseplans eines Dialysepatienten.

Indikatoren für eine Mangelernährung bei Hämodialysepatienten

- Serumalbumin < 4,0 g/dl
- Cholesterinkonzentration < 150 mg/dl
- Transferrinkonzentration < 200 mg/dl
- Körpergewicht < 80 % des Normalgewichts
- deutliche Reduktion der anthropometrischen Parameter
- niedrige prädialytische Serum-Kreatinin- und Harnstoff-Konzentrationen bei Patienten ohne Restnierenfunktion
- IGF-I-Konzentration < 300 µg/l
- PCR < 0,8 g/kg KG und Tag
- kontinuierliche Abnahme des geschätzten Trockengewichts
- Präalbuminkonzentration < 29 mg/dl

Weiterführende Informationen

Broschüren und Literatur

- Fleischhauer A, Hrsg. Köstlich essen bei Nierenerkrankung: So unterstützen Sie Ihre Nieren mit der richtigen Ernährung. Stuttgart: Thieme; 2007
- Franz HE. Dialyse für Krankenpflegeberufe. 2. Aufl. Stuttgart: Thieme; 1996
- Kluthe R, Quirin H. Diätbuch für Nierenkranke. 7. Aufl. Stuttgart: Trias; 1993
- Kluthe R, Quirin H. Ernährung bei akuter und chronischer Niereninsuffizienz. In: Franz HE, Hrsg. Blutreinigungsverfahren – Technik und Klinik. 4. Aufl. Stuttgart, New York: Thieme; 1990: 120–128
- Müller S-D, Weißenberger C. Ernährungsratgeber Niereninsuffizienz und Dialyse. Hannover: Schlütersche Verlagsgesellschaft; 2012
- Müller S-D, Weißenberger C. Ernährungsratgeber Leber und Galle. Hannover: Schlütersche Verlagsgesellschaft; 2011
- Müller S-D, Weißenberger C. Köstlich essen für Leber und Galle. Stuttgart: Trias; 2011

▶ **Tab. 3.29** PEQ einiger Lebensmittel (Müller u. Junghans 2001).

gut geeignete Lebensmittel niedriger PEQ		weniger gut geeignete Lebensmittel hoher PEQ	
Corned Beef (deutsch)	6	Kochkäse (20 % Fett i. Tr.)	72
Brie (50 % Fett i. Tr.)	8	Schmelzkäse (45 % Fett i. Tr.)	40
Hammelfleisch	8	Milch (3,5 %)	27
Münsterkäse (50 % Fett i. Tr.)	8	Emmentaler (45 % Fett i. Tr.)	22
Harzerkäse (10 % Fett i. Tr.)	9	Chester (50 % Fett i. Tr.)	21
Hühnerbrust	9	Camembert (60 % Fett i. Tr.)	19
Rindfleisch (i. D.)	9	Edelpilzkäse (50 % Fett i. Tr.)	17
Schweinefleisch (i. D.)	9	Ei	17
Kabeljau	10	Gouda (45 % Fett i. Tr.)	17
Kalbfleisch (i. D.)	10	Reis	17
Salami, Mettwurst (i. D.)	10		
Limburger (40 % Fett i. Tr.)	11		
Doppelrahmfrischkäse (80 %)	12		
Erbsen (Dose)	16		

Eiweißarme Lebensmittel

- Delfs H-C, Constatinerstr. 11, 30177 Hannover: Brot; Direktversand
- Drei Pauly Reform Diät GmbH, Drei-Pauly-Weg, 35085 Ebersdorfergrund: Brot- und Kuchenmehlmischungen, Teigwaren; Reformhaus
- Hammermühle Diät GmbH, Hauptstr. 181, 67487 Maikammer: Brote, Mehlmischungen, Back- und Teigwaren, Ei-Ersatz; Direktversand, Apotheke, Reformhaus
- Poensgen Spezial-Diät-Bäckerei, Jülicher Straße 164, 52249 Eschweiler: Brot, Backwaren; Direktversand
- Sibylle Diät GmbH, Hauptstraße 181, 67487 Maikammer: Waffelbrot, Teigwaren; Reformhaus
- Tartex + Dr. Ritter GmbH, Hans-Bunte-Str. 8a, 79108 Freiburg: Brotaufstrich; Reformhaus

Elektrolytarme Eiweißkonzentrate

- Nephromed Bartz GmbH, Werastraße 1A, 35625 Hüttenberg: Sonana Renapro, Renergy
- Nephrologische Präparate Dr. V. Steudle, Giessener Straße 115, 35440 Linden: Diaprotein

Dialysepatienten, inkl. Nährwerttabellen

- Baxter Deutschland GmbH. Die Peritonealdialyse. Ein Ernährungsleitfaden für PD und ihre Partner. Baxter Deutschland GmbH, Bereich Nephrologische Therapie, Hertzstraße 30, 76275 Ettlingen
- Boehringer Mannheim GmbH. Essen und Trinken – wie wähle ich vernünftig aus? Nährwerttabelle für Dialysepatienten. Boehringer Mannheim GmbH, Sandhofer Str. 116, Postfach 310120, 68305 Mannheim
- Echterhoff S, Echterhoff H-H. Alles ist erlaubt – Ernährungsatlas für Dialysepatienten. 7. Aufl. Bielefeld: Nephron; 1998
- Eder H, Schott H. Bessere Ernährung für Dialysepatienten. 4. Aufl. Mainz: Kirchheim; 2004
- GRY-Pharma GmbH. Ernährungsfibel für chronisch Nierenkranke. Mörfelden-Walldorf: Teva Deutschland GRY-Pharma GmbH; 2005
- Interessenverband der Dialysepatienten Deutschland e. V., Weberstraße 2, 55130 Mainz
- KfH, Kuratorium für Dialyse und Nierentransplantation e. V: http://www.kfh-online.de/ (Stand: Juni 2013)
- Sparschneider H. Dialyse – ein Ratgeber für Patienten und Angehörige. Heidelberg: Barth/Hüthig; 2001

3.1.4 Elektrolytdefinierte Diätformen

Elektrolytdefinierte Diäten sind Diäten, bei denen die Zufuhr bestimmter Elektrolyte in der Nahrung modifiziert wird. In ▶ **Tab. 3.30** sind Daten zu den für wesentliche Körperfunktionen wichtigen Mineralstoffen Natrium und Kalium zusammengestellt.

Natriumarme Diät

Es gibt heute nur noch wenige Indikationen für eine kochsalzrestriktive Kost. Bei Hypertonie sind die Effekte gering.

Klinische Definition

- **streng natriumarme Diät:** 1 g NaCl/0,4 g Natrium/Tag (spielt in der modernen Diätetik praktisch keine Rolle mehr)

▶ **Tab. 3.30** Daten zu Natrium und Kalium (nach DGE 2012).

	Körperbestand Frau/ Mann in g	Aufgabe	Ausscheidung	geschätzter täglicher Mindestbedarf Erwachsener in mg
Natrium häufigstes extrazelluläres Kation	77/100	bestimmt extrazellulär osmotischen Druck und Zellvolumen; wichtig für: • Säure-Basen-Haushalt • Verdauungssäfte • Membranpotenzial der Zellwände • Enzymaktivitäten	95 % Niere 4 % Stuhl 1 % Schweiß	550
Kalium häufigstes intrazelluläres Kation	100/146	bestimmt intrazellulär osmotischen Druck und Ionentransport durch Membranen; Erregungsleitung	90 % Niere 8 % Stuhl 2 % Schweiß	2000

- **natriumarme Diät:** 3 g NaCl/1,2 g Natrium/Tag (dient in seltenen Fällen zur Einstellung der Hypertonie in der Klinik bei Natriumsensitivität)
- **natriumnormierte (leichte) Vollkost:** < 6 g Kochsalz bzw. < 2,4 g Natrium/Tag (für die ambulante Dauerbehandlung)

Info

Umrechnung von Natrium auf Kochsalz:
$Na^+ \times 2,5 = NaCl$
Beispiel: 1,2 g $Na^+ \times 2,5$ = 3 g NaCl

Gesetzliche Definition

- **streng natriumarm:** 100 g diätetische Lebensmittel mit einem Natriumgehalt = 40 mg
- **natriumarm:** 100 g diätetische Lebensmittel mit einem Natriumgehalt = 120 mg

Indikation

Eine natriumarme Diät ist indiziert bei (▸ **Tab. 3.31**)

- arterieller Hypertonie,
- Hypertonie mit chronischer, kompensierter und dialysepflichtiger Niereninsuffizienz (nicht bei polyurischem Nierenversagen),
- Ödemen,
- Aszites bei Leberzirrhose und
- primärer Hyperaldosteronismus (kontraindiziert bei sekundärem Hyperaldosteronismus).

Prinzip

- In der Praxis ist die Kost an die Vollkost bzw. leichte Vollkost angelehnt, die natriumnormiert (ca. 6 g NaCl/Tag = 2,4 g Na) zubereitet wird (▸ **Tab. 3.103**).
- Bei übergewichtigen Hypertonikern ist eine Gewichtsreduktion gemäß dem Typ-2-Diabetiker angezeigt (BMI < 25 kg/m^2). Dies gilt vor allem bei der androiden Fettansammlung.
- Die Nährstoffrelation ist angelehnt an die Vollkost (S. 125) und in ▸ **Tab. 3.32** dargestellt.
- Je nach klinischen Erfordernissen ist die **Kaliumzufuhr** auf 2,0–4,0 g/Tag zu normalisieren. Anstelle von Kochsalz und Würzmischungen mit Kochsalz werden hierzu Gewürze und Kräuter verwendet. Bei Hypertonie kann die Kaliumzufuhr durch reichlich Obst und Gemüse erhöht werden.

▸ **Tab. 3.31** Klassifikation der Hypertonie nach der WHO (nach DGE 2001a).

Kategorie	systolischer Blutdruck in mmHg	diastolischer Blutdruck in mmHg
optimal	< 120	< 80
normal	< 130	< 85
hochnormal	130–139	85–89
Hypertonie Grad 1 (milde Hypertonie)	140–159	90–99
Grenzwerthypertonie (Untergruppe)	140–149	90–94
Hypertonie Grad 2 (mittelschwere Hypertonie)	160–179	100–109
Hypertonie Grad 3 (schwere Hypertonie)	≥ 180	≥ 110
isolierte systolische Hypertonie	≥ 140	< 90
Grenzwerthypertonie (Untergruppe)	140–149	< 90

▸ **Tab. 3.32** Elektrolytdefinierte Diäten (nach Kasper et al. 1994, Kluthe et al. 2004).

Indikation	Energie in kcal (kJ)	Protein in Energie%	Fett in Energie%	Kohlenhydrate in Energie%	Natrium (Kalium) in g	Trinkmenge
primäre und sekundäre Hypertonie kardiale und renale Ödeme	2000 (8 368)	15	25–30	50–60	1,2/2,4 (2,0/4,0)	angepasst, je nach Wassereinlagerung

- Mit Alkohol ist restriktiv umzugehen. Auch wenn Alkohol primär eine vasodilatierende Wirkung hat, kann eine Alkoholzufuhr von höchstens 20–30 g/Tag (Männern) bzw. 15 g/Tag (Frauen) den Blutdruck steigern.

Anmerkung

Hypertoniker sollten nicht mehr als 1- bis 2-mal in der Woche 20 g Alkohol (ca. 0,25 l Wein, 0,5 l Bier) zu sich nehmen.

- Kein Alkohol in der Gemeinschaftsverpflegung! Rauchen und Stress sind Risikofaktoren bei Hypertonie. Dagegen empfehlen sich regelmäßige körperliche Bewegung und Sport.
- Kaliumhaltige Kochsalzersatzmittel dürfen nicht bei chronischer Niereninsuffizienz verwendet werden ($^1/_2$ TL = 387 mg Kalium; Kreatinin-Clearance < 30 ml/min).
- Je nach Wassereinlagerung bzw. -ausscheidung muss bei Bedarf die Trinkflüssigkeit eingeschränkt werden.

Achtung

Gerade Heilwässer, aber auch manche Mineralwässer, enthalten viel Natrium. Günstig sind Mineralwässer, die weniger als 20 mg Natrium/l enthalten.

- Je nach Erkrankung bedarf es weiterer entsprechender diätetischer Maßnahmen.

Werden kardiale oder andere **Ödeme** mit Schleifendiuretika behandelt, besteht eine erhöhte Natriumausscheidung, die zu Hyperurikämie und sekundärem Hyperaldosteronismus führen kann. Daher erfolgt hier keine Einschränkung der Natriumzufuhr mit der Nahrung.

Die Ernährungstherapie sollte der erste Schritt zu einer Änderung des Lebensstils sein. Der Patient soll darauf hingewiesen werden, dass nach einer Umgewöhnungsphase der Geschmack der salzarmen Kost keine geschmackliche Einbuße bedeutet. Die Aufklärung des Patienten muss Hinweise darauf vermitteln, dass Kochsalz oder auch nicht salzig schmeckende Natriumsalze (Natriumphosphat, -nitrat, -nitrit, -alginat) enthalten sind in

- Brot,
- Käse,
- Fleisch,
- Wurst, besonders geräuchert oder gepökelt, und
- Konserven.

Diätsalze sind Spezialsalze (Kräutersalz, Meersalz, Jodsalz). In ▶ **Tab. 3.33** sind Lebensmittel aufgeführt, die für eine streng natriumarme Diät geeignet sind, in ▶ **Tab. 3.34** Lebensmittel für eine natriumarme Ernährung.

▶ **Tab. 3.33** Empfehlungen für eine streng natriumarme Ernährung (< 40 mg Na/100 g; nach Zürcher et al. 1998b).

Lebensmittelgruppe	geeignete Lebensmittel
Obst, Obstprodukte, Nüsse, Samen	alle Sorten außer: • Sesamsamen, trocken
Kartoffeln und Kartoffelprodukte	• Kartoffeln
Brot und Backwaren	keine
Getreide und Getreideprodukte	alle Sorten außer: • Mais-Frühstücksflocken
Gemüse, Gemüseprodukte und Pilze	alle Sorten außer: • Artischocken • Bleichsellerie • Bohnen (grün, i. D.) • Champignons (i. D.) • Endivie • Erbsen (grün, i. D.) • Fenchelknolle • Grünkohl • Gurken (milchsauer) • Knollensellerie • Löwenzahnblätter • Mangold • Möhren (i. D.) • Oliven (grün, mariniert) • Pfifferlinge (i. D.) • Rote Rüben • Sauerkraut (abgetropft) • Spargel (i. D.) • Spinat • Tomatenmark • Trüffeln • Weiße Rüben • Zwiebeln (getrocknet)
Eier	keine
Fleisch	keine
Fisch, Fischwaren, Weichtiere	• Forelle • Waller

▶ **Tab. 3.33** Fortsetzung.

Lebensmittelgruppe	geeignete Lebensmittel
Säfte und Getränke	alle Sorten außer: • Karottensaft • Rote-Rüben-Saft • Spinatsaft
Zucker, Süßwaren, Konfitüre, Honig	alle Sorten außer: • Eiscreme • Milchschokolade • Gummibärchen • Kaugummi • Nussnougatcreme
Würzmittel	keine
Milch und Milchprodukte	• Sahne, 10 % und 30 % Fett • Sahnequark
Käse	• Schichtkäse
Fett, Öle, Mayonnaise	• Butter • Kokosfett • Maisöl • Olivenöl • Rindertalg • Schweineschmalz

▶ **Tab. 3.34** Empfehlungen für eine natriumarme Ernährung (< 120 mg Na/100 g; nach Zürcher et al. 1998b).

Lebensmittelgruppe	geeignete Lebensmittel
Obst, Obstprodukte, Nüsse, Samen	alle Sorten
Kartoffeln und Kartoffelprodukte	• Kartoffeln • Kartoffelstärke
Brot und Backwaren	• Biskuitplätzchen
Getreide und Getreideprodukte	alle Sorten außer: • Mais-Frühstücksflocken
Gemüse, Gemüseprodukte und Pilze	alle Sorten außer: • Bleichsellerie • Bohnen (grün, i. D.) • Champignons (i. D.) • Erbsen (grün, i. D.) • Gurken (milchsauer) • Oliven (grün, mariniert) • Pfifferlinge (i. D.) • Sauerkraut (abgetropft) • Spargel (i. D.) • Tomatenmark • Zwiebeln (getrocknet)

▶ **Tab. 3.34** Fortsetzung.

Lebensmittelgruppe	geeignete Lebensmittel
Eier	• Hühnereigelb
Fleisch	alle Sorten außer: • Kalbshirn • Kalbsniere • Rinderniere • Schweineniere • Ente
Fisch, Fischwaren, Weichtiere	• Aal • Barsch • Flunder • Forelle • Heilbutt • Hering • Kabeljau • Karpfen • Köhler • Lachs • Lengfisch • Limande • Makrele • Renke • Rotbarsch • Rotzunge • Sardinen • Schellfisch • Schleie • Scholle • Seehecht • Seezunge • Steinbutt • Thunfisch • Waller • Zander
Säfte und Getränke	alle Sorten außer: • Rote-Rüben-Saft
Zucker, Süßwaren, Konfitüre, Honig	alle Sorten außer: • Kaugummi
Würzmittel	• Hefe • Gelatine • Sina Salz
Milch und Milchprodukte	• Sahne, 10 % und 30 % Fett • Sahnequark
Käse	• Schichtkäse
Fett, Öle, Mayonnaise	• Butter • Erdnusspaste • Kokosfett • Maisöl • Margarine (nicht Halbfettmargarine)

Sekundäre Hypertonien (DGE 2001a):

- renale Hypertonien (renoparenchymatös oder -vaskulär, bei Nierentumoren)
- endokrine Hypertonien (primärer Aldosteronismus, Cushing-Syndrom, Phäochromozytom, Hyperparathyreoidismus u. a.)
- medikamentös bedingte Hypertonien (z. B. Ovulationshemmer, Steroide)
- kardiovaskuläre Hypertonien (Aortenisthmusstenose u. a.)
- Schwangerschaftshypertonie
- neurogen bedingte Hypertonie (z. B. bei Hirndrucksteigerung, Hirntumor)

Entgegen früheren Empfehlungen sollen Schwangere bei Ödembildung nur eine überhöhte Kochsalzzufuhr meiden. Empfohlen wird eine maßvolle Natriumrestriktion auf 2,4 g Natrium bzw. 5,9 g Natriumchlorid.

Laut nationaler Verzehrsstudie (NVS) liegt die durchschnittliche Natriumchloridzufuhr bei Männern bei 9 g und bei Frauen bei 7 g. Damit liegen die Werte nur minimal über den Empfehlungen zur Kochsalzzufuhr. Es gibt nur wenige Indikationen für eine strenge Natriumchloridrestriktion.

Bei **Diätsalzen** wird Natrium meist durch Kalium, Magnesium oder Kalzium ersetzt. Heute sind sie weitgehend überflüssig, da natriumreduzierte Kostformen mit weniger als 6 g NaCl kaum noch indiziert sind.

> **Achtung**
> **Kochsalzersatz (Kaliumsalze) sollte nicht bei renaler Hypertonie eingesetzt werden.**

Weiterführende Informationen

- Deutsche Liga zur Bekämpfung des hohen Blutdruckes e. V. und Deutsche Hypertonie Gesellschaft, Postfach 102 040, Berliner Straße 46, 69 010 Heidelberg: http://www.hochdruckliga.de/ (Stand: Juni 2013)
- Informationen über Mineral- und Heilwässer: Verband deutscher Mineralbrunnen/Heilbrunnen e. V., Kennedyallee 28, 53 175 Bonn

Broschüren und Literatur

- AOK. Hoher Blutdruck – Werte senken, besser leben. AOK Geschäftsstellen
- Arius C. Mineralwasser. 3. Aufl. München: Wilhelm Heyne; 1999
- Deutsche Liga zur Bekämpfung des hohen Blutdrucks. Hoher Blutdruck – Antworten auf 10 Fragen. Weitere Broschüren auf Anfrage. Deutsche Liga zur Bekämpfung des hohen Blutdrucks e. V., Berliner Str. 46, 69 120 Heidelberg
- Elmadfa I, Aign W, Muskat E, Fritzsche D. Die große GU-Nährwertkalorientabelle 2012/13. München: Gräfe & Unzer; 2011
- Müller S-D, Weißenberger C. Ernährungsratgeber Bluthochdruck. Hannover: Schlütersche Verlagsgesellschaft; 2009

Natriumreiche Diät

Bei dieser Kostform wird ein Natriumgehalt von > 2,4 g bzw. > 6 g NaCl bis zu 10–20 g NaCl angestrebt.

Indikation

Eine natriumreiche Diät ist indiziert bei

- Salzmangelzuständen (Durchfall und Erbrechen – zeitlich begrenzt),
- natriumverlierenden Nephropathien sowie Nebenniereninsuffizienz und
- Diuretika-, Laxanzienabusus bzw. -therapie.

Kontraindikation

Eine Kontraindikation liegt vor bei

- Hypertonie,
- Ödemen und
- Linksherzinsuffizienz.

> **Achtung**
> **Treten Ödeme bei sekundärem Hyperaldosteronismus auf, muss Salz verabreicht werden.**

Prinzip

- Bei leichten Fällen erfolgt eine Kochsalzzulage von 5–7 g/Tag zur kochsalzarmen Nahrung (regt zur Flüssigkeitsaufnahme an).
- Ein Kaliumverlust ist auszugleichen.
- **Erwachsene** erhalten stärker gesalzenes Essen, natriumreiche Mineralwässer, Kaliumsubstitution.
- **Kinder** erhalten Fertigpräparate (z. B. Oralpädon-Tabletten) oder Mischungen aus Tee und Elektrolytlösung (z. B. $^1/_2$ TL Kochsalz + 1 knapp

gestrichener TL Kaliumkarbonat + 50 g Glukose auf 1 l Tee).

- Die Nährstoffrelation zeigt ▶ **Tab. 3.2**.

Kaliumarme Diät

Bei der kaliumarmen Diät werden 1,6–2,0 g Kalium in der täglichen Kost zugeführt.

Indikation

Eine kaliumarme Diät ist angezeigt bei

- Hyperkaliämie bei akuter sowie chronischer Niereninsuffizienz,
- Hämodialyse und
- CAPD-Dialyse (Bauchfelldialyse).

Prinzip

- Es werden kaliumarme Lebens- und Nahrungsmittel verwendet (▶ **Tab. 3.35**, ▶ **Tab. 3.104**).
- Eine Verringerung des Kaliumgehalts in Gemüsen um mindestens 25 % durch Kleinschneiden und ausreichendes Wässern (ca. 24 Stunden) allein reicht nicht aus. Bei Kartoffeln wird der Kaliumgehalt erst durch das Kochen nennenswert verringert. Nach der halben Garzeit muss hier das Kochwasser abgeschüttet und erneuert werden.
- Der Kaliumgehalt bei Kochsalzersatzmitteln liegt bei ca. 387 mg Kalium pro $^1/_2$ TL.
- Bei ausgeprägter Hyperkaliämie beträgt die tägliche Kaliumzufuhr 800–1000 mg. Diese Ernährung sollte nur wenige Tage verabreicht werden.
- Bei Hämodialysepatienten kann neben einer kalium- auch eine phosphorarme Diät angezeigt sein (S. 171).

Geeignete Lebensmittel

- Fleisch und Fisch (100–120 g), Wurstwaren
- Vollmilch, Buttermilch, Joghurt (bis 150 g/ml), Schnitt- und Streichkäse, Sahnequark
- maximal 130 g Kartoffeln, < 200 g Gemüse (klein schneiden und wässern); bei Konserven: Flüssigkeit abgießen
- 150 g gekochtes Obst ohne Flüssigkeit oder 100 g frischer Apfel, Birne, Wassermelone oder 200 g frische Heidelbeeren
- Brötchen, Weiß-, Grau-, Toastbrot, Stuten, Zwieback, (ca. 30 g) Vollkornbrot, Reis, Nudeln, Grieß, Cornflakes
- Malzkaffee, Tee, Cola, Limo, Bohnenkaffee (in kleinen Mengen), Malzbier, Bier, Wein (in kleinen Mengen)

Weiterführende Informationen

- Elmadfa I, Aign W, Muskat E, Fritzsche D. Die große GU-Nährwertkalorientabelle 2012/13. München: Gräfe & Unzer; 2011
- Müller S-D, Weißenberger C. Ernährungsratgeber Osteoporose. Hannover: Schlütersche Verlagsgesellschaft; 2009
- Informationen über Mineral- und Heilwässer: Verband deutscher Mineralbrunnen/Heilbrunnen e. V., Kennedyallee 28, 53 175 Bonn

▶ **Tab. 3.35** Kaliumreiche und -arme Nahrungsmittel (nach Elmadfa et al. 2011).

kaliumreiche Nahrungsmittel	kaliumarme Nahrungsmittel
• frisches Gemüse, Tiefkühlgemüse, ungewässert • Trockenerbsen, Linsen, Bohnen, Spinat, Grünkohl, Rosenkohl, Brokkoli, Kohlrabi • Kartoffeln, Kartoffelprodukte, Pommes frites • Trockenfrüchte • Aprikosen, Bananen • Tomaten, Tomatenmark • Frucht- und Gemüsesäfte • Kochsalzersatzmittel • natriumarme Ersatzsalze und Gewürzmittel • Vollkornerzeugnisse aller Art, Leinsamen • Kakao, Schokolade • Nüsse, Sonnenblumenkerne • sehr mageres Fleisch, Fleischextrakte, konzentrierte Fleischbrühen, natriumarme Wurst- und Fleischkonserven • kaliumreiche Mineralwässer, Rotwein	• Gemüse: Konservengemüse (Natriumgehalt oft hoch!), Tiefkühlgemüse, gewässert • Kartoffeln, gekocht und gewässert • Zucker und Zuckerwaren • Weißmehlprodukte • Fette • Kaffee, Tee

Kaliumreiche Diät

Eine kaliumreiche Diät ist eine Kost mit einem Kaliumgehalt > 5 g.

Indikation

Eine kaliumreiche Diät ist indiziert bei **Kaliummangelzuständen**, z. B. durch

- Laxanzien,
- Diuretika-Abusus,
- Obstipation und
- Diarrhöe.

Prinzip

- Grundlage ist eine vollwertige, ausgewogene Kost.
- Es sollten kaliumreiche Nahrungsmittel verwendet werden: Obst, Gemüse, Kartoffeln (nicht gewässert) bilden die Basis, vorzugsweise Trockenobst (eventuell mit Einweichwasser), Bananen, Aprikosen, Frucht- und Gemüsesäfte, kakaohaltige Nahrungsmittel, Tomatenkonzentrat, kaliumreiche Kochsalzersatzmittel, Vollkornerzeugnisse aller Art usw. Wird Obst oder Gemüse gekocht, sollte das Kochwasser ebenfalls verwendet werden.
- Die Nährwertrelation orientiert sich an der Vollkost (▸ **Tab. 3.2**).

Kalziumarme Diät

In der kalziumarmen Diät erfolgt eine Kalziumzufuhr von in der Regel < 400 mg/Tag.

Indikation

Eine kalziumarme Diät ist angezeigt bei

- primärem Hyperparathyreoidismus,
- Hyperkalzämiesyndrom, z. B. Plasmozytom (Kalziumoxalatsteine, Phosphatsteine),
- Hyperkalzämie bei paraneoplastischem Syndrom,
- Hyperkalziurie,
- Milch-Alkali-Syndrom und
- als **diagnostische Diät** während einer Kalziumbilanzanalyse.

Prinzip

- Ein Kalziumgehalt < 400 mg/Tag (nach Meinung einiger Autoren < 800 mg/Tag) ist anzustreben.
- Die Zusammensetzung orientiert sich an einer vollwertigen und ausgewogenen Kost mit reichlich groben Vollkornprodukten, Frischkornbreien, Kleie, kalziumarmen Gemüsearten (gekocht und roh), rohem Kern- und Steinobst (▸ **Tab. 3.105**).
- Alle sehr kalziumreichen Nahrungsmittel (fettarme Milchprodukte, grünes Gemüse wie Brokkoli, Grünkohl, Fenchel, Vollkornprodukte, kalziumreiche Mineralwässer) sollten vermieden werden.
- Bei Kalziumoxalatsteinen sollten keine oxalsäurereichen Nahrungsmittel (Rote Bete, Rhabarber, Mangold, Spinat, Kakaopulver) verwendet werden.
- Zu berücksichtigen sind **kalziumarme Gemüsesorten:**
  - Blattsalate
  - Chicorée
  - Blumenkohl
  - Chinakohl
  - Rosenkohl
  - Rotkohl
  - Paprikaschoten
  - Tomaten
  - Gurken
  - Zucchini
  - Kürbis
  - grüne Erbsen
- Eine Vitamin-B_2-Zufuhr ist sicherzustellen.
- Mineralwässer < 100 mg Kalzium/l sollten verwendet werden.

Achtung

Die Trinkwasserhärte ist zu beachten:
1 deutscher Härtegrad (dH) = 10 mg CaO = 7,15 mg Ca^{2+}/l H_2O
Trinkwasser schwankt zwischen 1–30 ° dH.

Da eine kalziumarme Kost die Gefahr der Osteoporose birgt, handelt es sich nicht um eine Form der Dauerkost. Sobald die Ursachen einer Hyperkalzämie beseitigt sind, muss eine ausreichende Kalziumversorgung gewährleistet sein.

Anmerkung

Entgegen der diätetischen Standardempfehlungen wird in der urologischen Fachliteratur ausschließlich eine oxalsäurearme und nicht eine kalziumarme Kost zur Prophylaxe von Kalziumoxalatsteinen empfohlen.

Eine kalziumarme Ernährung führt zu einer negativen Kalziumbilanz und erhöht so die Gefahr der Bildung von Oxalatsteinen. Bei der Behandlung von Kalziumphosphatsteinen sollte der Phosphatanteil der zugeführten Nahrung gesenkt werden.

Weiterführende Informationen

- Informationen über Mineral- und Heilwässer: Verband deutscher Mineralbrunnen/Heilbrunnen e. V., Kennedyallee 28, 53 175 Bonn

Kalziumreiche Diät

In einer kalziumreichen Diät wird eine tägliche Kalziumzufuhr von 1000–1500 mg angestrebt.

Indikation

Eine kalziumreiche Ernährung ist indiziert bei
- Osteoporose,
- renaler Osteopathie,
- hypokalzämischer Tetanie,
- Rachitis und
- Osteomalazie.

Eine ausreichende Kalziumversorgung ist wichtig für die Stabilität der Knochen. **Osteoblasten** bauen Kalzium in die Knochensubstanz ein. Fehlt der zugeführten Nahrung Kalzium, wird durch Osteoklasten Kalzium aus der Knochensubstanz abgebaut, um die notwendige **Kalziumhomöostase** zu gewährleisten. Somit kommt es zu einem Knochenmasseverlust. Liegt eine Kalziumunterversorgung bereits im Kindesalter vor, wird eine optimale Knochendichte erst gar nicht erreicht. Eine ausreichende Vitamin-D-Versorgung (Calciferole) ist für die Kalziumhomöostase und den Phosphatstoffwechsel unentbehrlich. Bei ausreichender UV-Exposition ist der Körper in der Lage, Vitamin D zu synthetisieren. Die maximale Knochenmasse wird erst im dritten Lebensjahrzehnt erreicht. Daher ist auf eine ausreichende Versorgung durch Vitamin K mit der Nahrung zu achten, da Vitamin K wichtig für die Biosynthese von Proteinen im Knochen ist.

Prinzip

- Als Basis dient eine vollwertige, ausgewogene Kost, die Nährstoffrelation ist angelehnt an die der Vollkost (▶ **Tab. 3.106**).
- Ein Kalziumgehalt von 1000–1500 mg/Tag ist anzustreben. Dabei erfolgt eine gleichmäßige Verteilung kalziumreicher Speisen über den Tag zur Erhöhung der Kalziumresorptionsrate (▶ **Tab. 3.36**).
- Vermehrt eingesetzt werden **kalziumreiche Nahrungsmittel** wie fettarme Milchprodukte, grünes Gemüse, Vollkornprodukte, kalziumhaltige Mineralwässer (> 15 mg/100 ml), kalziumangereicherte Fruchtsäfte, Kalziumtabletten bei Laktoseintoleranz bzw. Milcheiweißallergie (▶ **Tab. 3.37**).
- Der Kalzium-Phosphat-Quotient sollte bei mindestens 1 liegen.
- Oxalsäurereiche Nahrungsmittel (Mangold, Spinat, Rhabarber, Rote Bete, Kakaopulver) sind einzuschränken, da diese die Kalziumaufnahme aus dem Dünndarm hemmen; Phytinsäure, die z. B. in Haferflocken, Kleie, rohem Getreide enthalten ist, sowie konzentrierte Ballaststoffe (z. B. Weizenkleie) sind zu meiden. Schwarzer Tee ist nur in Maßen erlaubt, da er Oxalsäure enthält. Phosphatreiche Nahrungs- und Genussmittel sollten ebenfalls gemieden werden (z. B. Cola, Schmelzkäse, Fleischextrakt, Kakaopulver).

▶ **Tab. 3.36** Einflussfaktoren auf die Kalziumaufnahme (BfO 2003).

Kalziumaufnahme fördernd	Kalziumaufnahme hemmend	Kalziumausscheidung fördernd
• Vitamin D • Vitamin C • Vitamin K • Milchzucker	• Phosphor • Phytin • Oxalsäure • größere Koffeinmengen • isolierte Ballaststoffe	• Kochsalz • Eiweiß

▶ **Tab. 3.37** Kalziumreiche und -arme Nahrungsmittel (nach Elmadfa et al. 2011).

kalziumreiche Nahrungsmittel	kalziumarme Nahrungsmittel
• Milch, fettarme Milchprodukte (Joghurt) • Käse (insbesondere Hartkäse) • grüne Gemüse (Petersilie, Brokkoli, Grünkohl) • kalziumangereicherte Fruchtsäfte	• Gemüse, Obst • Fleisch • Eier • Getreide • Fette

- Das Sollgewicht sollte angestrebt werden.
- Für eine ausreichende Bewegung ist zu sorgen.
- Bei Verwendung von Kalziumsupplementen (z. B. bei Milcheiweißallergie, Laktoseintoleranz) muss die unterschiedliche Bioverfügbarkeit der einzelnen Kalziumpräparate beachtet werden.
- Neben der Supplementierung von Kalzium und Vitamin D besteht ein zusätzlicher Bedarf an Vitamin K, das zur Carboxylierung des Knochenproteins Osteocalcin benötigt wird. Nur dann kann ausreichend Kalzium im Knochen gebunden werden.

Achtung

Würden Kalzium und Vitamin D bei einem bestehenden Vitamin-K-Mangel supplementiert, kann es zu einer stärkeren Verkalkung der Gefäße kommen. Darum ist unbedingt auf eine ausreichende Vitamin-K-Versorgung zu achten (▶ Tab. 3.38).

Weiterführende Informationen

Adressen

- Bundesselbsthilfeverband für Osteoporose e. V., Kirchfeldstraße 149, 40 215 Düsseldorf
- Informationen über Mineral- und Heilwässer: Verband deutscher Mineralbrunnen/Heilbrunnen e. V., Kennedyallee 28, 53 175 Bonn

Broschüren und Literatur

- Arius C. Mineralwasser. 3. Aufl. München: Wilhelm Heyne; 1999
- Müller S-D, Weißenberger C. Ernährungsratgeber Osteoporose. Hannover: Schlütersche Verlagsgesellschaft; 2009

Hersteller

- Milupa GmbH & Co. KG, Bahnstraße 14–30, 61 381 Friedrichsdorf: Milupa basic-CaD (geeignet für Hyperkalziämie, Nephrokalzinose, Osteoporose)

▶ **Tab. 3.38** Daten zu Kalzium und Phosphor (nach DGE 2012).

	Kalzium	Phosphor
Körperbestand in g		
Frau/Mann	750–850/1000–1100	600–700 g
Aufgabe	• Stabilisierung von Zellmembranen • intrazelluläre Signalübermittlung • Reizübertragung im Nervensystem • elektromechanische Kopplung des Muskels • Blutgerinnung • Stabilisierung der Knochen und Zähne	organische Phosphorsäureverbindungen: • Baustein lebender Zellen • Energieüberträger • Botensysteme • Struktursubstanz der Knochen und Zähne
empfohlene Zufuhr in mg/Tag		
Kinder	600–1200	500–1250
Erwachsene	1000	700
Jugendliche, Schwangere/Stillende	1000–1200	800–1250
Besonderheiten	• Durch Bildung unlöslicher Salze (Phosphate, Oxalate, Fettsäureseifen) wird Resorption eingeschränkt. • Vitamin D reguliert die Kalziumresorption. • Parathormon reguliert die Ca^{2+}-Konzentration im Blut.	Niere reguliert den Serum-Phosphat-Spiegel.

Phosphatarme Diät

Eine phosphatarme Diät ist gekennzeichnet von einer täglichen Phosphatzufuhr zwischen 800 und 1000 mg (▶ **Tab. 3.107**).

Indikation

Eine phosphatarme Diät ist indiziert bei

- chronischer Niereninsuffizienz,
- Hämodialyse,
- CAPD,
- Osteoporose und
- Kalziumphosphatsteinen.

Prinzip

Prinzipiell findet eine Einschränkung phosphatreicher Lebensmittel statt (schwierig bei proteinreichen Diäten).

Anmerkung

Alle proteinarmen Diäten sind gleichzeitig phosphatarm.

Beispiele für **phosphatreiche Lebensmittel:**

- Schmelzkäse
- Hartkäse
- Erdnüsse
- geräucherte Lebensmittel
- Colagetränke
- Konservierungsstoffe
- Kutterhilfsmittel (Wurstherstellung)
- Verdickungs- und Gelierstoffe
- Backtriebmittel (E450–456)
- Lecithinpräparate

Phosphathaltige Nahrungsmittelzusatzstoffe sind in ▶ **Tab. 3.39** aufgeführt.

▶ **Tab. 3.39** Phosphathaltige Nahrungsmittelzusatzstoffe (aid 1998).

Phosphate	E-Nummern
Phosphorsäure	E338
Monophosphate	E339 E340 E341
Diphosphate	E450
Triphosphate	E451
Polyphosphate	E452

3.1.5 Gastroenterologische Diätformen

Gastroenterologische Diäten umfassen Kostformen, die bei Erkrankungen des Magen-Darm-Trakts eingesetzt werden.

Diät bei Malassimilation

Eine Diät bei Malassimilation ist eine leicht aufzuschließende Kost, die zunächst einen hohen Anteil von Kohlenhydraten beinhaltet, eventuell unter Einsatz von MCT-Fetten und/oder einem Laktosegehalt < 20 g/Tag und/oder glutenfreier Nahrung.

Indikation

Eine Diät ist angezeigt bei allen mit Malassimilation (Beeinträchtigung der Nährstoffausnutzung) durch **Maldigestion** (= unzureichende Verdauung von Nährstoffen) bzw. **Malabsorption** (= unzureichende Resorption von Nährstoffen) einhergehenden Erkrankungen (▶ **Tab. 3.40**):

- exokrine Pankreasinsuffizienz
- chronische Diarrhöen
- herabgesetzte Gallensekretion
- Zustand nach Magenresektion
- einheimische und tropische Sprue
- Zöliakie/gluteninduzierte Enteropathie
- Disaccharidasemangel
- entzündliche Erkrankung der Dünndarmwand
- akute und chronische Enteritis:
  - Enteritis regionalis
  - Morbus Crohn
  - Strahlenenteritis
- Dünndarmresektion, innere Fisteln, blind endende Darmabschnitte, Blind-Loop-Syndrom (Dünndarmdivertikel)
- Störung der Durchblutung und des Lymphabflusses:
  - Angina abdominalis
  - mesenteriale und retroperitonale Tumoren
  - Whipple-Krankheit
- endokrinologische Erkrankungen:
  - Addison-Krankheit
  - Hyper- und Hyperparathyreoidismus
  - Hyperthyreose
  - Diabetes mellitus
  - Zollinger-Ellison-Syndrom

▶ **Tab. 3.40** Diät bei Malassimilation (Kasper et al. 1994, Kluthe et al. 2004).

Definition	Indikation
Diät bei Malassimilation: • leicht aufschließbar • ballaststoffarm • Fettmenge der Ausnutzung angepasst	• exokrine Pankreasinsuffizienz • Kurzdarmsyndrom • chologene Diarrhöe • Stenosen • gluteninduzierte Enteropathie (Initialstadium) • Whipple-Krankheit usw.
Zusatzmaßnahmen: • Austausch von LCT gegen MCT • Erhöhung der Energiedichte (z. B. durch Zusatz von Oligosacchariden) oder des Gehalts an unentbehrlichen Nährstoffen • glutenfrei • laktosefrei bzw. -reduziert • oxalsäurereduziert	–

- durch Pharmaka induzierte Resorptionsstörungen:
  - Antibiotika
  - Zytostatika
- sonstige Ursachen:
  - Amyloidose
  - Sklerodermie
  - Alpha-Lipoproteinämie
  - Immunglobulinmangel
  - hochgradiger Eiweißmangel
  - Darmparasiten
  - verschiedene Dermatosen
  - Leberzirrhose

Bei Erkrankungen des Dünndarms und bei Störungen der Gallen- und exokrinen Pankreasfunktion kommt es zu Störungen der Nährstoffausnutzung. Folgen davon können sowohl eine allgemeine Malnutrition als auch spezielle Mangelsymptome/-syndrome sein.

Kontraindikationen

Eine Diät ist nicht indiziert bei

- Ketoazidose/Azidose,
- dekompensierter Leberzirrhose und
- chronischer Niereninsuffizienz (renale Azidose).

Nebenwirkungen bei inadäquatem Einsatz:

- Diarrhöe
- Abdominalbeschwerden
- Erbrechen
- Kopfschmerzen

Prinzip (allgemein)

- Eine Diät bei Malassimilation erfolgt nach den Richtlinien der leichten Vollkost.
- Sie ist ballaststoffarm (ca. 10 g/Tag).
- Die Fettmenge muss der Ausnutzung angepasst werden.

Eventuelle Zusatzmaßnahmen sind in ▶ **Tab. 3.40** dargestellt.

Bei chronisch entzündlichen Darmerkrankungen, insbesondere Morbus Crohn, tritt häufig ein Zinkmangel auf, dann ist eine Substitutionstherapie mit Zink notwendig.

Fettresorptionsstörung

Bei allen gastroenterologischen Erkrankungen, die zu einer Malassimilation führen, ist häufig die Ausnutzung des Nahrungsfettes vermindert. Dies hat zur Folge, dass nicht resorbiertes Nahrungsfett und dessen Spaltprodukte in tiefere Darmabschnitte gelangen. Dadurch wird die Darmperistaltik angeregt, es kommt zu Durchfällen und abdominellen Beschwerden. Je nach Ausmaß der Fettresorptionsstörung kommt es zu einer negativen Energiebilanz und zur Gewichtsabnahme. Um diesem Phänomen entgegenzuwirken, können die in der Nahrung überwiegend vorkommenden LCT durch MCT ausgetauscht werden.

- **MCT-Fette** sollten stufenweise eingeführt werden, wenn kein Kostaufbau vorangegangen ist, da sonst abdominelle Beschwerden, Durchfall, Erbrechen und Kopfschmerzen auftreten. Beginnend mit 20 g/Tag erfolgt eine Steigerung je

nach subjektiver Verträglichkeit um 10–20 g/Tag auf ca. 60–80 g/Tag mit 50–60 g MCT-Margarine und 20–30 g MCT-Öl (≤ 120 g/Tag), bei Kindern von 10 g auf ca. 40 g. Die Tagesmenge wird über den Tag verteilt:
1 g LCT = 9,3 kcal = 39,1 kJ
1 g MCT = 8,3 kcal = 34,9 kJ
- MCT-basis-plus-Produkte enthalten ausreichend Linolsäure. Bei längerfristigem Einsatz von Ceres-MCT sollte gleichzeitig die Gabe eines linolsäurereichen Fettes erfolgen, da Ceres-MCT-Diät-Margarine nur 3 %, Ceres-MCT-Diät-Speiseöl 0 % Linolsäure enthält.
- Mit MCT-Fetten zubereitete Speisen müssen sofort nach dem Garen verzehrt werden, da das Warmhalten von Speisen zu einem bitteren Nachgeschmack führen kann. Ceres-MCT-Margarine eignet sich nur als Streichfett und sollte nicht über 120 °C erhitzt werden, da es sonst zur Rauchentwicklung kommt. MCT-basis-plus-Speiseöle sollten nicht über 150 °C erhitzt werden. Somit ist ein leichtes Anbraten und Backen möglich, lediglich Frittieren ist ausgeschlossen.

Weiterführende Informationen
- Dr. Schär Deutschland GmbH, Simmerweg 12, 35 085 Ebsdorfergrund: http://www.ceres-mct.com/de/ (Stand: Juni 2013)
- Verband für Ernährung und Diätetik e. V. (VFED). MCT Kochbuch – Leichtverdauliche Küche mit mct-Fetten. VFED u. Basis GmbH; 1998: http://www.vfed.de/de/onlineshop (Stand: Juni 2013)

Kostaufbau

Unter Kostaufbau ist eine stufenweise quantitative und qualitative Erweiterung der oralen Nähr- und Wirkstoffzufuhr sowie der Lebensmittelauswahl zu verstehen.

Indikation

Ein Kostaufbau erfolgt nach folgenden Erkrankungen:
- parenterale bzw. enterale Ernährung
- postoperative Zustände im Bereich des Gastrointestinaltrakts
- gastroenterologische Erkrankungen:
  - akute und chronische Pankreatitis
  - akute Enteritis
  - exokrine Pankreasinsuffizienz
  - Zöliakie, Sprue (Anfangsstadium)
  - Whipple-Krankheit
- chronisch entzündliche Darmerkrankungen:
  - Morbus Crohn/Colitis ulcerosa
  - chologene Diarrhöe
  - Kurzdarmsyndrom
  - hochgradige Malassimilation
- Knochenmarktransplantation (hier wird der Kostaufbau modifiziert: Milch und Milchprodukte nur in kleinen Mengen, keine roh belassenen Nahrungsmittel, kein Schimmelkäse)

Kostaufbau bei akuter Pankreatitis

Der Kostaufbau bei akuter Pankreatitis erfolgt in fünf (sechs) Stufen (nach Biesalski et al. 2004a, Müller u. Przyrembel 1998):
- **Stufe 0** (Nahrungskarenz):
  - keine orale Nährstoff- und Flüssigkeitszufuhr
  - intravenöse Zufuhr von Flüssigkeit, Elektrolyten, 7,5 g/kg KG Glukose eventuell mit Insulingabe; zur Behandlung des hypovolämischen Schocks: Volumensatz von ca. 2–4 l/Stunde (leichte Form); ca. 10 l/Stunde (schwere Form) mit 5 %-iger Humanalbuminlösung
- **Stufe I** (Kohlenhydrate; ▶ **Tab. 3.108**):
  - gesüßter Tee, Zwieback, Schleimsuppe, Pudding, Nudeln, Schmelzflocken etc.
  - ca. 1400 kcal/Tag
  - 83 Energie% Kohlenhydrate
  - 10 Energie% Fett
  - 7 Energie% Eiweiß
- **Stufe II** (fettarmes Protein; ▶ **Tab. 3.109**):
  - Magermilchprodukte, Weißbrot, Fleisch und Fisch (fettarm)
  - ca. 1600 kcal/Tag
  - 73 Energie% Kohlenhydrate
  - 12 Energie% Fett
  - 15 Energie% Eiweiß
- **Stufe III** (Ballaststoffe; ▶ **Tab. 3.110**):
  - ballaststoffreiche Lebensmittel, Kartoffeln, Gemüse; größere Portionen
  - ca. 2000 kcal/Tag
  - 65 Energie% Kohlenhydrate
  - 16 Energie% Fett
  - 19 Energie% Eiweiß

Achtung
Bis Stufe III ist der Energie- und Nährstoffgehalt der Kost meist nicht bedarfsdeckend.

- **Stufe IV** (Fettzulage in kleinen Portionen):
  - Käse und Milch (fettarm), Ei, Fleisch und Fisch
  - ca. 2250 kcal/Tag
  - 58 Energie% Kohlenhydrate
  - 21 Energie% Fett
  - 21 Energie% Eiweiß
- **Stufe V** (leichte Vollkost):
  - Vollkornprodukte
  - keine Rohkost
  - keine blähenden Gemüse und Hülsenfrüchte
  - 6–8 Mahlzeiten, schonend zubereitet (garen, dünsten, braten mit wenig Fett)

Achtung
Nach einer akuten Pankreatitis ist eine lebenslange Alkoholkarenz einzuhalten.

In der Regel wird jede Stufe 3 Tage verabreicht. Bei Bedarf kann der Kostaufbau nach den Richtlinien der Diabeteskost aufgebaut werden. Bei Auftreten eines möglichen Diabetes mellitus muss während des Kostaufbaus flexibel Normalinsulin gegeben werden. Da die Stufen I bis II bzw. III im Energie- und Nährstoffbedarf nicht bedarfsgerecht sind, können fett- und laktosefreie Formuladiäten ergänzend eingesetzt werden. Eine weitere Zulage von Vitaminen, Kalzium und Eisen ist erforderlich.

Zur Feststellung eines primären Hyperparathyreoidismus bzw. einer Hyperlipidämie sollten die Bestimmung des Kalziumspiegels und der Parathormonkonzentrationen im Serum sowie die Überprüfung des Lipidstatus erfolgen.

Kostaufbau bei Malassimilation

Der Kostaufbau erfolgt aufgrund einer Malabsorption nach/bei

- Dünndarmresektion,
- Kurzdarmsyndrom,
- vollständiger Pankrektomie,
- Whipple-Operation, Whipple-Krankheit und
- chronischen Diarrhöen.

Bei Malassimilation erfolgt der Kostaufbau in fünf Stufen, eine ausreichende Nähr- und Wirkstoffzufuhr wird erst in den letzten beiden Stufen erreicht (nach Müller u. Przyrembel 1998; Zürcher u. Kluthe 1998a):

- **Stufe I:**
  - Kohlenhydrate, eventuell parenterale Teilernährung
  - 1000–1200 kcal/Tag
  - 7 Energie% Eiweiß
  - 6 Energie% Fett (nahezu fettfrei)
  - 85 Energie% Kohlenhydrate
  - laktosefrei
  - 5 Mahlzeiten
- **Stufe II:**
  - fettarme Proteine, eventuell parenterale Teilernährung
  - 1200–1600 kcal/Tag
  - 16 Energie% Eiweiß
  - 28 Energie% Fett, inkl. 16 Energie% MCT-Fett (≤ 20 g)
  - 57 Energie% Kohlenhydrate
  - 5–10 g Ballaststoffe
  - 5 g Laktose
  - 5 Mahlzeiten in passierter Form
  - Einleitung der Zufuhr tierischer Eiweiße und stufenweiser Einbau von MCT-Fetten
- **Stufe III:**
  - Ballaststoffe, eventuell parenterale Teilernährung
  - bis ca. 1900 kcal/Tag
  - 17 Energie% Eiweiß
  - 29 Energie% Fett
  - 53 Energie% Kohlenhydrate
  - 15 g Ballaststoffe
  - 15 g Laktose
  - 6 Mahlzeiten, nicht passiert
  - Erweiterung mit: Zulagen von fettarmer Milch (in zubereiteter Form), Weizenmischbrot, verschiedenen Gemüsesorten (Karotten, Sellerie, Spargel, Kohlrabi, Blumenkohl, Spinat, Zucchini, Schwarzwurzeln* – kein rohes Gemüse, kein Salat)
- **Stufe IV:**
  - bis ca. 1900 kcal/Tag
  - 17 Energie% Eiweiß
  - 29 Energie% Fett
  - 53 Energie% Kohlenhydrate
  - 20 g Ballaststoffe
  - 20 g Laktose
  - 6 Mahlzeiten, nicht passiert
  - Erweiterung wie Stufe III

- **Stufe V:**
  - Energieanreicherung, Vitamin- und Mineralstoffsubstitution nach Bedarf
  - je nach individueller Nahrungsausnutzung steigerbar bis auf 3 000–3 200 kcal/Tag
  - 17 Energie% Eiweiß
  - bis zu 40 Energie% Fett mit 50 %-igem MCT-Anteil (≤ 70 %) möglich
  - 53 Energie% Kohlenhydrate
  - bis zu 25 g Ballaststoffe
  - 5–6 oder 6–8 Mahlzeiten
  - leichte Vollkost, modifiziert nach der vorliegenden Grundkrankheit*

* Modifikation nach Knochenmarktransplantation: Milch und Milchprodukte nur in kleinen Mengen; ohne roh belassene Lebensmittel, ohne SchimmelkäseAlle Lebensmittel und Getränke sollen ausreichend lange erhitzt worden sein, sodass keine mikrobielle Belastung mehr vorliegt.

Geeignete Getränke:
- Tee
- dünner Kaffee
- stilles Wasser bzw. Mineralwasser mit wenig Kohlensäure
- verdünnte Frucht- und Obstsäfte
- **keine** alkoholischen Getränke

Alle Stufen können auch kombiniert als glutenfreie Kost, eier- und milcheiweißfreie Kost, als Kost mit MCT-Fetten und/oder als milch- und zuckerfreie Kost gereicht werden.

Ab Stufe V ist der Kostaufbau im Hinblick auf die Energiezufuhr zumeist erst bedarfsdeckend. Bis zu dieser Stufe ist zusätzlich eine parenterale oder enterale Teilernährung notwendig.

Oligosaccharide (z. B. Maltodextrin 19) oder laktosefreie Supplemente und Trink-/Sondennahrung können zur Steigerung der Energie-, Nähr- und Wirkstoffzufuhr verwendet werden. Vitamine und Mineralstoffe müssen bis Stufe IV, je nach Grunderkrankung, substituiert werden. Die Dauer der verschiedenen Stufen ist abhängig vom Krankheitsverlauf und von der Verträglichkeit der jeweiligen Stufe. In der Regel werden pro Stufe 3 Tage angesetzt.

Kostaufbau bei chronisch entzündlichen Darmerkrankungen

Der Kostaufbau bei chronisch entzündlichen Darmerkrankungen erfolgt im Anschluss an die künstliche Ernährung nach akutem Entzündungsschub bei
- Morbus Crohn,
- Colitis ulcerosa und
- toxischem Megakolon.

Der Kostaufbau nach parenteraler Ernährung erfolgt in vier Stufen, nach einer enteralen künstlichen Ernährung beginnt der Kostaufbau mit Stufe III (nach Müller u. Przyrembel 1998):
- **Stufe I:**
  - 2000 kcal/Tag
  - 77 Energie% Kohlenhydrate
  - 16 Energie% Fett
  - 7 Energie% Eiweiß
- **Stufe II:**
  - 2200 kcal/Tag
  - 51 Energie% Kohlenhydrate
  - 34 Energie% Fett
  - 16 Energie% Eiweiß
- **Stufe III:**
  - 2200–2500 kcal/Tag
  - 49 Energie% Kohlenhydrate
  - 37 Energie% Fett
  - 14 Energie% Eiweiß
  - langsame Einführung von Ballaststoffen
- **Stufe IV:**
  - 2300–2500 kcal/Tag
  - 50 Energie% Kohlenhydrate
  - 35 Energie% Fett
  - 15 Energie% Eiweiß

Die individuelle Anwendungsdauer der einzelnen Koststufen beträgt in der Regel 3 Tage je Stufe. Nach Rückgang der Krankheitserscheinungen sollte die Kost individuell entsprechend einer leichten Vollkost (S. 127) bzw. ballaststoffarmen Kost (S. 180) gestaltet werden. Im symptomfreien Intervall: Ernährungstherapie, Medikamente (z. B. mit Salazo-Sulfapyridin oder 5-Aminosalicylsäure/Mesalazin); unter der Therapie mit Sulfasalazin Folsäuregabe. Dieser Kostaufbau ist bisher nicht wissenschaftlich abgesichert.

Weiterführende Informationen

- Biller-Nagel G, Schäfer C. Gesund essen bei Morbus Crohn und Colitis ulcerosa: Über 100 Rezepte bei chronisch entzündlichen Darmerkrankungen. Stuttgart: Trias; 2012
- Ebock A. Essen und Trinken bei Zöliakie. 9. Aufl. DGE; 2012: http://www.dge-medienservice.de (Stand: Juni 2013)
- Müller S-D, Weißenberger C. Ernährungsratgeber Morbus Crohn und Colitis ulcerosa. Hannover: Schlütersche Verlagsgesellschaft; 2012

Glutenfreie Diät

Als Folge einer Überempfindlichkeit gegen Gluten kommt es zu einer chronischen Dünndarmerkrankung mit **Zottenatrophie**, die ein Malassimilationssyndrom induziert, das eine Störung der Ausnutzung des Nahrungsfettes (Steatorrhöe = Stuhlfettausscheidung > 7 g/Tag, statt normal 3–5 g/Tag) bewirkt. Dadurch kann es zu einem Mangel an fettlöslichen Vitaminen (A, D, E, K) kommen. Ein Vitamin-D-Mangel führt zu einem Mangel an Kalzium. Häufig besteht eine sekundäre Laktoseintoleranz, da die Enzymaktivität (Laktasemangel) in der Dünndarmschleimhaut vermindert ist.

Indikationen

Eine glutenfreie Diät ist angezeigt bei
- gluteninduzierter Enteropathie (Zöliakie, einheimische Sprue) als Dauerbehandlung und
- Dermatitis herpetiformis Duhring.

Die gluteninduzierte Enteropathie (im Kindesalter = Zöliakie, im Erwachsenenalter = einheimische Sprue) ist eine Unverträglichkeit gegen das in Getreide enthaltene Klebereiweiß, das **Gluten**. Eine Sensibilisierung findet bereits im Kindesalter statt. Unter dem Oberbegriff Gluten werden die Klebereiweiße der Getreidesorten Weizen (hier auch Grünkern, Dinkel, Kamut, Einkorn), Roggen, Gerste (und Hafer) zusammengefasst. Gluten spielt für die Backfähigkeit von Getreide eine große Rolle, indem es beim Backen ein Eiweißgerüst ausbildet.

Anmerkung

Reiner Hafer löst i. d. R. keine Probleme bei Zöliakie und Sprue aus; jedoch kommen Haferprodukte oftmals aus keiner reinen Hafermühle und sind daher nicht zu 100 % glutenfrei.

Spaltprodukte bei der Verdauung von Getreideeiweiß:
- Albumine
- Globuline
- Glutenine
- Prolamine

Die Fraktionen, die eine schleimhautschädigende Wirkung haben, sind vor allem Prolamine.

Sammelbegriffe für **Prolamine:**
- Gliadin – Weizen, Roggen
- Secalin – Roggen
- Hordein – Gerste
- Avenin – Hafer

Die **tropische Sprue** ist ein ätiologisch nicht geklärtes Malabsorptionssyndrom, aber keine Gliadinunverträglichkeit.

Prinzip

- Als ausschließliche Therapie kann eine Elimination glutenhaltiger Nahrungsmittel wie Weizen, Roggen, Gerste, Hafer, Dinkel, Grünkern, Wildreis (ist eigentlich ein Getreide) und daraus hergestellter Produkte (▶ **Tab. 3.41**) erfolgen.
- Die Nährstoffrelation und der Ballaststoffgehalt entsprechen der leichten Vollkost. Es werden 5 Mahlzeiten/Tag verabreicht (▶ **Tab. 3.111**).

Eventuell notwendige **Zusatzmaßnahmen:**
- Zu Beginn der Therapie sollte Laktose gemieden werden.
- Anpassung der Fettzufuhr an die Steatorrhöe: In der ersten Phase der Diättherapie wird die Fettzufuhr auf 20–30 g/Tag reduziert; eventuell vorübergehender Ersatz von LCT-Fetten durch MCT-Fette – Prinzip und Produktinformationen (S. 172). Der Rückgang der Steatorrhöe ist ein guter Parameter für den Behandlungserfolg.
- Bei schweren Verlaufsformen empfiehlt sich eine Substitution von Vitaminen (A, D, E, K, B-Komplex) und Mineralstoffen (Kalzium, Kalium, Magnesium, Eisen, Zink).

Die strenge Einhaltung einer glutenfreien Diät bleibt lebenslang notwendig, da sonst das Risiko einer Karzinogenese (Mundschleimhaut, Pharynx, Ösophagus, Dünndarm) erheblich steigt. Unter streng glutenfreier Ernährung wird der Patient symptomfrei.

▶ **Tab. 3.41** Nahrungsmittel bei glutenfreier Kost.

geeignete Lebensmittel	ungeeignete Lebensmittel	Vorsicht bei
• Mais, Reis, Wildreis, Hirse, Buchweizen, Kartoffeln, Maniok, Sojabohnen, Esskastanien, Erdmandel, Hanf, Topioka, Amaranth, Quinou sowie daraus hergestellte Mehle und Spezialprodukte, industriell hergestellte Produkte mit dem Hinweis „glutenfrei“ • speziell für die glutenfreie Ernährung hergestellte Produkte • Grundnahrungsmittel tierischer Herkunft (ohne Zusatz): Fleisch, Innereien, Fisch, Milch, Butter, Käse, Eier, Gemüse (frisch), Obst, Hülsenfrüchte, Nüsse, Sirup, Konfitüre, Marmelade, Zucker, Süßstoff, Verdickungsmittel: Pektin, Guar-, Johannisbrotkernmehl, Kuzu • Hafer, nicht kommerziell verarbeitet	• Weizen, Roggen, Gerste, (Hafer), Dinkel, Grünkern und alle daraus und damit hergestellten Produkte wie Mehl, Graupen, Grieß, Flocken, Grütze, Keime, Kleie, Schrot, Grünkern, Paniermehl, Brot und Backwaren, Zwieback, Teigwaren • Malzkaffee, Bier • Grützwurst, paniertes Fleisch, Fischstäbchen, -nuggets, Fischkonserven in pikanter Soße • Kroketten, Kartoffelprodukte • Fertiggerichte einschließlich -suppen, -soßen, Mehlsoßen • Joghurt mit Getreideanteil, Fruchtjoghurts, -quark, Eiscreme • manche Arzneimittel	• Wurstwaren, Fischerzeugnissen, -konserven, Soßen, Milcherzeugnissen (Joghurt, Frischkäsezubereitungen), Fertiggerichten und anderen industriell hergestellten Lebensmitteln wie Kartoffelprodukte, Suppen, Soßen, Desserts, Süßigkeiten wie Gummibärchen, Schokolade, Tiefkühlgerichte, Konserven, Gewürzmischungen • Hinter dem Begriff „Pflanzeneiweiß“ kann sich Weizengluten verbergen! • Mund-, Zahnpflegeprodukten und Medikamenten

Einen **Grenzwert** für die Verträglichkeit von Gluten gibt es nicht. Die Empfindlichkeit ist sehr unterschiedlich. In manchen Fällen werden reine Stärkeprodukte der „verbotenen“ Getreidesorten vertragen. Bei stark ausgeprägter Intoleranz bleiben aber auch diese verboten, da auch Spuren von Gluten schädigend wirken.

Bei alkoholischen Getränken müssen einige Spirituosen (Korn) und auch einige Biersorten gemieden werden.

Achtung

Es sollte kein Brot aus Backstuben verwendet und/oder weiterverarbeitet werden, in denen „normales“ Brot gebacken wird!

Seit dem 25. November 2005 müssen glutenhaltige Getreide und daraus hergestellte Erzeugnisse deklariert werden (S. 311). Die 25 %-Regelung, bei der eine Komponente, z. B. Weizenmehl, erst deklariert werden muss, wenn sie mehr als 25 % des Enderzeugnisses ausmacht, entfällt. Des Weiteren gelten Bezeichnungen wie glutenhaltige Trägerstoffe nicht mehr. Auch Zutaten, die sich aus einzelnen Komponenten zusammensetzen, wie Zusatzstoffe, Aromen, Lösungsmittel und Trägerstoffe von Zusatzstoffen, die in Zutaten enthalten sind, müssen angegeben werden.

Ist Stärke aus einem glutenhaltigen Getreide hergestellt, muss dies angegeben werden (z. B. Weizenstärke). Steht nur Stärke auf der Verpackung, kann davon ausgegangen werden, dass diese aus glutenfreien Rohstoffen gewonnen wurde.

Folgende Erzeugnisse sind zunächst bis 2007 von der Allergenkennzeichnungspflicht für Gluten/glutenhaltige Erzeugnisse ausgenommen (gilt nur für abgepackte Ware):

- Glukose auf Weizenbasis einschließlich Dextrose*
- Maltodextrine auf Weizenbasis*
- Glukosesirup auf Gerstenbasis
- in Destillaten für Spirituosen verwendetes Getreide

  * und daraus gewonnene Erzeugnisse, soweit das Verfahren, das sie durchlaufen haben, die Allergenität, die von der EFSA für das Erzeugnis ermittelt wurde, von dem sie stammen, höchstwahrscheinlich nicht erhöht (DE L75/34 Amtsblatt der Europäischen Union 22. März 2005)

Es ist bei einer Glutenunverträglichkeit sinnvoll, weiterhin die Liste der geeigneten Nahrungsmittel des Deutschen Ernährungsberatungs- und Informationsnetzwerkes (DEBInet) zu nutzen.

Der Patient sollte darauf hingewiesen werden, dass eine Mitgliedschaft in der Deutschen Zöliakie-Gesellschaft (DZG) für ihn sehr sinnvoll und nützlich ist.

Weiterführende Informationen

- DEBInet, Deutschen Ernährungsberatungs- und Informationsnetzwerkes. Aufstellung geeigneter Lebensmittel bei Glutenunverträglichkeit: http://www.ernaehrung.de/tipps/zoeliakie/zoli12.php (Stand: Juni 2013)
- Deutsche Zöliakie Gesellschaft e. V. (DZG), Filderhauptstraße 61, 70 599 Stuttgart: http://www.dzg-online.de/ (Stand: Juni 2013)
- Diätverband-Bundesverband der Hersteller von Lebensmitteln für besondere Ernährungszwecke e. V., Winkelsweg 2, 53 175 Bonn
- Ebock A. Essen und Trinken bei Zöliakie. 9. Aufl. DGE; 2012: http://www.dge-medienservice.de (Stand: Juni 2013)
- Müller SD. Das kein Gluten Kochbuch. Aachen: Verlagshaus Mainz GmbH; 2012

Hersteller

- Delf's Bäckerei, Constantinstr. 11, 30 177 Hannover: Brot und Backwaren, Kleingebäck
- Dr. Schär Deutschland GmbH, Simmerweg 12, 35 085 Ebsdorfergrund: http://www.schaer.com (Stand: 2013)
- Drei Pauly Reform und Diät GmbH Co. KG, Drei-Pauly-Weg 12, 35 085 Ebersdorfergrund: Brote, Kleingebäck, Mehl und Mehlmischungen, Teigwaren, Müsli; Reformhaus
- Hammermühle Diät GmbH, Hauptstr. 181, 67 487 Maikammer: Brote, Mehlmischungen, Back- und Teigwaren, Kleingebäck, Paniermehl, Müsli; Direktversand, Apotheke, Reformhaus
- Sibylle Diät GmbH (Hammermühle), Hauptstraße 181, 67 487 Maikammer: Vollkorn-, Knusper-, Waffelbrot, Teigwaren, Spezialgrieß, Müsli, Ballaststoff-Flocken
- Poensgen Spezial-Diät-Bäckerei, Jülicher Straße 164, 52 249 Eschweiler: Brot, Backwaren; Kleingebäck, Mehle; Direktversand, Reformhaus
- Tartex + Dr. Ritter GmbH, Hans-Bunte-Str. 8a, 79 108 Freiburg: Tartex Biobin; Reformhaus
- Wiechert, Heinz Wiechert & Co., Alstertor 18, 20 095 Hamburg

Ballaststoffreiche Diät

In einer ballaststoffreichen Diät wird ein Ballaststoffgehalt von 25 g/1000 kcal/Tag angestrebt, dabei sind Getreideballaststoffe zu bevorzugen.

Indikation

Eine ballaststoffreiche Diät ist indiziert bei

- Obstipation (Stuhlfrequenz < 2-mal/Woche),
- Divertikulose,
- Colon irritabile (Reizdarm),
- Colitis ulcerosa,
- Morbus Crohn (wenn keine Stenosen vorhanden, als Dauerkost in symptomfreien Intervallen),
- Hämorrhoidalleiden,
- chologener Diarrhöe,
- Diabetes mellitus und
- metabolischem Syndrom.

Prinzip

- Die Vollkost dient als Basis mit einem höheren Anteil an Getreideballaststoffen (▶ **Tab. 3.112**).
- Der Ballaststoffgehalt sollte bis zu 50 g/Tag betragen unter Verwendung von Hülsenfrüchten und eingeweichtem Getreideschrot (▶ **Tab. 3.42**, ▶ **Tab. 3.43**).
- Ballaststoffarme Nahrungsmittel (Produkte mit Mehl Typ 405, Zucker etc.) sind zu reduzieren.
- Auf den ausreichenden Verzehr von Milchprodukten ist zu achten, hier besonders fettarmer Naturjoghurt.
- Die Flüssigkeitszufuhr sollte bei 2–2,5 l/Tag liegen.
- Die Portionen verteilen sich auf 5–6 Mahlzeiten/Tag.
- Es besteht die zusätzliche Möglichkeit, Milchzucker, Kleie, Leinsamen, Plantago-ovata-Samenschalen o. Ä. zu geben.

Beispielsweise können 100 g Kleie bis zu 500 g Wasser binden. Das vergrößerte Stuhlvolumen löst einen größeren Druck auf die Darmwand aus und regt die Darmtätigkeit an (S. 31). Durch Gabe von Weizenkleie lässt sich der Ballaststoffanteil anheben. Stufenweise beginnen mit 5 g/Tag bis maximal 15 g/Tag (1 EL = 5 g Weizenkleie = ca. 2,5 g Ballaststoffe). Die Flüssigkeitsmenge muss entsprechend der Kleiegabe um ca. 150 ml/EL erhöht werden.

▶ **Tab. 3.42** Verwendungsmöglichkeiten von Quellstoffen in der Lebensmittelherstellung (aid 1996).

wasserlösliche Ballaststoffe, Quellstoffe	Zusatz in Lebensmittel
Pektin	• Marmeladen • Gelees
Agar	• Joghurt-Baisers • Süßwaren
Alginat	• Füllung von Backwaren • Salatsoßen • Eiscreme • Geleefrüchte • Kaltpuddings
Carrageen	• Milchpuddings • Eiscreme • Dessertgelees • Aspik
Gummi arabicum	• Süßwaren • Eiscreme
Tragant	• Salatsoßen • Füllung von Backwaren
Guarkernmehl	• Salatsoßen • Eiscreme
Carubin (Johannisbrotkernmehl)	• Fleischkonserven • Salatsoßen • Käsezubereitungen • Eiscreme
Xanthan	• Puddings • Salatmayonnaisen
Methylzellulose	• glutenfreie Backwaren • Dickungsmittel für diätetische Lebensmittel
Carboxymethyl-Zellulose	• Käsezubereitungen • Salatsoßen • Zuckerwaren

Achtung

Bei einer hohen Gabe von isolierten Ballaststoffen kann es zu einer verminderten Resorption an Vitaminen und Mineralstoffen kommen.

Die **Umstellung** auf eine ballaststoffreiche Kost sollte langsam erfolgen (zuerst Vollkornbrote und Vollkornreis, dann stufenweise Einführung von rohem Obst und Gemüse). Bisher eingenommene Abführmittel sollten ausschleichend abgesetzt werden. Zu Beginn der Kostumstellung kann es zu Abdominalbeschwerden mit vermehrtem Völlegefühl und Blähungen kommen, die zumeist nach ungefähr einer Woche verschwinden.

▶ **Tab. 3.43** Ballaststoffreiche und -arme Lebensmittel (nach Heepe u. Wigand 2002, Elmadfa et al. 2011).

ballaststoffreiche Lebensmittel	ballaststoffarme Lebensmittel
• Vollkornbrote • Backwaren und Nährmittel aus Vollkorn	• Weißmehl Typ 405 und daraus hergestellte Produkte wie: – Toast- und Weißbrot – Stuten – Feingebäck – Kuchen
• Vollkornreis • Speisekleie • Müslimischungen ohne Zuckerzusatz • Johannisbrotkernmehl • Guarkernmehl • Pektine	• polierter Reis
• Obst: – Beeren – Trockenfrüchte	• Obst bis 1,5 g Gesamtballaststoffe/100 g: – Melone – Grapefruit – Sauerkirschen – Passionsfrucht
• Gemüse: – Hülsenfrüchte – Kartoffeln	• Gemüse bis maximal 2 g Gesamtballaststoff/100 g: – Gurken – Zucchini – Tomaten (geschält) – Chicorée – Auberginen (geschält) – Spargel – Kohlrabi – Blattsalat – Chinakohl – Blattspinat – Eisberg-, Feldsalat
• Nüsse und Samen (Fett- und Energiegehalt beachten)	• Zucker
	• Fleisch und Wurst
	• Fisch
	• Fette
	• Milchprodukte

Eine Ballaststoffzufuhr > 50 g/Tag ist ohne nachweisbaren Effekt und kann sogar schaden (Übelkeit, Flatulenz, Verlust von Mikronährstoffen).

Starker, schwarzer Tee, Kakao, mit Kakao hergestellte Lebensmittel (z. B. Schokolade) und Rotwein haben eine stopfende Wirkung. Der Verzehr von Milchzucker (2- bis 3-mal täglich 1–2 EL) fördert die Darmtätigkeit.

Weiterführende Informationen

- Biller-Nagel G, Schäfer C. Gesund essen bei Morbus Crohn und Colitis ulcerosa: Über 100 Rezepte bei chronisch entzündlichen Darmerkrankungen. Stuttgart: Trias; 2012
- Deutsche Morbus Crohn, Colitis ulcerosa Vereinigung e. V. (Bundesgeschäftsstelle), Inselstraße 1, 10 179 Berlin: http://www.dccv.de/ (Stand: Juni 2013)
- Grünebaum G, Müller S-D. Essen ohne Nebenwirkungen – Gesunde und natürlich Ernährung bei chronisch entzündlichen Darmerkrankungen. Aachen: Verlagshaus Mainz GmbH; 2012
- Müller S-D, Weißenberger C. Ernährungsratgeber Magen und Darm. Hannover: Schlütersche Verlagsgesellschaft; 2009
- Müller S-D, Weißenberger C. Ernährungsratgeber Morbus Crohn und Colitis ulcerosa. Hannover: Schlütersche Verlagsgesellschaft; 2012

Ballaststoffarme Diät

In einer ballaststoffarmen Diät soll ein Ballaststoffgehalt < 10–15 g/Tag erreicht werden.

Indikation

Eine ballaststoffreduzierte Diät ist angezeigt bei

- Stenosen und Strikturen im Intestinaltrakt, z. B. Ileusgefahr onkologischer Patienten,
- Malassimilation,
- im Anschluss an eine enterale Ernährung,
- vor Umstellung auf Vollkost bzw. ballaststoffreiche Kost,
- Vorbereitung auf abdominelle Operationen,
- nach Oberbaucheingriffen,
- Fisteln,
- akuter Divertikulose,
- während der ersten Woche nach Anlage eines Stomas (Anus praeter),
- Gastroparese,
- Strahlenenteritis und
- Kurzdarmsyndrom.

Prinzip

- Eingesetzt werden ballaststoffarme Nahrungsmittel auf Basis der **Stufe IV** des Kostaufbaus (S. 173), ▸ **Tab. 3.44**.
- Es sollten 5–6 Mahlzeiten/Tag verzehrt werden.
- Anstelle von Obst und Gemüse können daraus gewonnene Säfte verwendet werden.
- Erfolgt eine Verordnung als Dauerkost, müssen Vitamine und Mineralstoffe (Magnesium, Kalium, Kalzium, Zink, Vitamin B_1, B_2, B_6, C, E, D und Folsäure) substituiert werden.

Magnesium und Kalzium können durch eine entsprechende Auswahl von Mineralwässern ausgeglichen werden.

Weiterführende Informationen

- Biller-Nagel G, Schäfer C. Gesund essen bei Morbus Crohn und Colitis ulcerosa: Über 100 Rezepte bei chronisch entzündlichen Darmerkrankungen. Stuttgart: Trias; 2012
- Deutsche Morbus Crohn, Colitis ulcerosa Vereinigung e. V. (Bundesgeschäftsstelle), Inselstraße 1, 10 179 Berlin: http://www.dccv.de/ (Stand: Juni 2013)
- Müller S-D, Weißenberger C. Ernährungsratgeber Morbus Crohn und Colitis ulcerosa. Hannover: Schlütersche Verlagsgesellschaft; 2012

▸ **Tab. 3.44** Ballaststoffgehalt ausgewählter Lebensmittel pro Portionsgröße (Müller u. Przyrembel 1998).

Ballaststoffgehalt in g	Lebensmittel
≤ 0,5	• Äpfel (ohne Schale) • Aprikosen • Tomaten • Reis • Spaghetti • Cornflakes
0,6–1,0	• Orangen • Pflaumen • Blumenkohl • Kohlrabi • Sojasprossen (gekocht)
1,1–2,0	• Äpfel • getrocknete Pflaumen • Chicorée • Sojasprossen (roh)
2,1–3,0	• Bohnen • Erbsen • Vollkornnudeln • Birnen
> 3,1	• Stachelbeeren • Graupen • Linsen • Kleie

Zuckerreduzierte Diät

Diät, die nur geringe Mengen bzw. keine leicht resorbierbaren Kohlenhydrate (alle Mono- und Disaccharide) enthält.

Indikation

Eine zuckerreduzierte Diät ist indiziert bei
- postalimentärem Dumping-Syndrom nach partieller und totaler Gastrektomie,
- Billroth-II-Operation bzw. gestörter Pylorusfunktion und
- chronisch entzündlichen Darmerkrankungen im symptomfreien Intervall.

Infolge der fehlenden Reservoirfunktion (nach totaler Magenresektion oder Resektion des distalen Magenanteils) kommt es zu einem schnellen Übertritt des Speisebreis in den Dünndarm. Dies kann zu einem **Dumping-Syndrom** führen (▶ **Tab. 3.45**). Sowohl das Früh- als auch das Spät-Dumping sind in erster Linie Folgen eines raschen Übertritts (nach Zuckerverzehr) von hyperosmolarem Speisebrei.

Da eine partielle Magenresektion wegen rezidivierender Geschwüre nur noch selten durchgeführt wird (potente Ulkustherapeutika: Helicobacter-pylori-Eradikationstherapie), kommt es nur noch selten zu einem Dumping-Syndrom.

Die Dumping-Symptomatik kann auch nach totaler Gastrektomie auftreten. Hier liegt das Problem jedoch in der unzureichenden Energie- und Nährstoffbedarfsdeckung.

Prinzip

Eine zuckerreduzierte Diät muss, je nach Symptomatik, individuell auf jeden Patienten zugeschnitten werden:
- Als Basis dient die leichte Vollkost bei Verwendung komplexer Kohlenhydrate, besonders in Form von Vollkornprodukten bzw. ballaststoffreichen Vollkorngetreideerzeugnissen (▶ **Tab. 3.46**).
- Schnell resorbierbare Kohlenhydrate, vor allem Mono- und Disaccharide und daraus hergestellte Produkte mit hoher Osmolarität (< 5–6 Energie%), sind zu meiden.
- Angeboten werden sollten 8–10 kleine Mahlzeiten mit fester Konsistenz, je nach Stabilisierung des Körpergewichts kann später die Zahl der Mahlzeiten auf 6–8 reduziert werden.
- Es sollte keine Flüssigkeit zu den Mahlzeiten aufgenommen werden, besser ist es, $^1/_2$ Stunde vor oder zwischen den Mahlzeiten in kleinen Portionen (ca. 150 ml) zu trinken.
- Geeignet sind hypotone, zuckerfreie Getränke.
- Bei totaler Gastrektomie ist eventuell eine Substitution von Vitamin D, Folsäure, Zink, Eisen und Kalzium nötig.
  Im Magen wird der für die **Vitamin-B_{12}-Aufnahme** verantwortliche Intrinsic Factor gebildet. Nach Gastrektomie muss Vitamin B_{12} regelmäßig parenteral substituiert werden (z. B. jeden 3. Monat 1000 mg/Vitamin B_{12} As 1000).
- Bei hochgradiger Steatorrhöe (> 15 g/Tag) sollten MCT-Fette verwendet werden. Bei untergewich-

▶ **Tab. 3.45** Dumping-Syndrom (nach Müller 1998).

Bezeichnung	Zeitpunkt des Auftretens	Ursache	Symptome
Früh-Dumping-Syndrom (postalimentäres Frühsyndrom)	kurze Zeit nach dem Essen (ca. 15–30 Minuten nach Nahrungsaufnahme)	Hyperosmolarität des Chymus → Hypovolämie mit Blutdruckabfall und Dehnungsreiz	• Übelkeit • Brechreiz • Völlegefühl • Stuhldrang • Diarrhöe • Schwindel • Blässe • Tachykardie • Schwitzen • kurze Ohnmacht
Spät-Dumping-Syndrom (postalimentäres Spätsyndrom)	2–3 Stunden nach dem Essen	Verzehr leicht resorbierbarer Kohlenhydrate: → Blutzuckerspiegel ↑↑ → Insulinausschüttung ↑↑ → Blutzuckerabfall ↓↓ (reaktive Hypoglykämie)	• Hungergefühl • Schweißausbruch • Blutdruckabfall • Hypoglykämie • Hypokaliämie

↑↑ = starker Anstieg, ↓↓ = starke Abnahme, → = folglich

► **Tab. 3.46** Verträglichkeiten von Lebensmitteln bei Gastrektomie (nach Zürcher u. Kluthe 1998a).

Lebensmittel, die gut vertragen werden	Lebensmittel, die schlecht vertragen werden
• fettarme Milch und Milchprodukte, je nach individueller Verträglichkeit • milde Käse	• Vollmilch, -produkte • Sahne, -produkte • Rahm • fette, sehr salzige Käse
• Kalbfleisch • mageres Rind- und Schweinefleisch • Wild • Geflügel • Kaninchen • Ziegenfleisch • Hammelfilet • milde, magere Wurstsorten	• fettes, geräuchertes oder scharf gebratenes Fleisch • Gans • Ente • Geflügelhaut • fette und geräucherte Fleisch- und Wurstwaren • fette Bouillon • Suppen • Soßen
• Süß- und Salzwasserfische, außer fette Sorten • Schalen- und Krustentiere, im eigenen Saft eingelegt • milde Fischwaren	• fette oder geräucherte Sorten Fisch • mit Salz konservierte oder mit viel Fett angemachte Fischwaren
• weich gekochte Eier • fettarme Eierspeisen	• hart gekochte Eier • fettige Eierspeisen • Mayonnaise
• kleine Mengen an Koch- und Streichfett • MCT-Fette (bei Steatorrhöen) • altbackenes Brot • feine Vollkornbrote	• reichliche Mengen an Koch- und Streichfett • frisches Brot • grobe Vollkornbrote mit Sauerteig • Backwaren mit Sauerteig • Honig • fette Backwaren
• Reis • Nudeln • Grieß • feiner Schrot • Mehle • Stärke • Getreideflocken	• ganze oder grob geschrotete Getreidekörner
• Kartoffeln, -gerichte ohne/mit sehr wenig Fett	• fettige Kartoffelgerichte, eventuell Kartoffelbrei
• leichter verdauliche Gemüsesorten	• schwer verdauliche Gemüsesorten
• Obst, außer schlecht vertragene Sorten	• rohes Steinobst • unreifes Obst • Avocados • Nüsse • Mandeln
• Zuckerverträglichkeit testen • Ersatz: Fruktose, Süßstoffe	• Zucker in größeren Mengen
• Salz • milde Gewürze • frische und getrocknete Kräuter • Essig • Zitronensaft	• reichliche Mengen Salz • scharfe Gewürze • essigscharfe Marinaden
• Tees • milder Kaffee • kohlensäurearmes/-freies Mineralwasser • milde Gemüsesäfte • verdünnte Obstsäfte	• starker Kaffee • kohlensäurereiche Mineralwässer und Limonaden • Alkohol • eiskalte/sehr heiße Getränke • große Mengen Flüssigkeit zu festen Speisen

▶ **Tab. 3.46** Fortsetzung.

Lebensmittel, die gut vertragen werden	Lebensmittel, die schlecht vertragen werden
• Kochen • Dünsten • Dämpfen • Garen in Alu- und Bratenklarsichtfolie, im Tontopf, im Backofen, in der Mikrowelle • leicht Grillen mit wenig Fett	• starkes Anbraten • Rösten • Frittieren • mit Speck oder viel Fett Gebratenes/Zubereitetes

tigen Patienten mit Dumping-Syndrom kann bei guter Akzeptanz der Fettanteil zulasten des Kohlenhydratanteils erhöht werden.
- Vorsicht mit Milch- und Milchprodukten: Der Laktosegehalt der Nahrung sollte bei < 20 g/Tag liegen.
- Bei Laktoseintoleranz ist auf eine ausreichende Kaliumsubstitution zu achten.
- Nahrung sollte ausreichend Eisen, Folsäure und Vitamin B_{12} enthalten.

Ersatz für Haushaltszucker: Als Zuckerersatzstoff können Süßstoffe und als Austauschstoff Fruktose verwendet werden. Maltodextrin 19 ist bei einem postalimentären Dumping-Syndrom zur Energieanreicherung nicht geeignet. Als Ersatz: adaptierte Trink-/Sondennahrung für Diabetiker.

Bei weiteren Beschwerden kann eine Viskositätssteigerung des Speisebreis durch Plantago-ovata-Samenschalen, Guarkernmehl oder Pektine erreicht werden (z. B. 5 g Guarkernmehl oder Pektin) – viskositätssteigernde wasserlösliche Ballaststoffe, (S. 31). Bei starken Beschwerden empfiehlt es sich, die Mahlzeiten im Liegen aufzunehmen oder sich nach dem Essen ca. 30 Minuten hinzulegen. Weiterhin hat sich beim postalimentären Früh-Dumping-Syndrom der Verzehr eines Stückes Brot 15 Minuten vor der Mahlzeit bewährt. Es empfiehlt sich, wenig oder gar nichts zu den Mahlzeiten zu trinken.

Laktosedefinierte Diät

Eine laktosefreie Diät darf maximal 1 g Laktose/Tag (Milchzucker) enthalten; eine laktosearme Diät 8–10 g Laktose/Tag.

Indikation

Die laktosefreie bzw. -arme Diät ist angezeigt bei
- Dumping-Syndrom,
- primärer Laktoseintoleranz: angeborener und erworbener Laktasemangel und
- sekundärer Laktoseintoleranz: sekundärer Laktasemangel als Folge einer **Dünndarmerkrankung** wie:
  - Sprue, Zöliakie,
  - Morbus Crohn (oft zeitlich begrenzt),
  - Colitis ulcerosa,
  - Zustand nach Gastrektomie,
  - Dünndarm(teil)resektion,
  - Strahlentherapie und
  - Chemotherapie.

Als Disaccharid besteht **Laktose** (Milchzucker) aus den Monosacchariden Galaktose (Schleimzucker) und Glukose (Traubenzucker). In der Bürstensaummembran des Dünndarms wird Laktase (Disaccharidase) gebildet, die die Laktose spaltet. Milchzuckerunverträglichkeit wird durch einen teilweisen oder vollständigen (selten) **Laktasemangel** hervorgerufen. Dadurch kann Laktose nicht in Glukose und Galaktose gespalten und resorbiert werden, verbleibt somit im Darm und gelangt in tiefere Darmabschnitte. Durch die im Darm natürlich vorkommenden Bakterien wird die Laktose in kleinere Moleküle abgebaut. Diese regen die Peristaltik an. Gleichzeitig steigt der osmotische Druck und damit der Wassereinstrom ins Darmlumen. Es entsteht ein Dehnungsreiz, der zu einer stärkeren Darmperistaltik führt. Die Folge ist u. a. Diarrhöe.

Weitere, häufig **unspezifische Beschwerden:**
- verzögertes Wachstum bei Säuglingen
- Völlegefühl
- Blähungen
- Erbrechen
- krampfartige Schmerzen nach dem Essen milchzuckerhaltiger Speisen
- Kalziummangel (da Meidung kalziumhaltiger Speisen und Malabsorption für Kalzium)

► **Tab. 3.47** Formen der Laktoseintoleranz.

Laktoseintoleranz	Auftreten
primäre	sehr selten; angeborene Stoffwechselstörung mit vollständigem Laktasemangel
sekundäre	im Zusammenhang mit akuter/chronischer Darmerkrankung = Malabsorption (Zöliakie/Sprue, Morbus Crohn, Colitis ulcerosa)
erworbene	ausschließlich bei Erwachsenen; mit zunehmendem Alter sinkt die Laktasemenge kontinuierlich
ohne Laktasemangel	nach Magen- bzw. Dünndarmentfernung oder bei bakterieller Dünndarmübersiedlung ist die Einwirkzeit der Laktase zu kurz

Laktoseintoleranz ist die häufigste Kohlenhydratunverträglichkeit (► **Tab. 3.47**).

Prinzip

Die laktosedefinierte Diät ist keine eigenständige Kostform.

Es wird unterschieden zwischen

- **streng laktosearmer** („laktosefreier“) **Kost** mit < 1,0 g Laktose/Tag (► **Tab. 3.113**) und
- **mäßig laktosearmer Kost** < 8–10 g Laktose/Tag; pro Mahlzeit maximal 5 g Laktose.

Kriterien der Diätzusammenstellung:

- Die leichte Vollkost bietet die Basis.
- Der Laktosegehalt der Nahrung wird auf die individuell akzeptierte Menge durch Ausschaltung aller Milchsorten sowie daraus hergestellter Produkte (Puddings, Milchbreie, Milchsuppen) und mit Milchzucker hergestellter Lebensmittel vermindert. Dadurch sinkt die Kalziumversorgung auf etwa 300 mg.
- Ersatz für Milch:
  - Sojamilch
  - Sojaquark
  - Kaffeeweißer auf Sojabasis
  - Mandel-/Hafermilch
  - Milchersatzprodukte (z. B. Milupa SOM, Multival plus)
- Laktasepräparate verhindern das Auftreten von Unverträglichkeiten.
- Über den Tag werden 6–8 Mahlzeiten verteilt.
- Eine Substitution von Vitamin D, B_2 und eventuell Kalzium kann erforderlich sein.

Weitere Maßnahmen zum Dumping-Syndrom sind zur zuckerreduzierten Diät ausgeführt (S. 181).

Die **Laktosetoleranzmenge** ist für jeden Patienten individuell (subjektive Verträglichkeit, Stuhlverhalten) zu ermitteln. Zu Beginn der Behandlung sollte eine absolute Laktosekarenz eingehalten werden, die in den nächsten Tagen durch definierte Zulagen laktosehaltiger Nahrungsmittel erweitert wird. Einige Patienten tolerieren geringe Mengen Laktose (< 10 g/Tag).

Fermentierte Milchprodukte (Joghurt, Kefir, Sauermilch etc.) werden von Patienten mit Laktasemangel meist gut toleriert, da die für die Joghurtherstellung benutzten Bakterien den Magen passieren und im Duodenum Laktose abbauen. Es empfiehlt sich, Milch und Milchprodukte immer mit anderen Lebensmitteln zu verspeisen.

Info

1 l Kuhmilch enthält 50 g Laktose.

Die **Kalziumzufuhr** liegt bei laktosefreier Ernährung bei ca. 100 mg. Wenn ein Ausgleich nicht durch kalziumreiche Mineralwässer oder angereicherte Fruchtsäfte erreicht werden kann, muss zur Prophylaxe der Osteoporose eine medikamentöse Substitution erfolgen. Dies gilt im Besonderen für Kinder, Jugendliche, Schwangere und Stillende.

Ungeeignete Lebensmittel (nach Kotthoff u. Haydous 1998, Zürcher u. Kluthe 1998a):

- Milch und Milchprodukte (nach Toleranzaustestung: Joghurt, Kefir, Sauermilch, Butter etc.)
- Fertigmüslimischungen
- Kartoffelfertigprodukte und Instanterzeugnisse
- Brotsorten und Backwaren, die Milch, Milchpulver, Kasein, Molkenpulver oder Milchzucker enthalten, Backmischungen mit Milchzusatz, Quark, Sahne
- Süßwaren, die Milch oder Sahne enthalten: z. B. Schokolade, Pralinen, Nougatcreme, Eis
- tiefgekühlte Gerichte oder Dosengerichte Vorsicht bei Fleisch- und Wurstkonserven, Mar-

garine, Brühwürsten, Leberwurst, fettreduzierten Wurstsorten
- Kleieprodukte, Zahnpasta, Gewürzmischungen, Süßstofftabletten, Medikamente auf Laktosebasis

Bei nicht selbst hergestellten Nahrungsmitteln ist die Zutatenliste zu beachten. Da bei Besuchen in einem Restaurant die genaue Zusammensetzung eines Gerichtes nicht sichergestellt werden kann, empfiehlt es sich, zur Prophylaxe ein Laktaseenzym einzunehmen.

Bei Patienten mit chronisch entzündlichen Darmerkrankungen (Morbus Crohn oder Colitis ulcerosa) sollte immer ein **Laktosetoleranztest** durchgeführt werden. Bei Morbus Crohn kommt es im akuten Entzündungsschub häufig zu einer zeitlich begrenzten Laktoseintoleranz. Die individuellen Unverträglichkeiten bei Morbus Crohn und Colitis ulcerosa sind zu beachten (S. 175).

Eine Laktoseintoleranz kann durch die **Einnahme von Laktase** (erhältlich in Drogerien) behandelt werden. Zusätzlich können milchzuckerfreie Milchprodukte verwendet werden.

Weiterführende Informationen

Broschüren und Literatur

- Köhnke K. Essen und Trinken bei Lactoseintoleranz. 6. Aufl. DGE: 2011: http://www.dge-medienservice.de (Stand: Juni 2013)
- Müller S-D, Weißenberger C. Ernährungsratgeber Laktoseintoleranz. Hannover: Schlütersche Verlagsgesellschaft; 2009
- Selbsthilfegruppe Laktose-Intoleranz, Herr W. Grienitz, Oeserstr. 33, 65 934 Frankfurt a. M. Informationen gegen frankierten und adressierten Rückumschlag
- Verband für Ernährung und Diätetik e. V. (VFED). Meine Gesundheit: Einfach laktosefrei geniessen. VFED: http://www.vfed.de/de/onlineshop (Stand: Juni 2013)

Hersteller

- Abbott GmbH, Max-Planck-Ring 2, Postfach 2103, 65 011 Wiesbaden: Multivital plus; Apotheken, Klinikbezug ab Werk
- Milupa AG, Bahnstr. 14–30, 61 381 Friedrichsdorf: Milupa SOM; Apotheken, Klinikbezug ab Werk

Galaktosefreie Diät

Bei der galaktosefreien Diät wird auf laktose- und galaktosehaltige Lebensmittel verzichtet.

Indikation

Die galaktosefreie Diät ist indiziert bei
- Galaktoseintoleranz und
- Galaktosämie.

Bei der **Galaktosämie** fehlen Enzyme (u. a. die Galaktose-1-Phosphat-Uridyltransferase), die an der Umwandlung von Galaktose in Glukose beteiligt sind. Dadurch häuft sich das toxisch wirkende Galaktose-1-Phosphat im Organismus an. Das gleichzeitig anfallende Galaktit (Alkoholform der Galaktose) verursacht Katarakte, Leberschäden und eine geistige Retardierung, die bei rechtzeitigem Einsetzen der Therapie verhindert werden können. Andauernde Galaktose-/Laktosezufuhr führt über hochgradige Gelbsucht, Leberzirrhose, Nierendysfunktion zum Tode; bei reinem Galaktokinasemangel nur zu einer Linsentrübung.

Prinzip

- Als Grundlage dient eine ausgewogene Vollkost bzw. leichte Vollkost entsprechend der streng laktosearmen Kost (▶ **Tab. 3.113**).
- Zu verzichten ist auf Lebensmittel, die Laktose (Disaccharid aus Glukose/Traubenzucker und Galaktose/Schleimzucker) und/oder Galaktose enthalten (Muttermilch, Milch und Milchprodukte) sowie Lebensmittel, die unter Verwendung von Milch, Milchprodukten oder Laktose hergestellt werden. Die Aufnahme von Galaktose sollte nicht mehr als 125 mg/Tag betragen.
- Eine dauerhaft bedarfsgerechte Versorgung mit unentbehrlichen Nährstoffen ist sicherzustellen, kritisch sind: Kalzium, Riboflavin, Vitamin D und Zink.
- Milchzucker- oder milchpulverhaltige Arzneizubereitungen, laktosehaltige Zahnpasta u. Ä. sind zu vermeiden.

Achtung
Bei gesicherter Diagnose ist eine lebenslange Diät einzuhalten.

Milch ist der Hauptlieferant für Galaktose (1 Molekül Milchzucker besteht aus 1 Molekül Glukose und 1 Molekül Galaktose; 50 ml Kuhmilch = 2 g

Laktose = 1 g Galaktose). Mit industriell hergestellten Milchersatzpräparaten (auf Soja- und Fleischproteinbasis) ist eine optimale Ernährung der an dieser Stoffwechselerkrankung leidenden Säuglinge möglich.

Freie Galaktose findet sich in sehr geringen Mengen als Bestandteil pflanzlicher Oligosaccharide (Melibiose, Raffinose, Stachyose, Verbascose).

Galaktosehaltige Lebensmittel:

- Sojasoße, Mehl
- fermentierte Gemüse (Sauerkraut)
- Bohnen aller Art
- Spinat
- Tomate
- Chicorée
- Bananen
- Wassermelone
- Heidelbeeren
- Kürbis
- Datteln
- Papaya
- Rote Bete
- Kakaobohne
- Hülsenfrüchte
- Leber
- Gehirn
- Guar- und Johannisbrotkernmehl

Bei der Diätberechnung sollte galaktosehaltiges Gemüse (Tomaten, Papaya, Datteln, Wassermelonen, Bananen) berücksichtigt werden.

Hat eine Frau bereits ein Kind mit Galaktosämie zur Welt gebracht, sollte sie sich bei einer erneuten Schwangerschaft galaktosearm ernähren.

Kost mit MCT – fettmodifizierte Diät

In einer fettmodifizierten Diät werden LCT-haltige Lebensmittel weitgehend reduziert und sichtbare Fette (Streich- und Kochfette) durch MCT-Fette ersetzt.

Indikationen

- Malassimilation:
  - Zustand nach totaler/partieller Gastrektomie
  - Dünndarmresektion mit Kurzdarmsyndrom
  - verminderte Gallensekretion (Cholestase, primär biliäre Zirrhose, Zustand nach Cholzystektomie)
  - chologene Diarrhöe/nachgewiesene Steatorrhöe von > 15 g/Tag
  - Blind-Loop-Syndrom
  - totale/subtotale Pankreatektomie, chronische Pankreatitiden und exokrine Pankreasinsuffizienz (Stuhlfrequenz > 3-mal/Tag unter Enzymsubstitution)
  - Postvagotomiesyndrom
  - Strahlenschädigung des Dünndarms
  - intestinale Lymphangiektasie bei Behinderung des Abstromes von LCT aus dem Dünndarm über Lymphbahnen und Ductus thoracicus
  - Whipple-Krankheit
  - chronisch entzündliche Darmerkrankungen im akuten Schub (Ileitis regionalis bzw. Morbus Crohn)
  - Chylothorax
  - Chylurie
- Hyperchylomikronämie (HPL Typ I)
- Alpha-Beta-Lipoproteinämie (Fettstoffwechselstörung Typ V)
- Endstufe bei Malabsorption
- Zöliakie (gluteninduzierte/-sensitive Enteropathie)
- einheimische Sprue
- Mukoviszidose (zystische Fibrose)
- exsudative Enteropathie (enterales/intestinales Eiweißverlustsyndrom)
- HIV-Infektion
- enterale und parenterale Ernährung
- Prophylaxe und Therapie von Adipositas

Die Verdauung und Absorption von Fetten hängt entscheidend von der Kettenlänge der Fettsäuren ab. MCT-Fette sind Fette mit mittelkettigen Fettsäuren mit 6–10 C-Atomen. Die in der Diättherapie üblicherweise eingesetzten MCT-Fette haben überwiegend 8–10 C-Atome. Da der Schmelzpunkt der MCT-Fette sehr niedrig liegt, sind sie bei Zimmertemperatur flüssig. Ihr Energiegehalt liegt bei 8,3 kcal/g (S. 34).

Die **Verdauung** und Absorption der MCT-Fette erfolgt viel rascher und, unabhängig von der Anwesenheit von Pankreaslipase und Gallensäure, bereits in höheren Darmabschnitten. MCT-Fette können ungespalten absorbiert und intrazellulär hydrolysiert werden. Die Passage durch die Dünndarmschleimhaut erfolgt ohne Reveresterung und Chylomikronenbildung (► **Abb. 1.7**). Der Transport erfolgt vollständig über die Pfortader und nicht über die Lymphe. Da der größte Teil von der Leber aufgenommen wird, verursachen MCT-Fette keine Hyperlipidämien. MCT-Fette steigern außerdem die Thermogenese und reduzieren den Jo-Jo-Effekt nach einer Gewichtsreduktion bei Adipositas.

Kontraindikationen

Eine fettmodifizierte Diät ist nicht angezeigt bei

- Gefahr einer Ketoazidose (Diabetiker),
- dekompensierter Leberzirrhose und
- chronischer Niereninsuffizienz (renale Azidose).

Prinzip

- Nach den Richtlinien der leichten Vollkost oder indizierten Diätkost werden LCT-haltige Lebensmittel (z.B. fettes Fleisch, fetter Käse, Wurst, Sahne, fette Süß- und Backwaren) gemieden (► **Tab. 3.114**).
- Die Kost ist streng fettarm bei teilweisem Austausch von LCT-Fetten (Streich- und Kochfette) durch eine definierte Menge MCT-Fette (10 % LCT-Fette, 20 % MCT-Fette).
- Bei Übergewicht/Adipositas kann im Rahmen einer kalorienreduzierten Mischkost, 40–50 g MCT Fette/Tag, der Austausch von LCT-Fetten nach einer Einschleichphase erfolgen (S. 172).

Weiterführende Informationen

- Dr. Schär Deutschland GmbH, Simmerweg 12, 35 085 Ebsdorfergrund: http://www.ceres-mct.com/de/ (Stand: Juni 2013)
- Verband für Ernährung und Diätetik e. V. (VFED). MCT Kochbuch – Leichtverdauliche Küche mit mct-Fetten. VFED u. Basis GmbH; 1998: http://www.vfed.de/de/onlineshop (Stand: Juni 2013)

Konsistenzdefinierte Kostformen

Die in diesem Diätkatalog aufgeführten Kostformen lassen sich zum großen Teil in gewünschter Konsistenz darreichen:

- **flüssige, feinpürierte und weiche Kost:**
  - Chemo- und Strahlentherapie
  - Kau- und Schluckstörungen
- **Breikost, pürierte Kost:**
  - postoperative Phase
  - Kaustörungen und Gebissprobleme

Parenterale Ernährung

Während der parenteralen Ernährung erfolgt die Nähr- und Wirkstoffzufuhr durch **hyperosmolare Infusionslösungen** über einen zentralvenösen Katheter.

Indikation

Eine parenterale Ernährung ist indiziert bei Erkrankungen, bei denen keine bedarfsdeckende enterale Ernährung möglich ist und/oder als therapeutisch wirksamer Einsatz:

- akute Pankreatitis
- Komata
- Ileus
- unstillbares Erbrechen

Kontraindikationen

Die parenterale Ernährung ist nicht indiziert bei

- instabilen Kreislaufverhältnissen,
- gestörter Hämodynamik mit vitaler Bedrohung (Schock),
- unzureichender zellulärer Sauerstoffversorgung (schwere Hypoxie, mitochondriale Defekte),
- deutlichen Substratverwertungsstörungen und
- ausgeprägter Überwässerung (Hyperhydration).

Prinzip

Infusionslösungen sind Arzneimittel mit einer exakten Rezeptur- und Dosisberechnung:

- Die Nährstoffzusammensetzung entspricht der bei oraler Ernährung. Kohlenhydrate werden überwiegend als Glukose (maximal 3 g/kg KG bei einer Infusionsgeschwindigkeit von 0,25 g/kg KG und Stunde) zugeführt.
- Die Berechnung des Energie- und Nährstoffbedarfs erfolgt unter Berücksichtigung der individuellen bzw. klinischen Einschränkungen/Bedürfnisse (Müller u. Przyrembel 1998):
  - **parenterale Ernährung** (PE): hypokalorische, unzureichende peripher-venöse Ernährung, z. B. zur Minderung der katabolen Stoffwechsellage (bis maximal 3 Tage) als unmittelbar postoperative Ernährung
  - **totale parenterale Ernährung** (TPE): bedarfsdeckende/-überschreitende vollständige parenterale Ernährung

3.1.6 Diagnostische Diätformen

Zu den diagnostischen Diäten zählen ebenfalls die kalziumarme Diät zur Kalziumbilanzanalyse (S. 168) und die Allergensuchdiät (S. 287).

Kollagenfreie Diät, Hydroxyprolinarme Diät

Diese Diäten werden vor einer **Hydroxyprolinbestimmung** im Urin angewendet, da die Aminosäure Hydroxyprolin bei der Ausscheidung mit dem Urin einen zuverlässigen Parameter des Kollagenstoffwechsels darstellt.

Die Bestimmung des Hydroxyprolins kann zur Diagnose und Bewertung metabolischer Knochen- und Bindegewebserkrankungen herangezogen werden, so bei

- Hyperparathyreoidismus,
- Osteomalazie und
- renaler Osteopathie.

Indikation

Die hydroxyprolinarme Diät erfolgt vor der Diagnostik metabolischer Knochenerkrankungen.

Prinzip

Während der Urinsammelphase und bereits 2 Tage davor erfolgt die Ernährung auf Basis der Vollkost bzw. leichten Vollkost unter Ausschluss kollagenhaltiger Lebensmittel.

Kollagenhaltige Lebensmittel:

- alle Sorten von Fleisch, -produkte (z. B. Brühen, Suppenwürze), Wurstwaren
- Fisch
- Milchprodukte
- gelatinehaltige Lebensmittel (u. a. in Soßen, Marmelade, Eis, Gelees, Aspik, Sülze, Gelatinezuckerwaren, einigen Joghurts, Speiseeis, Süßigkeiten)

Eventuell sind gelatinefreie Formuladiäten einzusetzen.

3.1.7 Diäten bei speziellen Systemerkrankungen

Im Folgenden werden die Diäten zur Ernährungstherapie bei Rheumaerkrankungen und Multipler Sklerose sowie die ketogene Diät vorgestellt.

Ernährungstherapie bei Rheumaerkrankungen

Ernährung, die die Synthese der proinflammatorischen Entzündungsmediatoren reduziert und die Synthese der antiinflammatorischen Prostaglandine (hormonähnliche Substanz) fördert. Damit sollen bestehende rheumatische Entzündungen gehemmt, die Medikamenteneinnahme (nichtsteroidale Antirheumatika, Kortison, Basistherapeutika) verringert und der Knochenabbau vermindert werden.

Indikation

Eine Indikation liegt vor bei

- primärer chronischer Polyarthritis und
- rheumatoider Arthritis.

Eicosanoide (eikos: zwanzig; hier: 20 C-Atome) sind Oxidationsprodukte der Arachidonsäure, einer 4-fach ungesättigten Fettsäure, und fungieren u. a. als Mediatoren für eine entzündliche Reaktion. Biologisch proinflammatorisch wirkende Eicosanoide entstehen ausschließlich aus **Arachidonsäure**. Die Arachidonsäure wird vom Körper selbst aus der Linolsäure synthetisiert, ist aber auch Bestandteil einiger tierischer Fette. Sie wird nicht zur Energiegewinnung in Kohlendioxid und Wasser oxidiert, sondern von den Körperzellen unverarbeitet aufgenommen. Dort wird sie u. a. zur Synthese von Entzündungsvermittlern verwendet (▶ **Abb. 3.6**). Je mehr Arachidonsäure zur Verfügung steht, desto mehr Eicosanoide können gebildet werden, die zur schmerzhaften Entzündung führen. Darum sollte ein Verzehr tierischer Fette eingeschränkt bzw. ganz gemieden werden (▶ **Tab. 3.50**).

Die ω-3-Fettsäuren (hier vor allem die Eicosapentaensäure) und die ω-6-Fettsäure (Linolsäure) wiederum wirken entzündungshemmend (antiflammatorisch), indem sie die Umwandlung der Arachidonsäure in Eicosanoide hemmen. Somit wirkt sich eine Veränderung der Fettsäurezusammensetzung der Nahrung positiv auf den entzündlichen Prozess aus.

Da die Eicosanoidbildung ein oxidativer Prozess ist, kann dieser durch Antioxidantien und Metalloproteine (Enzyme) gehemmt werden. Die Antioxidantien können sowohl die Phospholipasen als auch die Oxidation der Arachidonsäure durch Bindung der Sauerstoffradikale verhindern.

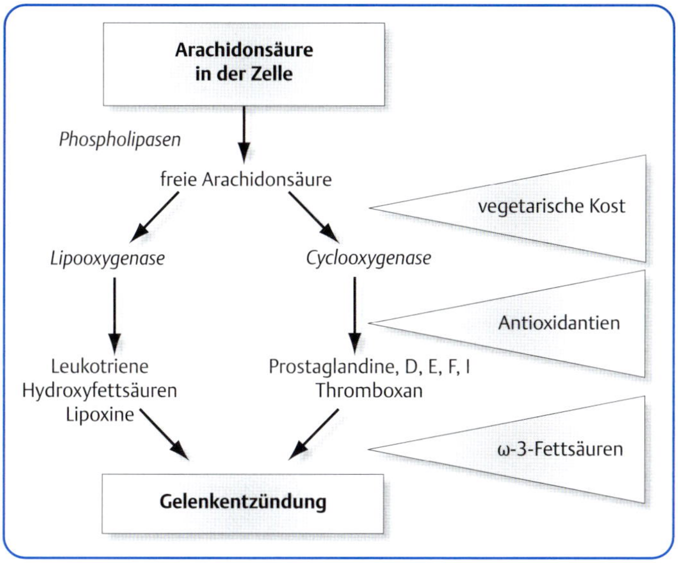

► **Abb. 3.6** Molekulare Abläufe bei der entzündlichen Reaktion und diätetische Möglichkeiten der Entzündungshemmung.

► **Tab. 3.48** Beispiele für Fischölpräparate.

Präparat	Hersteller	Dosierung/Tag für 600 mg EPA
Ameu Kapseln (82 mg EPA)	Omega-Pharma	7
Eicosan 500 Omega-3-Konzentrat Kapseln (82 mg EPA)	Truw-Arzneimittel	7
EPAMAX mit einem standardisierten EPA-Gehalt (300 mg EPA)	Merck	2
Feniko Seefischöl-Konzentrat 1000 mg (273 mg EPA)	Urgo GmbH	2–3
Knufinke Lachsöl-Kapseln 500 mg (82 mg EPA)	MCM Klosterfrau	7
Eicosan 750 Omega-3-Konzentrat Kapseln (105 mg EPA)	Truw-Arzneimittel	6

Dagegen wird mithilfe der **Eicosapentaensäure** (EPA) aus Fischen der Entzündungsverlauf gebremst.

Viele Patienten mit einer rheumatoiden Arthritis weisen eine Fehl- oder Mangelernährung auf. Dies muss durch eine ausgewogene Kost ausgeglichen werden.

Prinzip

- Grundlage ist eine **lakto-vegetabil** orientierte Vollkost, die jedoch mit Fisch angereichert ist. Diese entspicht der Vollkost ohne Eier und Fleisch, dafür 3- bis 4-mal in der Woche Fisch (ω-3-Fettsäuren: vor allem in fettreichen Kaltwasserfischen, z. B. Lachs, Hering, Makrele), eventuelle Substitution von Fischölpräparaten (► **Tab. 3.48**).
- Langfristiges Ziel der Ernährungstherapie ist das Erreichen/Halten des Sollgewichts, dadurch wird der Bewegungsapparat entlastet.
- Fettreduzierte Milch (> 0,5 l) bzw. Milchprodukte (Kalzium) sind empfehlenswert, wobei die Phosphataufnahme vermindert werden sollte (zur Osteoporoseprophylaxe); pflanzliche Eiweißlieferanten sollten in den Speiseplan eingebaut werden (Hülsenfrüchte, Soja/-bohnen).
- Wenn die lakto-vegetabil orientierte Vollkost nicht ausschließlich akzeptiert wird, sind tierische Fette zu meiden, auch wenn eine geringe Zufuhr an Fleisch akzeptabel ist (höchstens 2 Fleischmahlzeiten in der Woche), keine Wurst oder Innereien, auf versteckte Fette achten; maximal 2 Eigelb in der Woche.
- Ein hoher Anteil an mehrfach ungesättigter Linolsäure (Leinöl, Rapsöl, Walnussöl, Sojaöl und da-

▸ **Tab. 3.49** Empfohlene Tageszufuhr der Vitamine A, B, C, D, E und der Spurenelemente für gesunde Erwachsene und Patienten mit entzündlichen rheumatischen Erkrankungen (nach Adam 2006).

Mikronährstoff		Gesunde	Rheumatiker
Vitamin A	in mg	1,8	1,8
Vitamin C	in mg	100	200
Vitamin D	in µg	5,0	10–15
Vitamin E	in mg	12–15	200*/100**
Kupfer	in mg	1,5	3
Selen	in µg	70	200*/100**
Zink	in mg	7–10	25*/15**

* bei aktiver rheumatischer Arthritis; ** in Remission

raus hergestellte Margarinen) sollte berücksichtigt werden, ohne Verwendung gehärteter Fette.

- Es sollte eine optimale Versorgung mit den Vitaminen A, E, C (Antioxidantien in frischem Gemüse, Obst von mindestens 5 Portionen/Tag, da die Entzündungsprozesse nicht nur mehr Energie, sondern auch Antioxidantien verbrauchen) und den Spurenelementen Selen, Zink gewährleistet sein; eventuell kann eine Substitution mit Vitamin- und Mineralstoffpräparaten erfolgen (▸ **Tab. 3.49**). Nur bei nachgewiesenem Eisenmangel, angezeigt durch eine niedrige Ferritin- und eine hohe Transferrinkonzentration, ist eine Substitution eventuell gerechtfertigt.

Teufelskreis Oxidation (Müller u. Pfeuffer 2000)

- Vitamin E schützt vor der Oxidation der Arachidonsäure zu Entzündungsmediatoren.
- Vitamin C regeneriert das oxidierte Vitamin E.
- Ein selenhaltiges Enzym (Glutathionperoxidase) regeneriert Vitamin C.
- Ein kupferhaltiges Enzym (Kupfer-Superoxid-Dismutase) schützt dieses.

Fasten

Durch das Fasten verringert sich die Arachidonsäurekonzentration im Blut (▸ **Tab. 3.50**). Dadurch werden die Entzündungsvermittler vermindert gebildet. Bei Nulldiät mit 2–3 l Flüssigkeitszufuhr kommt es bereits nach 2 Tagen zu einem Abfall der Eicosanoidbiosynthese.

Besser ist ein **proteinmodifiziertes Saftfasten** (1–2 l Gemüse- oder Fruchtsäfte und 50 g biologisch hochwertiges Protein aus fettarmen Milchprodukten, z. B. Molke). Nach Beendigung des Fastens sollte die oben beschriebene lakto-vegetabile Kost Grundlage der Ernährung bleiben, da es sonst erneut zu Arthritiden kommt.

Anmerkung

Auch wenn die Ernährungstherapie und die regelmäßige Gymnastik eine Rheumatherapie nicht ersetzen können, so sind sie doch eine wichtige Zusatzmaßnahme. Mit ihnen werden Beschwerden verringert und Medikamente eingespart, die Nebenwirkungen haben.

Weiterführende Informationen

Adressen

- Arthrose Info, Postfach 110 501, 60 040 Frankfurt a. M.
- Cortison-Informationszentrum (CIZ), Bolongarostraße 82, 65 929 Frankfurt a. M.
- Deutsche Gesellschaft für Rheumatologie c/o Rheumaklinik Berlin Buch, Zepernicker Str. 1, 13 125 Berlin
- Deutsche Rheumaliga e. V. (Bundesgeschäftsstelle), Rheinallee 69, 53 173 Bonn
- Österreichische Rheumaliga e. V. (Bundesgeschäftsstelle), Ketzergasse 200, A-1235 Wien
- Schweizerische Rheumaliga e. V. (Bundesgeschäftsstelle), Renggerstraße 71, CH-8 038 Zürich
- Verband für Ernährung und Diätetik e. V. (VFED), Eupener Str. 126, 52 066 Aachen

Broschüren und Literatur

- Arthrose Info. Bezug über Arthrose Info, Postfach 110 501, 60 040 Frankfurt a. M.
- Brieden G. Rheuma – Lernen mit der Krankheit gut zu leben, Eine Anleitung zu mehr Lebensfreude. Berlin, Heidelberg: Springer; 1999

▶ **Tab. 3.50** Arachidonsäuregehalt von Nahrungsmitteln (nach Adam 2002).

Lebensmittel in mg/100 g	
Milch und Milchprodukte	
Milch, 3,5 % Fett	*4*
Milch, 1,5 % Fett	2
Milch, 0,3 % Fett	0
Kondensmilch, 7,5 % Fett	*8*
saure Sahne, 10 % Fett	*11*
Schlagsahne, 30 % Fett	*32*
Buttermilch, 1 % Fett	1
Joghurt, 3,5 % Fett	*4*
Joghurt, 1,5 % Fett	2
Molke	0
Käse und Quark	
Mozzarella	*16*
Camembert, 45 % Fett i. Tr.	*22*
Edamer, 45 % Fett i. Tr.	*28*
Emmentaler, 45 % Fett i. Tr.	*28*
Tilsiter, 45 % Fett i. Tr.	*28*
Speisequark, 20 % Fett	*5*
Speisequark, mager	0
Hühnereier	
1 Hühnerei	*70*
Eigelb	*210*
tierische Fette	
Butter	*83*
Schweineschmalz	*1700*
Innereien	
Schweineniere	*350*
Schweineleber	*490*
Rinderherz	*50*
Fleisch	
Schweinefleisch (Muskelfleisch)	*50*
Rindfleisch (Muskelfleisch)	*20*
Kalbfleisch (Muskelfleisch)	*50*
Wurst und Schinken	
Schweineschinken, ohne Fett, gekocht	*50*
Schweineschinken, ohne Fett, geräuchert	*50*
Schweinespeck, durchwachsen	*250*
Leberwurst	*200*
Fleischwurst und Würstchen	*120*
Salami und Cervelatwurst	*100*

▶ **Tab. 3.50** Fortsetzung.

Lebensmittel in mg/100 g	
Geflügel	
Huhn (Brust ohne Haut)	*34*
Huhn (Schlegel ohne Haut)	*34*
Truthahn (Brust ohne Haut)	*50*
Truthahn (Schlegel ohne Haut)	*170*
Fische und Meerestiere	
Heilbutt (weißer Heilbutt)	40
Seehecht*	30
Thunfisch*	240
Hering	40
Kabeljau (Dorsch)	20
Makrele*	170
Gold-/Rotbarsch*	240
Sardine/Sardellen	10
Schellfisch	20
Seezunge	20
Aal*	120
Forelle*	30
Lachs*	190
Zander	20
Öle und Fette	
Pflanzenöle/-fette	0
Butter	*110*
Diät- und Halbfettmargarine	0
Sonstige	
Gemüse, Hülsenfrüchte, Kartoffeln und Nüsse	0
Reis und eifreie Teigwaren	0
Sojaprodukte	0
Getreide, Mehl, Brot, Brötchen und eifreie Backwaren	0
Obst	0
Wasser, Tee, Kaffee, Obstsaft und Limonade	0
Zucker, Konfitüre, Honig	0

* Die in Fisch enthaltenen ω-3-Fettsäuren sorgen dafür, dass die entzündungsfördernde Wirkung der Arachidonsäure gehemmt wird.
kursiv = wenig empfehlenswert; normal = sehr empfehlenswert

- Mobil – Rheumamagazin. Organ der Deutschen Rheumaliga e. V. Bezugsquelle: Deutsche Rheumaliga e. V. (Bundesgeschäftsstelle), Rheinallee 69, 53 173 Bonn oder Verlag Ehrlich & Sohn, Griegstraße 75, 22 763 Hamburg
- Adam O. Diät und Rat bei Rheuma und Osteoporose. Weil der Stadt: Hädecke; 2013
- Müller S-D. Rheuma-Ampel. Stuttgart: Trias; 2012
- Müller S-D, Weißenberger C. Ernährungsratgeber Rheuma. Hannover: Schlütersche Verlagsgesellschaft; 2008

Ernährungstherapie bei Multipler Sklerose

Es gibt bislang noch keine zweifelsfreien Studienergebnisse, die den vermuteten Zusammenhang zwischen der Entstehung und dem Verlauf der Multiplen Sklerose nachweisen. Wird aber das Fettsäuremuster der Ernährung hin zu MUFS verschoben, lassen sich leichtere Verlaufsformen der Erkrankung beobachten. Einige Untersuchungen weisen auf eine Wirksamkeit von ω-3-Fettsäuren hin. Im Folgenden werden Empfehlungen aus der bisher vorliegenden einschlägigen Literatur wiedergegeben.

Eine lakto-vegetabile Vollkost kann die bei dieser Erkrankung häufigen Zustände einer **Fehlernährung** beseitigen:

- kalorische Überernährung
- überhöhter Fettkonsum gesättigter Fette
- Vitamin-B-Mangel
- geringe Ballaststoffzufuhr etc.

Indikation

Indiziert ist diese Ernährungstherapie bei Multipler Sklerose (Encephalomyelitis disseminata).

Prinzip

Bis auf Weiteres werden folgende Empfehlungen gegeben:

- Zu Beginn der Behandlung sollte immer eine Ernährungsanamnese stehen.
- Die Kalorienzufuhr sollte bedarfsdeckend sein. Ein Normalgewicht ist anzustreben.
- Entsprechend der lakto-vegetabilen Vollkost beinhaltet die Kost wenig gesättigte Fette und wird erweitert durch polyensäurereiche, mit maritimen ω-3-Fettsäuren angereicherte Nahrungsmittel.
- Langfristiges Ziel der Ernährungstherapie ist das Erreichen des Sollgewichts, dadurch wird der Bewegungsapparat entlastet (S. 19).
- Fettarme Milch und Milchprodukte (Kalzium: 1000–1500 mg/Tag) sind zu berücksichtigen, Verminderung der Phosphataufnahme (zur Osteoporoseprophylaxe) und eventuell eine Vitamin-D-Substitution (1000–3 000 IE/Tag) bzw. Bewegung an der frischen Luft ist empfehlenswert.
- Pflanzliche hochwertige Eiweißlieferanten (z. B. Sojabohnen, Tofu, Hülsenfrüchte) sollten in den Speiseplan eingebaut werden, da mit tierischem Eiweiß auch vermehrt Arachidonsäure aufgenommen wird. Mehr als 60 % der täglichen Eiweißzufuhr sollten durch pflanzliches Eiweiß abgedeckt werden.
- Tierische Fette und damit gesättigte Fette sowie gehärtete Fette sind zu meiden. Tierische Fette enthalten Arachidonsäure, die eine zentrale Vorstufe in der Entwicklung von Entzündungsbotenstoffen (sog. Prostaglandinen und Leukotrienen) ist. Je mehr Arachidonsäure mit der Nahrung über tierische Fette zugeführt wird, desto mehr Entzündungsmediatoren können gebildet werden. (Eine vegetarisch orientierte Kost enthält ca. 0,05 g Arachidonsäure, eine Mischkost mit Fleisch ca. 0,3 g.) Der Konsum von gesättigten Fetten sollte < 15 g/Tag liegen.
- **Einsatz von ω-3-Fettsäuren**/Fischölen (EPA): Studien weisen darauf hin, dass ω-3-Fettsäuren aus Fischen eine entzündungshemmende Wirkung haben. Die ω-3-Fettsäuren konkurrieren bei ihrer Verarbeitung mit der Arachidonsäure (ω-6-Fettsäure) um ein Enzym. Wird Arachidonsäure verarbeitet, entstehen Entzündungsmediatoren, die u. a. die Aktivität von Entzündungszellen steigern. Werden ω-3-Fettsäuren verarbeitet, entstehen Mediatoren, die die Entzündungszellen nicht aktivieren und so entzündungshemmend wirken. Eine Veränderung der Fettsäurezusammensetzung der Nahrung wirkt sich positiv auf den entzündlichen Prozess aus. Es wird zurzeit angenommen (auch wenn es noch nicht bewiesen ist), dass sich dieser positive Effekt auch günstig auf den Krankheitsverlauf der Multiplen Sklerose auswirkt. Aus diesem Grund wird eine tägliche Zufuhr von 1 EL Lebertran (ca. 5 g/Tag; ersatzweise eine Portion Ma-

krele, Hering, Wildlachs o. Ä.) bzw. entsprechender Fischölpräparate empfohlen, obwohl bei letztgenannten durch Studien bisher keine signifikante Verbesserung belegt werden konnte.
- Eine Verbesserung des Fettsäuremusters im Körper durch eine entsprechende Ernährung ist erst über einen längeren Zeitraum zu messen (Wochen/Monate).
- Ein nicht zu hoher Anteil (12 g/Tag) an mehrfach ungesättigter Linolsäure (Leinöl, Rapsöl, Walnussöl, Sojaöl und daraus hergestellte Margarinen) ist erforderlich. Wie jedes ungesättigte Öl verbraucht es Vitamin E. Wenn Öle verwendet werden, sollten sie einen besonders hohen Anteil an ω-3-Fettsäuren haben, wie Weizenkeimöl, Leinöl, Sojaöl, Rapsöl. Industriell hergestellte, gehärtete und gesättigte Fette sind zu meiden.
- Eine optimale Versorgung mit den Vitaminen C (Antioxidantien, ≤ 1000 mg/Tag, eventuell Supplementation), E (100–300 mg/Tag, in hochwertigen Ölen oft schon enthalten) und β-Carotin (Vorstufe zum Vitamin A, ≥ 2 mg/Tag; besonders in gelbem und rötlichem Obst und Gemüse) sowie den Spurenelementen Selen und Zink sollte gewährleistet sein. Eine Substitution mit Vitamin- und Mineralstoffpräparaten ist eventuell nach ärztlicher Anweisung erforderlich. Es gibt Hinweise darauf, dass eine schlechte Versorgung mit Vitamin D das Risiko, an Multipler Sklerose zu erkranken, erhöht, da Vitamin D eine wichtige Rolle in der Immunregulation spielt.
- Auf eine ausreichende Flüssigkeitszufuhr von ca. 2 l/Tag ist zu achten. Häufiger Harndrang ist ein zentrales Symptom bei Multipler Sklerose und beeinflusst die Lebensqualität erheblich. Darum trinken viele Patienten ungern. Geeignet sind hier (Mineral-)Wasser, Kräuter- und Früchtetees, Saftschorlen mit maximal einem Drittel Saftanteil. Weniger geeignet sind Limonaden, Colagetränke, Kaffee, Alkohol.

Evers-Diät

Eine Kost, der ein Nutzen bei Multipler Sklerose zugeschrieben wird, ist die sog. Evers-Diät, die eine frischkostbetonte Variante der Vollkosternährung darstellt. Diese ist eine **ovo-lakto-vegetabile Vollkost** mit möglichst naturbelassenen Lebensmitteln und viel gekeimtem Getreide.

Die Evers-Diät beruht auf der Vorstellung, dass Multiple Sklerose durch die mit der Nahrung aufgenommen Noxen hervorgerufen wird. Darum sollen extern einwirkende Umweltbelastungen möglichst ausgeschaltet werden, bei gleichzeitiger Stärkung der körpereigenen Abwehr (Kneipp-Anwendungen). Um dies zu erreichen, sollen Nahrungsmittel so frisch und natürlich wie möglich verspeist werden. Heute wird zwischen einer zeitgemäßen strengen und einer erweiterten Form der Evers-Diät unterschieden. Gängig ist die rohkostbetonte Variante der lakto-vegetabilen Vollkost mit einem hohen Anteil an Vollkorngetreide.

Grundlagen der Evers-Diät mit Nahrungsmitteln aus überwiegend kontrolliert biologischem Anbau:
- Dinkel/Weizen, Roggen, Gerste (frisch gekeimt)
- Getreideflocken (Hafer, Hirse, Reis)
- Frischkornmüsli
- Vollkornbrot
- Frischgemüse, im Winter auch milchsaures Gemüse
- Wurzelgemüse und Knollen wie Rüben, Steckrüben, Zwiebeln usw.
- Frisch-, Trockenobst
- Nüsse, Samen
- fettarme Milch und -produkte, Quark
- Honig (kaltgeschleudert)
- native Pflanzenöle (z. B. Leinöl, Sojaöl, Walnussöl, Weizenkeimöl, Olivenöl, Sonnenblumenöl)
- **erweiterte Form** entsprechend der Konstitution:
  - unverträgliche Lebensmittel weglassen
  - unerhitzte Getreide und Gemüse erhitzen
  - bei bestehender Allergie entsprechende Lebensmittelauswahl
- kein Kaffee, Tee, Kakao und Nikotin, Pfeffer, Salz, Zucker, keine aus Weißmehl und Zucker hergestellten Produkte
- nur gelegentlich: naturreine Weine und Branntwein

Früher wurden rohe Eier empfohlen, heute wegen der Salmonellenbelastung und der darin enthaltenen Arachidonsäure jedoch nicht mehr.

Anmerkung

Auch wenn bei einer größeren Anzahl der Patienten ein Rückgang der Symptomatik zu beobachten ist, so fehlen bisher genaue Belege für einen therapeutischen Effekt der Evers-Diät.

Aus heutiger Sicht kann man die Evers-Diät als lakto-vegetabile Vollkost mit einer Betonung auf Rohkostkomponenten anbieten. Da das Kochen nicht generell einen negativen Einfluss auf die Nahrungsmittel hat, würde das Verbot des Erhitzens wegfallen.

Weiterführende Informationen

Adressen

- Deutsche Multiple Sklerose Gesellschaft (DMSG), Bundesverband e. V. Küsterstraße 8, 30 519 Hannover
- DMSG, Landesverband, Nordrhein-Westfalen e. V. Kirchfeldstraße 149, 40 215 Düsseldorf: http://www.dmsg.de/ (Stand: Juni 2013)

Broschüren und Literatur

- Leeners K. Das MS-Kochbuch: Richtig essen bei Multipler Sklerose. 3. Aufl. Münster: DMV-Waldmann; 2011
- Pöhlau D, Werner G. Gesund und bewusst essen bei Multipler Sklerose. Stuttgart: Trias; 2003
- Pöhlau D, Seidel D. Ernährungsratschläge bei Multipler Sklerose. Schriftenreihe der DMSG: MS-Information Nr. 2.7.2. Hannover: Deutsche Multiple Sklerose Gesellschaft, Bundesverband e. V. (DMSG); 1999

Ketogene Diät

Die ketogene Diät wird u. a. zur Behandlung therapieresistenter Epilepsien im Kindesalter eingesetzt. Es handelt sich hierbei um eine streng regulierte **medizinische Diät**, die nur in spezialisierten Neuropädiatrien bzw. Stoffwechselzentren zur Anwendung kommen sollte. Für den Erfolg ist ein spezialisiertes Team notwendig, das sich bezeichnenderweise aus Medizinern und (Kinder-)Neurologen mit guten Stoffwechselkenntnissen, ernährungswissenschaftlich geschulten Mitarbeitern und Pflegepersonal zusammensetzen muss. Hier können nur die wichtigsten Informationen dargestellt werden.

Die Kost ist eine sehr fettreiche, kohlenhydratarme und altersentsprechend eiweißhaltige Diät, mit der, ohne zu fasten, eine **kontrollierte Ketose** beibehalten wird.

Indikation

Eine ketogene Diät ist indiziert bei
- medikamentös schwer behandelbarer Epilepsie im Kindesalter,
- Glukose-Transporter-(GLUT-1-)Defekt,
- Pyruvat-Dehydrogenase-(PDH-)Mangel und
- Astrocytoma.

Kontraindikation

Eine Kontraindikation liegt vor bei
- Störungen der Fettsäureoxidation,
- Ketolyse-, Ketoneogenesedefekten,
- Glukoneogenesedefekten und
- erhöhter Thromboseneigung.

Die Stoffwechselparameter müssen ständig überprüft werden.

Prinzip

Die ketogene Diät ist eine fettreiche, kohlenhydratarme, im Eiweiß- und Energiegehalt nach den D-A-CH-Referenzwerten durchgeführte Kost.

Kohlenhydrate werden fast vollständig zu Glukose abgebaut und weiter zur Energiegewinnung genutzt. Sind die geringen Kohlenhydratreserven des Körpers verbraucht, werden körpereigene Fette in der Leber zu Ketonkörpern abgebaut, um daraus Energie zu gewinnen. Daher stammt der Begriff Ketose. Bei der ketogenen Diät wird Nahrungsfett zu Ketonen umgewandelt. Der genaue Wirkungsmechanismus der Diät ist noch unbekannt.

- **Wirkmechanismus bei der GLUT-1:** Hier ist der Transport von Glukose aus dem Blut ins Gehirn gestört, da der nötige Transporter defekt ist. Dadurch kommt es zum Energiemangel und zu zerebralen Anfällen, Entwicklungsverzögerungen und komplexen Bewegungsstörungen. Bei der ketogenen Diät können Ketonkörper eine alternative Energiequelle sein.
- **Wirkmechanismus bei der PDH:** Hier ist der Energiestoffwechsel des Gehirns gestört. Das Enzym Pyruvat-Dehydrogenase kann nicht zu

Acetyl-Coenzym A (CoA) abgebaut und in den Energiestoffwechsel eingeschleust werden. Unter einer ketogenen Diät werden Ketonkörper zur Verfügung gestellt, die direkt als Acetyl-CoA zur Energiegewinnung genutzt werden können.

Achtung

Die Einleitung einer ketogenen Diät sollte ausschließlich unter stationären Bedingungen erfolgen.

Anfänglich erfolgt Fasten von 24–48(–72) Stunden mit kohlenhydratfreier Flüssigkeit ad libitum, bis zum Auftreten einer massiven **Ketonurie**. Körpereigenes Fett wird in der Leber zu Ketonen umgewandelt, die im Gehirn Zucker als Brennstoff ersetzen.

Mit Beginn der Ketose setzt der stufenweise Aufbau der ketogenen Diät ein, bis zu einem Verhältnis von 5:1, zumeist 4:1 (4 g Fett zu 1 g Kohlenhydrat und Protein, Beispiel: Bei 1000 kcal/Tag in 100 g Fett ergeben sich 25 g Kohlenhydrate und Proteine). Fette haben ein hohes ketogenes Potenzial; Kohlenhydrate und Proteine haben eine antiketogene Wirkung.

Info

Fett in Gramm : Kohlenhydrate + Proteine in Gramm
ketogene Nährstoffe : antiketogenen Nährstoffen

Die Empfehlungen für die Protein- und Gesamtenergiezufuhr bei der ketogenen Diät orientieren sich an den aktuellen Referenzwerten für die Nährstoffzufuhr (S. 13). Die empfohlene Proteinzufuhr/kg KG und Tag setzt die Aufnahme von Proteinen mit hoher biologischer Wertigkeit voraus.

Aufgrund der stark limitierten Auswahl an Lebensmitteln besteht das Risiko einer unzureichenden Versorgung mit Mikronährstoffen. Daher ist eine zusätzliche Supplementierung mit kohlenhydratfreien Vitamin-, Mineralstoffpräparaten (vor allem Kalzium) indiziert. Kritische Nährstoffe sind insbesondere B-Vitamine, Vitamin C, Kalzium, Eisen und Zink; eventuell unentbehrliche Aminosäuren.

Zur Flüssigkeitszufuhr finden sich derzeit in der Literatur widersprüchliche Angaben. Es wird sowohl eine Restriktion als auch eine Gabe von Flüssigkeit ad libitum empfohlen.

Auch bei den Dingen des täglichen Lebens, wie beispielsweise Zahnpasta, muss auf den Gehalt an Kohlenhydraten geachtet werden. Da bereits kleine Mengen Glukose ausreichen, um die Ketogenese zu unterbrechen, ist die Auswahl von kohlenhydratfreien Produkten notwendig.

Die Einhaltung der ketogenen Diät erfordert eine ausgeprägte Disziplin von Eltern und Kindern. Voraussetzung für eine erfolgreiche Behandlung ist die Berechnung des täglichen Speiseplans und das grammweise Abwiegen der Lebensmittel.

Eine tägliche Messung der **Urinketone** (> 80 mg/dl) wird empfohlen. Die Diät sollte nicht bei Kindern unter 1 Jahr begonnen werden, Ausnahme bilden hier Kinder mit PDH-Mangel und GLUT-1-Defekt. Da die Essgewohnheiten bis zu einem Alter von 8–10 Jahren noch nicht so festgefahren sind, ist die ketogene Diät bei Klein- und Schulkindern mit Epilepsie besonders erfolgreich.

Das Beenden der effektiven ketogenen Diäten sollte über einen längeren Zeitraum erfolgen. In dieser Zeit sinkt das Verhältnis von Fett zu Kohlenhydraten und Eiweiß von 4:1 über 3:1 auf 2,5:1, bis schließlich zu einer konventionellen Ernährungsweise zurückgekehrt wird.

Die Dauer der Diät ist abhängig von der Grunderkrankung. Bei Epilepsiepatienten wird eine Dauer von bis zu 3 Jahren beschrieben. Hingegen erfordert der PDH-Mangel vermutlich eine lebenslange Diät. Einer Klärung bedarf noch die Dauer der Diät bei GLUT-1-Defekt.

Mögliche Nebenwirkungen der ketogenen Diät

- Status epilepticus
- Obstipation
- Bauchschmerzen
- Übelkeit und Diarrhöe bei Verwendung von MCT-Fetten
- Azidose bei interkurrenten Infekten
- Hypercholesterinämien
- Hypoglykämien

Einsatz von Fetten

Zu einem früheren Zeitpunkt wurde der Einsatz von MCT-Fetten erprobt. MCT-Fette haben eine stärkere ketogene Wirkung als LCT-Fette. Unter Einsatz von MCT-Fetten kann der Anteil an Kohlenhydraten und Eiweißen in der Nahrung erhöht werden, mit denen sich die fettreiche Diät schmackhafter gestalten lässt. Es kam aber häufig zu gastrointestinalen Beschwerden, da MCT-Fette eine hohe Osmolarität aufweisen (S. 34). So wurde der reine Einsatz von MCT-Fetten modifiziert und nur ein Teil der LCT-durch MCT-Fette ausgetauscht.

Weiterführende Informationen

Adressen

- Arbeitsgemeinschaft für Pädiatrische Diätetik (APD), A. van Teeffelen-Heithoff, UKM Klinik und Poliklinik für Kinderheilkunde, Albert-Schweitzer-Straße 33, 48 149 Münster
- Arbeitsgemeinschaft der Wissenschaftlichen Medizinischen Fachgesellschaften (AWMF). Leitlinien zur ketogenen Diät im Kindesalter. Gesellschaft für Neuropädiatrie: http://www.neuropaediatrie.com/ (Stand: Juni 2013)
- Milupa GmbH & Co. KG, Abteilung Spezialnahrung/ Metabolics, Bahnstraße 14–30, 61 381 Friedrichsdorf: http://www.milupa.de/mil/ (Stand: Juni 2013)

Hersteller

- Dr. Schär Deutschland GmbH, Simmerweg 12, 35 085 Ebsdorfergrund: http://www.ceres-mct.com/de/ (Stand: Juni 2013)

3.1.8 Seltene Diätformen

In den folgenden Abschnitten sind seltene Diätformen aufgeführt.

Aminosäurendefinierte Diäten

Eiweißmodifizierte Diät, die entsprechend der Stoffwechselerkrankung auf einer reduzierten Zufuhr der entsprechenden Aminosäure basiert. Bei PKU ist die Diät in Bezug auf die Aminosäure Phenylalanin, je nach Toleranz, limitiert.

Die Behandlung muss so früh wie möglich einsetzen und das ganze Leben beibehalten werden.

Indikation

Eine Indikation der aminosäuredefinierten Diät liegt vor bei angeborenen Störungen des Aminosäurestoffwechsels:

- PKU
- Ahornsirupkrankheit
- Homozysteinurie
- Histidinämie u. a.

Eine der häufigsten Erkrankungen unter den Aminosäure-Stoffwechsel-Störungen ist die klassische **PKU** mit einer Inzidenz von 1:10 000. Hier kann, infolge eines **Enzymdefekts**, die Aminosäure **Phenylalanin** unter Einfluss eines Enzymsystems der Leber nur noch eingeschränkt irreversibel in Tyrosin umgewandelt werden (verminderte Phenylalanin-Hydroxylase-Aktivität, PAH). In sehr seltenen Fällen findet sich ein **Kofaktordefekt** des Tetrahydrobiopterins (BH_4). Durch diese Defekte wird das sich ansammelnde Phenylalanin zum Teil in Phenylbrenztraubensäure (charakteristischer Geruch des Urins) umgewandelt. Wenn keine frühzeitige diätetische Therapie (in den ersten Lebenstagen bzw. < 8 Wochen) zum Einsatz kommt, führt ein Konzentrationsanstieg beider Stoffe zu einer Hirnschädigung, die eine geistige Retardierung bis hin zum Schwachsinn zur Folge hat. Bei BH_4 reicht die Einnahme von Medikamenten. Ein Anstieg der **Plasma-Phenylalanin-Konzentration** auf > 10 mg/dl ist ein wichtiger Indikator für eine Behandlung (▶ **Tab. 3.51**).

▶ **Tab. 3.51** Klassifikation der primär genetisch bedingten Hyperphenylalaninämien (Muntau et al. 2000).

Hyperphenylalaninämien	Plasmaphenylalanin vor Therapie in mg/dl (µmol/l)	Aktivität der PAH
klassische PKU Typ I	> 20 (> 1200)	< 1 %
milde PKU Typ II	> 10 (> 600)	1–3 %
persistierende Hyperphenylalaninämie Typ III	< 10 (< 600)	3–10 %
atypische PKU BH_4-Mangel	2,5 bis > 20 (150 bis > 1200)	normal

Prinzip

In allen natürlich vorkommenden pflanzlichen und tierischen Proteinen ist Phenylalanin in einer Menge von 3–5 % der Gesamtaminosäuren enthalten. Da Phenylalanin eine unentbehrliche Aminosäure ist (Bedarf des Erwachsenen ca. 13–16 mg/kg KG), kann die Zufuhr nur auf ein Minimum begrenzt werden.

- Ernährungsvorschläge für PKU-Patienten müssen individuell nach dem Blut-Phenylalanin-Spiegel erarbeitet werden.
- Auf eiweißreiche Lebensmittel sowohl pflanzlicher als auch tierischer Herkunft sollte verzichtet werden.
- Die Aufnahme eiweißarmer Lebensmittel sollte zur Begrenzung der Phenylalaninzufuhr in der Weise reduziert werden, dass ihre Höhe bei voll bedarfsgerechter Nährstoff- und Energieversorgung dem individuellen physiologischen Bedarf gerade noch entspricht, die herabgesetzte metabolische Kapazität für Phenylalanin (Oxidation zu Tyrosin) aber nicht überschritten wird.
- Zur Deckung des Eiweißbedarfs bzw. des Bedarfs an unentbehrlichen Aminosäuren sind phenylalaninfreie Eiweißpräparate einzusetzen. Diese Präparate enthalten alle Vitamine und Mineralstoffe in bedarfsdeckender Menge. Die Gesamtmenge sollte auf 4–5 Einzelportionen verteilt werden (▶ **Tab. 3.52**).
- Zur Deckung des Energiebedarfs werden eiweißarme Spezialprodukte, Mehl, verschiedene Brotsorten, Gebäck, Backwaren und Milchersatzgetränke verwendet.

Der Zuckerersatzstoff **Aspartam** (im Handel unter dem Label „Nutra Sweet“) ist zu meiden, da er aus Phenylalanin und Asparaginsäure besteht – ebenso Nahrungsmittel, die mit diesem Zuckerersatzstoff gesüßt wurden.

Achtung
Bei PKU ist Tyrosin eine unentbehrliche Aminosäure.

PKU-Screening

Vor Durchführung des Screenings mittels **Guthrie-Test** muss der Säugling ausreichend Phenylalanin mit der Nahrung erhalten haben. Muttermilch (60 mg/dl) enthält weniger Phenylalanin als Kuhmilchformula (ca. 150 mg/dl), daraus folgt ein verzögerter Anstieg der Phenylalaninkonzentration.

Patienten mit einer persistierenden Hyperphenylalaninämie (Serum-Phenylalanin-Spiegel > 10 mg/Tag) unter freier Kost bedürfen keiner diätetischen Behandlung. In ▶ **Tab. 3.53** ist die gewünschte Serum-Phenylalanin-Konzentration von PKU-Patienten dargestellt. ▶ **Tab. 3.54** zeigt das Untersuchungsintervall bei PKU.

Stillen von Säuglingen mit PKU

Stillen hat sich auch bei Säuglingen mit PKU-Erkrankungen als sinnvoll erwiesen. Vor dem Stillen sollten allerdings 20–30 ml eines phenylalaninfreien Eiweißpräparats gefüttert werden. Kontrollen des Phenylalaninspiegels sind im Allgemeinen zunächst wöchentlich, später in 4-, 8- und 12-wöchigen Abständen durchzuführen. Werte von > 20 mg/dl sollten in keinem Fall überschritten werden. Die Therapie der PKU erfordert eine kon-

▶ **Tab. 3.53** Empfehlungen der Arbeitsgemeinschaft für Pädiatrische Stoffwechselstörungen (APS) für die diätetische Einstellung bei PKU-Patienten (Bremer et al. 1997).

Lebensalter	Serum-Phenylalanin-Konzentration in mg/dl
1.–10. Lebensjahr	0,7–4
11.–16. Lebensjahr	0,7–15
16. Lebensjahr und älter	< 20

▶ **Tab. 3.52** Richtlinien für den täglichen Bedarf an Phenylalanin und die entsprechende Zufuhr an nativem Protein im Vergleich zu den DGE-Empfehlungen (Böhles 1999).

Altersgruppe	Phenylalanin in mg/kg KG	natives Protein in g/kg KG	Empfehlungen für die tägliche Proteinzufuhr in g/kg KG
0–3 Monate	45	0,9	2,0–2,7
4–11 Monate	30	0,6	1,3–1,5
1–6 Jahre	20	0,4	0,9–1,0
über 6 Jahre	15	0,3	0,9

► **Tab. 3.54** Häufigkeit laborchemischer und klinischer Untersuchungen (Bremer et al. 1997).

Alter (Jahre)	Laboruntersuchungen	klinische Untersuchungen
<1	alle 1–2 Wochen	alle 3 Monate
1–9	alle 2–4 Wochen	alle 3–6 Monate
10–15	alle 4 Wochen	alle 6 Monate
>15	alle 2–3 Monate	alle 6–12 Monate

tinuierliche fachgerechte Betreuung von Patienten und Eltern in einer entsprechenden Stoffwechselambulanz. Eltern eines Kindes mit PKU sollten sich an eine Regionalgruppe in der Nähe ihres Wohnortes wenden.

Anmerkung

Die Frage einer lebenslangen Diät ist immer individuell zu stellen.

Weiterführende Informationen

Adressen

- Arbeitskreis Pädiatrische Diätetik (APD), Agnes van Teeffelen-Heithoff, UKM Klinik und Poliklinik für Kinderheilkunde, Albert-Schweitzer-Straße 33; 48 149 Münster: http://www.netzwerk-apd.de/ (Stand: Juni 2013)
- Arbeitsgemeinschaft für Pädiatrische Stoffwechselstörungen (APS): http://www.aps-med.de/ (Stand: Juni 2013)
- Nationale PKU News Organization: http://www.pkunews.org (Stand: Juni 2013)
- Deutsche Interessengemeinschaft Phenylketonurie und verwandte angeborene Stoffwechselstörungen e. V., Geschäftsstelle Adlerstraße 6, 91 077 Kleinsendelbach: http://www.dig-pku.de/ (Stand: Juni 2013)
- Milupa GmbH & CO. KG, Abteilung Spezialnahrungen/Metabolics, Bahnstr. 14–30, 61 381 Friedrichsdorf: http://www.milupa.de/mil/ (Stand: Juni 2013)
- SHS-Gesellschaft für klinische Ernährung mbH, Postfach 3 061, 74 020 Heilbronn
- Arbeitskreis Pädiatrische Diätetik im VDD e. V., Diätassistentin Frau Ursula Kefferpütz-Spiring, Universitätskinderklinik, Joseph-Stelzmann-Str. 9, 50 931 Köln

Broschüren und Literatur

- PKU-Leitfaden: http://www.mh-hannover.de/pku-leitfaden.html (Stand: Juni 2013)
- Muntau AC, Beblo S, Koletzko B. Phenylketonurie und Hyperphenylalaninämie. Rubrik Fortbildung. Monatszeitschrift Kinderheilkunde. 2000; 148: 179–193
- Arbeitskreis Pädriatische Diätetik, Hrsg., Verband Deutscher Diätassistenten (VDD) e. V.: Nährwerttabelle für die Ernährung bei angeborenen Störungen des Aminosäurestoffwechsels. A. Stoller, Universitätsklinik, Lindwurmstr. 4, 80 337 München

Eiweiß- und phenylalaninarme bzw. -freie Spezialprodukte

- Hammermühle Diät GmbH, Postfach 1164, 67 487 Maikammer-Kirrweiler: Brot, Mehl, Gebäck, Teigwaren, Pizza-Teig, Waffelbrot, Ei-Ersatz, Spezialgrieß; Direktversand auch von Milupa-Produkten
- Milupa GmbH & CO. KG, Abteilung Spezialnahrungen/Metabolics. Bahnstr. 14–30, 61 381 Friedrichsdorf: lp-Brei, lp-Drink (eiweißarmer Milchersatz), lp-Pasta (Fertiggerichte), lp-Flakes, lp-Bar (Energieriegel), lp-Chips (Kartoffel-Maissnack); Apotheke und Firma Hammermühle
- Poensgen Spezial-Diät-Bäckerei, Jülicher Straße 164, 52 249 Eschweiler: Brot, Brötchen, Gebäck, Teigwaren; Direktversand
- Schott, Walter, Metzgerei, 36 282 Hauneck-Fischbach: PKU-Blutwurst, PKU-Streichleberwurst; Direktversand
- SHS-Gesellschaft für klinische Ernährung mbH, Postfach 3 061, 74 020 Heilbronn: Mehl, Keks, Nudeln, Eiersatz, Milchersatz, Brotaufstrich; Direktversand, Apotheke
- Sibylle Diät GmbH, Hauptstraße 181, 67 487 Maikammer: Ei-Ersatz, Waffelbrot, Teigwaren; Reformhaus
- Wiechert & Co. (GmbH & Co. KG), Rathausstr. 12, 20 095 Hamburg: Mehl; Direktbestellung

Kohlenhydratreiche fettreduzierte Diät

In der kohlenhydratreichen fettreduzierten Diät beträgt der Kohlenhydratanteil mindestens 60 %.

Indikation

Diese Diät ist angezeigt bei
- hepatischer und akuter intermittierender Porphyrie,
- Porphyria variegata und
- hereditärer Koproporphyrie.

Ursache der Erkrankung ist eine angeborene Störung des Porphyrinstoffwechsels. Die δ-Aminolävulinsäure wird verstärkt synthetisiert. Daraus resultiert eine gesteigerte Bildung der nachfolgenden Stoffwechselprodukte, insbesondere von Porphobilinogen. Durch diese Substanzen kommt es zu folgenden Krankheitserscheinungen:
- kolikartige abdominelle Schmerzen
- Erbrechen
- Übelkeit
- Ileus
- neurologische Symptome:
  - Lähmungen
  - epileptiforme Anfälle
  - depressive Zustände

Hunger- und Fastenzeiten können die akute metabolische Krise auslösen. Gleichzeitiger Konsum von Alkohol verstärkt die klinische Symptomatik.

Prinzip

- Während der akuten Krankheitsphase ist eine hohe Kohlenhydratzufuhr von ≥ 60 % bzw. bis zu 600 g/Tag (intravenös bzw. oral/per Sonde), bei einer Dauerbehandlung von ca. 400 g/Tag zu erreichen. Es besteht eine reziproke Beziehung zwischen dem Kohlenhydratanteil der Nahrung und der Ausscheidung der Porphyrinvorläufer und Porphyrine.
  Zu einem Rückgang der Symptomatik kommt es nach 4–6 Tagen.
- Bei > 2500 kcal/Tag sind ca. 20 % Eiweiß und ca. 20 % Fett, mit mindestens 10 g unentbehrlichen Fettsäuren (= 2 TL einer Margarine mit hohem Anteil an MUFS) zuzuführen.
- Als **Akuttherapie** erfolgt eine intravenöse Zufuhr von ca. 0,3 g Glukose/kg KG und Stunde bzw. 20 g Glukose/Stunde bzw. 500–600 g Glukose/Tag. Es kann Maltodextrin verwendet werden, um die Basiskost anzureichern.
- Im **latenten Stadium** (Präventivkost) sind 400–500 g Kohlenhydrate/Tag, angelehnt an eine bedarfsgerechte (leichte) Vollkost, die entsprechend modifiziert wurde, zu berücksichtigen.
- Bei längerfristiger Anwendung müssen die B-Vitamine substituiert werden.
- Eine ständige Kontrolle des Flüssigkeits- und Elektrolythaushalts ist notwendig.

> **Achtung**
> **Hypoglykämische Zustände sind unbedingt zu vermeiden.**

Glukosehaltige Lebensmittel
- Obst
- Honig
- Haushaltszucker
- Rübenzucker
- Rohrzucker
- Kartoffeln
- Gemüse
- Zerealien

Fruktosehaltige Lebensmittel
- Obst
- Honig
- Haushaltszucker
- Invertzucker
- Zuckerersatzstoff in Lebensmitteln für Diabetiker (▶ **Tab. 1.10**)

Der Tagesplan sollte einen hohen Anteil an sorbitarmem Obst enthalten. Zum Süßen eignet sich Traubenzucker. Er besitzt gegenüber dem Haushaltszucker nur die halbe Süßkraft und kann deshalb in der doppelten Menge verwendet werden. Für eine eiweißreiche und fettarme Kost eignen sich Fleisch- und Wurstwaren sowie Milch und Milchprodukte mit einem niedrigen Fettgehalt.

Hunger- und Fastenperioden sind zu meiden, außerdem gilt absolute Alkoholkarenz.

Es handelt sich hier um eine rein empirische, symptomatische Diätform, die frühzeitig begonnen werden muss. Ihre Wirkung ist nicht bei allen Patienten gleichermaßen effektiv.

Weiterführende Informationen

- Müller S-D, Weißenberger C. Ernährungsratgeber Fruktoseintoleranz. Hannover: Schlütersche Verlagsgesellschaft; 2011

▶ **Tab. 3.55** Nährstoffrelation im Mittel bei fruktosereduzierter Tageskost.

Energie in kcal (kJ)	Eiweiß in g	Fett in g	Kohlenhydrate in g	Ballaststoffe in g
2000 (8 400)	73 15 Energie%	66 30 Energie%	268 55 Energie%	30

Fruktosereduzierte Diät

In der fruktosereduzierten Diät sind alle fruktosehaltigen Lebensmittel zu meiden (< 1 g Fruktose/Tag).

Indikation

Die fruktosereduzierte Diät ist indiziert bei

- hereditärer Fruktoseintoleranz (HFI),
- Fruktose-1,6-Biphosphatase-Mangel als Ursache der HFI und
- Fruktosemalabsorption.

Fruktose wird über zwei Wege im Organismus abgebaut (▶ **Abb. 1.5**). Im Hauptweg geht es um den Abbau zu Dihydroxyazetonphosphat. Der zweite Weg überführt Fruktose in Fruktose-6-Phosphat, das in die Glykolyse eingeschleust wird. Bei der **hereditären Fruktoseintoleranz** besteht ein angeborener Defekt des Enzyms Fruktose-1-Phosphat-Aldolase (1-Phosphofruktaldolase). In der Folge häuft sich Fruktose-1-Phosphat in der Darmwand, der Niere und der Leber an und beeinträchtigt die Glukoneogenese sowie den Glykogenabbau.

Symptomatik:

- Erbrechen
- Diarrhöen
- bei länger dauernder Krankheit: Dystrophie
- Hepatomegalie mit späterem Übergang in Zirrhose
- Proteinurie
- Gerinnungsstörungen
- Nierenschäden (Inzidenz 1:20 000)

Beim seltenen Mangel des Schlüsselenzyms der Glukoneogenese, Fruktose-1,6-Bisphosphatase, kommt es zu einem Ausfall der Glukoneogenese, der einhergeht mit einer Hypoglykämie sowie Laktazidose infolge gesteigerter Proteo- und Lipolyse mit einem Stau der Präkursoren und ihrer Metabolite (Aminosäuren, Pyruvat, Laktat, Ketonkörper).

Die Patienten sind normalerweise ohne Kariesbefall und werden nicht selten durch den Zahnarzt identifiziert.

Prinzip

- Als Basis kann die Vollkost herangezogen werden, zur Nährstoffrelation ▶ **Tab. 3.55**.
- Es gilt ein striktes Verbot bzw. weitestgehender Ausschluss von Saccharose, Invertzucker, Fruktose und Sorbit sowie aller fruchtzucker- oder sorbithaltiger Nahrungsmittel (▶ **Tab. 3.115**). Die Menge von 1 g Fruktose/Tag sollte nicht überschritten werden.
- Häufige kleine Mahlzeiten ohne längere Nüchternperioden (maximal 8–10 Stunden) sind empfehlenswert.
- Eine Substitution von Vitamin C und anderen wasserlöslichen Vitaminen ist erforderlich, da der Bedarf mit einer Ernährung, die kein Obst und nur geringe Mengen an Gemüse erlaubt, nicht gedeckt werden kann.
- Die gleichzeitige Aufnahme weiterer Kohlenhydrate fördert die Fruktoseaufnahme.

Fruktose ist als Monosaccharid besonders in Obst, Honig und Gemüse enthalten. Saccharose (Rohr-, Rüben-, Haushaltszucker) ist ein Disaccharid aus Fruktose und Glukose. Darum muss auch auf Haushaltszucker verzichtet werden (S. 24). Gleiches gilt für **Invertzucker**, ein durch Säureeinwirkung aus Saccharose gewonnenes Gemisch aus Fruktose und Glukose, und auch für **Sorbit**, einen Zuckeralkohol, der in der Leber in Fruktose umgewandelt wird. Er findet als Zuckerersatzstoff in der Ernährung für Diabetiker Anwendung (S. 29). Alle **inulinhaltigen Lebensmittel** (u. a. Artischocken, Topinambur) müssen vom Speiseplan gestrichen werden (▶ **Tab. 3.56**).

Wenn nicht gestillt wird, müssen fruktose- und saccharosefreie Säuglingsmilch und entsprechende Beikost (Breie, Getränke) verwendet werden.

► **Tab. 3.56** Erlaubte und nicht erlaubte Nahrungsmittel bei der fruktosereduzierten Diät (nach Böhles 1999).

verbotene Lebensmittel	erlaubte Lebensmittel nach dem ersten Lebensjahr
• alle Obst- und Gemüsesorten, außer den erlaubten • Fruchtsaft • Weiß-, Vollkornbrot, Pumpernickel • Haushalts-, Diabetikerzucker • Honig • Marmelade • Mayonnaise • Ketchup • Fertigsoßen • Süßigkeiten aller Art • Konserven	• Gemüse- und Obstsorten: – grüne Bohnen – Kopf-, Feldsalat – Chicorée – Löwenzahn – Brokkoli – Blumenkohl – Spargel – Gurken – Spinat – Erbsen – Pilz – Rettich – Radieschen – Weißkohl – Tomaten – Rhabarber – Zitronen • Kartoffeln, wenn sie mindestens 20 Tage gelagert, dann geschält, zerschnitten und gewässert wurden • Fette

Kein Medikament darf Fruktose, Saccharose oder Sorbit enthalten (auch die Deklaration der Hilfsstoffe beachten). Gleiches gilt für Infusionslösungen und Zuckeraustauschstoffe.

Weiterführende Informationen

- Müller S-D, Weißenberger C. Ernährungsratgeber Fruktoseintoleranz, Hannover, Schlütersche Verlagsgesellschaft, 2011
- Souci-Fachmann-Kraut. Die Zusammensetzung der Lebensmittel. Nährwerttabellen, Angaben zum Glukose- und Fruktosegehalt. 6. Aufl. Stuttgart: Wissenschaftliche Verlagsgesellschaft; 2000

Sorbitfreie Diät

In einer sorbitfreien Diät wird die alimentäre Sorbitzufuhr auf eine gerade noch tolerable Menge reduziert.

Sorbit gehört neben Fruktose und Xylit zu den **Zuckeraustauschstoffen** (S. 29); beim Gesunden hat eine Sorbitzufuhr von ca. 0,5 g/kg KG und Tag eine abführende Wirkung.

► **Tab. 3.57** Sorbitreiche und -arme Obstsorten (nach Heepe u. Wigand 2002).

sorbitreiches Obst	Sorbit in g/100 g	sorbitarmes Obst	Sorbit in g/100 g
Apfel	0,5	Erdbeeren	0,03
Aprikose	0,8	Himbeeren	0,085
Birne	2,2	Heidelbeeren	0,043
Kirsche, Pfirsich, Pflaume	1,4	Ananas, Bananen, Brombeeren, Zitrusfrüchte, Kiwi, Melone	in Spuren
Trauben	0,2		
Rosinen	0,89		

Indikation

Eine Indikation ist gegeben bei

- Sorbitintoleranz,
- Polyolintoleranz,
- Fruktosemalabsorption und
- hereditärer Fruktoseintoleranz mit unklaren abdominellen Beschwerden, vermehrter intestinaler Gasproduktion und unzureichender Resorption.

Prinzip

- Die Ernährung erfolgt auf Basis der Vollkost.
- Die Sorbitzufuhr wird reduziert auf ein individuelles Quantum, das vom Patienten gerade noch toleriert wird; meist ca. 10–20 g Sorbit/Tag, bis zu 5 g pro Mahlzeit, eventuell auch weniger (► **Tab. 3.57**).

Sorbitreiches Obst wirkt nicht so belastend wie die Sorbitaufnahme durch Getränke, Süßwaren oder Desserts – hier fehlen Ballaststoffe, die die Resorption günstig beeinflussen.

Als Süßungsmittel wird Sorbit für die Zubereitung von Speisen und Getränken verwendet. Sorbit wird mit E420 deklariert. Alle damit industriell hergestellten Nahrungs- und Genussmittel sollten nicht auf dem Speiseplan stehen.

Beispiele **sorbithaltiger Nahrungsmittel**:

- Diabetikergebäck, -schokolade
- zuckerzusatzfreie Fruchtsäfte
- Diätbonbons
- zuckerfreie Kaugummis

Im Übrigen enthält auch Bier Sorbit.

Wenn eine Gewöhnung an Sorbit eintritt, kann die tägliche Zufuhr langsam erhöht werden.

Anmerkung

Die klinische Relevanz einer sorbitfreien Diät ist bislang fraglich.

Galaktose- und fruktosereduzierte, stärkereiche Diät

In dieser Diät werden Galaktose und Fruktose bei einer Nahrungszufuhr über viele kleine Mahlzeiten eliminiert.

Indikation

Eine galaktose- und fruktosereduzierte Diät ist angezeigt bei

- Glykogenspeicherkrankheit Typ I a (Von-Gierke-Krankheit) und
- Glykogenose.

Anflutende Monosaccharide, Glukose, Fruktose und Galaktose werden im Organismus zum Teil in Glykogen umgewandelt und in der Leber und der Muskulatur gespeichert. Nach Mobilisation der Glykogendepots hat das Organ die Möglichkeit, durch Glukoneogenese, insbesondere aus Glyzerin und Aminosäuren, Glukose zu bilden und für die Energiegewinnung zur Verfügung zu stellen (S. 26).

Bei den Glykogen-Speicher-Krankheiten, den **Glykogenosen**, ist die Möglichkeit der Blutzuckerregulation durch Mobilisation von Glukose aus Glykogenvorräten nicht möglich, da eine Störung des Glykogenaufbaus und des Glykogenabbaus vorliegt.

Die häufigste Form der Glykogenose ist der **Typ I a**. Hier ist sowohl die Bereitstellung von Glukose durch den Glykogenabbau als auch durch die Glukoneogenese von Fruktose und Galaktose aus Aminosäuren nicht möglich (Enzymdefekt: Glukose-6-Phosphatase). Durch den Defekt des Glykogenabbaus und der Glukoneogenese muss durch möglichst kontinuierliche Glukoseapplikation eine Normoglykämie erreicht werden. Denn vorrangiges Ziel der Behandlung ist die Beseitigung bzw. Verhütung von Hypoglykämie und Laktatazidose.

Typische Anzeichen:

- Nüchternhypoglykämien und -hyperlaktatämie
- Hypertriglyzeridämie
- Hyperurikämie

Prinzip

- Die Kost ist relativ kohlenhydratreich unter weitgehendem Ausschluss von Fruktose, Saccharose, Galaktose und Laktose. Oligosaccharide (z. B. Maltodextrin) und Stärke als langsam resorbierbare Glukosepolymere werden nicht beschränkt.
- Die Nährstoffrelation von Kohlenhydraten:Eiweiß:Fett liegt bei 60–70:12–15:15–20 Energie % (mit einem hohen Anteil an MUFS). Auf Milch, Obst, Rohrzucker sowie viele Gemüsearten wird verzichtet (► **Tab. 3.58**). Dauerhaft ist eine bedarfsgerechte Versorgung mit Ballaststoffen und mit unentbehrlichen Nährstoffen wie Proteinen, Linol-, Ascorbinsäure und Kalzium sicherzustellen.
- Die Nahrungszufuhr erfolgt mindestens alle 3–4 Stunden als kleine Mahlzeiten, gleichmäßig über Tag und Nacht verteilt, um einer Hypoglykämie vorzubeugen. Beim Heranwachsen der Kinder können die Mahlzeitenabstände vergrößert und die nächtliche Kohlenhydratzufuhr liberalisiert werden.
- Zu beachten sind **Sekundärerkrankungen**:
  - Adipositas
  - Diabetes mellitus
  - Hyperurikämie (diätetische Therapie nur beschränkt möglich, überwiegend medikamentös; bei anhaltend erhöhtem Harnsäurespiegel Gabe von Allopurinol)
  - Hyperlipoproteinämie
- Auf eine ausreichende Kalziumzufuhr ist zu achten.

► **Tab. 3.58** Nährstoffrelation für die Diät bei Glykogenose (nach Heepe u. Wigand 2002).

Energie in kcal (kJ)	Eiweiß in g	Fett in g	Kohlenhydrate in g	Ballaststoffe in g
2000 (8 400)	49–98 10–20 Energie%	22–44 10–20 Energie%	341 70 Energie%	30

In Einzelfällen ist eine niedrig dosierte und kontinuierliche Nahrungszufuhr notwendig. Über Nacht sollte eventuell eine kontinuierliche Glukosezufuhr per Sonde erfolgen. Bereits im ersten Lebenshalbjahr kann alternativ die Gabe von 1,75–2,50 g/kg KG und Tag ungekochter Maisstärke, in Wasser oder Joghurt eingerührt, erfolgen (Verlängerung der Nüchternphase auf 6–8 Stunden).

Anmerkung
Die Galaktose- und Fruktosekarenz ist im Wesentlichen ein Leben lang einzuhalten.

Oxalsäurereduzierte Diät

Diät, bei der oxalsäurereiche Nahrungsmittel gemieden werden.

Indikation

Eine oxalsäurereduzierte Diät ist indiziert bei Erkrankungen des Dünndarms:

- Zustand nach Dünndarmresektion (Kurzdarmsyndrom)
- chologene Diarrhöe
- Morbus Crohn
- Steatorrhöe
- Kalziumoxalat-Nierensteine

Nach Resektion des terminalen Ileums und bei pathologischen Wandveränderungen im Bereich des Dünndarms kommt es zu einer vermehrten Oxalsäureproduktion und -absorption. Infolge **Gallensäuremangels** besteht eine mangelhafte Fettsäureemulgierung sowie Verseifung der Fettsäuren mit Kalzium. Normalerweise verbindet sich Oxalsäure mit Kalzium zu Kalziumoxalat und kann so nicht mehr absorbiert werden. Durch die Kalkseifenbildung nimmt die Kalziumkonzentration im Dünndarm ab und kann nicht mehr für eine Kalziumoxalatbildung genutzt werden. Das sich bildende Natriumoxalat wird sehr gut resorbiert.

Prinzip

- Die Kost basiert auf der Vollkost.
- Die Oxalsäurezufuhr sollte auf < 50 mg/Tag (< 10 mg Oxalsäure pro Mahlzeit) durch Vermeidung besonders oxalsäurereicher Nahrungsmittel (▸ **Tab. 3.59**) vermindert werden.

▸ **Tab. 3.59** Besonders oxalsäurereiche Nahrungsmittel (nach Zürcher u. Kluthe 1998b, Elmadfa et al. 2011).

Nahrungsmittel	Oxalsäure in mg/100 g
Rhabarber	250–1000
Spinat	230–750
Mangold	~ 650
Rote Bete	100–400
Sauerampfer	1200–1600
Sauerklee	300–1250
Walnuss	550
Mandeln	350
Erdnuss	200
Kakao	400–600
Schokolade	80–200
Teeaufguss (indischer schwarzer Tee)	55–75

- Reichlich **oxalsäurearme Ballaststoffträger** (z. B. Vollkornerzeugnisse, Hülsenfrüchte) sind nötig.
- Eine ausreichende Vitamin-C-Versorgung, **ohne** Ascorbinsäuremedikation in Grammdosen, ist sicherzustellen.
- Die Flüssigkeitszufuhr sollte 2–2,5 l/Tag betragen. Bei Säften, Colagetränken und Bier ist Vorsicht angebracht; maximal 3 Tassen Bohnenkaffee/Tag.

Falls der Ausschluss besonders oxalsäurereicher Nahrungsmittel nicht ausreicht, was sehr selten der Fall ist, sollten auch die folgenden Nahrungsmittel gemieden werden:

- Grünkohl
- Weiße Rüben
- Knollensellerie
- Auberginen
- Kürbis
- Schnittlauch
- Petersilie
- Stachelbeeren
- Erdbeeren
- Himbeeren
- Heidelbeeren
- Pflaumen
- Zitrusfrüchte usw.

Kupferarme Diät

Diät, die kupferreiche Nahrungsmittel meidet und lebenslang einzuhalten ist.

▶ **Tab. 3.60** Kupferreiche und -arme Nahrungsmittel (nach Heepe u. Wigand 2002).

kupferreiche Nahrungsmittel	kupferarme Nahrungsmittel
• Vollkornerzeugnisse aller Art, Haferflocken, Körner, Müsli, Weizenkeime, Hülsenfrüchte • Kartoffelchips • Trockenobst • Edamer- und Emmentaler-Käse • Innereien, Schalen- und Krustentiere • eingelegte Gurken, Avocados • Cashewkerne, Nüsse und Samen, Sonnenblumenkerne, Pilze, Petersilie, Trockenhefe, Bierhefe • Kakao, Kakaopulver, Schokolade • Dessertweine	• Mehl, Weiß-, Mischbrot, Toast, Brötchen, Nudeln, Grieß, geschälter Weizenkleie, Reis etc. • Kartoffeln • frisches Obst • Milch und Milchprodukte, Eier • Fisch • alle Gemüse • Zucker

In der Literatur wird kontrovers diskutiert, ob außer der Gabe von Penicillamin eine separate Kostform bei Morbus Wilson verabreicht werden sollte.

Indikation

Eine Indikation liegt vor bei der Wilson-Krankheit (hepatozerebrale Degeneration).

Bei der Wilson-Krankheit handelt es sich um eine autosomal-rezessiv vererbte Störung des Kupferstoffwechsels, die mit einer erhöhten Kupfereinlagerung in Organen, insbesondere in Leber, Gehirn, Niere und Kornea, einhergeht. Ursache ist ein Mangel an **Coeruloplasmin** (Trägerprotein für Kupfer) im Serum. Gesundheitliche Störungen durch die unphysiologische Kupfereinlagerung sind z. B. die Entwicklung einer Leberzirrhose bzw. einer degenerativen Hirnveränderung.

Prinzip

- Die Kost entspricht der Vollkost (leichte Vollkost) mit einem Kupferanteil < 1–1,5 mg/Tag (▶ **Tab. 3.116**).
- Kupferreiche Nahrungsmittel (▶ **Tab. 3.60**) sind zu eliminieren.
- Kritische Nährstoffe:
  - B-Vitamine
  - Eisen
  - Zink (Substitution nach Entleerung der Kupferspeicher bei Morbus Wilson)
  - Ballaststoffe

Kein Kupfergeschirr bei der Zubereitung der Speisen benutzen. Sind im Wohnhaus Kupferleitungen verlegt, sollte das Leitungswasser auf den **Kupfergehalt** überprüft werden. Bei einem Kupfergehalt > 0,1 mg/dl muss demineralisiertes Wasser benutzt werden.

> **Achtung**
> **Kaffee, schwarzer Tee, Speisesalz, Pfeffer und Weichspüler können viel Kupfer enthalten.**

Da **Kaliumsulfid** mit Kupfer ein unlösliches Salz bildet, kann mit Zugabe dieses Salzes zur Nahrung die intestinale Ausnutzung des mit der Nahrung aufgenommenen Kupfers weiter vermindert werden. Außerdem wird zur Bindung von Zink Kupfer verwendet.

Weiterführende Informationen

- Morbus Wilson e. V., Meraner Straße 17, 83 024 Rosenheim

Eisenarme Diät

Unterstützende Diät, die die Eisenzufuhr mit der Nahrung einschränkt, um die Eisenspeicherung zu verhindern.

Indikation

Eine eisenarme Diät ist indiziert bei

- Hämochromatose (Eisenspeicherkrankheit) und
- Hämosiderose (Troisier-Hanot-Chauffard-Syndrom).

Die **Eisenspeicherkrankheit** ist eine Störung des Eisenstoffwechsels, die mit einer gesteigerten Eisenabsorption einhergeht. Es kommt zu einer hochgradigen Einlagerung von Eisen in Form von Ferritin und Hämosiderin in Leber, Pankreas, Herzmuskel, Drüsen mit innerer Sekretion und Haut. Dadurch entwickeln sich entzündliche Gewebsreaktionen, die einen zirrhotischen Umbau an Leber und Pankreas hervorrufen:

- **Idiopathische Hämochromatose:** autosomal-dominant vererbte Erkrankung; hier ist vor allem der Aderlass als Therapie von Bedeutung.
- **Nutritive Hämochromatose:** Erkrankung, die sich unter extremen Ernährungsbedingungen (hohe Eisen-, niedrige Proteinzufuhr) entwickelt; wegen häufig bestehender Anämie kein Aderlass möglich, hier diätetische Maßnahmen.

Prinzip

Als unterstützende Maßnahme zur Aderlasstherapie sollte eine eiweißreiche Kost (> 1 g Protein/kg KG und Tag) verabreicht werden.

- Auf Basis der lakto-vegetabilen Vollkost werden eisenreiche Gemüsesorten (Hülsenfrüchte, Blattgemüse, Trockenobst usw.) ausgeschlossen.
- Die **Eisenzufuhr** ist beschränkt auf < 12 mg/Tag.
- Nahrungsmittel, die eine hohe Bioverfügbarkeit von Eisen haben (Wurst, Fleisch, Leber, Nieren/hoher Blutanteil), sind zu meiden (▶ **Tab. 3.117**).
- Ballaststoffe sollten einen Anteil von > 30 g/Tag erreichen, vornehmlich in Form phytatreicher (Vollkorn-, Hafererzeugnisse, Kleie) und pektinreicher Produkte (Äpfel, Beeren-, Steinobst, Karotten, Rüben).
- Eine Substitution von Zink ist erforderlich.

Um die Eisenabsorption zu vermindern, empfiehlt es sich, zu jeder Mahlzeit schwarzen Tee zu trinken. Speisen und Getränke sollten nicht in Eisengefäßen zubereitet bzw. aufbewahrt werden. Alkohol ist nicht erlaubt, da er die Eisenresorption erhöht.

Keimreduzierte Kost

Der Keimgehalt der Kost wird reduziert, um die Infektionsgefahr zu senken.

Indikation

Eine keimreduzierte Kost ist indiziert nach/bei

- Nieren-, Herz-, Leber-, Pankreas- oder Knochenmarktransplantationen und
- Immunsuppression bei HIV-Erkrankung.

Prinzip

In der Akutphase wird eine leichte Vollkost, die im Sterilisator sterilisiert wurde, verabreicht. Nach Aufhebung der Isolation des Patienten erfolgt die Ernährung nach folgenden Richtlinien:

- Als Basis dient die leichte Vollkost.
- Alle Nahrungsmittel sind zu meiden, die mit Bakterienkulturen und Schimmelpilzen hergestellt bzw. belastet sind (z. B. Camembert, Blauschimmelkäse, Joghurt, Rohkost, ungeschältes Obst, Nüsse, Müsli, Sauerkonserven).
- Der Kontakt mit verdorbenen Nahrungsmitteln ist zur Gänze zu unterbinden. Speisen mit rohen oder auch weichen Eiern, Eischaum, Cremes, Softeis dürfen nicht verwendet werden. Obst und Salat sind keimbelastet. Gewürze sollten vor dem Kochen zugegeben werden. Rohes Fleisch, Krusten- und Schalentiere, Mayonnaise etc. sind zu meiden.
- Bei „scharfkantigen" Lebensmitteln, z. B. Knäckebrot, ist Vorsicht geboten.
- Trinkwasser muss abgekocht werden, und angebrochene Getränkebehältnisse sind schnell zu leeren.

Der Ernährungszustand vor Operationsbeginn ist häufig als Folge der Grunderkrankung schlecht.

Mögliche Gründe:

- Übelkeit
- Inappetenz
- Schmerzen
- Passagehindernisse im Intestinaltrakt

Falls aus diesen Gründen eine parenterale Ernährung notwendig war, sollte nach Nachlassen der Beschwerden ein Kostaufbau erfolgen.

Serotoninarme Diät

Bei der serotoninarmen Diät werden serotoninreiche Nahrungsmittel weitestgehend ausgeschlossen.

Indikation

Eine serotoninarme Diät ist angezeigt

- bei Karzinoid-Syndrom und
- als Suchdiät zur **5-Hydroxyindolessigsäure-Bestimmung** (5-Hydroxyindolessigsäure = Abbauprodukt des Serotonins).

Prinzip

- Als Basis dient die Vollkost.
- 3 Tage vor Sammlung des Urins werden alle serotoninreichen Lebensmittel (▶ **Tab. 3.61**) weggelassen.

Eiweißexzesse sind zu vermeiden. Eine Zufuhr von mehr als 5 g Tryptophan/Tag beeinflusst die Serotoninbildung, da Serotonin aus Tryptophan gebildet wird.

Tryptophanreiche Nahrungsmittel:

- Sojamehl (560 mg/100 g)
- Parmesan (490 mg/100 g)
- Emmentaler (370 mg/100 g)

Vor der 5-Hydroxyindolessigsäure-Bestimmung sollte möglichst keine Einnahme von Antihistaminika, Antihypertensiva und Neuroleptika erfolgen.

▶ **Tab. 3.61** Serotoningehalt in Nahrungsmitteln.

serotoninreiche Nahrungsmittel	serotoninarme Nahrungsmittel
• Banane • Nüsse • Ananas • Vanille • Mirabelle • Zwetschge • Stachelbeere	• Johannisbeere • Tomate • Melone • Passionsfrucht • Avocado • Kiwi • Papaya • Aubergine • daraus hergestellte Öle und Säfte

3.2

Richtlinien für die Ernährung bestimmter Bevölkerungsgruppen

3.2.1 Ernährung der Schwangeren und Stillenden

Eva Lückerath

Die Ernährung von Schwangeren und Stillenden orientiert sich im Wesentlichen an einer ausgewogenen Vollkost, bei der die Empfehlungen für die Nährstoffzufuhr der DGE zu einer Anpassung an ihre besonderen Bedürfnisse berücksichtigt werden.

Vollkost

Vollkost erhalten alle Schwangeren/Stillenden, die keiner ernährungstherapeutischen Maßnahmen bedürfen.

Prinzip

- Auf Basis der Vollkost sind alle notwendigen Nährstoffe bedarfsgerecht zuzuführen (▶ **Tab. 3.62**, ▶ **Tab. 3.63**).
- Die Kost muss im Energiegehalt an den Energiebedarf adaptiert werden; Grundlage sind die Empfehlungen der DGE zur Nährstoffzufuhr für die Schwangere/Stillende (▶ **Tab. 3.64**).
- Während der Schwangerschaft muss berücksichtigt werden, dass der Aufbau des Fötus und der Umbau des mütterlichen Organismus mehr Energie und mehr Nährstoffe (ver-)braucht. Werden zu wenige Nährstoffe zugeführt, werden mütterliche Nährstoffreserven zugunsten der kindlichen Versorgung verbraucht.
- Während der Schwangerschaft entsteht ein **zusätzlicher Energiebedarf** von insgesamt ca. 80 000 kcal.
- Die Kost berücksichtigt präventiv-medizinische Erkenntnisse der Ernährungsforschung nach den Empfehlungen der DGE.
- In ihrer Zusammensetzung ist die Kost den üblichen Ernährungsgewohnheiten angepasst, soweit die o. g. Punkte nicht tangiert werden.
- **Kein Essen für zwei** (▶ **Tab. 3.65**): Ab dem 4. Schwangerschaftsmonat sollte der tägliche Mehrbedarf an Energie von ca. 255 kcal mit geeigneten Nahrungsmitteln (fettarme Milch und Milchprodukte, frisches Obst und Gemüse, fettarmes Fleisch und Vollkornprodukte) gedeckt werden.
- Durch hormonelle Veränderungen während der Schwangerschaft ist die Immunabwehr herabgesetzt und die Infektionsanfälligkeit erhöht. Entsprechend ist auf eine **verstärkte Hygiene**, sorgsame Lagerung und Zubereitung (Erhitzen) der Mahlzeiten zu achten. Keine Leber und Leberwurst im ersten Trimenon, da diese oft hohe Vitamin-A-Konzentrationen enthalten.
  Während der Schwangerschaft besteht kein erhöhter Bedarf an Fetten. Es sollten vorrangig pflanzliche Öle und Fette mit ungesättigten Fettsäuren (Oliven-, Raps-, Soja-, Maiskeim-, Sonnenblumenöl) verwendet werden.

▶ **Tab. 3.62** Nährstoffrelation im Mittel: Tageskost für Schwangere ab dem 4. Schwangerschaftsmonat (nach DGE 2012).

Energie in kcal (kJ)	Eiweiß in g	Fett in g	Kohlenhydrate in g	Ballaststoffe in g
≥ Zufuhr + 255 (1100)	58–63 10–15 Energie%	63–88 30–35 Energie%	274–329 50–60 Energie%	30

▶ **Tab. 3.63** Nährstoffrelation im Mittel: Tageskost für Stillende (nach DGE 2012).

Energie in kcal (kJ)	Eiweiß in g	Fett in g	Kohlenhydrate in g	Ballaststoffe in g
≥ Zufuhr + 635 (2660)	63 10–15 Energie%	63–88 30–35 Energie%	274–329 50–60 Energie%	30

▶ **Tab. 3.64** Empfehlungen der DGE für die tägliche Nährstoffzufuhr für Schwangere (ab 4. Monat) und Stillende (DGE 2012).

Nährstoffe		Schwangere	Stillende
Kalzium	in mg	1000[2]	1000
Magnesium	in mg	310[3]	390
Eisen	in mg	30	20
Jod	in µg	230	260
Zink	in mg	10	11
Folsäure	in µg	600	600
Vitamin C	in mg	110	150
Niacin	in mg	15	17
Vitamin A	in mg RA[1]	1,1	1,5
Vitamin D	in µg	20	20
Vitamin E	in mg	13	17
Vitamin K	in mg	60	60
Vitamin B_1	in mg	1,2	1,4
Vitamin B_2	in mg	1,5	1,6
Vitamin B_6	in mg	1,9	1,9
Vitamin B_{12}	in mg	3,5	4,0

[1] Retinol-Äquivalent; [2] (< 19 Jahre 1200); [3] (< 19 Jahre 350)

Achtung

Schwangere sollten aufgrund der erhöhten Infektionsanfälligkeit generell auf Rohmilch und -produkte sowie rohes Fleisch/rohe Wurst (Tartar, Salami, Mett-, Teewurst) verzichten.

- 1- bis 2-mal pro Woche sollte fettarmer Fisch (Seelachs, Schellfisch, Scholle, Sprotte, Sardine, Hering, Makrele, Seezunge, Seehecht, Kabeljau) verzehrt werden.

▶ **Tab. 3.65** Wünschenswerte Gewichtszunahme in der Schwangerschaft (Bergmann et al. 1997).

prägravider BMI in kg/m²	Gesamtzunahme in kg
niedrig (< 19,8)	12,5–18
mittel (19,8–26,0)	11,5–16
hoch (> 26,0)	7,0–11,5

Anmerkung

Haifisch, Bonito, Schwertfisch, Einfarb-Pelamide, Langschwänziger Stör, Blaueng, Hecht, Steinbeißer, Haarschwänze, Rochen, Seeteufel sowie Thunfisch sollten während der Schwangerschaft nur eingeschränkt, d. h. nicht täglich, verzehrt werden, da sie möglicherweise einen hohen Gehalt an Methylquecksilber (MeHg) aufweisen können.

- Ab dem 4. Schwangerschaftsmonat besteht ein erhöhter **Proteinbedarf**. Zu diesem Zeitpunkt ist eine Zulage von 10 g Protein erforderlich. Bei stillenden Frauen sollte die tägliche Zulage bei 15 g Eiweiß liegen.
- Eventuell ist eine Supplementierung von Jod (200 µg/Tag) und Folsäure (0,4 mg/Tag), Eisen (z. B. 100–200 mg Eisensulfat), eventuell Zink – immer in Absprache mit einem Arzt – angeraten. Der Schätzwert für eine adäquate Vitamin-D-Zufuhr beträgt 20 µg, wenn eine endogene Synthese fehlt.
- Die Getränkezufuhr sollte mindestens 1,5–2 l/Tag als Mineralwasser und Kräutertee betragen, ein mäßiger Konsum von Kaffee und schwarzem Tee (2–3 Tassen/Tag zur Orientierung) ist erlaubt. Cola, auch Cola light, enthält pro 100 ml ca. 10–25 mg Koffein, Filterkaffee (125 ml) 30–50 mg, schwarzer Tee (125 ml) 20–50 mg Koffein, darum sollte auch Cola nur in einge-

schränktem Maße konsumiert werden. Für Stillende gilt, dass gelegentlich ein Glas Wein, Sekt oder Bier getrunken werden darf. Im Krankenhaus gilt generell: kein Alkohol!

Achtung
Alkohol geht in die Muttermilch über, daher muss ein ausreichend großer Abstand (von mehreren Stunden) bis zur nächsten Stillmahlzeit des Kindes eingehalten werden.

- Durch die hormonell bedingte Tonusminderung des Magen-Darm-Trakts kommt es während der Schwangerschaft, neben **Obstipation**, häufig zu **Sodbrennen**. Eine Linderung kann eventuell durch häufige kleine Mahlzeiten mit reizarmer Kost, dem Kauen von Mandeln sowie Milch und Kartoffel-Frischsaft (fungiert als basischer Puffer) erreicht werden. Gegen die Obstipation helfen eine faserreiche Kost und reichlich Flüssigkeit.
- Eine Natriumreduktion oder eine Verordnung von Obst-Reis-Tagen mit Flüssigkeitsbeschränkung in der Schwangerschaft und Stillzeit ist auch bei **EPH-Gestose** (EPH: Edema, Proteinuria, Hypertension) nicht angezeigt. Von einer EPH-Gestose oder einer Präeklampsie spricht man, wenn während der Schwangerschaft Ödeme, Eiweißausscheidungen mit dem Urin und Hypertonie gemeinsam auftreten.

Es sollen Lebensmittel mit einer hohen Nährstoffdichte unter Berücksichtigung einer bedarfsdeckenden Menge an Proteinen, Vitaminen, Kalzium und Eisen zugeführt werden. Stillende sollten, entsprechend der individuellen Unverträglichkeiten des Säuglings, blähende Gemüsesorten meiden. Auch wenn einige Zitrusfrüchte gelegentlich zu Hautirritationen im Analbereich des Säuglings führen können, muss die Mutter auf ihre ausreichende Vitaminversorgung achten.

Eine starke **Gewichtszunahme** kann zu Komplikationen unter der Geburt führen (▶ **Tab. 3.65**). Des Weiteren ist eine übermäßige Gewichtszunahme während der Schwangerschaft ein Risikofaktor für Hypertension und Diabetes und führt nach der Schwangerschaft zu ungünstigen Stoffwechsellagen der Mutter. Nach Möglichkeit keine Gewichtsreduktion während der Stillzeit anstreben, damit nicht unnötig Schadstoffrückstände in die Muttermilch gelangen. Um 100 ml Milch bilden zu können, braucht der weibliche Organismus ca. 85 kcal. Die tägliche Milchleistung steigt von ca. 50 ml am ersten Tage auf ca. 750 ml/Tag ab dem 3. Monat.

Der Bedarf an **Folsäure** erhöht sich in der Schwangerschaft um fast 100 %. Frauen, die eine Schwangerschaft planen, wird empfohlen, vor Beginn und in den ersten 4 Wochen der Schwangerschaft 0,4 mg/Tag Folsäure zu substituieren. Die DGE spricht sich für die höchsten Zufuhrempfehlungen für Kalzium aus. Diese Werte sind durch eine normale milchreiche Ernährung kaum zu decken.

Lebensmitteltabellen für Schwangere, in denen Lebensmittel in Kategorien eingeteilt werden, die für Schwangere unbedenklich sind bzw. die zu Lebensmittelinfektionen führen können, dienen als Orientierung.

Leichte Vollkost

Die Schwangere/Stillende kann auf Grundlage der Regeln für eine Vollkost das meiden, was nach ihrer persönlichen Erfahrung Beschwerden verursacht. Dabei hilft das Führen eines Ernährungs- und Beschwerdeprotokolls.

Prinzip

- Der Grundsatz lautet: „Erlaubt ist, was bekommt."
- Die **Ballaststoffmenge** sollte niedriger sein als bei der Vollkost, da ballaststoffreiche Lebensmittel eher zu Unverträglichkeiten führen können.
- Die Nährstoffrelation und weitere Informationen sind zur Vollkost bei Schwangeren und Stillenden ausgeführt (S. 206).
- Während der Schwangerschaft und Stillzeit sollte für eine angepasste körperliche Aktivität gesorgt werden.

Diagnose des Gestationsdiabetes

Eine Schwangerschaft an sich ist bereits ein diabetogener Zustand. Adipositas und familiäre Belastung sind begünstigende Faktoren. Darum empfiehlt die Arbeitsgemeinschaft „Diabetes und Schwangerschaft" der Deutschen Diabetes Gesellschaft ein generelles **Screening auf Gestationsdiabetes** in der 24.–28. Schwangerschaftswoche. Hier wird die tatsächliche Glukosekonzentration im Serum unter festgelegten Bedingungen gemessen.

Screening-Test (24.–28. Schwangerschaftswoche)

Einzeitiger **oraler Glukosetoleranztest** (oGTT), bei dem 50 g Glukose oral (zu einem beliebigen Zeitpunkt des Tages, unabhängig vom Zeitpunkt der letzten Mahlzeit) verabreicht werden (S. 27).

Ein **Verdacht** auf Gestationsdiabetes liegt vor, wenn nach 1 Stunde folgende Glukosekonzentrationen erreicht werden:
- kapilläres Vollblut: > 140 mg/dl (7,8 mmol/l)
- venöses Vollblut: > 120 mg/dl (6,7 mmol/l)
- venöses Plasma: > 140 mg/dl (7,8 mmol/l)

Die **Diagnose** eines Gestationsdiabetes wird bei entsprechendem Verdacht durch einen vollständigen oGTT (75 g; nach Richtlinien der WHO, zusätzlich 60-Minuten-Wert) gestellt. Ein Gestationsdiabetes liegt vor, wenn mindestens 2 Werte in ▸ **Tab. 3.66** zutreffen.

Weiterführende Informationen

Adressen
- Berufsverband Deutscher Laktationsberaterinnen (IBCLC e. V. BDL), Saarbrückener Straße 157, 38 116 Braunschweig
- La leche Liga Deutschland e. V. (LLL), Postfach 650 096, 81 214 München: http://www.lalecheliga.de/ (Stand: Juni 2013)

Broschüren und Literatur
- Kersting M, Alexy U, Kersting E. Das beste Essen in der Schwangerschaft. Empfehlungen für die Ernährung von Mutter und Kind – Schwangerschaft und Stillzeit. FKE 2013: FKE Shop – http://www.fke-do.de (Stand: Juni 2013)
- Müller SD. Weißenberger C. Ernährungsratgeber Schwangerschaft. Hannover, Schlütersche Verlagsgesellschaft; 2009
- Nährwerttabelle: http://www.was-wir-essen.de/infosfuer/schwangerschaft.php (Stand: Juni 2013)

Hersteller
- Milupa GmbH & Co.KG, Bahnstraße 14–30, 61 381 Friedrichsdorf: Multivitamin-Mineralstoff-Brausetabletten NeoVin

3.2.2 Die Ernährung des Säuglings, Kindes und Jugendlichen

Eva Lückerath

Das Ernährungsverhalten der Eltern hat eine prägende Bedeutung für die gesunde Ernährung ihrer Kinder. Die Ernährung des Säuglings, Kleinkindes, Kindes und Jugendlichen unterscheidet sich von der des Erwachsenen dadurch, dass körperliche Wachstumsprozesse und entwicklungsbedingte Veränderungen der Organfunktionen und Körperzusammensetzung abgedeckt werden müssen (▸ **Tab. 3.67**).

Im Laufe des Lebens nimmt die Körperoberfläche im Verhältnis zur Körpermasse ab. Damit ändert sich der Flüssigkeits-, Energie- und Nährstoffbedarf je kg KG (▸ **Tab. 3.68**, ▸ **Tab. 3.69**, ▸ **Tab. 3.70**).

Zur Einschätzung des Ernährungszustandes von Kindern erfolgt der **BMI-Check nach den Perzentilkurven** für Mädchen (▸ **Abb. 3.7**) und Jungen (▸ **Abb. 3.8**). Dabei wird der BMI je nach Alter auf die jeweilige Perzentilkurve aufgetragen, um Veränderungen durch die verschiedenen Wachstumsphasen von Kindern und Jugendlichen zu berücksichtigen.

▸ **Tab. 3.66** Diagnose des Gestationsdiabetes (Kerner 1998).

	kapilläres Vollblut		venöses Vollblut		venöses Plasma	
	in mg/dl	**in mmol/l**	**in mg/dl**	**in mmol/l**	**in mg/dl**	**in mmol/l**
nüchtern	< 90	> 5,0	> 90	> 5,0	> 105	> 5,8
60 min	> 190	> 10,6	> 165	> 9,2	> 190	> 10,6
120 min	> 160	> 8,9	> 140	> 7,8	> 160	> 8,9

► **Tab. 3.67** Zufuhrempfehlungen für Hauptnährstoffe im Säuglings-, Kindes-, Jugendalter; Energie% = En.% (nach DGE 2012).

Altersgruppe	Eiweiß		Energie		Fette		Kohlenhydrate	
	in g	in g/kg	in kcal	in kcal/kg	in g	in En.%	in g	in En.%
Säuglinge								
0–3 Mon.	10–12	2,0–2,7	500 (m) 450 (w)	112	28–31	45–50	54–58	39–42
4–11 Mon.	10	1,1–1,3	700 (m) 700 (w)	95	36–40	35–45	92	47
Kinder								
1–3 J.	13–14	1,0	1100 (m) 1000 (w)	102	51–58	30–40	159–174	50–55
4–6 J.	17–18	0,9	1500 (m) 1400 (w)	90	60–70	30–35	220–242	50–55
7–9 J.	24	0,9	1900 (m) 1700 (w)	73	67–78	30–35	244–268	50–55
10–12 J.	34–35	0,9	2300 (m) 2000 (w)	61 (m) 54 (w)	73–86	30–35	268–295	50 (m) 55 (w)
13–14 J.	45–46	0,9	2700 (m) 2200 (w)	54	80–93	30–35	293–322	50 (m) 55 (w)
Jugendliche								
15–18 J.	60 (m) 46 (w)	0,9 (m) 0,8 (w)	3 100 (m) 2500 (w)	45–41	90–105	30	329–362	50 (m) 55 (w)

► **Tab. 3.68** Empfehlungen für die Nährstoff- und Flüssigkeitszufuhr bei Säuglingen, Kindern und Jugendlichen (nach DGE 2013).

Altersgruppe	Trinkmenge	H_2O	Na	Cl	K	Ca	P	Ca/P	Mg	Folsäure
		ges.	in mg*	in mg*	in mg	in mg	in mg	in mg	in mg	in µg**
Säuglinge										
0–3 Mon.	710	780	130	200	450	220	250	2,0	40	60
4–11 Mon.	400	1000	180	270	650	330	500	1,0	60	85
Kinder										
1–3 J.	950	1500	300	450	1000	600	800	0,75	80	120
4–6 J.	1100	1900	410	620	1400	750	1000	0,70	120	140
7–9 J.	1100	2000	460	690	1600	900	1200	0,65	170	180
10–12 J.	1200	2200	510	770	1700	1100	1400	0,65	230 (m) 250 (w)	240
13–14 J.	1300	2400	550	830	1900	1200	1500	0,65	310	300
Jugendliche										
15–18 J.	1 450	2700	550	830	2000	1200	1600	0,75	400 (m) 350 (w)	300

* geschätzter tägl. Mindestbedarf; ** berechnet auf die Summe folatwirksamer Verbindungen in üblicher Nahrung/Folat-Äquivalente bzw. freie Folsäure

► **Tab. 3.69** Empfehlungen für die tägliche Zufuhr einiger Vitamine und Spurenelemente für Säuglinge, Kinder und Jugendliche (nach DGE 2012).

Altersgruppe	Vit. C	Vit. D	Jod	Fe	ess. Fs.	Zn	Fluorid
	in mg	in µg[1]	in µg	in mg	in En.%	in mg	in mg
Säuglinge							
0–3 Mon.	50	10[2]	40	0,5	4	1	0,25
4–11 Mon.	55	10[2]	80	8	3,5	2	0,5
Kinder							
1–3 J.	60	20[3]	100	8	3,5	3	0,7
4–6 J.	70	20[3]	120	8	2,5	5	1,1
7–9 J.	80	20[3]	140	10	2,5	7	1,1
10–12 J.	90	20[3]	180	12 (m) 15 (w)	2,5	9 (m) 7 (w)	2,0
13–14 J.	100	20[3]	200	12 (m)	2,5	9,5 (m)	3,2 (m)
–	–	–	–	15 (w)	–	7 (w)	2,9 (w)
Jugendliche							
15–18 J.	100	20[3]	200	12 (m) 15 (w)	2,5	10 (m) 7 (w)	3,2 (m) 2,9 (w)

[1] 1 µq = 40 Internationale Einheiten (IE); 1 IE = 0,025 µq; [2] Der Schätzwert wird durch Gabe einer Vitamin-D-Tablette zur Rachitisprophylaxe ab der 1. Lebenswoche bis zum Ende des 1. Lebensjahres bei gestillten und nicht gestillten Säuglingen erreicht.; [3] Die Vitamin-D-Zufuhr über die Ernährung mit den üblichen Lebensmitteln (1–2 µg/Tag bei Kindern, 2–4 µg/Tag bei Jugendlichen und Erwachsenen) reicht nicht aus, um den Schätzwert für die angemessene Zufuhr bei fehlender endogener Synthese zu erreichen. Die Differenz zum Schätzwert muss durch die endogene Synthese und/oder über die Einnahme eines Vitamin-D-Präparats gedeckt werden.

► **Tab. 3.70** Empfehlungen für die tägliche Zufuhr einiger Vitamine und Spurenelemente für Säuglinge, Kinder und Jugendliche (nach DGE 2012).

Altersgruppe	Vit. A	Vit. E	Vit. K	Thiamin	Riboflavin	Niacin	Vit. B_6	Vit. B_{12}
	in mg RÄ	in mg TÄ	in µg	in mg	in mg NÄ	in mg	in mg	in mg
Säuglinge								
0–3 Mon.	0,5	3	4	0,2	0,3	2	0,1	0,4
4–11 Mon.	0,6	4	10	0,4	0,4	5	0,3	0,8
Kinder								
1–3 J.	0,6	6	15	0,6	0,7	7	0,4	1,0
4–6 J.	0,7	8	20	0,8	0,9	10	0,5	1,5
7–9 J.	0,8	10	30	1,0	1,1	12	0,7	1,8
10–12 J.	0,9	13	40	1,2 (m) 1,0 (w)	1,4 (m) 1,2 (w)	15 (m) 15 (w)	1,6 (m) 1,5 (w)	2,0
13–14 J.	1,1 (m) 1,0 (w)	14	50	1,4 (m) 1,2 (w)	1,6 (m) 1,3 (w)	18 (m) 15 (w)	1,8 (m) 1,6 (w)	3,0
Jugendliche								
15–18 J.	1,1 (m)	15	70 (m)	1,3 (m)	1,5 (m)	20 (m)	1,6 (m)	3,0
–	0,9 (w)	–	60 (w)	1,0 (w)	1,2 (w)	16 (w)	1,2 (w)	–

RÄ: 1 mg Retinoläquivalent = 6 mg all-trans-β-Carotin = 12 mg andere Provitamin-A-Carotinoide = 1,15 mg all-trans-Retinylacetat = 1,83 mg all-trans-Retinylpalmitat; TÄ: 1 mg RRR-α-Tocopherol-Äquivalent = 1,1 mg RRR-α-Tocopherol = 100 mg RRR-δ-Tocopherol = 3,3 mg RRR-α-Tocotrienol = 1,49 mg all-rac-α-Tocopherylacetat; NÄ: 1 mg Niacin-Äquivalent = 60 mg Tryptophan

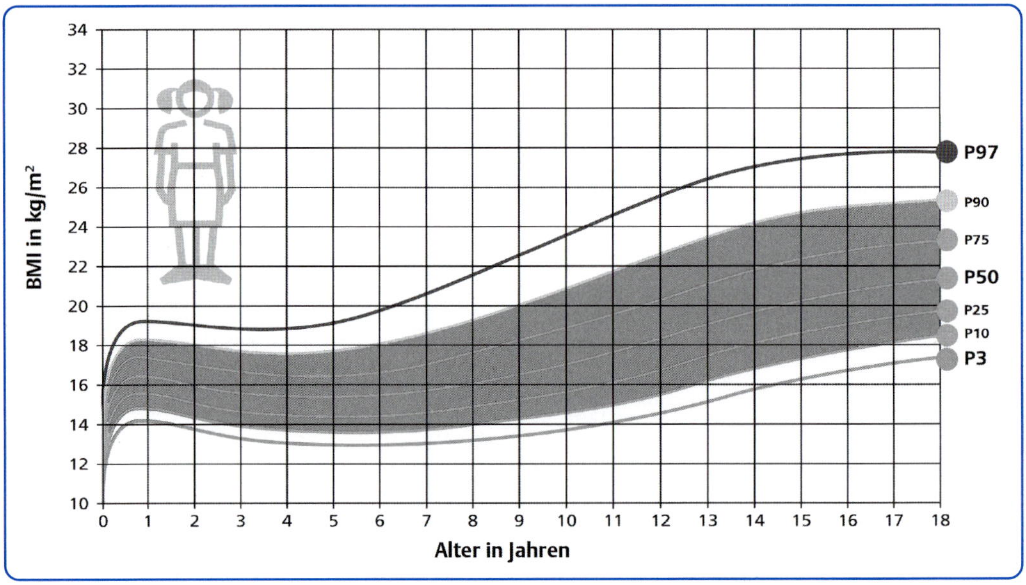

▶ **Abb. 3.7** BMI-Check nach den Perzentilkurven für Mädchen (0–18 Jahre); < P10: Untergewicht; P10–P90: Normalgewicht; P90–P97: Übergewicht; > P97: extremes Übergewicht.

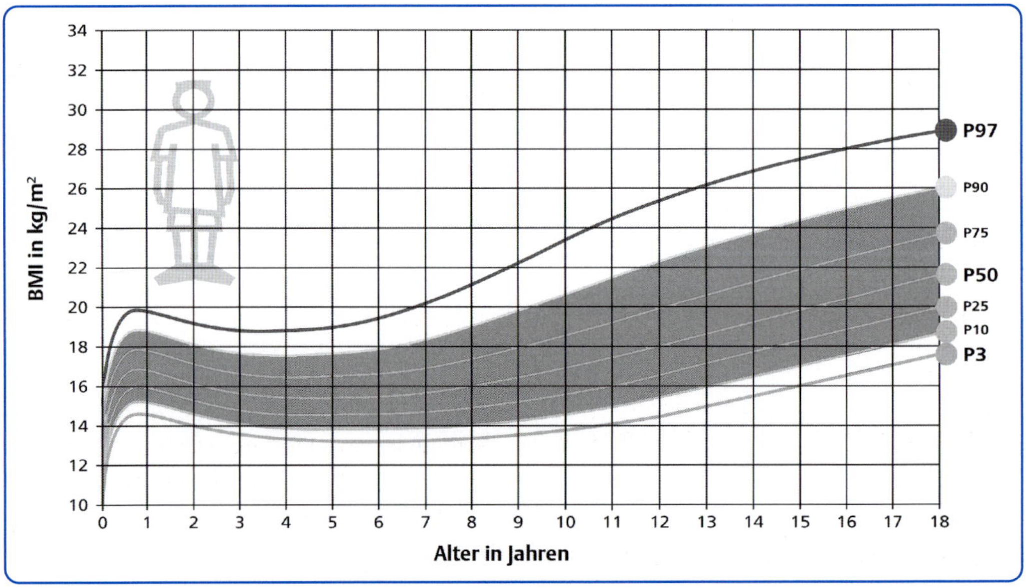

▶ **Abb. 3.8** BMI-Check nach den Perzentilkurven für Jungen (0–18 Jahre); < P10: Untergewicht; P10–P90: Normalgewicht; P90–P97: Übergewicht; > P97: extremes Übergewicht.

Weiterführende Informationen

- Verband für Ernährung und Diätetik e. V. (VFED). Kinder BMI-Check nach den Perzentilkurven. Body-Mass-Index (BMI) für Jungen von 0 bis 18 Jahre. VFED; 2006: http://www.vfed.de/de/onlineshop (Stand: Juni 2013)
- Verband für Ernährung und Diätetik e. V. (VFED). Kinder BMI-Check nach den Perzentilkurven. Body-Mass-Index (BMI) für Mädchen von 0 bis 18 Jahre. VFED; 2006: http://www.vfed.de/de/onlineshop (Stand: Juni 2013)
- Müller S-D, Weißenberger C. Ernährungsratgeber Schwangerschaft. Hannover: Schlütersche Verlagsgesellschaft; 2009

Die Ernährung des Säuglings

Die beste Ernährung für den gesunden Säugling ist das **Stillen**. Die Muttermilch beinhaltet alle lebenswichtigen Nährstoffe, Vitamine und Mineralstoffe. Des Weiteren werden über die Muttermilch Immunglobuline an den Säugling weitergegeben und der Aufbau einer physiologischen Darmflora (Bifidusflora) unterstützt. Damit ist er vor Infekten geschützt. Die **Vormilch** (Kolostrum), die in den ersten 1–3 Tagen nach der Geburt sezerniert wird, hat einen besonders hohen Gehalt an Abwehrstoffen. Bis zum Milcheinschuss kann in den ersten Lebensstunden und -tagen ein Kohlenhydratsupplement bzw. bei verzögertem Milcheinschuss ein Aminosäuren- oder Peptidgemisch gegeben werden, um für eine ausreichende Energie- und Flüssigkeitszufuhr zu sorgen. Mit dem **Milcheinschuss** wird die sog. **transitorische Milch** gebildet. Ihr Fett- und Kohlenhydratanteil nimmt bis zur Bildung der reifen Milch (nach ca. 14 Tagen) kontinuierlich zu.

Self-demand-Feeding

Gestillte und mit Flaschenmilch ernährte Säuglinge sollten nach dem Prinzip Self-demand-Feeding bzw. ad libitum (ca. alle 4 Stunden) angelegt werden. Beim Stillen ist auf eine ausreichende Dauer des jeweiligen Stillvorgangs zu achten, denn vor allem in der zweiten Hälfte der Mahlzeit wird der Säugling mit Energie liefernden Fetten versorgt. Die Zusammensetzung der Muttermilch passt sich an den Nährstoffbedarf des wachsenden Säuglings an und ändert sich mit der Dauer der Laktation.

Versorgung mit Nährstoffen

Durch die noch nicht voll entwickelten Enzymsysteme sind Verdauung und Absorption der Nahrung eingeschränkt. Die Darmflora (Bifidusflora) und das Immunsystem der Darmmukosa entwickeln sich erst nach der Geburt.

Im Säuglingsalter **unentbehrliche Aminosäuren**:

- Isoleucin
- Leucin
- Lysin
- Methionin
- Phenylalanin
- Threonin
- Tryptophan
- Valin
- Histidin
- (Cystein)
- (Tyrosin)

Routinemäßig erhält der Säugling unmittelbar nach der Geburt **Vitamin K_1** (1 mg), um hämorrhagischen Erkrankungen vorzubeugen.

Die **Eisenspeicherkapazität** des Neugeborenen reicht im Normalfall für die ersten 4–6 Lebensmonate aus, sodass trotz des geringen Eisengehalts der Muttermilch kein Mangel entsteht. Ab dem 6. Lebensmonat muss auf eine ausreichende Eisenversorgung geachtet werden.

Der Vitamin-D-Gehalt der Muttermilch ist nicht ausreichend, sodass eine zusätzliche Vitamin-D-Zufuhr in Form eines Präparats zur **Rachitisprophylaxe** empfohlen wird. Die Rachitisprophylaxe kann/sollte in Verbindung mit einer zur Kariesvorbeugung angereicherten fluorhaltigen Tablette (0,25 mg/Tag) erfolgen.

Fertignahrung

Bei nichtgestillten Neugeborenen empfiehlt es sich, eine **Pre-Nahrung** zu wählen, da hier Laktose als einziges Kohlenhydrat verwendet wird, um den Schutz eines Säuglings mit noch nicht erkannter hereditärer Fruktoseintoleranz zu gewährleisten. Bei einer allergischen Veranlagung des Säuglings empfiehlt es sich, eine **HA-Nahrung** (hypoal-

▶ **Tab. 3.71** Kategorien der Säuglingsnahrungen.

Kategorie		Inhaltsstoffe
Pre-Nahrung	Anfangsnahrung nach dem Vorbild der Muttermilch	Laktose als einziges Kohlenhydrat im Eiweiß adaptiert (Molkenprotein:Kasein mindestens 50:50)
1er-Nahrung	Anfangsnahrung	mehr als ein Kohlenhydrat (Laktose + Stärke oder Maltodextrin)
2er-Nahrung	Folgemilch, nach dem 4. Monat	enthält mehrere Kohlenhydrate im Eiweiß nicht mehr adaptiert

lergene Anfangsnahrung, ▶ **Tab. 3.71**) zu geben, da artfremdes Protein teilweise ungespalten absorbiert wird.

Säuglinge sollten nach Möglichkeit bis zur Vollendung des 6. Lebensmonats voll gestillt werden. Diese zeitliche Vorgabe ist u. a. auch wegen der Prophylaxe von Nahrungsmittelallergien zu beachten.

Einführung von Beikost

Um dem wachsenden Nährstoffbedarf gerecht zu werden, wird im 6. Lebensmonat bzw. mit Beginn des 7. Lebensmonats mit der Beikost angefangen, die in verschiedenen Präparationen und altersspezifisch angeboten wird.

Begonnen werden kann mit einem **Karottenmus**, dem später ein Esslöffel Fett (Sojaöl mit Vitamin-E-Zusatz, Sonnenblumen-, Maiskeimöl) zugegeben wird. Am besten wird das Mus vor dem Stillvorgang gefüttert. Nach 1–2 Wochen kommen pürierte **Kartoffeln** hinzu (Verhältnis 2 Teile Karotten zu 1 Teil Kartoffeln) und in weiteren 1–2 Wochen Fleisch oder ein weiteres allergenarmes Gemüse. Der Speiseplan wird durch einen **Getreide-Obst-Brei** und später durch einen **Vollmilch-Getreide-Brei** erweitert.

Kommerziell hergestellte Beikost bietet den Vorteil, dass sie durch die in der DiätVO festgelegten Qualitätsnormen abgesichert ist. Einkauf und Vorratshaltung sind völlig problemlos. Die Mahlzeiten lassen sich ohne Kochkenntnisse schnell und hygienisch einwandfrei zubereiten.

Weiterführende Informationen

- Cremer M. Das beste Essen für Babys. 3. Aufl. aid; 2012: http://shop.aid.de/ (Stand: Juni 2013)
- Kersting M, Alexy U, Kersting E. Das beste Essen in der Schwangerschaft. Empfehlungen für die Ernährung von Mutter und Kind – Schwangerschaft und Stillzeit. FKE 2013: FKE Shop – http://www.fke-do.de (Stand: Juni 2013)
- Kersting M, Alexy U. Empfehlungen für die Ernährung von Säuglingen. FKE; 2013: FKE Shop – http://www.fke-do.de (Stand: Juni 2013)
- Müller S-D, Weißenberger C. Ernährungsratgeber Schwangerschaft. Hannover, Schlütersche Verlagsgesellschaft; 2009
- Rösch R. Ernährung von Säuglingen – Empfehlungen für das erste Lebensjahr. 2. Aufl. DGE u. aid; 2012: http://shop.aid.de/ (Stand: Juni 2013)

Allergiegefährdung und HA-Nahrung

Sowohl genetische Faktoren als auch Umweltfaktoren sind für die Entstehung einer atopischen Erkrankung verantwortlich. Die familiäre Belastung erhöht das Risiko für Säuglinge und Kleinkinder, an atopischer Dermatitis, Asthma oder allergischer Rhinitis zu erkranken. Je mehr Familienmitglieder ersten Grades bereits eine Allergie entwickelt haben, desto höher ist eine **Allergieprädisposition** des Säuglings. Die Ergebnisse der MAS 90 (**m**ultizentrische **A**llergie**s**tudie), die an sechs Universitätskliniken in Deutschland durchgeführt wurde, zeigen, dass Kinder aus Familien mit zwei Atopikern ersten Grades fast doppelt so häufig an einer atopischen Dermatitis erkranken als Kinder, bei denen nur ein Elternteil eine atopische Erkrankung hat. Für die genetische Anlage allergischer Erkrankungen spielt auch das Geschlecht eine wichtige Rolle. So haben Jungen während der Kindheit ein höheres Risiko an Asthma zu erkranken als Mädchen. Bei Jungen zeigt sich hier auch häufiger eine schwerere Verlaufsform. Umweltfaktoren werden für den starken Anstieg der atopischen Erkrankungen in den letzten 20 Jahren verantwortlich gemacht.

▶ **Tab. 3.72** Fragenkatalog zur Abschätzung des Allergierisikos beim Neugeborenen (positive Antwort auf eine der Fragen von 2.–6. durch Mutter, Vater oder Geschwister = einfach positive Familienanamnese; positive Antwort auf eine der Fragen von 2.–6. durch beide Eltern oder ein Elternteil und einem Geschwisterkind = zweifach positive Familienanamnese).

Frage	Ja	Nein
1. Haben oder hatten Sie ein juckendes Ekzem beim Kontakt bestimmter Dinge mit der Haut, z. B. unechter Schmuck, oder nach Einnahme von Medikamenten?		
2. Leiden oder litten Sie jemals an einer Neurodermitis (oder endogenem Ekzem, atopischer Dermatitis)?		
3. Leiden oder litten Sie – ohne dabei erkältet zu sein – an einer juckenden, verstopften oder laufenden Nase und/oder an geschwollenen, juckenden Augen, und zwar regelmäßig im Frühjahr oder Sommer, oder fast immer beim Umgang mit bestimmten fell- oder federtragenden Tieren?		
4. Haben oder hatten Sie Heuschnupfen (allergischen Schnupfen oder allergische Bindehautentzündung)?		
5. Leiden oder litten Sie an allergischem Asthma (Bronchialasthma)?		
6. Sind bei Ihren leiblichen Kindern folgende Erkrankungen aufgetreten oder von einem Arzt diagnostiziert worden? a. Asthma oder asthmoide Bronchitis b. Heuschnupfen (allergischer Schnupfen) c. Neurodermitis (atopische Dermatitis)		

Innenraumallergene

Innenraumallergene, wie **Hausstaub** und darin enthaltene Milben und Tierhaare von felltragenden Tieren, werden als Ursache bei der Entstehung von atopischen Erkrankungen angesehen.

Zusammensetzung des Hausstaubs:

- Haare
- Schuppen
- Milben
- Flusen aus Textilien
- Insekten (-exkremente)
- Pflanzenbestandteile
- Bakterien

Hausstaub scheint den größten Risikofaktor bei der Entstehung allergischer Erkrankungen der Atemwege darzustellen. Ein weiterer Faktor ist Zigarettenrauch. Luftverunreinigungen werden im Zusammenhang mit einer Verschlechterung einer bereits bestehenden Atemwegserkrankung diskutiert. Die Zugehörigkeit zu einer höheren sozialen Schicht scheint ebenfalls eine Rolle zu spielen. So hatten Kinder, die in Familien mit einem höheren sozialen Status geboren wurden, häufiger eine allergische Erkrankung. In diesem Zusammenhang wird davon ausgegangen, dass unter weniger hygienischen Bedingungen ein immunologischer Prozess in Gang gesetzt werden kann, der einer atopischen Erkrankung entgegenwirkt. Ähnliches kann man bei Großfamilien beobachten: Hier haben Kinder ein geringeres Risiko, an einer Allergie zu erkranken, als Einzelkinder.

Muttermilch

Auch wenn Muttermilch nicht frei von Allergenen ist, enthält sie doch eine Vielzahl immunologischer Faktoren. Muttermilchernährung bietet den besten vorübergehenden Schutz vor dem Auftreten von atopischer Dermatitis, Nahrungsmittelallergien und chronischer Bronchitis im frühen Kindesalter. Über einen Zeitraum von 6 Monaten sollte daher ausschließlich gestillt werden.

Ernährungsanamnese

Die sorgfältige Erhebung der **Familienanamnese** gilt derzeit als die beste Möglichkeit zur Identifizierung von Allergie-Risiko-Kindern. Hierzu gehört auch eine gezielte Ernährungsanamnese. Die entscheidenden Fragen, die zur Abklärung des Allergierisikos beantwortet werden müssen, sind in Deutschland validiert (▶ **Tab. 3.72**). Zurzeit wird die Familienanamnese als bester verfügbarer Parameter angesehen, um ein individuelles Allergierisiko eines Neugeborenen zu ermitteln. Haben beide Elternteile eine atopische Erkrankung, ist die Vorhersagekraft der Anamnese besonders hoch.

▶ **Tab. 3.73** HA-Nahrung für Säuglinge.

Proteinquelle	extensiv hydrolysiert	partiell hydrolysiert
Soja/Kollagen	• Pregomin (Milupa) • Primergen (Milupa)	–
Molke/Kasein	–	• Aptamil HA 1 (Milupa) • Aptamil HA 2 (Milupa) • Humana Erstnahrung
Molke	• Alfaré (Nestlé)	• Hipp HA • Milumil HA 1 • Milumil HA 2 • Beba H.A. 1 (Nestlé) • Beba H.A. 2 (Nestlé) • Aletemil H.A. 1 (Nestlé) • Aletemil H.A. 2 (Nestlé) • Humana HA
Kasein	• Nutramigen (Mead Johnson) • Pregestimil (Mead Johnson)	–

Eine allergenarme Ernährung der Schwangeren während der Schwangerschaft hat bisher keinen schützenden Effekt gezeigt. Vielmehr sollte auf eine ausgewogene, vitamin- und mineralstoffreiche Ernährung geachtet werden, damit es nicht zu Mangelzuständen und unnötigen emotionalen Belastungen kommt. Eine allergenarme Diät der Mutter während der Stillzeit sollte nur in absoluten Ausnahmen vorgenommen werden. In diesem Fall muss die Mutter durch eine Fachkraft diätetisch betreut werden, um einen Nährstoffmangel zu vermeiden. In der Schwangerschaft sollte generell auf das Rauchen verzichtet werden. Auch für die Allergieprävention wird dies als wichtiger Faktor angesehen.

Hydrolysatnahrung (HA-Nahrung)

Hat wenigstens ein Elternteil eine atopische Erkrankung bzw. ein Geschwisterkind, ist es nach heutigem wissenschaftlichem Kenntnisstand sinnvoll, ungestillten Säuglingen eine sog. HA-Nahrung zu geben. Hydrolysatnahrungen unterscheiden sich von sonstigen Säuglingsmilchnahrungen dadurch, dass Nahrungsmitteleiweiße (z. B. Kuhmilch- oder Sojaeiweiß) mittels Hitzebehandlung und enzymatischer Hydrolyse in kleine Bruchstücke gespalten (hydrolysiert) werden. Je nach Größe der Proteinbruchstücke unterscheidet man stark und schwach hydrolysierte Nahrungen. **Stark hydrolysierte Säuglingsnahrungen** enthalten nur noch kleine Eiweißbruchstücke (Peptide), die von den meisten gegen Kuhmilchprotein sensibilisierten Kindern gut vertragen werden. Die **stark hydrolysierten Formulanahrungen** werden bei protrahierten Diarrhöen, Malabsorptionssyndromen sowie Nahrungsmittelallergien im Säuglingsalter eingesetzt. Die **extensiv hydrolysierten Nahrungen** können bei älteren Säuglingen und Kleinkindern mit persistierender Kuhmilcheiweißallergie als Milchersatz eingesetzt werden (▶ **Tab. 3.73**).

Einsatzgebiete stark hydrolysierter Formulanahrungen (Müller 1996):

- schwere akute, chronische Diarrhöen (protrahierte Diarrhöen)
- Maldigestions-, Malabsorptionssyndrome
- chronische Darmerkrankungen (z. B. Morbus Crohn)
- Kurzdarmsyndrom

Das Angebot von HA-Nahrungen auf dem deutschen Markt ist umfangreich (▶ **Tab. 3.73**). Auch wenn alle diese Nahrungen als HA-Nahrung bezeichnet werden, sind der **Hydrolysegrad** des Proteins in den verschiedenen Nahrungen sowie ihre Proteinquelle sehr unterschiedlich.

GINI-Studie

Mit der GINI-Studie (**G**erman **I**nfant **N**utritional **I**ntervention Study) wurde der allergiepräventive Effekt von drei verschiedenen hypoallergenen Säuglingsmilchnahrungen im Vergleich zu einer herkömmlichen Säuglingsmilchnahrung untersucht. Im Alter von 1 Jahr war die atopische Manifestation (atopisches Ekzem und/oder allergische Urtikaria und/oder Nahrungsmittelallergie am Gastrointestinaltrakt) nur signifikant durch das **extensive Kaseinhydrolysat** (eHF-C, **e**xtensively **h**ydrolysed **f**ormula **c**asein) im Vergleich zur herkömmlichen Kuhmilchformula vermindert (9,1 vs. 15,6 %). Die atopische Dermatitis wurde durch eine Ernährung mit **partiellem Molkenhydrolysat** (pHF-W, **p**artially **h**ydrolysed **w**hey **f**ormula) und eHF-C im Vergleich zur Kuhmilchformula um 35 bzw. 50 % reduziert. Hat ein Familienmitglied ersten Grades eine atopische Dermatitis, erhöhte sich die Häufigkeit der atopischen Dermatitis bei den Kindern im Alter von 12 Monaten in allen Ernährungsgruppen. Bei Kindern mit familiärer Allergiebelastung, aber ohne atopische Dermatitis bei einem Familienmitglied ersten Grades, konnte mit allen drei Hydrolysatnahrungen das Risiko einer atopischen Dermatitis im Vergleich zur Kuhmilchformula gesenkt werden. Lag in der Familie eine atopische Dermatitis vor, konnte das Risiko nur bei der mit eHF-C ernährten Gruppe um mehr als 50 % gesenkt werden.

Beikost

Die Einführung der Beikost hat einen wichtigen Einfluss bei der Vorbeugung von Nahrungsmittelallergien. Ab dem 7. Lebensmonat kann Beikost gegeben werden. Innerhalb einer Woche wird maximal ein neues Lebensmittel hinzugenommen. Die Zahl der verwendeten Nahrungsmittel sollte eingeschränkt werden. Nahrungsmittel mit bekannt hoher Allergenität sollten im ersten Lebensjahr komplett gemieden werden wie

- Eier,
- Fisch,
- Haselnüsse,
- Soja und
- Zitrusfrüchte usw.

Eine unnötige Vielfalt an Nahrungsmitteln sollte besonders bei allergiegefährdeten Säuglingen vermieden werden.

Die allergenarme Ernährung im Säuglingsalter ist nur eine Maßnahme zur **Allergieprävention** von Nahrungsmittelallergien bei Kindern mit einem erhöhten Allergierisiko. Andere Maßnahmen sollten gleichzeitig laufen. Dazu gehört u. a., dass in der Schwangerschaft und nach der Geburt das Kind keinem Zigarettenrauch ausgesetzt wird. Des Weiteren sollten Hausstaubmilben und wahrscheinlich Haustierallergene reduziert werden.

Zusammenfassung

Ein erhöhtes Allergierisiko liegt bei einer familiären Allergiebelastung vor, wenn Verwandte ersten Grades bereits eine atopische Erkrankung ausgebildet haben.

In diesem Fall gelten folgende **Empfehlungen**:

- Muttermilch möglichst bis zum 6. Lebensmonat
- vor dem Einschießen der Muttermilch kein Zufüttern von Milchprodukten
- Einführung der Beikost erst ab dem 7. Monat
- möglichst einfach zusammengesetzte Beikost, Elimination von Hühnereiweiß, Nüssen, Fisch, Soja, Zitrusfrüchten sowie Farb- und Konservierungsstoffen im 1. Lebensjahr
- Wenn nicht gestillt werden kann: Zufütterung einer Hydrolysatnahrung, die extensiv oder partiell hydrolysiert wurde, der Hydrolysegrad ist kein Entscheidungskriterium.
- Schaffung einer rauchfreien Atmosphäre in der Schwangerschaft und nach der Geburt
- Reduzierung von Hausstaubmilben und von Haustierallergenen

Weiterführende Informationen

- Floto-Stammen S. Allergierisiko? So können Eltern vorbeugen. DGE u. aid; 2009: http://shop.aid.de/ (Stand: Juni 2013)

Ernährung des Kleinkindes, Schulkindes und Jugendlichen

Es gelten die jeweiligen Energie- und Nährstoffempfehlungen der entsprechenden Altersgruppen (▶ **Tab. 3.68**, ▶ **Tab. 3.69**, ▶ **Tab. 3.70**).

Ernährung von Kleinkindern

Um den Beginn des 1. Lebensjahres sind Verdauungs- und Stoffwechselfunktionen ausgereifter. Mit Durchbrechen der Zähne kann allmählich von der Breikost zu einer festen Nahrung übergegangen werden. Hier sollte eine **abwechslungsreiche Mischkost** entsprechend der Vollkost bzw. leichten Vollkost Grundlage sein mit

- Vollkornprodukten,

- Obst und Gemüse (roh und gekocht),
- Kartoffeln,
- pflanzlichen Ölen,
- Seefisch,
- mäßig Fleisch (aber nicht ohne, da Fleisch ein guter Eisenlieferant ist) und
- Eiern.

Das Kind kann allmählich am Familienessen teilnehmen.

Ungeeignete Nahrungsmittel für Kleinkinder (nach DGE u. BZgA 1996; Elmadfa u. Leitzmann 1998):

- Weiß-, Rotkohl
- Hülsenfrüchte (getrocknete Erbsen, Linsen, Bohnen)
- sehr ballaststoffreiche Speisen
- scharf angebratenes Fleisch
- grobes, festgebackenes, saures Brot
- sehr fettreiche Lebensmittel
- stark Gewürztes und Gesalzenes

Bereits im Kleinkindalter kann Herz-Kreislauf-Erkrankungen vorgebeugt werden. Dafür sollte die Fett- und Cholesterinzufuhr im Normbereich (30–35 bzw. 40 Energie%) bleiben (▸ **Tab. 3.67**). Die Verwendung von unraffinierten Pflanzenölen mit einem hohen Linolsäuregehalt, aber auch Butter, ist hierfür empfehlenswert. Kleinkinder können maximal 1–2 Eier, Schulkinder maximal 3 Eier in der Woche zu sich nehmen.

Ernährung von Schulkindern und Jugendlichen

Ebenso wie Kleinkinder sollten auch Schulkinder und Jugendliche eine abwechslungsreiche, gemischte Kost bekommen (▸ **Tab. 3.74**). Es gelten hier die gleichen Grundlagen wie für die Vollkost. Dabei ist auf die altersgerechte Energie- und Nährstoffversorgung zu achten.

Zur **Jodversorgung** sollte 1- bis 2-mal in der Woche Fisch auf dem Speiseplan stehen. Ist das Kind normalgewichtig, können hin und wieder auch Fischstäbchen angeboten werden. Während der Pubertät steigt der Jodbedarf auf 200 mg/d an.

Wie für den Erwachsenen gelten auch bei der Ernährung von Kindern und Jugendlichen die allgemeinen **Empfehlungen**:

- viel Getreide, -produkte
- abwechslungsreich Gemüse und Obst
- 1- bis 2-mal in der Woche Fleisch und Fisch
- wenig Zucker
- wenig Fett (nur in hochwertiger pflanzlicher Qualität)

▸ **Tab. 3.74** Altersgemäße Lebensmittelverzehrmengen. Empfohlene Lebensmittel (> 80 % der Gesamtenergiezufuhr; Forschungsinstitut für Kinderernährung 1994).

Alter (in Jahren)		**1**	**2–3**	**4–6**	**7–9**	**10–12**	**13–14**	**15–18**
reichlich								
Getränke	in ml/d	600	700	800	900	1000	1200	1400
Brot, Getreideflocken	in g/d	80	120	170	200	250	280	300
Kartoffeln, Nudeln, Reis, Getreide	in g/d	80	100	120	140	180	200	250
Gemüse	in g/d	100	120	180	200	230	250	300
Obst	in g/d	100	120	180	200	230	250	300
mäßig								
Milchprodukte*	in ml/g d	300	330	350	400	420	450	500
Fleisch, Wurst	in g/d	40	50	60	70	80	90	90
Eier	St./Wo.	1–2	1–2	2	2	2–3	3	3
Fisch	in g/Wo.	50	70	100	150	180	200	200
sparsam								
Margarine, Öl, Butter	in g/d	10	15	20	25	30	30	35

* 100 ml Milch entsprechen ca. 15 g Schnittkäse oder 30 g Weichkäse

Der Nährstoff- und Energiebedarf hängt u.a. von den täglichen körperlichen Aktivitäten ab. Darum kann die verzehrte Speisemenge von Tag zu Tag schwanken.

Nahrungsmittel mit einer geringen Nährstoffdichte sollten nicht häufig auf dem Speisplan stehen, da dies zu Übergewicht, Karies und einer Mineralstoff- und Vitaminunterversorgung führen kann.

Anmerkung

Zucker, Süßigkeiten, Eis, Kuchen und Gebäck sind eingeschränkt in den täglichen Speiseplan einzubauen.

Mit der Nahrung sollten ca. 1,5 l Flüssigkeit zugeführt werden, wobei Getränken **ohne Zuckerzusatz** (Mineralwasser, Kräutertee, Früchtetee, verdünnte Obstsäfte mit $^1/_3$ Saft zu $^2/_3$ Wasser) der Vorzug zu geben ist. Zuckerhaltige Getränke führen verstärkt zu Karies und fördern die Entstehung von Übergewicht (▶ **Tab. 3.75**). Da bisher keine eindeutigen Forschungsergebnisse zur Unschädlichkeit von Süßstoffen im Kleinkind- und Kindesalter vorliegen, sollte ganz auf ihre Verwendung verzichtet werden. Hierbei ist auch darauf zu achten, dass durch Süßstoffe die Präferenz zum süßen Geschmack gelegt werden kann.

Statt der Mono- und Disaccharide sind Vollkornprodukte zu verwenden. Neben den Kohlenhydraten als hauptsächliche Energiequelle, enthalten diese Vitamine, Mengen-, Spurenelemente und Ballaststoffe. Frisches Obst und Gemüse (roh und gekocht) sind ebenfalls täglicher Bestandteil des Speiseplans.

Achtung

Wintertreibhauswaren haben einen hohen Nitratgehalt.

Bei den Vitaminen A, B_1, B_2, B_6 und Niacin liegen die Zufuhrempfehlungen über denen der Erwachsenen.

Milch (als Nahrungsmittel) und Joghurt sind wichtige Kalziumlieferanten und stehen täglich auf dem Speiseplan (Kleinkinder $^1/_4$ l; Jugendliche $^1/_2$ l). Dagegen gehören stark gesüßte Milchmischgetränke und Fruchtjoghurts (enthalten oft Verdickungsmittel, Emulgatoren, Stabilisatoren, Farb- und Aromastoffe) nicht auf den Speiseplan.

Achtung

Speise-, Früchte- und Kräuterquark enthalten mehr Phosphat als Kalzium. Kinder, die über eine längere Zeit keine Milch trinken wollen/dürfen, sollten ein Kalziumpräparat erhalten.

Erst bis zum 25.–30. Lebensjahr ist die maximale Knochenmasse (peak bone mass) erreicht. Darum muss in der Pubertät (starke Vermehrung der Knochenmasse) auf den erhöhten Bedarf an Kalzium geachtet werden.

1- bis 2-mal in der Woche kann mageres Fleisch zu einer Mahlzeit gereicht werden (Kleinkinder 20–40 g; Schulkinder 40–80 g), um den Eisenbedarf zu decken. Mit Einsetzen der Menstruation erhöht sich in der Pubertät der Eisenbedarf bei Mädchen auf 15 mg/Tag, Jungen brauchen zu dieser Zeit 12 mg. Um Eisen aus pflanzlichen Nahrungsmitteln (z.B. Wirsing, Spinat, Bohnen) besser nutzen zu können, ist auf eine gleichzeitige Gabe von Nahrungsmitteln mit einem hohen Vitamin-C-Gehalt (z.B. Obst) zu achten. Die tägliche Fluorprophylaxe sollte im Kindesalter nach ▶ **Tab. 3.76** gestaltet sein.

Weiterführende Informationen

- Dügenheim M, Rösch R. Das beste Essen für Kinder – Empfehlungen für die Ernährung von Kindern. 2. Aufl. aid; 2011: http://shop.aid.de/ (Stand: Juni 2013)
- Flothkoetter M, Roewe N. Ernährung im Fokus: Leichter, aktiver, gesünder. Sonderdruck. 2. Aufl.

▶ **Tab. 3.75** Geduldete Lebensmittel (< 20 % der Gesamtenergiezufuhr; Forschungsinstitut für Kinderernährung 1994).

Altersgruppe		Kleinkinder, Schulkinder	Jugendliche
z.B. Kuchen, Süßigkeiten	in g/d	< 50	< 80
Marmelade, Zucker	in g/d	< 10	< 20

▶ **Tab. 3.76** Tägliche Fluorprophylaxe im Kindesalter.

Alter	Fluor in mg
1.–2. Lebensjahr	0,25
3. Lebensjahr	0,50
4.–6. Lebensjahr	0,75
ab dem 7. Lebensjahr	1,00

aid u. DGE; 2008: http://shop.aid.de/ (Stand: Juni 2013)
- Grünewald-Funk D. Food News – Jugendmagazin. DGE u. aid; 2002: http://shop.aid.de/ (Stand: Juni 2013)
- Kersting M, Alexy U. Empfehlungen für die Ernährung von Kindern und Jugendlichen – Die Optimierte Mischkost optimiX. FKE 2012: FKE Shop – http://www.fke-do.de (Stand: Juni 2013)
- Körner U. Lebensmittelallergie Neurodermitis – Was darf mein Kind essen? 3. Aufl. aid u. DGE; 2013: http://www.dge-medienservice.de (Stand: Juni 2013)
- Rösch R, Fellmeth S. Das beste Essen für Kleinkinder – Empfehlungen für die Ernährung von 1- bis 3-Jährigen. 2. Aufl. aid; 2010: http://shop.aid.de/ (Stand: Juni 2013)

3.2.3 Ernährung des älteren Menschen

Eva Lückerath

Verschiedenste Faktoren können den **Alterungsprozess** beeinflussen. So haben genetische Disposition, physiologische Veränderungen (zu Beginn in Muskulatur und Knochengerüst), psychische Situation, soziales Umfeld und Ernährung Einfluss auf diesen Prozess.

Der Alterungsprozess selber ist nicht aufzuhalten. Durch die Gestaltung des Lebens mit ausreichend Bewegung und einer ausgewogenen Ernährung lässt sich jedoch eine gute Grundlage für eine immer länger werdende Lebenserwartung schaffen. Bereits während der Kindheits- und Jugendphase, aber auch in der „aktiven" Lebensphase sollte die Basis der Ernährung entsprechend der Vollkost gestaltet sein.

Altersdifferenzierung von Senioren:
- 65- bis 74-Jährige: ältere Menschen (junge aktive Alte)
- 75- bis 89-Jährige: Hochbetagte
- 90- bis 99-Jährige: Höchstbetagte
- 100-Jährige und älter: Langlebige

Um den unterschiedlich agilen Senioren etwas gerechter zu werden, unterscheidet man weiter
- unabhängig lebende,
- hilfsbedürftige und
- pflegebedürftige Senioren.

Dennoch ist die Unterteilung nicht sehr aussagekräftig, da das Alter weniger von der Anzahl der Lebensjahre abhängt als vom physiologischen Zustand. Dieser kann sehr stark schwanken, da er eng mit der individuellen Lebenssituation eines Menschen zusammenhängt.

Krankenhausernährung alter Menschen

In Krankenhäusern mit geriatrischen Abteilungen wie auch in Seniorenheimen werden die Referenzwerte für über 65-Jährige herangezogen (▶ **Tab. 3.77**). Je nach körperlicher Aktivität wird von einem PAL von 1,2 und 1,4 ausgegangen (S. 16). Aufgrund des relativ geringen Energiebedarfs wird bei gleichbleibendem Bedarf an Vitaminen und Mineralstoffen ein hoher Anspruch an die **Nährstoffdichte** gestellt. Bei der Ernährung alter Menschen ist einerseits von vielen übergewichtigen Patienten auszugehen, anderseits besteht bei sehr alten Menschen häufig das Problem des Untergewichts. Bei letzterer Personengruppe muss ein individueller Ansatz gefunden werden, um einer Unterversorgung vorzubeugen. Die krankenhausspezifischen Abläufe erschweren häufig die hohen Anforderungen, die die Ernährung älterer Patienten darstellt. Um die Versorgung des Patienten zu gewährleisten, empfiehlt es sich, die Nahrungsaufnahme zu protokollieren.

Indikation

Indiziert ist eine Vollkost mit einem geringeren Energiegehalt bei allen Menschen über 65 Jahre, die keiner ernährungstherapeutischen Maßnahmen bedürfen.

Prinzip

- Als Basis dient die Vollkost bzw. leichte Vollkost unter Berücksichtigung vorhandener Lebensmittelunverträglichkeiten. Die Portionen werden auf 5–6 Mahlzeiten/Tag verteilt.
  Die Kost muss im Energiegehalt an den Energiebedarf adaptiert werden; Grundlage sind die Empfehlungen der DGE zur Nährstoffzufuhr für

▶ **Tab. 3.77** Informationen für die Gemeinschaftsverpflegung älterer Patienten (DGE, Stand: Januar 2006a, b u. 2013).

		Krankenhaus/Rehakliniken (mobile Patienten > 65 Jahre) PAL 1,4		**Krankenhäuser (immobile Patienten > 65 Jahre) PAL 1,2**	
		Tageskost 15:30:55	**Mittagessen 20:30:50**	**Tageskost 15:30:55**	**Mittagessen 20:30:50**
Energie	in kcal (kJ)	1800 (7 531)	600 (2510)	1550 (7 740)	517 (2162)
Eiweiß	in g	≤ 68	≤ 30	≤ 58	≤ 26
Fett	in g	≤ 60	≤ 20	≤ 52	≤ 17
Kohlenhydrate	in g	≥ 248	≥ 75	≥ 213	≥ 65
Ballaststoffe	in g	≥ 30	≥ 10	≥ 30	≥ 10
Vitamin E	in mg	12	4	12	4
Vitamin B_1	in mg	1,2	0,4	1,0	0,3
Vitamin B_2	in mg	1,4	0,5	1,2	0,4
Folsäure	in µg	300	100	300	100
Vitamin C	in mg	100	33	100	33
Kalzium	in mg	1000	333	1000	333
Magnesium	in mg	350	117	350	117
Eisen	in mg	15	5	10	3,3
Jod	in µg	200	67	180	60

Personen über 65 Jahre. Da im Alter die fettfreie Körpermasse (LBM = **l**ean **b**ody **m**ass), also die Muskelmasse und damit die stoffwechselaktive Zellmasse abnimmt, sinkt der tägliche Energiebedarf. Eine Mangelernährung und zu wenig Bewegung beschleunigen den Muskelabbau, daher sollte eine Kontrolle des Körpergewichts durch Wiegen erfolgen.

Nährstoffdichte: Bei älteren Menschen besteht ein hoher Anspruch an die Zusammensetzung der Nahrung. Denn trotz geringerem Energiebedarf bleibt der Bedarf an Vitaminen und Mineralstoffen im Vergleich zu jüngeren Menschen bestehen.

- Die Kost berücksichtigt präventiv-medizinische Erkenntnisse der Ernährungsforschung nach den Empfehlungen der DGE.
- Die Nahrungszusammensetzung sollte den üblichen bzw. den altersspezifischen Ernährungsgewohnheiten angepasst sein, soweit die o. g. Punkte nicht tangiert werden.
- Der Anteil an Getreideprodukten sollte hoch sein; Gemüse und Obst in 5 Portionen täglich.
- Fettarme Milch- und Milchprodukte sollten bei einer Menge von 250 ml/Tag und 60 g Käse/Tag liegen; maximal $^1/_3$ gesättigte Fettsäuren, Verwendung pflanzlicher Öle und Fette mit ungesättigten Fettsäuren (Oliven-, Raps-, Soja-, Maiskeim-, Sonnenblumenöl); 1- bis 2-mal in der Woche Seefisch (à 100–150 g), wenig Fleisch (maximal 2- bis 3-mal in der Woche 100 g, wenig Wurst), 2–3 Eier in der Woche; Eiweiß pflanzlichen Ursprungs sollte regelmäßig auf dem Speiseplan stehen. Bei beeinträchtigter Nierenfunktion keine übermäßige Proteinzufuhr (maximal 2,0 g/kg KG bei ausreichender Flüssigkeitszufuhr).
- An Getränken sollten mindestens 1,5–2 l/Tag als Mineralwasser (Kalzium- und Magnesiumgehalt) und Kräutertee konsumiert werden. Mäßig Kaffee und schwarzer Tee (2–3 Tassen/Tag zur Orientierung), verdünnte Obst- und Gemüsesäfte. Dem abnehmenden Durstempfinden ist durch ein regelmäßiges Angebot von Getränken Rechnung zu tragen; wenn nötig, sollte die Zufuhr kontrolliert werden (▶ **Tab. 3.78**). Es besteht ein gesteigerter Flüssigkeitsbedarf bei Hit-

▶ **Tab. 3.78** Wichtige physiologische Veränderungen im Alter und ihre Auswirkungen auf die Ernährung im Überblick (Arens-Azevêdo 2006).

Organ	physiologische Veränderungen im Alter	Auswirkungen auf die Ernährung
Muskelsystem	• Verringerung der Muskelmasse • vermehrte Einlagerung von Fett	• Senkung des Grundumsatzes und des Energiebedarfs • Verringerung der Verzehrsmengen
Knochensystem	• Verringerung der Knochenmasse • Abnutzung des Knorpels	• Notwendigkeit der ausreichenden Versorgung mit Kalzium und Vitamin D
Verdauungssystem	• Verringerung des Organgewichts • Atrophie der Schleimhäute • Einlagerung von Bindegewebe • schmerzhafte Risse in der Mundschleimhaut • Rückbildung des Kiefers	• Vermeidung fettreicher Gerichte • Verringerung der Verzehrmengen • ausreichende Zufuhr an Obst und Gemüse • mehrere kleine Mahlzeiten/Tag
Niere	• Verringerung des Organgewichts • Abnahme der funktionsfähigen Einheiten	• reichliche Zufuhr von Flüssigkeit
Großhirn	• Atrophie der Hirnzellen • Erweiterung der Zwischenzellräume	• reichliche Zufuhr von Flüssigkeit • ausreichende Zufuhr von Mineralstoffen und Vitaminen

ze, Schwitzen, trockener, kalter Luft, hohem Kochsalz- oder Proteinverzehr, Erbrechen, Durchfall, Fieber, Einnahme von Laxanzien oder Diuretika. Wenig Alkohol (1 Glas Wein/Bier). Im Krankenhaus kein Alkohol!

- Bei **Obstipation** und **Divertikelbildung** ist auf eine ausreichende Ballaststoff- und Flüssigkeitszufuhr zu achten.
- Bei **eingeschränkter Glukosetoleranz** sollten ausreichend Ballaststoffe mit hochmolekularen Kohlenhydraten (höhere Nährstoffdichte) zugeführt werden, dabei sind niedermolekulare Kohlenhydrate zu meiden.
- Vitamine und Mineralstoffe sind in ausreichender Menge zu berücksichtigen, eventuell ist eine Supplementierung nötig: Zum Beispiel tritt bei atrophischer Gastritis (ca. 30 % der über 65-Jährigen) ein Vitamin-B_{12}-Mangel auf. Vitamin C ist zu ergänzen.
- Die Vitamin D- (10 mg/Tag) und Kalziumzufuhr ist besonders bei Frauen zu beachten. Die Eigensynthese nimmt mit zunehmendem Alter ab.
- Bei Kau- und Schluckbeschwerden muss die Kost in ihrer Konsistenz angepasst werden (Weich-, Brei- und Flüssigkost).
- **Appetitlosigkeit** kommt häufiger im fortgeschrittenen Lebensalter vor. Die Gründe hierfür sind zu erforschen und mit begleitenden Ernährungsmaßnahmen zu behandeln: häufigere Frequenz der Mahlzeiten, die individuelle Wünsche berücksichtigen und besonders appetitlich serviert werden, Anbieten von Säften. Da der Geruchs- und Geschmacksinn nachlässt, sollten Speisen gut gewürzt, aber nicht zu stark gesalzen sein (maximal 6 g NaCl/Tag).
- Bei unzureichender Energie-, Nähr- und Wirkstoffzufuhr können orale Aufbau- und Zusatznahrungen entsprechend der Indikation gereicht werden. Sollten alle Möglichkeiten zur Vermeidung einer enteralen Ernährung ausgeschöpft und eine ausreichende Nährstoffversorgung nicht mehr gewährleistet sein, sollte eine industriell gefertigte Sondennahrung eingesetzt werden. Bei einer Sondenernährung, die länger als 3 Wochen geplant ist, kommt eine perkutane endoskopische Gastrostomiesonde (PEG-Sonde) zum Einsatz.

Achtung

Generell sollten keine Rohmilch und kein rohes Fleisch/rohe Wurst (Tartar, Salami, Mett-, Teewurst) verabreicht werden, da im Alter die Immunabwehr sinkt und entsprechend die Infektanfälligkeit steigt (Salmonellen, EHEC, Trichinen). Auf besondere Hygiene, eine sorgsame Lagerung und Zubereitung (Erhitzen) der Mahlzeiten ist zu achten.

Gewicht in kg	Körperlänge in m												
	1,40	1,45	1,50	1,55	1,60	1,65	1,70	1,75	1,80	1,85	1,90	1,95	2,00
130	66	62	58	54	51	48	45	42	40	38	36	34	33
128	65	61	57	53	50	47	44	42	40	37	35	34	32
126	64	60	56	52	49	46	44	41	39	37	35	33	32
124	63	59	55	52	48	46	43	40	38	36	34	33	31
122	62	58	54	51	48	45	42	40	38	36	34	32	31
120	61	57	53	50	47	44	42	39	37	35	33	32	30
118	60	56	52	49	46	43	41	39	36	34	33	31	30
116	59	55	52	48	45	43	40	38	36	34	32	31	29
114	58	54	51	47	45	42	39	37	35	33	32	30	29
112	57	53	50	47	44	41	39	37	35	33	31	29	28
110	56	52	49	46	43	40	38	36	34	32	30	29	28
108	55	51	48	45	42	40	37	35	33	32	30	28	27
106	54	50	47	44	41	39	37	35	33	31	29	28	27
104	53	49	46	43	41	38	36	34	32	30	29	27	26
102	52	49	45	42	40	37	35	33	31	30	28	27	26
100	51	48	44	42	39	37	35	33	31	29	28	26	25
98	50	47	44	41	38	36	34	32	30	29	27	26	25
96	49	46	43	40	38	35	33	31	30	28	27	25	24
94	48	45	42	39	37	35	33	31	29	27	26	25	24
92	47	44	41	38	36	34	32	30	28	27	25	24	23
90	46	43	40	37	35	33	31	29	28	26	25	24	23
88	45	42	39	37	34	32	30	29	27	26	24	23	22
86	44	41	38	36	34	32	30	28	27	25	24	23	22
84	43	40	37	35	33	31	29	27	26	25	23	22	21
82	42	39	36	34	32	30	28	27	25	24	23	22	21
80	41	38	36	33	31	29	28	26	25	23	22	21	20
78	40	37	35	32	30	29	27	25	24	23	22	21	20
76	39	36	34	32	30	28	26	25	23	22	21	20	19
74	38	35	33	31	29	27	26	24	23	22	20	19	19
72	37	34	32	30	28	26	25	24	22	21	20	19	18
70	36	33	31	29	27	26	24	23	22	20	19	18	18
68	35	32	30	28	27	25	24	22	21	20	19	18	17
66	34	31	29	27	26	24	23	22	20	19	18	17	17
64	33	30	28	27	25	24	22	21	20	19	18	17	16
62	32	29	28	26	24	23	21	20	19	18	17	16	16
60	31	29	27	25	23	22	21	20	19	18	17	16	15
58	30	28	26	24	23	21	20	19	18	17	16	15	15
56	29	27	25	23	22	21	19	18	17	16	16	15	14
54	28	26	24	22	21	20	19	18	17	16	15	14	14
52	27	25	23	22	20	19	18	17	16	15	14	14	13
50	26	24	22	21	20	18	17	16	15	15	14	13	13
48	24	23	21	20	19	18	17	16	15	14	13	13	12
46	23	22	20	19	18	17	16	15	14	13	13	12	12
44	22	21	20	18	17	16	15	14	14	13	12	12	11
42	21	20	19	17	16	15	15	14	13	12	12	11	11

► **Abb. 3.9** BMI für Senioren (ab 65 Jahre). BMI < 22 kg/m²: Risiko der Unterernährung; BMI 22–23 kg/m²: Risiko einer leichten Unterernährung; BMI 24–29 kg/m²: optimales Gewicht; BMI > 29,9 kg/m²: Adipositas.

Bewertung des Ernährungszustandes

Der **MNA-Test** (**M**ini-**N**utritional-**A**ssessment), der in 10–20 Minuten durchgeführt werden kann, beinhaltet Fragen u. a. zur gesundheitlichen Situation, zum Körpergewicht, zur Körpergewichtsentwicklung, zum Verzehr bestimmter Lebensmittelgruppen sowie zu Essproblemen. Durch diesen wird ein bestehendes erhöhtes Risiko für eine **Mangelernährung** erkannt, bevor eine klinisch relevante Situation entsteht. In ► **Abb. 3.9** ist die Einschätzung des Ernährungszustandes von Senioren anhand des BMI dargestellt.

Ob eine **Gewichtsreduktion** angezeigt ist, sollte nicht ausschließlich vom BMI abhängig gemacht werden (S. 19). Studien weisen darauf hin, dass ein höherer BMI-Wert mit einem geringeren Mortalitätsrisiko einhergeht. Wird eine Gewichtsreduktion als sinnvoll erachtet, sollte die zugeführte tägliche Energiemenge nicht unter 1200 kcal (5 040 kJ) liegen. Hier ist auf eine ausreichende Vitamin- und Mineralstoffversorgung zu achten, da sie mit der zugeführten Energie nicht gewährleistet werden kann.

Spezielle Kostformen

Spezielle Kostformen sind zu verabreichen bei

- Diabetes mellitus,
- Fettstoffwechselstörungen,
- Hyperurikämie,
- Hypertonie, entsprechend der Vollkost,
- chronischer Niereninsuffizienz,
- Osteoporose und
- Rheuma.

Besonderheiten entsprechend der Kostformen s. Diätkatalog.

Sonderkostformen

- ballaststoffreiche, -arme Kost
- zuckerreduzierte Kost
- laktosearme Kost
- glutenfreie Kost
- Diät bei Malassimilation
- künstliche Ernährung/Sondenernährung

Weiterführende Informationen

- Deutsche Gesellschaft für Ernährung e. V. (DGE). DGE-Beratungs-Standards. 10. Aufl. Bonn: DGE; 2011
- Deutsche Gesellschaft für Ernährung e. V. (DGE). DGE-Qualitätsstandard für die Verpflegung in stationären Senioreneinrichtungen, 2. Aufl. Bonn: DGE; 2011: http://www.dge-medienservice.de (Stand: Juni 2013)
- Deutsche Gesellschaft für Ernährung e. V. (DGE). Ernährung im hohen Alter – Ratgeber für Angehörige und Pflegende. 23. Aufl. Bonn: DGE, aid; 2010: http://www.dge-medienservice.de (Stand: Juni 2013)
- Illini S. Gesund und aktiv ins Alter – Fit ab 50. 6. Aufl. aid; 2011: http://shop.aid.de/ (Stand: Juni 2013)
- Küpper C. Ernährung älterer Menschen. Frankfurt a. M.: Umschau Zeitschriftenverlag; 2008: http://www.ernaehrungs-umschau.de/media/pdf/pdf_2008/09_08/EU09_548_556.qxd.pdf (Stand: Juni 2013)
- Verband für Ernährung und Diätetik e. V. (VFED). Body-Mass-Index (BMI) für Senioren (ab 65 Jahre). VFED; 2006: http://www.vfed.de/de/onlineshop (Stand: Juni 2013)
- Wetzel S. Ernährung im hohen Alter – Ratgeber für Angehörige und Pflegende. 3. Aufl. DGE u. aid; 2010: http://www.dge-medienservice.de (Stand: Juni 2013)

3.2.4 Ernährung des Sportlers

Thomas Reiche, Bettina Geier unter Mitarbeit von Sven-David Müller

Sport und körperliche Aktivität sind zweifellos für eine gesunderhaltende Lebensführung unentbehrlich: Regelmäßige Bewegung beugt effektiv zahlreichen Erkrankungen vor, indem sie die Gesundheit und Fitness optimiert und so das Auftreten vermindert von

- Adipositas,
- Hypertonie,
- Diabetes mellitus Typ 2 und
- Arteriosklerose.

Die meisten dieser Zivilisationskrankheiten entstehen aufgrund von **Bewegungsmangel**. Wie der Bundes-Gesundheitssurvey 1998 offenbart, treiben hierzulande von den 30- bis 59-Jährigen mehr als die Hälfte überhaupt keinen Sport. Das Mindestmaß an Bewegung – 3-mal wöchentlich 30 Minuten moderate körperliche Aktivität (z. B. Walking oder Schwimmen) – erreichen gerade einmal 13 % der Erwachsenen. Kein Wunder, dass in Deutschland etwa zwei Drittel der Männer und über die Hälfte der Frauen übergewichtig sind (BMI > 25 kg/m^2). Davon leiden 17 % der Männer und 20 % der Frauen an Adipositas (BMI > 30 kg/m^2; RKI 2006). Die durch Adipositas hervorgerufenen Kosten sind beträchtlich und belaufen sich auf 15–20 Mrd. Euro pro Jahr.

Regelmäßig betriebener Sport dient nicht nur der Gesundheit, er gleicht zusätzlich die allgemeine Bewegungsarmut aus: Ein sportlicher **Energie-**

▶ **Tab. 3.79** Nährstoffverteilung des Leistungssportlers im Vergleich zur DGE-Empfehlung und zur Zivilisationskost in Energie% (nach Geiss u. Hamm 2000, DGE 2001b, 2004c).

	DGE-Empfehlung (SOLL)	Zivilisationskost (IST)	Basiskost des Sportlers
Kohlenhydrate	≥ 50	46	55–60
Eiweiß	10–12	14	10–15
Fett	≤ 30	33–38	25–30
Alkohol	0	7	0

mehrverbrauch von 2000 kcal pro Woche ist vielen Studien zufolge äußerst hilfreich für Menschen, die ihr Gewicht senken oder stabilisieren wollen. Bereits durch 30–60 Minuten Laufen an 3 Tagen in der Woche lässt sich dies in die Tat umsetzen. Laut Ernährungsbericht 2004 trägt zur Verbesserung der Ernährungssituation nicht zuletzt eine Zunahme der körperlichen Aktivität bei (DGE 2004c).

Wer vorwiegend körperlich arbeitet oder Sport treibt, braucht eine andere Ernährung als Menschen, die besonders viel am Schreibtisch sitzen. Letztere profitieren in Bezug auf das Gewichtsmanagement am meisten von nur 3 Mahlzeiten/Tag, bei denen der Proteinanteil zulasten von Kohlenhydraten leicht erhöht ist. Sportler hingegen sollten häufiger und kohlenhydratreicher essen: Mit Pasta, Reis u. Ä. lässt sich der durch körperliche Aktivität zusätzlich entstehende Energiebedarf am wirkungsvollsten decken. Sport und gesunde Ernährung sind eng verknüpft: Einerseits regt die körperliche Aktivität den Appetit an, andererseits bewirkt eine sportgerechte Ernährungsweise eine Verbesserung der sportlichen Leistung und des körperlichen Wohlbefindens.

Grundsätze und Ziele der Sportlerernährung

Menschen sind aus den unterschiedlichsten Gründen sportlich aktiv: Die einen suchen den Ausgleich zum stressigen Berufsalltag, andere haben sich vorgenommen abzunehmen oder schätzen die Geselligkeit der Mannschaftssportarten. Während bei Trendsportarten wie dem Snowboarden oder Kitesurfen oft der Spaßfaktor im Vordergrund steht, zielen andere Sportarten auf die Gesundheit und Fitness ab. Unabhängig davon, ob ein Kraft-, Schnellkraft- oder Ausdauersport betrieben wird, haben alle ambitioniert trainierenden (Freizeit-) Sportler einen erhöhten Nährstoffbedarf.

Die Ernährungsweise, welche den Sportler das ganze Jahr über mit allen erforderlichen Nährstoffen versorgt, ist die sog. **Basiskost.** Diese bildet das Fundament und, neben dem Training, die zweite Säule der sportlichen Leistung. Für die Basiskost des Freizeit- und Leistungssportlers gelten grundsätzlich die gleichen Empfehlungen wie für den gesunden Nichtsportler – die der Vollkost (S. 125). Sie enthält jedoch erhöhte Anteile an Kohlenhydraten sowie hochwertigem Eiweiß. Für Sportlerinnen und Sportler ist es daher besonders wichtig, die Zufuhr von Nahrungsfett auf 30 % der Energiezufuhr zu beschränken (▶ **Tab. 3.79**).

Primäre Ziele der Basiskost:

- Maximierung der Muskel-Glykogen-Speicher: Allein die Umstellung von Zivilisations- auf Basiskost steigert den Muskel-Glykogen-Gehalt um etwa 35 %. Ist die Kost direkt nach dem Sport kohlenhydratbetont, erhöht sich der Gehalt sogar um knapp 47 %.
- Deckung des erhöhten Bedarfs bestimmter Vitamine (vor allem B-Vitamine und antioxidativ wirksame Vitamine) und Mineralstoffe (z. B. Eisen, Kalzium, Jod).

Wirkungen der Sportlerernährung (Baron u. Berg 2005, Scholz u. Hamm 2005):

- Erhalt und Förderung von Leistungsfähigkeit und Belastbarkeit
- Vermeidung bzw. Reduktion von Muskelschäden, Verletzungen und Infektionen
- Förderung und Verkürzung der Regeneration
- physiologische Leistungssteigerung
- Erhaltung von Gesundheit und Fitness

Eine direkte Leistungssteigerung ist dagegen kein vorrangiges Ziel. Dies ist auch nur bei einem vorausgegangenen Mangel eines oder mehrerer Nährstoffe möglich. Eine Leistungssteigerung durch eine optimierte Ernährung ist eher ein Nebeneffekt: Der Sportler kann intensiver und, aufgrund einer verbesserten Regeneration, öfter trainieren. Infolgedessen erreicht er schneller ein höheres Leistungsniveau.

Darüber hinaus stellt jede Sportart unterschiedliche Anforderungen an den Organismus, die je nach Art, Dauer und Intensität der körperlichen Belastung individuell verschieden sind – sie stellen allerdings keine prinzipiellen, sondern lediglich graduelle Unterschiede dar.

Physiologie des Muskelstoffwechsels

Der menschliche Organismus speichert seine Energie hauptsächlich in Form von energiereichen Phosphaten, Glykogen und Fett. ▶ **Tab. 3.80** gibt den möglichen Energiegewinn und die Geschwindigkeit der **Energiebereitstellung** eines 75 kg schweren Durchschnittsmenschen an.

Die für die Muskelkontraktion notwendige Energie stammt unmittelbar aus der **hydrolytischen Spaltung von Adenosintriphosphat (ATP)** in Adenosindiphosphat (ADP) und energiereiches Phosphat. Da die ATP-Speicher im Muskel jedoch schnell aufgebraucht sind, muss der Muskel ständig ATP wiederherstellen. Hierzu kann er **Kreatinphosphat** (KP), Muskelglykogen und Fettsäuren nutzen. Im Ruhezustand gewinnt der Körper seine Energie zu etwa 90 % aus Fett und nur zu 10 % aus Kohlenhydraten. Bei maximaler Belastungsintensität kann sich der **Energieumsatz** im arbeitenden Muskel bis zu 300-fach erhöhen. Je intensiver die Muskelbelastung durch sportliche Aktivität ist, desto mehr greift der Körper auf Kohlenhydrate (Glukose, Muskelglykogen) zur Energiebereitstellung zurück (Baron u. Berg 2005, Konopka 2002, Geiss u. Hamm 2000). Sie sind die effizientesten Energielieferanten: Ihre Verbrennung generiert pro Minute etwa 6-mal mehr Energie als die Oxidation von Fettsäuren (▶ **Tab. 3.80**).

Anaerob alaktazide Energiegewinnung: Spaltung von ATP und KP

- **explosive Schnellkraftbelastung:** maximale Energiefreisetzung für 6–8 Sekunden
- Spaltung energiereicher Phosphate ohne Sauerstoff und Bildung von Milchsäure (Laktat)
- schnellste Energiefreisetzung: 58 kcal/min
- sehr kleiner Energiegewinn: 4–5 kcal

▶ **Tab. 3.80** Energiegewinn und -produktionsrate der wichtigsten Energiesubstrate (nach McArdle et al. 2001, Konopka 2002, Schek 2002).

Energie träger	maximaler Energiegewinn in kcal	maximale Energiebildungsrate in kcal/min
ATP	1–2	58
Kreatinphosphat	3–4	58
Glykogen	–	–
anaerob	50–70	36–54
aerob	1500–1800	18
Fett	50 000	9

Bei sehr kurzen und hochintensiven Belastungen, wie etwa beim Gewichtheben, gewinnt der Körper das benötigte Maximum an Energie ohne Sauerstoff (anaerob). Dazu nutzt er die Spaltung der **ATP-Reserve** im ausgeruhten Muskel. Allerdings ist der ATP-Gehalt dort so gering, dass er nur für 1 Sekunde oder für 3–4 Muskelkontraktionen reicht (Keul et al. 1969). Gleichzeitig setzt die Energiefreigabe durch den Zerfall von KP ein (▶ **Abb. 3.10**). Dabei überträgt KP mithilfe des Enzyms **Kreatinkinase** seine Phosphatgruppe auf ADP und regeneriert das ATP noch während der Belastung. KP ist in der Lage, bis zu 8 Sekunden die maximale Energiezufuhr des Körpers zu sichern – nicht ganz ausreichend für einen 100-m-Sprint (Baron u. Berg 2005, Konopka 2002, McArdle et al. 2001).

Anaerob laktazide Energiegewinnung: anaerobe Glykolyse

- **Kurzzeitausdauer:** maximal 2–3 Minuten
- unvollständiger Glukoseabbau ohne Sauerstoff (anaerob) über Brenztraubensäure (Pyruvat) bis zur Milchsäure (Laktat)
- schnelle Energiefreisetzung: 36–54 kcal/min
- geringer Energiegewinn: 50–70 kcal, 1 Mol Glukose setzt 2 Mol ATP frei

Bei anhaltenden, fast maximalen Belastungen gewinnt der Körper die erforderliche Energie über die **anaerobe Glykolyse**: Die als Muskelglykogen gespeicherte Glukose wird ohne Sauerstoff bis zu **Laktat** umgewandelt. Die Laktatanhäufung führt zur Übersäuerung (Azidose) im Muskel und

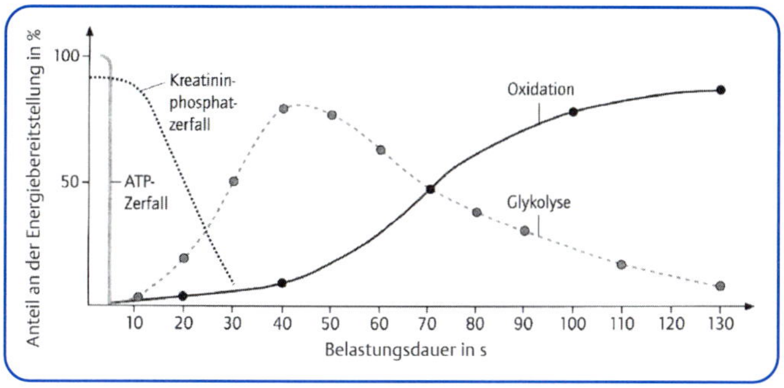

▶ **Abb. 3.10** Energiebereitstellung im Muskel.

schränkt dadurch die Enzymaktivitäten der Glykolyse ein. Der Laktatüberschuss ist somit ein leistungsbegrenzender Faktor: Er ermüdet den Muskel und zwingt zum baldigen Abbruch der Belastung. Nach 40–50 Sekunden erreicht der unvollständige Glukoseabbau sein Maximum und deckt intensive Belastungen bis zu 3 Minuten energetisch ab (▶ **Abb. 3.10**). Die anaerobe Glykolyse ist die dominierende Form der Energiegewinnung bei Langsprints bis hin zu Mittelstreckenbelastungen und Endspurts.

Aerobe Energiegewinnung: Oxidation von Glukose und Fettsäuren

Dauert die körperliche Belastung über 3 Minuten, gewinnt die aerobe Energiegewinnung immer mehr an Bedeutung. Dabei nimmt der Anteil der Oxidation von Kohlenhydraten mit der Intensität und der Dauer der Belastung zu. Doch auch bei sehr intensivem Training oder im Wettkampf werden stets Fettsäuren verbrannt.

Aerobe Glykolyse:

- **Mittel- bis Langzeitausdauer:** maximal 60–90 Minuten
- vollständiger Glukoseabbau mit Sauerstoff (aerob) zu Wasser und Kohlendioxid
- langsame Energiefreisetzung: 18 kcal/min
- großer Energiegewinn: 1500–1800 kcal, 1 Mol Glukose setzt 38 Mol ATP frei

Bei der aeroben Glykolyse wird die Glukose im Zitratzyklus mit Sauerstoff vollständig oxidiert. Pro Minute wird dabei zwar nur halb so viel Energie frei wie bei der anaeroben Glykolyse (▶ **Tab. 3.80**), dafür kann der Sportler die (Ausdauer-)Leistung länger aufrechterhalten. Die Größe der **Glykogenspeicher** (ca. 300 g) begrenzt die Dauer intensiver Ausdauerleistungen auf 60–90 Minuten (z. B. 15-km-Lauf). Ausdauersportler mit gut trainiertem Fettstoffwechsel sind in der Lage, bei einer hohen Intensität von 85 % der maximalen Herzfrequenz noch etwa die Hälfte der Energie aus der Fettverbrennung zu beziehen. Dadurch schonen sie wertvolles Muskelglykogen und können beispielsweise einen Marathon mit konstant hoher Geschwindigkeit durchlaufen (McArdle et al. 2001).

β-Oxidation von Fettsäuren:

- **Langzeitausdauer:** > 1 Stunde
- vollständige Verbrennung von Fettsäuren zu Wasser und Kohlendioxid (β-Oxidation)
- sehr langsame Energiefreisetzung: 9 kcal/min
- praktisch unerschöpflicher Energiespeicher

Bei Ausdauerbelastungen von mehr als 1 Stunde mit mittlerer bis niedrigerer Intensität, wie beim (Halb-)Marathon-Lauf, ist der Muskelstoffwechsel auf eine vermehrte Fettverbrennung angewiesen. Die sog. β-Oxidation der Fettsäuren benötigt mehr Sauerstoff und liefert nur halb so schnell Energie wie die aerobe Glukoseverbrennung. Dies hat zur Folge, dass nach Entleerung der Glykogenreserven in der Regel eine Verminderung der Belastungsintensität (z. B. der Laufgeschwindigkeit) notwendig ist.

Zeitgleiche Energiebereitstellung

Die verschiedenen Wege der Energiebereitstellung laufen nicht zeitversetzt hintereinander, sondern **gleichzeitig** nebeneinander ab. So entstehen beispielsweise im Muskel schon gegen Ende eines 100-m-Sprints deutliche Anhäufungen von Laktat als Zeichen des Abbaus von Glukose, der Glykolyse. In welchem Verhältnis der Körper die einzelnen Energieträger nutzt, hängt mehr von der Intensität

▶ **Tab. 3.81** Art der überwiegenden Energiegewinnung in Abhängigkeit von Intensität und Dauer der Belastung (nach Schek 2002, Williams 1997).

Belastungsdauer	**bis 30 Sekunden**	**bis 3 Minuten**	**3–90 Minuten**	**Stunden**
Belastungsart	Maximal-/Schnellkraft, Schnelligkeit, z. B. 100-m-, 200-m-Sprint, Gewichtheben	Kurzzeitausdauer; Kraftausdauer; Schnelligkeitsausdauer, z. B. Mittelstreckenläufe, 1000-m-Bahnzeitfahren	Mittelzeitausdauer; Langzeitausdauer; z. B. Langstreckenläufe bis zum Halbmarathon (21,1 km)	extreme Ausdauerbelastung, z. B. Langstreckenläufe: • Marathon • Triathlon • Ultras
Belastungsintensität	am höchsten	hoch	geringer	am niedrigsten
Sauerstoff	anaerob (= ohne Sauerstoff)		aerob (= mit Sauerstoff)	
Energiebereitstellung	alaktazid, energiereiche Phosphate	laktazid, unvollständige Glukoseverbrennung zu Laktat	vollständige Glukoseverbrennung über Acetyl-CoA zu CO_2 und H_2O	Fettverbrennung (β-Oxidation langkettiger Fettsäuren)
Energiequellen	ATP + KP	Kohlenhydrat	Kohlenhydrat	Fett

▶ **Tab. 3.82** Einteilung der Sportartengruppen nach Art der Energiegewinnung und Belastungsstruktur (nach Geiss u. Hamm 2000).

Energiegewinnung	**ATP und KP**	**überwiegend anaerob aus Glykogen**	**anaerob und aerob aus Glykogen und z. T. aus Depotfett**	**anaerob und aerob aus Glykogen und Depotfett**
Sportartengruppe	**Kraftsport**	**Schnellkraftsport**	**Kraftausdauersport**	**Ausdauersport**
Beispiele	• Krafttraining • Gewichtheben • Bodybuilding • Stoßdisziplinen der Leichtathletik	• Kurzstrecken in der Leichtathletik • Diskus-, Speerwerfen • Hoch-, Weitsprung • Turnen, Gymnastik • Eisschnelllauf (100–1500 m)	• Rudern, Kanurennsport • Bergsteigen, Freeclimbing • Eisschnelllauf (> 1500 m) • Boxen, Ringen, Judo	• Laufen: Mittel-, Langstrecken, Marathon • (Nordic) Walking, Inlineskating • Spinning, Aerobic • Biathlon, Triathlon
Belastungsstruktur	• kurze Belastungszeit • hoher Krafteinsatz	• relativ kurze Belastungszeit • gleichbleibender Krafteinsatz	• lange Belastungszeit • überwiegend hoher Krafteinsatz	• lange Belastungszeit • relativ gleichbleibender Krafteinsatz

der Belastung als von ihrer Dauer ab. Entscheidend ist die akut benötigte ATP-Menge und die KP-Konzentration: Innerhalb von Sekunden nach Beginn der körperlichen Belastung aktiviert das bei der ATP-Spaltung frei werdende Phosphat nicht nur die anaerobe und aerobe Glykolyse, sondern auch die Oxidation der Fettsäuren (Baron u. Berg 2005, McArdle et al. 2001).

Die verschiedenen Stoffwechselwege der Energiegewinnung sind in ▶ **Tab. 3.81** übersichtlich dargestellt, die in ▶ **Tab. 3.82** in Bezug auf die Sportartengruppe und Belastungsstruktur weiter differenziert werden.

▶ **Tab. 3.83** Basiskost für Ausdauer- und für Kraftsportarten (nach Baron u. Berg 2005).

Ausdauer-Basiskost		Kraft-Basiskost	
Kohlenhydrate	**60 %**	Kohlenhydrate	50 %
Eiweiß	15 %	**Eiweiß**	**20 %**
Fett	25 %	Fett	30 %

Ernährungsempfehlungen

Nennenswerte Unterschiede im Nährstoffverhältnis für Freizeit- und Leistungssportler verschiedener Sportartengruppen bestehen nur zwischen Ausdauer- und Kraftsportarten (▶ **Tab. 3.83**).

Während Ausdauersportler ihren Kohlenhydratanteil auf bis zu 60 % der Nahrungsenergie erhöhen sollten, wird bei Kraftsportarten der Eiweißanteil etwas mehr betont. Da prozentuale Werte die absolute Nährstoffaufnahme nur ungenau beschreiben, orientieren sich Ernährungsempfehlungen für Sportler zunehmend an Mengenangaben pro kg KG. Allgemein gilt: Je intensiver die Belastung für den Körper und je extremer die Bedingungen, desto individueller und differenzierter sollte die Ernährung auf die Leistung abgestimmt werden.

Zufuhrempfehlungen

Der **Energiebedarf** setzt sich aus GU (etwa 1 kcal/kg und Stunde) und LU zusammen. International hat sich durchgesetzt, den Energiebedarf als Mehrfaches des GU anzugeben. Dazu ist der GU mit dem Leistungsfaktor PAL zu multiplizieren (S. 16). Dieser steigt mit zunehmender körperlicher Aktivität von 1,2 bis auf 2,4. Bei sportlicher Aktivität (30–60 Minuten an 4–5 Tagen) liegt der PAL bei etwa 1,9.

Info

Berechnung des Energiebedarfs eines 80-kg-Sportlers:
Energiebedarf = GU + LU
kcal/Tag = Körpergewicht in kg × 24 Stunden
Energiebedarf:
80 (kg) × 24 Stunden = 1920 kcal × 1,9
(PAL) = 3 648 kcal

Da der LU in Abhängigkeit von der Form körperlicher Aktivität sehr unterschiedliche Ausmaße annehmen kann, gibt ▶ **Tab. 3.84** eine Orientierung über die Höhe des zusätzlichen Energiebedarfs in verschiedenen Sportarten. Weiterhin beeinflussen Faktoren wie Trainingsintensität, Trainingszustand, Alter, Geschlecht den Energiebedarf von Sportlern.

▶ **Tab. 3.84** Zusätzlicher Energieverbrauch bei unterschiedlichen Sportarten (nach Kluge 2005).

Sportartengruppen	Leistungsumsatz in kcal/Stunde
Ausdauersport Mittel- u. Langstreckenlauf	400–700
Kraftausdauersport Radsport	500–800
Spielsport Fußball	350–600
Schnellkraftsport Leichtathletik	300–420
Kampfsport Boxen	300–420
Kraftsport Gewichtheben, Bodybuilding	250–400

Kohlenhydrate

Die empfohlene Höhe der **Kohlenhydratzufuhr** liegt zwischen 6–10 g/kg KG. Kohlenhydrate sind die wichtigsten Energielieferanten des Sportlers, da nur sie die Glykogenspeicher in Muskulatur und Leber wieder auffüllen und vergrößern können. Die Speicherkapazität des Körpers für Glykogen ist begrenzt. Sie liegt im Durchschnitt bei etwa 400 g (S. 26). Durch entsprechendes Training und eine kohlenhydratbetonte Ernährung können Sportler ihre **Glykogenreserven** auf Werte über 750 g steigern. Vom Gesamt-Glykogen-Gehalt entfallen etwa 90 g auf Leberglykogen und 300 g auf Muskelglykogen (Schek 2002, Konopka 2001, Geiss u. Hamm 2000). Während das Glykogen der Leber für die Regulation des Blutglukosespiegels verantwortlich ist, steht das Muskelglykogen während der Belastung als Energieträger der arbeitenden Muskulatur zur Verfügung.

Die Größe der Glykogenspeicher (etwa 2,5 g/100 g Muskel) kann über Sieg oder Niederlage entscheiden. Der Bedarf, um adäquate Leistung zu erbringen, liegt bei einem Ausdauersportler mit $1^1/_2$ Stunden täglichem Training bei 8–10 g Kohlenhydraten/kg KG (= 600–700 g Kohlenhydrate).

Geeignete Kohlenhydratquellen

Wer sich sportgerecht ernähren will, bevorzugt (≥3 Stunden) außerhalb des Trainings und Wettkampfs Lebensmittel mit komplexen Kohlenhydraten (Stärke), die zugleich auch gute **Ballaststofflieferanten** sind:

- Vollkornprodukte
- Hülsenfrüchte
- Gemüse
- Äpfel
- Nudeln (al dente)
- (Pell-)Kartoffeln
- (Basmati-)Reis
- Haferflocken
- ungezuckertes (Früchte-)Müsli

Diese Lebensmittel zeichnen sich durch einen hohen Gehalt an Polysacchariden aus, die relativ langsam und kontinuierlich den Blutzucker erhöhen. Der Blutzuckerspiegel bleibt gleichmäßig hoch und der Sportler länger leistungsfähig.

Höhe und Timing der Kohlenhydratzufuhr im Training und Wettkampf

- 3–4 Stunden vor Belastungsbeginn sollten 3 g/kg KG (=140–300 g) Kohlenhydrate mit mittlerem GI zugeführt werden.
- 30–45 Minuten vor Belastungsbeginn sollte 1 g/kg KG mit mittlerem bis hohem GI zugeführt werden.
- Während Belastungen von mehr als 1 Stunde wirken 25–30 g Kohlenhydrate alle 30 Minuten leistungsfördernd (Schonung der Glykogenreserven).
- Nach Belastungsende sollte schnellstmöglich mit der Kohlenhydratzufuhr begonnen werden, da der Körper in den ersten beiden Stunden nach Belastungsende Glykogen besonders effektiv speichert (Glykogensynthese). Zu empfehlen ist eine Aufnahme von 1 g Kohlenhydrat/kg KG und Stunde (=50–100 g) mit mittlerem bis hohem GI in Verbindung mit biologisch hochwertigem Eiweiß (Baron u. Berg 2005, Neumann 2003, Maughan 2002).
- Geeignete Kohlenhydratquellen sind z. B. Fruchtsäfte, Obst, Trockenfrüchte, Toast, Knäckebrot, Honig, Energieriegel (hoher GI), aber auch Nudeln, Reis und Kartoffeln (mittlerer GI).
- Geeignete Eiweißquellen sind z. B. Milch, Milchprodukte, Fisch, mageres Fleisch, Hülsenfrüchte sowie der gezielte Einsatz von Aminosäuren oder Proteinkonzentraten.

Eiweiße (Proteine)

Eiweiße sind u. a. Grundbausteine des Muskelgewebes (S. 40). Das macht sie vor allem für (Schnell-)Kraftsportler so wertvoll. Während mehrstündiger Ausdauerbelastungen können Proteine energetisch verwertet werden und bis zu 10% der benötigten Energie liefern. Im Körper erfüllen die Proteine zahlreiche wichtige **Funktionen**, die folgenden sind insbesondere für Sportler von Bedeutung:

- Bausteine der Muskulatur, Aufbau und Erhalt von Sehnen, Bändern, Nerven- und Bindegewebe
- Regeneration und Wiederherstellung bei Gewebsverletzungen
- Bausteine von Immunglobulinen (Abwehrstoffen) und Antikörpern
- Grundstoff für Enzyme und so an fast allen Stoffwechselreaktionen beteiligt
- Grundsubstanz für Peptidhormone (z. B. Wachstumshormon oder Insulin)

Da es im Körper keinen direkten Eiweißspeicher gibt, sind wir auf eine regelmäßige Zufuhr angewiesen. Proteine haben eine unterschiedliche **biologische Wertigkeit**, die ein Maß dafür ist, wie effizient ein Nahrungsprotein in körpereigenes Eiweiß umgesetzt werden kann. Dabei entspricht das Vollei dem Wert 100. Aus ▶ **Tab. 3.85** ist ersichtlich, dass sich die Nahrungseiweiße in ihrer Wertigkeit gegenseitig ergänzen. In einem Zeitfenster von 4–6 Stunden ist dieser „Aufwertungseffekt" auch für nachfolgende Mahlzeiten wirksam (Arndt u. Albers 2001).

Während für erwachsene Inaktive die Standardempfehlung von 0,8 g Eiweiß/kg KG gilt, ist der **Proteinbedarf** intensiv trainierender Sportler aus folgenden Gründen erhöht (nach Neumann 2003, Arndt u. Albers 2001, Geiss u. Hamm 2000):

- Kraftsportler benötigen vermehrt Aminosäuren für die Wiederherstellung und Neubildung von Muskelgewebe.
- Die Verletzungsanfälligkeit von Muskel- und Bindegewebe sinkt bei schnellerer Heilung nach Sportunfällen.

▶ **Tab. 3.85** Biologische Wertigkeit von Protein in verschiedenen Lebensmitteln und Kombinationen (nach Schek 2002).

Lebensmittel	biologische Wertigkeit
Vollei + Kartoffeln	136
Kuhmilch + Weizen	125
Vollei + Soja	124
Vollei + Weizen	123
Vollei + Kuhmilch	119
Kuhmilch + Kartoffeln	114
Vollei + Mais	114
Rindfleisch + Kartoffeln	114
Vollei + Bohnen	109
Vollei	100
Bohnen + Mais	99
Kuhmilch Molkeneiweiß Kaseineiweiß	91 104 77
Schweinefleisch	85
Rindfleisch	80
Geflügel	79
Soja	74
Kartoffeln	71
Reis	59
Weizen	54
Gemüse	50–55
Bohnen	49

- Bei intensiven, mehrstündigen Ausdauerbelastungen steigt die Energiegewinnung aus glukogenen Aminosäuren (vor allem aus den verzweigtkettigen Aminosäuren Leucin, Isoleucin und Valin), sodass z. B. bei einem Marathonlauf bis zu 20 g Körpereiweiß abgebaut werden.
- Bei hohen Leistungsintensitäten schützt eine erhöhte Nahrungsproteinzufuhr auch beim Krafttraining vor Muskelabbau zum Zwecke der Energiegewinnung.

Wie verlässliche Studien von Tarnopolsky (2004) und Lemon (1995) zeigen, benötigen Ausdauersportler bis zu 1,6 g Eiweiß, Kraftsportler sogar bis zu 2 g Eiweiß/kg KG, um eine Substanzerhaltung und Muskelaufbau zu gewährleisten (▶ **Tab. 3.86**).

▶ **Tab. 3.86** Proteinbedarf im Freizeit- und Leistungssport (m = Männer, w = Frauen; nach Arndt u. Albers 2001, Lemon 1995, Tarnopolsky 2004).

Sportartengruppe	Proteinbedarf in g/kg KG
Freizeitsport	0,9–1,1
Ausdauersport	1,2–1,6
Kraftsport	1,5–2,0
Radsport/Schwimmen/Biathlon	1,6 (m)
	1,4 (w)
ästhetische Sportarten	1,2
Spielsportarten > 20 Stunden/Woche	1,4

Zufuhrempfehlungen, die über 2 g Protein/kg KG hinausgehen, sind auch für Kraftsportler nicht sinnvoll, da die überschüssigen Aminosäuren nicht dem Muskelaufbau dienen, sondern energetisch verwertet werden. Beim Abbau entsteht Harnstoff, der – in großen Mengen produziert – zur Mehrbelastung der Nieren und bei unzureichender Flüssigkeitszufuhr zu Nierenschäden führen kann. Eine hohe Eiweißaufnahme sollte daher immer mit einer erhöhten Flüssigkeitszufuhr (Kraftsportler 3–4 l) einhergehen.

Aufgrund der relativ großen Proteinmengen, die aufgenommen werden, sollten die Nahrungsmittel reichlich biologisch hochwertiges Protein liefern, aber nur wenig Fett, Purine und Cholesterin enthalten.

Folgende **Proteinquellen** sollten deshalb bevorzugt ausgewählt werden:

- fettarme Milch und -produkte: Magerquark, Joghurt, Buttermilch, Harzer Käse, Hüttenkäse
- mageres Fleisch (ohne sichtbares Fett): Kalb, Rind, Geflügel (Huhn, Pute)
- Fisch: Kabeljau, Scholle, Seelachs, Seezunge, Flunder, Forelle, Thunfisch in Wasser
- Eiklar
- Hülsenfrüchte: Sojabohnen, Erbsen, Bohnen, Linsen

Fett

Die **Fettaufnahme** sollte auch bei Sportlern zwischen 25–30 % der Gesamtenergieaufnahme liegen und dabei gleichzeitig alle unentbehrlichen Fettsäuren gemäß den aktuellen Richtlinien liefern (S. 14). Ist die Fettaufnahme höher, sind Beeinträchtigungen der Leistungsfähigkeit die Folge, da mit der **Fettoxidation** ein höherer Sauerstoffbedarf einhergeht und der gesamte Stoffwechsel stärker belastet wird (S. 37). Liegt die Fettaufnahme erheblich unter 25 %, kann der erhöhte Energiebedarf nicht gedeckt werden. Dadurch werden ebenfalls Leistungseinbußen verursacht und die Versorgung mit unentbehrlichen Fettsäuren und fettlöslichen Vitaminen nicht mehr gewährleistet.

Empfehlenswert ist daher

- den sportbedingten Energiemehrbedarf möglichst durch Kohlenhydrate zu decken,
- über eine gezielte Auswahl fettarmer Lebensmittel den Fettgehalt der Nahrung auf 25–30 % der Energiezufuhr zu senken,
- pflanzliche Öle und Fette zu bevorzugen, da sie besonders reich an EUFS sind,
- den Verzehr von Lebensmitteln mit versteckten Fetten so weit zu reduzieren, dass zu gleichen Anteilen GFS und MUFS aufgenommen werden, und
- regelmäßig Seefische, wie Makrele, Lachs oder Hering, in den Speiseplan aufzunehmen, eventuell ergänzt durch Fischölkapseln, da diese einen hohen Anteil an Eicosapentaensäure aufweisen.

Die Wahl sollte bevorzugt auf **hochwertige Fette** fallen:

- pflanzliche Öle (Leinöl, Walnussöl, Rapsöl, Sonnenblumenöl) mit einem hohen Anteil an einfach und mehrfach ungesättigten Fettsäuren
- fettreichen Seefisch mit reichlich Eicosapentaensäure, wie Makrele, Lachs oder Hering
- magere Fleisch- und Wurstprodukte
- pflanzliche Streichfette (Diät-Halbfett-Margarine, phytosterinhaltige Margarine)

Vitamine

Obwohl bei Sportlern der **Vitaminbedarf** durch die Mehrbelastung erhöht ist, kann dieser durch eine energetisch ausreichende, ausgewogene Ernährung gedeckt werden. Allerdings sind leichte (latente) **Mangelerscheinungen** im Sport recht häufig zu beobachten, da hier der Bedarf bei den meisten Vitaminen geringfügig erhöht ist. Sportler entwickeln bereits nach wenigen Wochen einer Minderversorgung mit Vitaminen unspezifische Mangelsymptome wie Appetitmangel oder erhöhte Infektanfälligkeit. Dauert die Unterversorgung länger an, führt dies bei Sportlern zu

- nachlassender Trainingsbereitschaft und Leistungsfähigkeit,
- rascher Ermüdbarkeit und erhöhtem Schlafbedürfnis und
- Gelenkschmerzen.

Mehrere Untersuchungen haben gezeigt, dass sowohl Freizeit- als auch Leistungssportler Probleme mit ihrer Vitaminversorgung haben (Platen 2002). Dies trifft besonders auf β-Carotin sowie die Vitamine C, E, B_1, B_6 und Folsäure zu. So treten leichte Schweißverluste bei wasserlöslichen Vitaminen, vor allem bei Vitamin C, auf. Daneben entsteht bei intensivem Ausdauersport (z. B. beim Marathonlauf) aufgrund der hohen Sauerstoffbelastung vermehrt oxidativer Stress, der den Bedarf an antioxidativ wirksamen Vitaminen erhöht. β-Carotin, Vitamin C und Vitamin E fangen zellschädigende Sauerstoffverbindungen (freie Radikale) ab und machen sie unschädlich.

Vitaminquellen:

- gelbrote und grüne Gemüsesorten
- Obst (Beerenfrüchte, Pfirsiche, Aprikosen)
- Pflanzenöle
- Nüsse

Da der Bedarf an Vitamin B_6 mit der Proteinaufnahme zunimmt, kann es insbesondere im Kraftsport leicht zu einer Unterversorgung mit diesem Schlüsselvitamin für den Proteinaufbau kommen.

Lebensmittel mit einem hohen **Vitamin-B_6-Gehalt:**

- Fleisch
- Fisch
- Naturreis
- Gemüse (Paprika, Rosenkohl, Grünkohl)
- Bananen

Grund für die unzureichende Vitaminzufuhr bei Sportlern ist häufig das **Zeit-Mengen-Problem:** Damit ist die Schwierigkeit vieler (ambitionierter) Sportler gemeint, ihren gesteigerten Energiebedarf mit einer vollwertigen und daher meist voluminösen und kalorienarmen Kost zu decken, ohne Training oder Wettkampf zu beeinträchtigen. Hier empfiehlt sich der Einsatz eines Multivitaminpräparats, das den Tagesbedarf abdeckt.

Mineralstoffe

Im Gegensatz zu Vitaminen werden Mineralstoffe in Strukturen und Substanzen des Organismus eingebaut. So wird Kalzium bei hoher Zufuhr über die Nahrung in den Knochen eingelagert, in Mangelsituationen jedoch aus dem Knochen mobilisiert. Mineralstoffe werden in größerem Ausmaß als Vitamine über den Schweiß ausgeschieden, dazu kommen geringere Urinverluste. Zusätzlich weisen Sportler aufgrund ihres gesteigerten Energieumsatzes einen Mehrbedarf an Mineralstoffen auf. Aktuelle Untersuchungen belegen, dass die Mengen- und Spurenelemente Magnesium, Kalzium, Eisen und Zink als kritisch in Bezug auf die Versorgung von Sportlern gelten.

- Gute Quellen für **Magnesium** stellen magnesiumreiche Mineralwässer (>200 mg/l) sowie Vollkornprodukte, Naturreis, Hülsenfrüchte, Kartoffeln, Gemüse (Spinat, Mais, Kohlrabi), Obst (Bananen, Beerenfrüchte) dar.
- Zur Deckung des Bedarfs an **Kalzium** sollten neben Milchprodukten und kalziumreichen Mineralwässern auch grünes Gemüse, Hülsenfrüchte und Vollkornbrot vermehrt auf dem Speiseplan stehen.
- Da der Organismus pflanzliches **Eisen** schlechter nutzen kann als tierisches, und Eisen in größerer Menge in Fleisch als in pflanzlichen Lebensmitteln enthalten ist, kommt es bei vegetarischen Sportlern (vor allem bei jungen Frauen) oft zu einer Unterversorgung mit Eisen. Vegetarier sollten daher gute Eisenquellen wie Vollkornprodukte, Hülsenfrüchte und Spinat, in Verbindung mit Gemüse und Obst, das reich an Vitamin C ist, verzehren, da sich dadurch die Eisenaufnahme verbessert. Bei einem klinischen Mangel reicht eine Ernährungsumstellung nicht aus. Hier ist, nach Rücksprache mit dem Arzt, eine gezielte Eisensubstitution notwendig.
- Der Bedarf an **Zink** wird durch Sport, körperliche Mehrbelastung und Stress erhöht, weil dann die Zinkwerte im Blut infolge größerer Verluste über den Schweiß langfristig absinken. Meist enthalten tierische Nahrungsmittel mehr Zink als pflanzliche (bevorzugte Bindung des Zinks an Proteine). Ähnlich wie Eisen wird auch Zink aus pflanzlichen Lebensmitteln schlechter vom Organismus aufgenommen als aus tierischen. Insbesondere für Vegetarier empfiehlt sich daher eine Substitution mit organischen Zinkverbindungen wie Zinkhistidin.
- Bei sog. **Risikosportarten** kommt es infolge einer bewusst hypokalorischen Ernährungsweise häufig zu einem **Mangel an Mikronährstoffen**, der eine gezielte Substitution notwendig macht. Dies betrifft vor allem Disziplinen, in denen Schlankheit oder ein bestimmtes (niedriges) Körpergewicht dem Sportler Vorteile bringt (Schek 2002).
- **Beispiele** hierfür sind
  - ästhetische Sportarten wie Tanzen, Turnen und rhythmische Sportgymnastik,
  - Kampfsportarten mit Gewichtklassen und
  - Ausdauersportarten.

Flüssigkeitszufuhr

Trinken ist für die Fitness und Leistungsfähigkeit äußerst wichtig: Bereits inaktive Menschen sollten zum Ausgleich ihrer täglichen Flüssigkeitsverluste (über Schweiß, Atemluft und Harn) rund 2 l trinken. Noch wichtiger ist das Trinken während und nach sportlicher Betätigung: So hat bereits ein **Flüssigkeitsverlust** von 1–2 % (etwa 1,5 l) erhebliche Leistungseinbußen zur Folge: Das Blut dickt ein, sodass sich die Versorgung der Muskulatur mit Sauerstoff und Nährstoffen verschlechtert.

Mögliche Folgen:

- Schwäche
- Schwindelgefühle
- Übelkeit
- Kopfschmerzen bis hin zu Bewusstlosigkeit
- Muskelkrämpfe

Der **Schweißverlust** nimmt dabei proportional zur Leistungsintensität, Umgebungstemperatur und Luftfeuchtigkeit zu und kann bei trainierten Sportlern 2–3 l pro Stunde betragen. Innerhalb von 2 Stunden nach dem Sport sollte die mit dem Schweiß verlorene Flüssigkeitsmenge ausgeglichen werden. Eine ausgeglichene Flüssigkeitsbilanz ist für einen optimalen Ablauf der Stoffwechselprozesse, eine normale Muskelkontraktion und Nervenleitung unabdingbar.

Info

Tägliche Trinkmenge von Sportlern:
40–45 ml/kg KG (durchschnittlich ca. 3 l)

► **Tab. 3.87** Hypotone, isotone und hypertone Getränke. Die Osmolalität beschreibt die Konzentration osmotisch wirksamer Teilchen in einer Flüssigkeit (Schek 2002).

Konzentration	Eigenschaften/Beispiele
hypotone Getränke Osmolalität < 290 mmol/kg	Hypoton ist ein Getränk, das so wenig gelöste Teilchen enthält, dass ihre Konzentration geringer ist als die des Blutplasmas (→ schnelle Resorption). Mineralwasser (stark hypoton) befindet sich bereits nach 10–20 Minuten im Blutkreislauf. **Beispiele:** Mineralwasser, Leitungswasser, Kräutertee, Früchtetee, Boullion, Süßmolke, Tomatensaft, Fruchtsaftschorlen (Mischverhältnis: 1 Teil Saft zu ≥ 3 Teile Mineralwasser)
isotone Getränke Osmolalität 290 mmol/kg	Bei identischer Konzentration des Getränks mit dem Blut spricht man von einem isotonen (iso = gleich) Getränk (→ schnelle Resorption). Es ersetzt den Wasserverlust am schnellsten. Neben der Energie aus Zucker sollten die isotonen Getränke immer auch mindestens 400 mg Natrium/l enthalten. Im Handel erhältliche Isogetränke weisen eine sehr unterschiedliche Zusammensetzung auf, da der Begriff „isotonisch" lebensmittelrechtlich nicht definiert ist. **Beispiele:** Fruchtsaftschorlen (Mischverhältnis 1:1), Isogetränke, Sportgetränke (0,9 %-ige Kochsalz-, 5 %-ige Glukose-, 25 %-ige Maltodextrin-Lösung)
hypertone Getränke Osmolalität > 290 mmol/kg	Hypertone Getränke haben eine höhere Teilchenkonzentration als das Blut und werden deshalb vom Verdauungstrakt sehr langsam verarbeitet. Da hypertone Flüssigkeiten im Darm erst mit Wasser aus dem Blutplasma verdünnt werden müssen, entziehen sie zusätzliche Flüssigkeit und führen zu einer schlechteren Muskeldurchblutung. **Beispiele:** unverdünnte Fruchtsäfte, Limonaden, Colagetränke, Malzbier, Energydrinks

Mit dem Schweiß verliert der Körper jedoch nicht nur Wasser, sondern auch die darin gelösten Mineralstoffe (Elektrolyte), allen voran Natrium mit 1,2 g/l Schweiß. Daneben enthält der Schweiß geringere Mengen an Kalium, Magnesium und Kalzium sowie der Spurenelemente Eisen und Zink.

Schweiß ist hypoton (150 mmol/kg), d. h. die Anzahl der gelösten Teilchen ist in 1 l Schweiß geringer als in 1 l Blut (290 mmol/kg). Optimal für eine schnelle Rehydratation, also zum raschen Ersatz von Schweißverlusten, sind daher leicht **hypotone** bis **isotone Getränke**. Da ihr Gehalt an gelösten Teilchen dem des Blutes ähnelt, weisen diese Getränke zwei entscheidende Vorteile auf:

- hohe Magenentleerungsrate (Getränk verlässt schnell den Magen)
- hohe Wasserabsorptionsrate (Getränk gelangt vom Dünndarm aus schnell ins Blut)

Gut geeignet als Sportlergetränk ist die **Apfelsaftschorle:** Zu gleichen Teilen mit natriumreichem, kohlensäurearmem Mineralwasser gemischt, enthält sie rund 6 % Kohlenhydrate. Damit ist sie in etwa isoton. Das Mineralwasser liefert hauptsächlich Natrium, Chlorid und Kalzium, der Apfelsaft Kalium und Magnesium. Doch auch pur getrunken ist kohlensäurearmes Mineralwasser mit einem Natriumgehalt von mindestens 250 mg/l zum Flüssigkeitsersatz bei sportlichen Aktivitäten, die nicht deutlich über 1 Stunde andauern, gut geeignet.

Weitere empfehlenswerte **hypotone Getränke** (► **Tab. 3.87**):

- Früchte- und Kräutertee
- alkoholfreies Bier
- Süßmolke
- Tomatensaft

Empfehlenswert sind nach dem Sport auch wasserreiche Früchte wie Äpfel, Orangen oder Melonen, die teilweise über 90 % Flüssigkeit sowie wichtige Mineralstoffe enthalten.

Bei lang andauernden Belastungen von über 1 Stunde wird empfohlen, alle 15–20 Minuten 200–250 ml Flüssigkeit aufzunehmen. Damit sich die Verweildauer des Getränks im Magen nicht verlängert, sollte die Temperatur der Flüssigkeit zwischen 5–10 °C liegen (Kühlschranktemperatur).

Anforderungen an ein ideales Sportler-Getränk (► **Tab. 3.88**):

- leicht hypoton bis isoton
- Kohlenhydratkonzentration 4–8 % (sonst ist die Magenentleerung deutlich verlangsamt)
- Natrium mindestens 400 mg/l, um die großen Salzverluste im Schweiß (teilweise) zu ersetzen und die Wasseraufnahme aus dem Dünndarm zu beschleunigen

▶ **Tab. 3.88** Anforderungen an ein optimales Rehydratationsgetränk (nach Brouns et al. 1992, Brouns u. Kovacs 1996).

Substanz		Menge/ Verhältnis
Kohlenhydrate • Glukose • Maltodextrin • Saccharose • Fruktose	in g/l	40–80 (Fruktose < 20)
Maltodextrine:Fruktose		2:1
Natrium	in g/l	0,4–1,0
Chlorid	in mg/l	400–500
Kalium	in mg/l	120–225
Kalzium	in mg/l	45–225
Magnesium	in mg/l	10–100
Säuerungsgrad	pH-Wert	≥ 4,0

Wird stilles (elektrolytfreies) Wasser oder Leitungswasser aufgenommen, wird dieses durch das Fehlen der Mineralstoffe im Körper nicht ausreichend gebunden, über die Nieren ausgeschieden und zieht dabei weitere Mineralstoffe mit sich. Aus diesem Grund sollte der Schweißverlust nicht durch die Zufuhr stillen Wassers ersetzt werden. Auch limonadenhaltige Getränke enthalten neben einem Kohlenhydratanteil nur reines Wasser und sind daher nicht geeignet, einen auftretenden Wasserverlust auszugleichen.

Wettkampfernährung

Durch geeignete Ernährungsmaßnahmen ist es möglich, die im Training erworbene Form zu halten und gute Voraussetzungen für den Wettkampf zu schaffen, sodass die Leistungsfähigkeit möglichst lange erhalten bleibt. Hierbei spielen insbesondere die Flüssigkeitsaufnahme und die Kohlenhydratzufuhr eine entscheidende Rolle. Die nachfolgende ▶ **Tab. 3.89** gibt einen Überblick über die Ernährung vor, während und nach Belastungen.

Ernährungstipps für Freizeit- und Leistungssportler

- An die Sportart und Sportphase angepasste Ernährungsweise (▶ **Tab. 3.90**).
- Vorzuziehen sind mehrere kleine Mahlzeiten über den Tag verteilt: 6 kleinere Mahlzeiten/Tag anstelle von 3 großen.
- Ausreichende Flüssigkeitszufuhr: Sportler sollten mindestens 3–4 l/Tag trinken.
- Starten Sie mit (komplexen) Kohlenhydraten den Tag und ersetzen Sie sofort nach dem Training die verbrauchten Kohlenhydrate zur schnelleren Erholung.
- Versorgen Sie Ihren Körper mit ausreichend hochwertigen Proteinen: Insbesondere für Kraftsportler können Proteinkonzentrate (Protein-Hydrolysate) von Vorteil sein. Sie ermöglichen eine vollwertige Ernährung mit vorwiegend pflanzlichen Kohlenhydratlieferanten, weil fettreiche Proteinquellen wie Fleisch, Wurst und Käse stark reduziert werden können.
- Keine überhöhte Fettzufuhr: Einschränkung des Anteils gesättigter Fettsäuren, verzichten Sie auf fettreiche Speisen, Streichfett und Lebensmittel mit leeren Kalorien (z. B. Weißmehlprodukte und Alkohol).
- Eine gezielte und individuelle Supplementierung mit kritischen Vitaminen und Mineralstoffen ist eventuell hilfreich:
  - Vitamine C, B_1, B_6, E, Folsäure (bei Vegetariern auch Vitamin B_{12})
  - Kalzium, Eisen, Magnesium und Zink
- Trinken Sie 30–40 Minuten vor dem Sport 400–600 ml Mineralwasser oder Apfelsaftschorle und nehmen Sie 2–3 Stunden vor dem Sport die letzte größere Mahlzeit ein (vorwiegend leichtverdauliche Kohlenhydrate, z. B. Müsli, Reis, Nudeln, Obst, Gemüse, Misch- und Vollkornbrot). 30 Minuten vor dem Training tanken Sie noch einmal Energie in Form eines kohlenhydratreichen Snacks (200–300 kcal), der den Magen nicht belastet, z. B. 1–2 Bananen, ein maltodextrinreicher Energieriegel (65 g).

Fazit

Für körperliches Wohlbefinden und Leistungsfähigkeit im Sport gilt eine gesunde Ernährungsweise als wichtige Voraussetzung und grundlegende Basis. Darüber hinaus hilft sportliche Aktivität bei der natürlichen Vorbeugung vieler Zivilisationskrankheiten, die durch Bewegungsarmut bedingt sind. Somit ergänzen sich gesunde Ernäh-

▸ **Tab. 3.89** Ernährung in verschiedenen Trainings- und Wettkampfphasen (nach Konopka 2002, Schek 2002, Geiss u. Hamm 2000).

Phase	Ziele	Ernährungsmaßnahmen
Trainingsphase (Aufbauphase)	• Gesunderhaltung • Konditionen erlangen (z. B. Grundlagenausdauer) • Leistungsfähigkeit stabilisieren und entwickeln	• Basiskost des Sportlers • ausgewogene, vollwertige Mischkost • nährstoffdichte Lebensmittel bevorzugen
Vorwettkampfphase (3–7 Tage vor Wettkampf)	• Auffüllen der Glykogenreserven • gezielte Vorbereitung des Stoffwechsels auf die energetischen Wettkampfbelastungen	• vollständige Entleerung der Glykogenspeicher durch intensives Training bei geringer Kohlenhydratzufuhr • bis zum Wettkampf leichtes Training mit hoher Kohlenhydrat-, mäßiger Eiweiß- und niedriger Fettzufuhr (60–80: 10–12: 10–25 Energie%)
Wettkampftag	• Wasserhaushalt ausgleichen • Stabilisierung des Blutzuckerspiegels	• 3–4 Stunden vor Beginn kohlenhydratreiche Hauptmahlzeit (400–500 kcal) • 30 Minuten vor Start kleiner zucker- und stärkehaltiger Imbiss + kleine Menge an Flüssigkeit (200 ml)
während des Wettkampfs	• Flüssigkeitsverlust minimieren • Blutzuckerspiegel aufrechterhalten	• wiederholt kleine Mengen trinken (150–200 ml) • bei über 1 Stunde: kleiner stärke- und zuckerreicher Imbiss (Banane, Energieriegel)
nach Belastung	• Regenerierung der Glykogenreserven • Ausgleich des Flüssigkeits- und Mineralhaushalts	• kohlenhydratreiche Mahlzeiten spätestens 2 Sunden nach Wettkampf • direkt ausreichende Flüssigkeitszufuhr
Regenerationsphase	• Laktatabbau • Elektrolytausgleich • Glykogen-Speicher-Füllung (Superkompensation) • Wiederherstellung und Neubildung von Muskelgewebe • Heilung sportinduzierter Gewebsverletzungen und Zellschäden	• sofortige Kohlenhydrataufnahme • angemessene Kohlenhydratmenge 1–1,5 g Kohlenhydrate/kg KG sofort sowie innerhalb der folgenden 2 Stunden • Anteil hochwertiger Aminosäuren: ca. 1–2 g Eiweiß/10 g Kohlenhydrate • hoher GI

▸ **Tab. 3.90** Sportgerechte Ernährung in der Trainings- und Wettkampfphase (nach Kluge 2005, Schek 2002).

Basiskost	vor und während dem Training oder Wettkampf	nach dem Training oder Wettkampf
• viele komplexe Kohlenhydrate (Nudeln, Brot, Reis, Kartoffeln) • Ballaststoffe (Vollkorn, Gemüse, Obst) • Vitamine und Mineralstoffe (frisches Obst und Gemüse) • hochwertiges Eiweiß (Kombination von tierischem und pflanzlichem Protein) • fettarm (tierisches Fett sparen und auf versteckte Fette achten – aber pflanzliche Öle sind wichtig!) • Trinken (Mineralwasser, Säfte, Saftschorlen, Früchte- und Kräutertee)	• 3–4 Sunden vorher letzte große Mahlzeit • 30–40 Minuten vorher 400–600 ml trinken (Mineralwasser, Apfelsaftschorle) • 30 Minuten vor dem Sport noch einmal Energie tanken in Form eines kohlenhydratreichen Snacks (200–300 kcal), der den Magen nicht belastet, z. B. 1–2 Bananen, 1 Energieriegel (65 g) • alle 15–20 min Flüssigkeit in kleinen Mengen trinken • bei Belastungen > 1 Stunde maximal 65 g Kohlenhydrate/Stunde aufnehmen (2 Bananen, 2 Kohlenhydratgels)	• Trinken (kohlenhydratreiche Getränke) • in den ersten 2 Stunden nachher kohlenhydratreiche „Snacks" essen (Obst, Fruchtschnitten), nach langen Belastungen 100 g Kohlenhydrate in dieser Zeit aufnehmen • **Tipp:** Energieriegel versorgen nicht nur mit wichtigen Kohlenhydraten, sondern auch mit Vitaminen und Mineralstoffen • dazu hochwertiges Eiweiß essen, um die beanspruchte Muskulatur zu regenerieren

rung und Sport in nahezu idealer Weise. Da alle Menschen, Sportler wie Nichtsportler, einen wesentlichen Anteil der Nahrungsenergie für die Umsetzung von Bewegungsabläufen verwerten, sind die Zusammenhänge zwischen muskulärer Energiegewinnung und Nährstoffverbrauch nicht nur für den Sportler von Interesse und sollten verstärkt in die Energiebilanzierung von Normalpersonen einfließen.

Weiterführende Informationen

- Kluge S. POWERBAR – Grundlagen der Sporternährung. München: PowerBar Europe; 2005
- Schek A. Rund um fit – mit Sport und Ernährung. 10. Aufl. aid; 2009: http://shop.aid.de/ (Stand: Juni 2013)

3.3

Tagespläne

Christiane Weißenberger, Sven-David Müller

Info Abkürzungen

- BE = Broteinheit
- EUFS = einfach ungesättigte Fettsäuren
- GFS = gesättigte Fettsäuren
- MUFS = mehrfach ungesättigte Fettsäuren

3.3.1 Vollkostformen

Vollkost, 2100 kcal

▶ **Tab. 3.91**

Lebensmittel	Menge	Energie in kcal	Eiweiß in g	Fett in g	Kohlenhydrate in g	Ballaststoffe in g
Frühstück						
Kaffee mit Kondensmilch (Getränk)	150 ml	9,3	0,6	0,4	0,9	0
Zucker	5 g	20	0	0	5	0
Vollkornbrötchen	100 g	221,8	8	1,5	43,3	6,6
Margarine Linolsäure > 50 %	15 g	106,4	0	12	0	0
Konfitüre/Marmelade mit Süßstoff	25 g	17,3	0,1	0,1	4,5	0,5
Schinken, roh, geräuchert (Lachsschinken)	20 g	23,3	3,7	0,9	0,2	0
1. Zwischenmahlzeit						
Joghurt, fettarm mit Früchten	150 g	124	4,4	1,9	21,2	1,4
Kiwi, frisch	80 g	48,8	0,8	0,5	8,6	3,1
natürliches Mineralwasser mit Kohlensäure	150 g	0	0	0	0	0
Mittagessen						
natürliches Mineralwasser mit Kohlensäure	150 ml	0	0	0	0	0
Pellkartoffeln	200 g	140,5	4	0,2	29,2	4,7
Brokkoli frisch, gegart	250 g	58	7,9	0,5	4,7	7,4
Kabeljau, tiefgefroren, gegart	150 g	134,4	30,5	1,2	0	0
Distelöl (Safloröl)	10 ml	88	0	9,9	0	0
Apfel, frisch	120 g	62,2	0,4	0,5	13,7	2,4
Joghurt, entrahmt	150 g	57	6,5	0,2	6,3	0

▶ **Tab. 3.91** Fortsetzung.

Lebensmittel	Menge	Energie in kcal	Eiweiß in g	Fett in g	Kohlenhydrate in g	Ballaststoffe in g
2. Zwischenmahlzeit						
Kaffee mit Kondensmilch (Getränk)	150 ml	9,3	0,6	0,4	0,9	0
Zucker	5 g	20	0	0	5	0
Obstkuchen aus Hefeteig, fettarm	150 g	216,5	4,2	5,1	37,5	3,2
natürliches Mineralwasser mit Kohlensäure	150 ml	0	0	0	0	0
Abendessen						
Tee, schwarz mit Milch (Getränk)	150 ml	3,6	0,3	0,2	0,2	0
Zucker	5 g	20	0	0	5	0
Vollkornbrot	100 g	187,9	6,5	1	37,6	8,7
Margarine, Linolsäure > 50 %	15 g	106,4	0	12	0	0
Schinken, gekocht, ungeräuchert	30 g	33,8	5,5	1,2	0,3	0
Weichkäse, Dreiviertelfettstufe	25 g	52,3	5,8	3,3	0	0
Gurke, frisch	150 g	18,3	0,9	0,3	2,7	0,8
Maiskeimöl	10 ml	88,3	0	10	0	0
Tomaten, Gemüsesaft	150 ml	21,9	1,2	0,3	3,2	0,1
zwischendurch						
Banane, frisch	130 g	123,7	1,5	0,2	27,8	2,6
Orange, Fruchtsaft	150 ml	67,4	1,4	0,2	13,2	0,3
Energie: 2080,4 kcal Eiweiß (19 %): 94,7 g Fett (28 %): 63,8 g Kohlenhydrate (53 %): 271,0 g Ballaststoffe: 41,9 g MUFS: 29,4 g Cholesterin: 163,1 mg						

Vollkost (ovo-lakto-vegetabil), 2100 kcal

▶ **Tab. 3.92**

Lebensmittel	Menge	Energie in kcal	Eiweiß in g	Fett in g	Kohlenhydrate in g	MUFS in g
Frühstück						
Bohnenkaffee	250 ml	5	0,5	0	0,8	0
Kondensmilch, 4 % Fett	15 ml	17	1,1	0,6	1,6	0
Zucker	5 g	20	0	0	5	0
Vollkornbrötchen mit Ölsamen	60 g	144	5,3	2,2	25,3	1,2

▶ **Tab. 3.92** Fortsetzung.

Lebensmittel	Menge	Energie in kcal	Eiweiß in g	Fett in g	Kohlenhydrate in g	MUFS in g
Vollkornbrot	60 g	112	3,9	0,6	22,5	0,3
Halbfettbutter	10 g	38	0,4	4	0,3	0,1
Quark, 20 % Fett	30 g	30	3,2	1,3	1,1	0
Honig	20 g	61	0,1	0	15	0
Hühnerei	60 g	93	7,7	6,7	0,4	0,9
Tomate	60 g	11	0,6	0,1	1,6	0,1
Kräuter	2 g	1	0,1	0	0,2	0
Gewürze	–	0	0	0	0	0
Garnitur: Salatblatt und Gurkenscheibe	–	0	0	0	0	0
1. Zwischenmahlzeit						
Mineralwasser	250 ml	0	0	0	0	0
Orange	150 g	71	1,5	0,3	13,8	0,1
Mittagessen						
Mineralwasser	200 ml	0	0	0	0	0
Fruchtsaft	50 ml	31	0,6	0,1	6,3	0,1
Eisbergsalat	30 g	4	0,3	0,1	0,5	0
Karotte	50 g	13	0,5	0,1	2,4	0,1
Gurke	50 g	6	0,3	0,1	0,9	0
Mais, Dose	50 g	38	1,6	0,6	6,3	0,2
Zwiebel	10 g	3	0,1	0	0,5	0
Olivenöl	5 ml	44	0	5	0	0,5
saure Sahne, 10 % Fett	15 g	18	0,5	1,5	0,5	0,1
Essig, Gewürze, Senf, Kräuter	–	0	0	0	0	0
Naturreis	60 g	210	4,3	1,3	44,4	0,5
Zwiebel	20 g	6	0,3	0,1	1	0
Gemüsesaft	150 ml	119	1,4	0,2	2,7	0,1
Sojaöl	5 ml	44	0	4,9	0	2,8
Brokkoli	150 g	35	4,7	0,3	2,8	0,2
Pilze	100 g	15	2,7	0,2	0,5	0,1
Emmentaler, 45 % Fett i. Tr.	15 g	58	4,3	4,5	0	0,2
Erdbeeren	30 g	10	0,2	0,1	1,6	0,1
Heidelbeeren	30 g	13	0,2	0,2	2,2	0,1
Brombeeren	30 g	13	0,4	0,3	1,9	0,2
Naturjoghurt, 3,5 % Fett	40 g	26	1,3	1,5	1,6	0,1
Zucker	5 g	20	0	0	5	0
Vanille	–	0	0	0	0	0

▸ **Tab. 3.92** Fortsetzung.

Lebensmittel	Menge	Energie in kcal	Eiweiß in g	Fett in g	Kohlenhydrate in g	MUFS in g
2. Zwischenmahlzeit						
Bohnenkaffee	250 ml	5	0,5	0	0,8	0
Kondensmilch, 4 % Fett	15 ml	17	1,1	0,6	1,6	0
Zucker	5 g	20	0	0	5	0
Vollkornkekse	30 g	131	3,4	7,3	15,5	4,4
Abendessen						
Kräutertee	250 ml	2	0,3	0	0	0
Zucker	5 g	20	0	0	5	0
Vollkornbrot mit Ölsamen	60 g	122	4,3	1,8	21,8	1
Mehrkornbrot	60 g	133	3,7	0,6	27,6	0,3
Diätmargarine	10 g	71	0	8	0	4,2
Emmentaler, 45 % Fett i. Tr.	30 g	115	8,6	9	0	0,3
Camembert, 45 % Fett i. Tr.	30 g	86	6,3	6,8	0	0,3
Sellerie	100 g	19	1,7	0,3	2,3	0,1
Apfel	50 g	26	0,2	0,2	5,7	0,1
Zitronensaft	5 ml	1	0	0	0,1	0
Kefir	30 g	15	1	0,4	1,2	0
Walnuss	5 g	33	1,3	2,4	0,4	0,7
Gewürze, Kräuter	–	0	0	0	0	0
Energie: 2145 kcal Eiweiß (17 %): 80,5 g Fett (33 %): 74,3 g Kohlenhydrate (50 %): 255,7 g						

Leichte Vollkost, 2200 kcal

▸ **Tab. 3.93**

Lebensmittel	Menge	Energie in kcal	Eiweiß in g	Fett in g	Kohlenhydrate in g
Frühstück					
Pfefferminztee	250 ml	2	0,3	0	0
Zucker	5 g	20	0	0	5
Brötchen mit Ölsamen	45 g	120	3,8	1,7	22,1
Mehrkornbrot	60 g	133	4,3	0,5	26,9
Butter	10 g	74	0,1	8,3	0,1
Hüttenkäse	30 g	31	3,8	1,3	0,8
Honig	20 g	61	0,1	0	15
Schinkenwurst	30 g	86	4,5	7,6	0,1
Garnitur: Salatblatt und Tomatenecke	–	0	0	0	0

► **Tab. 3.93** Fortsetzung.

Lebensmittel	Menge	Energie in kcal	Eiweiß in g	Fett in g	Kohlenhydrate in g
1. Zwischenmahlzeit					
Apfelsaft	50 ml	25	0,2	0,2	5,3
Mineralwasser, still	200 ml	0	0	0	0
Milch, 1,5 % Fett	125 ml	61	4,3	2	6,1
Weizengrieß	20 g	65	1,9	0,2	13,8
Zucker	5 g	20	0	0	5
Apfel	100 g	52	0,3	0,4	11,4
Zitronensaft	5 g	1	0	0	0,1
Vanille	–	0	0	0	0
Mittagessen					
Mineralwasser, still	250 ml	0	0	0	0
Putenbrust	100 g	107	24,1	1	0
Karotte	50 g	13	0,5	0,1	2,4
Sellerie	50 g	10	0,9	0,2	1,1
Zucchini	100 g	19	1,6	0,4	2
Sojaöl	5 ml	44	0	4,9	0
Reis	60 g	210	4,3	1,3	44,4
Kopfsalat	60 g	7	0,8	0,1	0,6
Tomate	60 g	11	0,6	0,1	1,6
Joghurt, 1,5 % Fett	30 g	14	1	0,4	1,2
Kräuter, Gewürze, Essig	–	0	0	0	0
Banane	100 g	95	1,1	0,2	21,4
2. Zwischenmahlzeit					
Kräutertee	250 ml	2	0,3	0	0
Zucker	5 g	20	0	0	5
Obstkuchen	100 g	144	2,8	3,4	25
Abendessen					
Hagebuttentee	250 ml	2	0,3	0	0
Zucker	5 g	20	0	0	5
Toastbrot	120 g	311	9,5	4,1	58,1
Diätmargarine	10 g	71	0	8	0
Schinken, gekocht	40 g	86	7,3	3,3	0
Ananas, Dose	50 g	44	0,2	0,1	10,1
Schmelzkäse, 60 % Fett i. Tr.	60 g	197	7,9	18,2	0,5
Spätmahlzeit					
Fruchtjoghurt, 1,5 % Fett	150 g	124	4,4	1,9	2,2
Energie: 2302 kcal Eiweiß (17 %): 91,2 g Fett (27 %): 69,9 g Kohlenhydrate (56 %): 292,3 g					

3.3.2 Energiedefinierte Diäten

Reduktionskost, 1600 kcal

► Tab. 3.94

Lebensmittel	Menge	Energie in kcal	Eiweiß in g	Fett in g	Kohlenhydrate in g	Ballaststoffe in g
Frühstück						
Bohnenkaffee	250 ml	5	0,5	0	0,8	0
Kondensmilch, 4 % Fett	15 ml	17	1,1	0,6	1,6	0
Süßstoff	–	0	0	0	0	0
Vollkornbrötchen	60 g	134	4,9	0,9	26,1	3,9
Diätmargarine	10 g	71	0	8	0	0
Diabetikermarmelade	20 g	54	0	0	15,6	0
Hüttenkäse, Magerstufe	30 g	25	4	0,4	1	0
Radieschen	35 g	5	0,4	0	0,7	0,6
Petersilie, Schnittlauch	1 g	1	0	0	0,1	0
Gewürze	–	0	0	0	0	0
Garnitur: Salatblatt und Tomatenecke	–	0	0	0	0	0
1. Zwischenmahlzeit						
Mineralwasser	250 ml	0	0	0	0	0
Naturjoghurt, 1,5 % Fett	150 g	69	5,1	2,3	6,1	0
Brombeeren	100 g	45	1,2	1	6,2	6,6
Leinsamen	10 g	37	2,4	3,1	0	3,5
Haferflocken	20 g	74	2,5	1,4	12,7	1,1
Vanille, Süßstoff	–	0	0	0	0	0
Mittagessen						
Mineralwasser	250 ml	0	0	0	0	0
Putenbrust	140 g	149	33,7	1,4	0	0
Paprika, bunt	150 g	55	1,9	0,8	9,6	5,4
Zucchini	100 g	19	1,6	0,4	2	1,1
Aubergine	100 g	17	1,2	0,2	2,5	2,9
Zwiebel	30 g	8	0,4	0,1	1,5	0,5
Olivenöl	10 ml	88	0	10	0	0
Gewürze	–	0	0	0	0	0
Kartoffel	160 g	112	3,2	0,2	23,3	3,7
Kräuter	2 g	1	0,1	0	0,2	0,1
Orange	150 g	71	1,5	0,3	13,8	3,3
2. Zwischenmahlzeit						
Bohnenkaffee	250 ml	5	0,5	0	0,8	0
Kondensmilch, 4 % Fett	15 ml	17	1,1	0,6	1,6	0
Süßstoff	–	0	0	0	0	0

▸ **Tab. 3.94** Fortsetzung.

Lebensmittel	Menge	Energie in kcal	Eiweiß in g	Fett in g	Kohlenhydrate in g	Ballaststoffe in g
Vollkornbrot, getoastet	60 g	112	3,9	0,6	22,5	5,1
Quark, Magerstufe	30 g	23	4,1	0,1	1,2	0
Diabetikermarmelade	20 g	54	0	0	15,6	0
Abendessen						
Früchtetee	250 ml	1	0,3	0	0	0
Süßstoff	–	0	0	0	0	0
Vollkornbrot	60 g	122	3,9	0,6	22,5	5,1
Diätmargarine	5 g	36	0	4	0	0
Schinken, gekocht	30 g	65	7,3	3,3	0	0
Karotte	60 g	16	0,6	0,1	2,9	2,2
Apfel	50 g	24	0,2	0,2	5,7	1
Naturjoghurt, 1,5 % Fett	20 g	9	0,7	0,3	0,8	0
Petersilie, Schnittlauch	1 g	1	0	0	0,1	0
Zitronensaft, Gewürze	–	0	0	0	0	0
Spätmahlzeit						
Mineralwasser	250 ml	0	0	0	0	0
Birne	140 g	73	0,7	0,4	17,4	3,9
Energie: 1615 kcal Eiweiß (23 %): 89,0 g Fett (22 %): 41,3 g Kohlenhydrate (55 %): 214,9 g Ballaststoffe: 50 g						

Diabeteskost, 2200 kcal

▸ **Tab. 3.95**

Lebensmittel	Menge	Energie in kcal	Eiweiß in g	Fett in g	Kohlenhydrate in g	BE
Frühstück						
Bohnenkaffee	250 ml	5	0,5	0	0,8	0
Kondensmilch, 4 % Fett	15 ml	17	1,1	0,6	1,6	0
Süßstoff	–	0	0	0	0	0
Vollkornbrötchen mit Ölsamen	60 g	144	5,3	2,2	25,3	2
Grahambrot	60 g	131	4,7	0,9	25,6	2
Diätmargarine	10 g	71	0	8	0	0
Diabetikermarmelade	25 g	68	0,1	0	19,5	0,5
Schinken, gekocht	30 g	65	7,3	3,3	0	0
Grapefruit	250 g	125	1,5	0,4	22,4	2

▶ **Tab. 3.95** Fortsetzung.

Lebensmittel	Menge	Energie in kcal	Eiweiß in g	Fett in g	Kohlenhydrate in g	BE
1. Zwischenmahlzeit						
Mineralwasser	250 ml	0	0	0	0	0
Naturjoghurt, 1,5 % Fett	150 g	69	5,1	2,3	6,1	0,5
Apfel	110 g	57	0,4	0,4	12,6	1
Haferflocken	30 g	111	3,8	2,1	19	1,5
Leinsamen	5 g	19	1,2	1,5	0	0
Zitronensaft	–	0	0	0	0	0
Mittagessen						
Mineralwasser	200 ml	0	0	0	0	0
Apfelsaft	100 ml	50	0,3	0,3	10,6	1
Kabeljau	130 g	117	26,4	1	0	0
Zitronensaft	–	0	0	0	0	0
Sojaöl	5 ml	44	0	4,9	0	0
Kartoffel	240 g	169	4,8	0,2	35	3
Petersilie	–	0	0	0	0	0
Blattspinat	200 g	32	4,7	0,6	0,8	0
Zwiebel	10 g	3	0,1	0	0,5	0
Knoblauch	–	0	0	0	0	0
Olivenöl	5 ml	44	0	5	0	0
Karotte	100 g	26	1	0,2	4,8	0
Apfel	100 g	52	0,4	0,4	11,4	1
Naturjoghurt, 1,5 % Fett	20 g	9	0,7	0,3	0,8	0
Orangensaft	10 g	5	0,1	0	0,9	0
Schnittlauch	–	0	0	0	0	0
Himbeere	150 g	51	1,9	0,5	7,2	0,5
Schlagsahne, 30 % Fett	20 g	58	0,5	6	0,6	0
2. Zwischenmahlzeit						
Bohnenkaffee	250 ml	5	0,5	0	0,8	0
Kondensmilch, 4 % Fett	15 ml	17	1,1	0,6	1,6	0
Süßstoff	–	0	0	0	0	0
Obstkuchen (Hefeteig)	100 g	144	2,8	3,4	25	2
Abendessen						
Kräutertee	250 ml	1	0,3	0	0	0
Süßstoff	–	0	0	0	0	0
Vollkornbrot mit Ölsamen	120 g	244	8,6	3,5	43,7	4
Diätmargarine	10 g	71	0	8	0	0
Kasseler	30 g	42	6,5	1,8	0	0
Frischkäse, 50 % Fett i. Tr.	30 g	84	4,1	7,1	1	0

► **Tab. 3.95** Fortsetzung.

Lebensmittel	Menge	Energie in kcal	Eiweiß in g	Fett in g	Kohlenhydrate in g	BE
Gurke	50 g	6	0,3	0,1	0,9	0
Tomate	60 g	11	0,6	0,1	1,6	0
Olivenöl	5 ml	44	0	5	0	0
Essig, Basilikum	–	0	0	0	0	0
Spätmahlzeit						
Kiwi	120 g	73	1,2	0,8	12,9	1
Energie: 2284 kcal Eiweiß (19 %): 97,9 g Fett (29 %): 71,5 g Kohlenhydrate (52 %): 293 g BE: 22 BE						

Kost bei Hypercholesterinämie, 2000 kcal

► **Tab. 3.96**

Lebensmittel	Menge	Energie in kcal	Cholesterin in g	MUFS in g	EUFS in g	GFS in g
Frühstück						
Kaffee mit Kondensmilch (Getränk)	150 ml	9,3	1,5	0	0,1	0,2
Süßstoff	–	0	0	0	0	0
Vollkornbrötchen	100 g	221,8	0	0,7	0,2	0,2
Margarine Linolsäure > 50 %	15 g	106,4	0,2	6,3	2,3	2,9
Konfitüre/Marmelade mit Süßstoff	25 g	17,3	0	0	0	0
Schinken, roh, geräuchert (Lachsschinken)	20 g	23,3	10,2	0,1	0,4	0,3
1. Zwischenmahlzeit						
Joghurt, fettarm mit Früchten	150 g	124	6	0,1	0,6	1,1
Kiwi, frisch	80 g	48,8	0	0,2	0,1	0,1
natürliches Mineralwasser mit Kohlensäure	150 ml	0	0	0	0	0
Mittagessen						
natürliches Mineralwasser mit Kohlensäure	150 ml	0	0	0	0	0
Pellkartoffeln	200 g	140,5	0	0,1	0	0,1
Brokkoli, frisch, gegart	250 g	58	0	0,3	0	0,1
Kabeljau, tiefgefroren, gegart	150 g	134,4	90	0,5	0,1	0,2
Distelöl (Safloröl)	10 ml	88	0	7,4	1,2	0,9
Apfel, frisch	120 g	62,2	0	0,2	0	0,1
Joghurt, entrahmt	150 g	57	1,5	0	0	0,1

▶ **Tab. 3.96** Fortsetzung.

Lebensmittel	Menge	Energie in kcal	Cholesterin in g	MUFS in g	EUFS in g	GFS in g
2. Zwischenmahlzeit						
Kaffee mit Kondensmilch (Getränk)	150 ml	9,3	1,5	0	0,1	0,2
Süßstoff	–	0	0	0	0	0
Obstkuchen aus Hefeteig, fettarm	150 g	216,5	28,5	0,6	1,4	2,7
natürliches Mineralwasser mit Kohlensäure	150 ml	0	0	0	0	0
Abendessen						
Tee, schwarz mit Milch (Getränk)	150 ml	3,6	0	0	0,1	0,1
Süßstoff	–	0	0	0	0	0
Vollkornbrot	100 g	187,9	0	0,5	0,1	0,1
Margarine Linolsäure > 50 %	15 g	106,4	0,2	6,3	2,3	2,9
Schinken, gekocht, ungeräuchert	30 g	33,8	14,7	0,1	0,5	0,4
Weichkäse, Dreiviertelfettstufe	25 g	52,3	8,8	0,1	1	2
Gurke, frisch	150 g	18,3	0	0,1	0	0,1
Maiskeimöl	10 ml	88,3	0,1	5,5	2,5	1,5
Tomaten, Gemüsesaft	150 g	21,9	0	0,1	0	0
zwischendurch						
Banane, frisch	130 g	123,7	0	0,1	0	0,1
Orange, Fruchtsaft	150 ml	67,4	0	0,1	0,1	0
Energie: 2020,4 kcal Eiweiß (19 %): 94,7 g Fett (28 %): 63,8 g Kohlenhydrate: (53 %): 256,0 g Ballaststoffe: 41,9 g Cholesterin: 163,1 g MUFS: 29,4 g EUFS: 13,4 g GFS: 16,5 g						

Kost bei Hypertriglyzeridämie, 2000 kcal

▶ **Tab. 3.97**

Lebensmittel	Menge	Energie in kcal	GFS in g	Fruktose in g	Ballaststoffe in g	Fett in g
Frühstück						
Kaffee mit Kondensmilch (Getränk)	150 ml	9,3	0,2	0	0	0,4
Süßstoff	–	0	0	0	0	0
Vollkornbrötchen	100 g	221,8	0,2	0	6,6	1,5

► **Tab. 3.97** Fortsetzung.

Lebensmittel	Menge	Energie in kcal	GFS in g	Fruktose in g	Ballaststoffe in g	Fett in g
Margarine, Linolsäure > 50 %	15 g	106,4	2,9	0	0	12
Konfitüre/Marmelade mit Süßstoff	25 g	17,3	0	2,9	0,5	0,1
Schinken, roh, geräuchert (Lachsschinken)	20 g	23,3	0,3	0	0	0,9
1. Zwischenmahlzeit						
Joghurt, fettarm mit Früchten	150 g	124	1,1	0,5	1,4	1,9
Kiwi, frisch	80 g	48,8	0,1	3,5	3,1	0,5
natürliches Mineralwasser mit Kohlensäure	150 ml	0	0	0	0	0
Mittagessen						
natürliches Mineralwasser mit Kohlensäure	150 ml	0	0	0	0	0
Pellkartoffeln	200 g	140,5	0,1	0,3	4,7	0,2
Brokkoli, frisch, gegart	250 g	58	0,1	1,7	7,4	0,5
Lachs, frisch*	150 g	196,1	2,4	0	0	9,5
Distelöl (Safloröl)	10 ml	88	0,9	0	0	9,9
Apfel, frisch	120 g	62,2	0,1	6,9	2,4	0,5
Joghurt, entrahmt	150 g	57	0,1	0	0	0,2
2. Zwischenmahlzeit						
Kaffee mit Kondensmilch (Getränk)	150 ml	9,3	0,2	0	0	0,4
Süßstoff	–	0	0	0	0	0
Joghurt, entrahmt	150 g	57	0,1	0	0	0,2
Haferflocken	20 g	74	0,3	0	1,1	1,4
Orange, frisch	130 g	61,2	0	3,7	2,9	0,3
natürliches Mineralwasser mit Kohlensäure	150 ml	0	0	0	0	0
Abendessen						
Tee, schwarz mit Milch (Getränk)	150 ml	3,6	0,1	0	0	0,2
Vollkornbrot	100 g	187,9	0,1	0,1	8,7	1
Margarine, Linolsäure > 50 %	15 g	106,4	2,9	0	0	12
Schinken, gekocht, ungeräuchert	30 g	33,8	0,4	0	0	1,2
Weichkäse, Dreiviertelfettstufe	25 g	52,3	2	0	0	3,3
Gurke, frisch	150 g	18,3	0,1	1,3	0,8	0,3
Maiskeimöl	10 ml	88,3	1,5	0	0	10
Tomaten, Gemüsesaft	150 g	21,9	0	1,6	0,1	0,3

▸ **Tab. 3.97** Fortsetzung.

Lebensmittel	Menge	Energie in kcal	GFS in g	Fruktose in g	Ballaststoffe in g	Fett in g
zwischendurch						
Banane, frisch	130 g	123,7	0,1	4,7	2,6	0,2
* Eicosapentaensäure C 20,5: 0,7 g Energie: 1990,3 kcal Eiweiß (20 %): 96,5 g Fett (31 %): 68,5 g Kohlenhydrate: (49 %): 236,2 g Ballaststoffe: 42,3 g GFS: 16,3 g Fruktose: 27,2 g MUFS: 31,4 g Cholesterin: 98,5 mg						

Reduktions-, Diabetes- und Hypertriglyzeridämiekost, 1200 kcal

▸ **Tab. 3.98**

Lebensmittel	Menge	Energie in kcal	Eiweiß in g	Fett in g	Kohlenhydrate in g	BE
Frühstück						
Bohnenkaffee	250 ml	5	0,5	0	0,8	0
Kondensmilch, 4 % Fett	15 ml	17	1,1	0,6	1,6	0
Süßstoff	–	0	0	0	0	0
Haferflocken	20 g	74	2,5	1,4	12,7	1
Leinsamen	10 g	37	2,4	3,1	0	0
Weizenkleie	4 g	7	0,6	0,2	0,7	0
Orange	40 g	19	0,4	0,1	3,7	0,5
Birne	40 g	20	0,2	0,1	5	0,5
Apfel	40 g	19	0,1	0,2	4,6	0,5
Buttermilch	150 ml	54	4,8	0,8	6	0,5
Vanille	–	0	0	0	0	0
Zitronensaft	10 ml	3	0,1	0	0,2	0
1. Zwischenmahlzeit						
Mineralwasser	250 ml	0	0	0	0	0
Vollkornbrot	40 g	75	2,6	0,4	15	1,5
Hüttenkäse	30 g	25	4	0,4	1	0
Paprika, bunt	50 g	18	0,6	0,3	3,2	0
Gewürze und Kräuter	–	0	0	0	0	0
Mittagessen						
Mineralwasser	250 ml	0	0	0	0	0
Hähnchenbrust	100 g	102	23,5	0,7	0	0

▶ **Tab. 3.98** Fortsetzung.

Lebensmittel	**Menge**	**Energie in kcal**	**Eiweiß in g**	**Fett in g**	**Kohlenhydrate in g**	**BE**
Zwiebel	30 g	8	0,4	0,1	1,5	0
Champignon	50 g	8	1,4	0,1	0,3	0
Tomate	100 g	17	0,9	0,2	2,6	0
Zucchini	100 g	19	1,6	0,4	2	0
Sojaöl	5 ml	44	0	4,9	0	0
Naturreis	30 g	105	2,2	0,7	22,2	2
Gemüsebrühe	5 g	1	0,1	0	0,1	0
Eisbergsalat	60 g	8	0,6	0,1	0,9	0
Rettich	30 g	4	0,3	0	0,6	0
Karotte	30 g	8	0,3	0,1	1,4	0
Gurke	30 g	4	0,2	0,1	0,5	0
Weizenkeimöl	5 ml	44	0	5	0	0
frische Kräuter	1 g	1	0	0	0,2	0
Essig, Gewürze	–	0	0	0	0	0
Kiwi	45 g	27	0,4	0,3	4,8	0,5
2. Zwischenmahlzeit						
Bohnenkaffee	250 ml	5	0,5	0	0,8	0
Kondensmilch, 4 % Fett	15 ml	17	1,1	0,6	1,6	0
Süßstoff	–	0	0	0	0	0
Knäckebrot	20 g	72	2,2	0,4	14,5	1,5
Diäthalbfettmargarine	5 g	18	0,1	2	0	0
Diabetikermarmelade	20 g	54	0	0	15,6	0,5
Abendessen						
Kräutertee	250 ml	1	0,3	0	0	0
Süßstoff	–	0	0	0	0	0
Vollkornbrot	60 g	122	3,9	0,6	22,5	2
Diäthalbfettmargarine	5 g	18	0,1	0,2	0	0
Mozzarella	30 g	76	5,7	5,9	0	0
Tomate	100 g	17	0,9	0,2	2,6	0
Basilikum	1 g	1	0	0	0,1	0
Paprika, gelb und grün	100 g	37	1,3	0,5	6,4	0
Olivenöl	5 ml	44	0	5	0	0
Zwiebel	10 g	3	0,1	0	0,5	0
Balsamicoessig, Gewürze	–	0	0	0	0	0
Energie: 1249 kcal Eiweiß (23 %): 68 g Fett (27 %): 35,7 g Kohlenhydrate (50 %): 156,2 g BE: 11 BE						

Kost bei Hyperurikämie, 2000 kcal

▸ Tab. 3.99

Lebensmittel	Menge	Energie in kcal	Harnsäure in g	Purin N in g	Eiweiß in g	Fett in g
Frühstück						
Kaffee mit Kondensmilch (Getränk)	150 ml	9,3	0	0	0,6	0,4
Zucker	5 g	20	0	0	0	0
Vollkornbrötchen	100 g	221,8	63	21	8	1,5
Margarine, Linolsäure > 50 %	15 g	106,4	0	0	0	12
Konfitüre/Marmelade mit Süßstoff	25 g	17,3	1,8	0,5	0,1	0,1
Frischkäse, Rahmstufe	30 g	84,4	0	0	4,1	7,1
1. Zwischenmahlzeit						
Joghurt, fettarm mit Früchten	150 g	124	1,5	0	4,4	1,9
natürliches Mineralwasser mit Kohlensäure	150 ml	0	0	0	0	0
Mittagessen						
natürliches Mineralwasser mit Kohlensäure	150 ml	0	0	0	0	0
Pellkartoffeln	200 g	140,5	32	10	4	0,2
Mohrrübe, frisch	250 g	64,5	37,5	12,5	2,5	0,5
Hühnerei, frisch	120 g	185,3	6	2,4	15,5	13,4
Distelöl (Safloröl)	10 ml	88	0	0	0	9,9
Orange, frisch	120 g	56,5	24	8,4	1,2	0,2
Joghurt, entrahmt	150 g	57	0	0	6,5	0,2
2. Zwischenmahlzeit						
Kaffee mit Kondensmilch (Getränk)	150 ml	9,3	0	0	0,6	0,4
Zucker	5 g	20	0	0	0	0
Obstkuchen aus Hefeteig, fettarm	150 g	216,5	42	13,5	4,2	5,1
natürliches Mineralwasser mit Kohlensäure	150 ml	0	0	0	0	0
Abendessen						
Tee, schwarz mit Milch (Getränk)	150 ml	3,6	0	0	0,3	0,2
Zucker	5 g	20	0	0	0	0
Vollkornbrot	100 g	187,9	57	19	6,5	1
Margarine, Linolsäure > 50 %	15 g	106,4	0	0	0	12
Quark mit Kräutern Fettstufe	30 g	34	3,3	1,2	1,6	1,4
Sauermilchkäse, Magerstufe	30 g	39,4	5,7	1,8	9	0,2
Tomate, rot, frisch	200 g	34,9	20	6	1,9	0,4
Maiskeimöl	10 g	88,3	0	0	0	10
Tomaten, Gemüsesaft	150 ml	21,9	15	4,5	1,2	0,3

► **Tab. 3.99** Fortsetzung.

Lebensmittel	Menge	Energie in kcal	Harnsäure in g	Purin N in g	Eiweiß in g	Fett in g
zwischendurch						
Apfel, frisch	130 g	67,4	19,5	6,5	0,4	0,5
natürliches Mineralwasser mit Kohlensäure	150 ml	0	0	0	0	0
Energie: 2024,6 kcal Eiweiß (15 %): 72,7 g Fett (36 %): 78,9 g Kohlenhydrate: (49 %): 248,0 g Ballaststoffe: 42,0 g Alkohol (0 %): 0,0 g MUFS: 30,6 g Cholesterin: 542,8 mg Purin: 107,3 mg Harnsäure: 328,3 mg						

3.3.3 Proteindefinierte Diäten

Eiweißarme Kost 40 g, 2400 kcal

► **Tab. 3.100**

Lebensmittel	Menge	Energie in kcal	Eiweiß in g	Fett in g	Kohlenhydrate in g
Frühstück					
Bohnenkaffee	250 ml	5	0,5	0	0,8
Schlagsahne, 30 % Fett	15 ml	43	0,4	4,5	0,5
Zucker	5 g	20	0	0	5
Maltodextrin (MD 19)	5 g	20	0	0	5
Brötchen	45 g	113	3,5	0,6	23
Mehrkornbrot	60 g	133	3,7	0,6	27,6
Butter	20 g	148	0,1	16,6	0,1
Heidelbeermarmelade	25 g	68	0,1	0,1	16,4
Honig	20 g	61	0,1	0	15
vegetarische Pastete	25 g	53	2,9	2,8	4
Garnitur: Salatblatt und Petersilie	–	0	0	0	0
1. Zwischenmahlzeit					
Apfelsaft	50 ml	25	0,2	0,2	5,3
Mineralwasser	200 ml	0	0	0	0
Traubensaft	75 ml	54	0,5	0,2	11,7
Wasser	75 ml	0	0	0	0
Zucker	5 g	20	0	0	5
Maltodextrin (MD 19)	5 g	20	0	0	5
Milchreis	15 g	23	0,6	0,8	3,5
Obstmischung, Konserve	50 g	53	0,2	0,1	12,8

▸ **Tab. 3.100** Fortsetzung.

Lebensmittel	Menge	Energie in kcal	Eiweiß in g	Fett in g	Kohlenhydrate in g
Mittagessen					
Mineralwasser	250 ml	0	0	0	0
Lauch	100 g	23	2,3	0,3	2,5
Sojaöl	5 g	44	0	4,9	0
Stärke	5 g	18	0	0	4,3
Maltodextrin (MD 19)	5 g	20	0	0	5
Wasser	150 ml	0	0	0	0
Schlagsahne, 30 % Fett	10 ml	29	0,3	3	0,3
Kartoffel	150 g	105	3	0,2	21,9
Diätmargarine	10 g	71	–	8	–
Zwiebel	20 g	6	0,3	0,1	1
Hühnerei	30 g	46	3,9	3,4	0,2
Kräuter und Gewürze	–	0	0	0	0
Karotte	50 g	13	0,5	0,1	2,4
Spargel	50 g	7	0,9	0,1	0,7
Zucchini	50 g	10	0,8	0,2	1
Diätmargarine	5 g	36	0	4	0
Maltodextrin (MD 19)	5 g	20	0	0	5
Banane	100 g	95	1,1	0,2	21,4
Butter	5 g	37	0	4,2	0
Honig	10 g	31	0	0	7,5
Sesam	5 g	28	0,9	2,5	0,5
2. Zwischenmahlzeit					
Bohnenkaffee	250 ml	5	0,5	0	0,8
Schlagsahne, 30 % Fett	15 ml	43	0,4	4,5	0,5
Zucker	5 g	20	0	0	5
Maltodextrin (MD 19)	5 g	20	0	0	5
Waffeln, eiweißarm	40 g	148	0,2	1,4	33,3
Butter	10 g	74	0,1	8,3	0,1
Honig	20 g	61	0,1	0	15
Abendessen					
Tee	250 ml	1	0,3	0	0
Zucker	5 g	20	0	0	5
Maltodextrin (MD 19)	5 g	20	0	0	5
Weizenmischbrot	50 g	110	3,6	0,4	22,4
Butter	10 g	74	0,1	8,3	0,1
Frischkäse, 60 % Fett i. Tr.	25 g	84	2,8	7,9	0,6
Paprika, rot	20 g	7	0,3	0,1	1,3
Kartoffel, gekocht	100 g	70	2	0,1	14,6

▶ **Tab. 3.100** Fortsetzung.

Lebensmittel	Menge	Energie in kcal	Eiweiß in g	Fett in g	Kohlen-hydrate in g
Gurke	25 g	3	0,2	0,1	0,5
Zwiebel	10 g	3	0,1	–	0,5
Maiskeimöl	5 ml	44	0	5	0
Maltodextrin (MD 19)	5 g	20	0	0	5
Ei, gekocht	20 g	31	2,6	2,2	0,1
Gewürze, Kräuter und Essig	–	0	0	0	0
Spätmahlzeit					
Mineralwasser	250 ml	0	0	0	0
Orange	150 g	71	1,5	0,3	13,8
Energie: 2427 kcal Eiweiß (7 %): 41,6 g Fett (36 %): 96,3 g Kohlenhydrate (57 %): 343 g					

Eiweißreduzierte Kost 60 g, 2200 kcal

▶ **Tab. 3.101**

Lebensmittel	Menge	Energie in kcal	Eiweiß in g	Fett in g	Kohlen-hydrate in g
Frühstück					
Bohnenkaffee	250 ml	5	0,5	0	0,8
Kondensmilch, 7,5 % Fett	15 ml	20	1	1,1	1,5
Zucker	5 g	20	0	0	5
Brötchen	80 g	201	6	1,1	40,8
Butter	10 g	74	0,1	8,3	0,1
Quark, 20 % Fett	30 g	30	3,2	1,3	1,1
Honig	25 g	77	0,1	0	18,8
Brombeermarmelade	25 g	67	0,1	0,1	16
1. Zwischenmahlzeit					
Fruchtsaft	50 ml	31	0,5	0,1	6,3
Mineralwasser	200 ml	0	0	0	0
Laugenbrezel	50 g	170	4,7	1,3	34,3
Butter	5 g	37	0	4,2	0
Rettich	50 g	7	0,5	0,1	0,9
Mittagessen					
Mineralwasser	250 ml	0	0	0	0
Karotte	100 g	26	1	0,2	4,8
Sojaöl	10 ml	87	0	9,9	0
Zwiebel	10 g	3	0,1	0	0,5
Schlagsahne, 30 % Fett	10 ml	29	0,3	3	0,3
Hühnerei	50 g	77	6,4	5,6	0,3

► **Tab. 3.101** Fortsetzung.

Lebensmittel	Menge	Energie in kcal	Eiweiß in g	Fett in g	Kohlenhydrate in g
Weizenmehl, Typ 405	50 g	168	4,9	0,5	35,5
Sojaöl	5 ml	44	0	4,9	0
Champignon	100 g	15	2,7	0,2	0,6
Zucchini	100 g	19	1,6	0,4	2
Zwiebel	10 g	3	0,1	0	0,5
Gurke	100 g	12	0,6	0,2	1,8
saure Sahne, 20 % Fett	20 g	41	0,6	4	0,7
Gewürze, Kräuter und Dill	–	0	0	0	0
Ananas	100 g	59	0,5	0,1	20,3
Quark, 20 % Fett	30 g	30	3,2	1,3	1,1
Zucker	5 g	20	0	0	5
bei Bedarf kohlensäure-haltiges Mineralwasser	–	0	0	0	0
2. Zwischenmahlzeit					
Bohnenkaffee	250 ml	5	0,5	0	0,8
Kondensmilch, 7,5 % Fett	15 ml	20	1	1,1	1,5
Zucker	5 g	20	0	0	5
Obstkuchen (Rührmasse)	100 g	214	3,4	9,5	28,4
Abendessen					
Tee	250 ml	2	0	0	0
Zucker	5 g	20	0	0	5
Weizenmischbrot	45 g	99	3,2	0,4	20,2
Butter	5 g	37	0,1	4,2	0
Schnittlauch	5 g	1	0,2	0	0,1
Mehrkornbrot	60 g	133	3,7	0,6	27,6
Bergkäse, Vollfettstufe	30 g	115	8,7	9	0
Butter	5 g	37	0,1	4,2	0
Weintrauben	100 g	71	0,7	0,3	15,6
Energie: 2193 kcal Eiweiß (12 %): 60,4 g Fett (33 %): 82,1 g Kohlenhydrate (55 %): 303,7 g					

Eiweißreiche Kost 95 g, 2300 kcal

► **Tab. 3.102**

Lebensmittel	Menge	Energie in kcal	Eiweiß in g	Fett in g	Kohlenhydrate in g
Frühstück					
Bohnenkaffee	250 ml	5	0,5	0	0,8
Kondensmilch, 4 % Fett	15 ml	17	1	0,6	1,6
Zucker	5 g	20	0	0	5

▶ **Tab. 3.102** Fortsetzung.

Lebensmittel	Menge	Energie in kcal	Eiweiß in g	Fett in g	Kohlenhydrate in g
Brötchen	45 g	113	3,5	0,6	23
Vollkornbrötchen	60 g	144	5,3	0,9	26,1
Butter	10 g	74	0,1	8,3	0,1
Erdbeermarmelade	25 g	67	0,1	0	16,3
Edamer, 45 % Fett i. Tr.	30 g	106	7,4	8,5	0
Quark, 20 % Fett	30 g	30	3,2	1,3	1,1
Garnitur: Salatblatt und Tomate	–	0	0	0	0
1. Zwischenmahlzeit					
Milch, 3,5 % Fett	150 ml	96	4,9	5,3	7,1
Banane	100 g	95	1,1	0,2	21,4
Zitronensaft und Vanille	–	0	0	0	0
Butterkeks	25 g	120	2,5	5,3	15,5
Mittagessen					
Apfelsaft	50 ml	25	0,2	0,1	2,1
Mineralwasser	200 ml	0	0	0	0
Rinderbrühe	150 ml	43	1,8	3,5	1,2
Karotte	20 g	5	0,2	0	1
Lauch	20 g	5	0,5	0,1	0,5
Sellerie	20 g	4	0,3	0,1	0,4
Rindfleisch, gekocht	100 g	151	28,9	3,8	0
Sojaöl	5 ml	44	0	4,9	0
Weizenmehl, Typ 405	5 g	17	0,5	0,1	3,5
Rinderbrühe	50 ml	15	0,6	1,2	0,4
Milch, 3,5 % Fett	30 ml	19	1	1,1	1,4
Meerrettich, Konserve	15 g	8	0,4	0	1,4
Kartoffel, gekocht	200 g	141	4	0,2	29,2
Kopfsalat	50 g	6	0,6	0,1	0,5
Tomate	30 g	5	0,3	0,1	0,9
Zwiebel	10 g	3	0,1	0	0,5
Olivenöl	5 ml	44	0	5	0
Balsamicoessig, Gewürze, Petersilie und Basilikum	–	0	0	0	0
Brombeeren	100 g	45	1,2	1	6,2
2. Zwischenmahlzeit					
Bohnenkaffee	250 ml	5	0,5	0	0,8
Kondensmilch, 4 % Fett	15 ml	17	1	0,6	1,6
Zucker	5 g	20	0	0	5
Obstkuchen (Hefeteig)	100 g	144	2,8	3,4	25

▶ **Tab. 3.102** Fortsetzung.

Lebensmittel	Menge	Energie in kcal	Eiweiß in g	Fett in g	Kohlenhydrate in g
Abendessen					
Tee	250 ml	1,8	0	0	0
Zucker	5 g	20	0,3	0	5
Weizenmischbrot	45 g	99	3,2	0,4	20,2
Leberwurst	30 g	107	4,8	9,7	0,5
Gewürzgurke	25 g	3	0,1	0	0,3
Grahambrot	60 g	131	4,7	0,9	25,6
Butter	5 g	37	0	4,2	0
Schnittkäse, Doppelrahmstufe	30 g	128	5,7	4,7	0
Radieschen	100 g	15	1	0,1	2,1
Kräuter und Gewürze	–	0	0	0	0
Spätmahlzeit					
Mineralwasser	250 ml	0	0	0	0
Birne	140 g	73	0,7	0,4	17,4
Energie: 2267,8 kcal Eiweiß (18 %): 95 g Fett (33 %): 76,7 g Kohlenhydrate (49 %): 270,7 g					

3.3.4 Elektrolytdefinierte Diäten

Natriumarme Kost, 2200 kcal

▶ **Tab. 3.103**

Lebensmittel	Menge	Energie in kcal	Eiweiß in g	Fett in g	Kohlenhydrate in g	Natrium in mg
Frühstück						
Bohnenkaffee	250 ml	5	0,5	0	0,8	5
Kondensmilch, 7,5 % Fett	15 ml	20	1	1,1	1,5	15
Zucker	5 g	20	0	0	5	0,1
Vollkornbrot	60 g	112	3,9	0,6	22,5	337,2
Brötchen	45 g	113	3,5	0,6	23	244,8
Butter	10 g	74	0,1	8,3	0,1	0,5
Aprikosenmarmelade	25 g	68	0,1	0	16,5	0,3
Honig	20 g	61	0,1	0	15	1,4
Hühnerei	60 g	93	7,7	6,7	0,4	86,4
Garnitur: Salatblatt und Tomate	–	0	0	0	0	0

▶ **Tab. 3.103** Fortsetzung.

Lebensmittel	Menge	Energie in kcal	Eiweiß in g	Fett in g	Kohlenhydrate in g	Natrium in mg
1. Zwischenmahlzeit						
Mineralwasser, natriumarm (< 20 mg Na/l)	250 ml	0	0	0	0	5
Grapefruit	250 g	125	1,5	0,4	22,4	5
Mittagessen						
Mineralwasser	200 ml	0	0	0	0	4
Kirschsaft	50 ml	29	0,4	0,2	5,7	1
Zwiebel	60 g	17	0,8	0,2	2,9	5,4
Sojaöl	5 ml	44	0	4,9	0	0
Wasser	150 ml	0	0	0	0	0
Gemüsebrühe	5 g	1	0,1	–	0,1	104,3
Rinderhack	80 g	178	22,1	9,8	0,5	36
Olivenöl	5 ml	44	0	5	0	0,1
Karotte	20 g	5	0,2	0	1	12
Lauch	20 g	5	0,7	0,1	0,3	0,8
Sellerie	20 g	4	0,3	0,1	0,4	15,4
Tomate	30 g	5	0,3	0,1	0,8	1,8
Tomatenmark	10 g	7	0,4	0	1,3	24
Knoblauch	1 g	1	0,1	0	0,3	0,2
Paprika, bunt	100 g	20	1,2	0,3	2,9	3
Champignon	50 g	8	1,4	0,1	0,3	4
Vollkornnudeln, ohne Ei	60 g	194	8	1,5	36,4	3
Gurke	100 g	12	0,6	0,2	1,8	8
Zwiebel	10 g	3	0,1	0	0,5	0,9
saure Sahne, 10 % Fett	15 g	18	0,5	1,5	0,5	6
Essig, Kräuter, Gewürze	–	0	0	0	0	0
Naturjoghurt, 1,5 % Fett	100 g	46	3,4	1,5	4,1	50
Himbeeren	50 g	17	0,6	0,2	2,4	0,5
Vanille	–	0	0	0	0	0
2. Zwischenmahlzeit						
Bohnenkaffee	250 ml	5	0,5	0	0,8	5
Kondensmilch, 7,5 % Fett	15 ml	20	1	1,1	1,5	15
Zucker	5 g	20	0	0	5	0,1
Obstkuchen (Hefeteig)	100 g	144	2,8	3,4	25	12
Abendessen						
Tee	250 ml	1	0	0	0	2,5
Zucker	5 g	20	0	0	5	0
Vollkornbrot mit Ölsamen	60 g	122	4,3	1,8	21,8	323,4

▸ **Tab. 3.103** Fortsetzung.

Lebensmittel	Menge	Energie in kcal	Eiweiß in g	Fett in g	Kohlenhydrate in g	Natrium in mg
Butter	10 g	74	0,1	8,3	0,1	0,5
Tomate	60 g	11	0,6	0,1	1,6	3,6
Basilikum, Gewürze	–	0	0	0	0	0
Weizenmischbrot	60 g	131	4,3	0,5	26,9	304,8
Emmentaler, 45 % Fett i. Tr.	30 g	115	8,6	9	0	90
Obstmischung (Konserve)	80 g	86	0,2	0,1	20,4	1,6
Naturjoghurt, 1,5 % Fett	20 g	9	0,7	0,3	0,8	10
Zitronensaft	–	0	0	0	0	0
Spätmahlzeit						
Mineralwasser	250 ml	0	0	0	0	5
Kekse	20 g	100	1,2	5,1	11,9	16,4
Energie: 2207 kcal Eiweiß (16 %): 83,9 g Fett (30 %): 73,1 g Kohlenhydrate (54 %): 290,2 g Natrium: 1771 mg						

Kaliumarme Kost, 2100 kcal

▸ **Tab. 3.104**

Lebensmittel	Menge	Energie in kcal	Eiweiß in g	Fett in g	Kohlenhydrate in g	Kalium in mg
Frühstück						
Bohnenkaffee	250 ml	5	0,5	0	0,8	165
Schlagsahne, 30 % Fett	15 ml	43	0,4	4,5	0,5	15
Zucker	5 g	20	0,1	0	5	0,1
Maltodextrin (MD19)	5 g	20	0	0	5	0,1
Brötchen	80 g	201	6,2	1,1	40,8	104
Butter	10 g	74	0,1	8,3	0,1	1,6
Honig	20 g	61	0,1	0	15	9,4
Schinken, gekocht	30 g	65	7,3	3,3	0	81
Frischkäse, 50 % Fett i. Tr.	30 g	56	4,1	7,1	1	22
Garnitur: Salatblatt und Tomate	–	0	0	0	0	0
1. Zwischenmahlzeit						
Mineralwasser	250 ml	0	0	0	0	2,5
Milch, 1,5 Fett	125 ml	61	4,3	2	6,1	187,5
Zucker	5 g	20	0,1	0	5	0,1
Maltodextrin (MD19)	5 g	20	0	0	5	0,1
Vanillepuddingpulver	10 g	38	0,1	0,1	9,2	0,7

▶ **Tab. 3.104** Fortsetzung.

Lebensmittel	Menge	Energie in kcal	Eiweiß in g	Fett in g	Kohlenhydrate in g	Kalium in mg
Himbeeren	50 g	17	0,6	0,2	2,4	85
Mittagessen						
Mineralwasser	250 ml	0	0	0	0	2,5
Scholle	100 g	104	20,8	2,3	0	279
Gurke	200 g	24	1,2	0,4	3,6	282
Reis	60 g	209	4,1	0,4	46,6	61,8
Butter	5 g	37	0	4,2	0	0,8
Gewürze und Kräuter	–	0	0	0	0	0
Sauerkirschkompott	100 g	88	0,7	0,3	19	68
Zucker	10 g	41	0	0	10	0,2
Maltodextrin (MD19)	10 g	40	0	0	5	0,2
Schlagsahne, 30 % Fett	15 ml	43	0,4	4,5	0,5	15
2. Zwischenmahlzeit						
Bohnenkaffee	250 ml	5	0,5	0	0,8	165
Schlagsahne, 30 % Fett	15 ml	43	0,4	4,5	0,5	15
Zucker	5 g	20	0,1	0	5	0,1
Maltodextrin (MD19)	5 g	20	0	0	5	0,1
Butterkeks	25 g	120	0,4	4,5	0,5	64
Abendessen						
Tee	250 ml	2	0,3	0	0	23
Zucker	5 g	20	0	0	5	0,1
Maltodextrin (MD19)	5 g	20	0	0	5	0,1
Toastbrot	50 g	130	4	1,7	24,2	84
Butter	10 g	74	0,1	8,3	0,1	1,6
Schinken, gekocht	30 g	65	7,3	3,3	0	81
Ananas, Konserve	100 g	87	0,4	0,1	20,3	102
Emmentaler, 45 % Fett i. Tr.	30 g	115	8,6	9	0	30
Kopfsalat	30 g	5	0,4	0,1	0,3	89,6
Radieschen	10 g	2	0,1	0	0,2	25,5
Zwiebel	5 g	1	0,1	0	0,2	6,8
Sojaöl	5 ml	44	0	4,9	0	0,1
Gewürze, Kräuter und Essig	–	0	0	0	0	0

Energie: 2060 kcal
Eiweiß (16 %): 73,8 g
Fett (35 %): 75,1 g
Kohlenhydrate (49 %): 247,7 g
Kalium: 2071,6 mg

Kalziumarme Kost, 2100 kcal

▶ Tab. 3.105

Lebensmittel	Menge	Energie in kcal	Eiweiß in g	Fett in g	Kohlenhydrate in g	Kalzium in mg
Frühstück						
Kaffee mit Kondensmilch (Getränk)	150 ml	9,3	0,6	0,4	0,9	15
Zucker	5 g	20	0	0	5	0
Brötchen	100 g	248,1	7,4	1,4	50,7	16
Margarine, Linolsäure > 50 %	10 g	70,9	0	8	0	1
Konfitüre/Marmelade mit Süßstoff	25 g	17,3	0,1	0,1	4,5	2
Geflügelmortadella	30 g	52,2	6,3	2,9	0,1	6,9
1. Zwischenmahlzeit						
Banane, frisch	130 g	123,7	1,5	0,2	27,8	11,7
natürliches Mineralwasser mit Kohlensäure	150 ml	0	0	0	0	52,5
Mittagessen						
natürliches Mineralwasser mit Kohlensäure	150 ml	0	0	0	0	52,5
Pellkartoffeln	200 g	140,5	4	0,2	29,2	12
Zuckermais, frisch, gegart	250 g	223,5	8,2	3,1	39,3	17,5
Rindfleisch, frisch, gegart	150 g	270,7	41,4	11,6	0	6
Distelöl (Safloröl)	5 ml	44	0	5	0	0
Apfelmus	150 g	87,5	0,4	0,5	19,9	9,7
2. Zwischenmahlzeit						
Kaffee mit Kondensmilch (Getränk)	150 ml	9,3	0,6	0,4	0,9	15
Zucker	5 g	20	0	0	5	0
Birne, frisch	130 g	68	0,6	0,4	16,1	11,7
natürliches Mineralwasser mit Kohlensäure	150 ml	0	0	0	0	52,5
Abendessen						
Tee, schwarz mit Milch (Getränk)	150 ml	3,6	0,3	0,2	0,2	18
Zucker	5 g	20	0	0	5	0
Graubrot-/Weizenmischbrot	100 g	219,2	7,1	0,8	44,9	22
Margarine, Linolsäure > 50 %	10 g	70,9	0	8	0	1
Leberpastete	30 g	89,8	5,4	7,5	0,3	4,5
Schinken, gekocht, ungeräuchert	30 g	33,8	5,5	1,2	0,3	5,7
Gemüsepaprika, rot, frisch	250 g	92	3,3	1,3	16	25
Maiskeimöl	5 g	44,2	0	5	0	0,8
Tomaten, Gemüsesaft	150 ml	21,9	1,2	0,3	3,2	21

▸ **Tab. 3.105** Fortsetzung.

Lebensmittel	Menge	Energie in kcal	Eiweiß in g	Fett in g	Kohlenhydrate in g	Kalzium in mg
zwischendurch						
Orange, frisch	130 g	61,2	1,3	0,3	11,9	54,6
natürliches Mineralwasser mit Kohlensäure	150 ml	0	0	0	0	52,5
Energie: 2062 kcal Eiweiß (20 %): 95,3 g Fett (26 %): 58,5 g Kohlenhydrate (54 %): 281,2 g Ballaststoffe: 40,5 g Kalzium: 188,6 mg						

Kalziumreiche Kost, 2200 kcal

▸ **Tab. 3.106**

Lebensmittel	Menge	Energie in kcal	Eiweiß in g	Fett in g	Kohlenhydrate in g	Kalzium in mg
Frühstück						
Kaffee mit Kondensmilch (Getränk)	150 ml	9,3	0,6	0,4	0,9	15
Zucker	5 g	20	0	0	5	0
Vollkornbrötchen mit Ölsamenzutaten	100 g	237,6	8,6	3,7	41,9	34
Margarine, Linolsäure > 50 %	10 g	70,9	0	8	0	1
Konfitüre/Marmelade mit Süßstoff	25 g	17,3	0,1	0,1	4,5	2
Emmentaler, Vollfettstufe	30 g	115	8,6	9	0	330
1. Zwischenmahlzeit						
Joghurt, fettarm mit Früchten	150 g	124	4,4	1,9	21,2	171
natürliches Mineralwasser mit Kohlensäure	150 ml	0	0	0	0	52,5
Mittagessen						
natürliches Mineralwasser mit Kohlensäure	150 ml	0	0	0	0	52,5
Pellkartoffeln	200 g	140,5	4	0,2	29,2	12
Brokkoli, frisch, gegart	250 g	58	7,9	0,5	4,7	280
Rindfleisch, frisch, gegart	150 g	270,7	41,4	11,6	0	6
Distelöl (Safloröl)	5 ml	44	0	5	0	0
Joghurt, fettarm mit Früchten	150 g	124	4,4	1,9	21,2	171

▶ **Tab. 3.106** Fortsetzung.

Lebensmittel	Menge	Energie in kcal	Eiweiß in g	Fett in g	Kohlenhydrate in g	Kalzium in mg
2. Zwischenmahlzeit						
Kaffee mit Kondensmilch (Getränk)	150 ml	9,3	0,6	0,4	0,9	15
Zucker	5 g	20	0	0	5	0
Dickmilch (Sauermilch), entrahmt	150 g	51,3	5,1	0,2	6,3	180
Apfel, frisch	130 g	67,4	0,4	0,5	14,9	9,1
natürliches Mineralwasser mit Kohlensäure	150 ml	0	0	0	0	52,5
Abendessen						
Tee, schwarz mit Milch (Getränk)	150 ml	3,6	0,3	0,2	0,2	18
Zucker	5 g	20	0	0	5	0
Vollkornbrot mit Ölsamen	100 g	203,9	7,1	2,9	36,5	24
Margarine, Linolsäure > 50 %	10 g	70,9	0	8	0	1
Hartkäse, Dreiviertelfettstufe	30 g	107	11,6	6,8	0	420
Edamer	30 g	106,3	7,4	8,5	0	240
Fenchel, frisch	200 g	49,2	4,9	0,6	5,7	218
Maiskeimöl	5 ml	44,2	0	5	0	0,8
Buttermilch	150 g	53,8	4,8	0,8	6	165
zwischendurch						
Joghurt, fettarm mit Früchten	150 g	124	4,4	1,9	21,2	171
natürliches Mineralwasser mit Kohlensäure	150 ml	0	0	0	0	52,5
Energie: 2162,2 kcal Eiweiß (25 %): 126,8 g Fett (33 %): 77,8 g Kohlenhydrate (42 %): 230,2 g Ballaststoffe: 42,9 g Kalzium: 2693,9 mg						

Phosphatarme Kost, 2300 kcal

▶ **Tab. 3.107**

Lebensmittel	Menge	Energie in kcal	Eiweiß in g	Fett in g	Kohlenhydrate in g	Phosphor in mg
Frühstück						
Bohnenkaffee	150 ml	5	0,3	0	0,5	3
Schlagsahne, 30 % Fett	8 ml	23	0,2	2,4	0,3	4,8
Zucker	5 g	20	0	0	5	0
Brötchen	80 g	201	6,2	1,1	40,8	76

▶ **Tab. 3.107** Fortsetzung.

Lebensmittel	Menge	Energie in kcal	Eiweiß in g	Fett in g	Kohlenhydrate in g	Phosphor in mg
Butter	10 g	74	0,1	8,3	0,1	2,1
Erdbeerkonfitüre	25 g	67	0,1	0	16,3	2,3
Honig	20 g	61	0,1	0	15	3,6
Hühnerei	60 g	93	7,7	6,7	0,4	129,6
Garnitur: Salatblatt	–	0	0	0	0	0
1. Zwischenmahlzeit						
Mineralwasser	150 ml	0	0	0	0	0
Butterkeks	25 g	120	2,5	5,3	15,5	61,3
Mittagessen						
Mineralwasser	150 ml	0	0	0	0	0
Gurke	100 g	12	0,6	0,2	1,8	23
Schlagsahne, 30 % Fett	15 ml	43	0,4	4,5	0,5	9
Sojaöl	5 ml	44	0	4,9	0	0
Scholle	100 g	104	20,8	2,3	0	201
Karotte	100 g	26	1	0,2	4,8	35
Stärke	5 g	18	0	0	4,3	1,5
Schlagsahne, 30 % Fett	15 ml	43	0,4	4,5	0,5	9
Reis	60 g	209	4,1	0,4	46,6	72
Butter	5 g	37	0	4,2	0	1
Wasser, Gewürze, Kräuter	–	0	0	0	0	0
Joghurt, 3,5 % Fett	150 g	99	4,9	5,7	6	84
2. Zwischenmahlzeit						
Bohnenkaffee	150 ml	5	0	0	0	3
Schlagsahne, 30 % Fett	8 ml	23	0,2	2,4	0,3	4,8
Zucker	5 g	20	0	0	5	0
Berliner	60 g	195	16,7	24,9	84,5	64,2
Abendessen						
Tee	150 ml	1	0	0	0	0
Zucker	5 g	20	0	0	5	0
Weizenmischbrot	100 g	219	7,1	0,9	44,9	130
Butter	10 g	74	0,1	8,3	0,1	2,1
Corned Beef	30 g	38	7,1	1	0,1	51,3
Limburger, 40 % Fett i. Tr.	50 g	135	11,6	9,9	0,1	128
Zwiebel	20 g	6	0,3	0,1	1	8,4
Sojaöl	5 ml	44	0	4,9	0	0
Zucchini	100 g	19	1,6	0,4	2	23
Essig, Gewürze, Kräuter	–	0	0	0	0	0

▸ **Tab. 3.107** Fortsetzung.

Lebensmittel	Menge	Energie in kcal	Eiweiß in g	Fett in g	Kohlenhydrate in g	Phosphor in mg
Spätmahlzeit						
Mineralwasser	150 ml	0	0	0	0	0
Zwieback	20 g	73	1,8	0,9	14,3	26,4
Magerquark	30 g	23	4,1	0,1	1,2	57
Kirschmarmelade	10 g	28	0	0	6,8	0,7
Energie: 2266 kcal Eiweiß (17 %): 100 g Fett: (34 %): 109,4 g Kohlenhydrate (49 %): 323,7 g Phosphor: 1217,1 mg						

3.3.5 Gastroenterologische Diäten

Kostaufbau, Stufe 1, 1200 kcal

▸ **Tab. 3.108**

Lebensmittel	Menge	Energie in kcal	Eiweiß in g	Fett in g	Kohlenhydrate in g	Ballaststoffe in g
Frühstück						
Kräutertee	250 ml	1	0,3	0	0	0
Zucker	10 g	40	0	0	10	0
Maltodextrin (MD 19)	5 g	20	0	0	5	0
Weißbrot	60 g	144	4,5	0,8	29,1	1,7
Heidelbeermarmelade	25 g	68	0,1	0,1	16,4	0,5
Honig	25 g	77	0,1	0	18,8	0
1. Zwischenmahlzeit						
Karotte	80 g	21	0,8	0,2	3,8	2,9
Gemüsebrühe	250 ml	38	4,1	0,9	3,3	0,8
Petersilie, Salz, Pfeffer	–	0	0	0	0	0
Zwieback	20 g	73	1,8	0,9	4,3	1
Mittagessen						
Gemüsebrühe	200 ml	31	3,3	0,7	2,6	0,6
Haferflocken	30 g	111	3,8	2,1	19	1,6
Maltodextrin (MDA)	10 g	41	0	0	10	0
Petersilie, Salz, Pfeffer	–	0	0	0	0	0
Weizentoastbrot	40 g	104	3	0,5	19,4	1,1
2. Zwischenmahlzeit						
Pfefferminztee	250 ml	1	0,3	0	0	0
Zucker	10 g	40	0	0	10	0
Maltodextrin (MD 19)	5 g	20	0	0	5	0
Zwieback	20 g	73	1,8	0,9	14,3	1

▶ **Tab. 3.108** Fortsetzung.

Lebensmittel	Menge	Energie in kcal	Eiweiß in g	Fett in g	Kohlenhydrate in g	Ballaststoffe in g
Abendessen						
Kräutertee	250 ml	1	0,3	0	0	0
Zucker	10 g	40	0	0	10	0
Wasser	200 ml	0	0	0	0	0
Haferflocken	30 g	111	3,8	2,1	19	1,6
Zucker	10 g	40	0	0	10	0
Maltodextrin (MD 19)	5 g	20	0	0	10	0
Mineralwasser, still (über den Tag verteilt)	500 ml	0	0	0	0	0
Energie: 1135 kcal Eiweiß (10 %): 28 g Fett (7 %): 9,2 g Kohlenhydrate (83 %): 220 g Ballaststoffe 12,8 g						

Kostaufbau, Stufe 2, 1500 kcal

▶ **Tab. 3.109**

Lebensmittel	Menge	Energie in kcal	Eiweiß in g	Fett in g	Kohlenhydrate in g	Ballaststoffe in g
Frühstück						
Kräutertee	250 ml	1	0,3	0	0	0
Zucker	10 g	40	0	0	10	0
Weißbrot	40 g	96	4,5	0,8	29,1	1,7
Erdbeermarmelade	25 g	67	0,1	0,1	16,4	0,5
Honig	25 g	77	0,1	0	18,8	0
Quark, Magerstufe	40 g	30	5,4	0,1	1,6	0
1. Zwischenmahlzeit						
Quark, Magerstufe	80 g	60	10,8	0,2	3,2	0
Apfelmus	100 g	58	0,3	0,3	13,2	0
Zucker	5 g	20	0	0	5	0
Zimt	–	0	0	0	0	0
Mittagessen						
Gemüsebrühe	250 ml	38	4,1	0,9	3,3	0,8
Nudeln	20 g	25	0,9	0,2	4,9	0,4
Karotte	30 g	8	0,3	0,1	1,4	1,1
Knollensellerie	30 g	6	0,5	0,1	0,7	1,3
Rindfleisch	80 g	121	23,1	3	0	0
Maisstärke	5 g	18	0	0	4,3	0,1
Gemüsebrühe	100 ml	15	1,6	0,4	1,3	0,3
Spinat	150 g	24	3,5	0,4	0,6	3,9
Kartoffeln	150 g	105	3	0,2	21,9	3,5

► **Tab. 3.109** Fortsetzung.

Lebensmittel	Menge	Energie in kcal	Eiweiß in g	Fett in g	Kohlenhydrate in g	Ballaststoffe in g
Petersilie, Salz, Pfeffer	–	0	0	0	0	0
Pfirsichkompott	150 g	115	1	0,1	26,7	3
2. Zwischenmahlzeit						
Pfefferminztee	250 ml	1	0,3	0	0	0
Zucker	10 g	40	0	0	10	0
Zwieback	20 g	73	1,8	0,9	14,3	1
Erdbeermarmelade	25 g	72	0,1	0,1	16,4	0,2
Abendessen						
Kräutertee	250 ml	2	0	0	0,5	0
Zucker	10 g	40	0	0	10	0
Milch, 1,5 % Fett	125 ml	61	4,3	2	6,1	0
Weizengrieß	15 g	49	1,4	0,1	10,3	1,1
Zucker	10 g	40	0	0	10	0
Quark, Magerstufe	25 g	19	3,4	0,1	1	0
Fruchtcocktail	150 g	160	0,5	0,2	38,3	1,4
Mineralwasser, still (über den Tag verteilt)	1000 ml	0	0	0	0	0
Energie: 1481 kcal Eiweiß (20 %): 7,3 g Fett (6 %): 10,3 g Kohlenhydrate (74 %): 279,3 g Ballaststoffe: 20,3 g						

Kostaufbau, Stufe 3, 1900 kcal

► **Tab. 3.110**

Lebensmittel	Menge	Energie in kcal	Eiweiß in g	Fett in g	Kohlenhydrate in g	Ballaststoffe in g
Frühstück						
Kaffee-Ersatz	150 ml	3	0	0	0,6	0
Kräutertee	150 ml	1	0	0	0,3	0
Zucker	10 g	40	0	0	10	0
Kondensmilch, 4 % Fett	10 ml	11	0,8	0,4	1,1	0
Weißbrot	20 g	48	1,5	0,3	9,7	0,6
Brötchen	40 g	101	3,1	0,6	20,4	1,2
Halbfettdiätmargarine	10 g	36	0,2	4	0	0
Honig	25 g	77	0,1	0	18,8	0
Schnittkäse, 30 % Fett i. Tr.	30 g	77	8,2	4,8	0	0
1. Zwischenmahlzeit						
Buttermilch	100 ml	36	3,2	0,5	4	0
Orangensaft	100 ml	45	0,9	0,2	8,8	0,2
Zucker	10 g	40	0	0	10	0
Zimt	–	0	0	0	0	0

► **Tab. 3.110** Fortsetzung.

Lebensmittel	Menge	Energie in kcal	Eiweiß in g	Fett in g	Kohlen-hydrate in g	Ballast-stoffe in g
Mittagessen						
Kabeljau, tiefgekühlt	100 g	90	20,3	0,8	0	0
Karotte	50 g	13	0,5	0,1	2,4	1,8
Zucchini	50 g	10	0,8	0,2	1	0,6
Schwarzwurzel	50 g	8	0,7	0,2	2,2	2,2
Reis, parboiled	40 g	141	2,6	0,2	31,6	0,6
Sonnenblumenöl	10 ml	88	0	10	0	0
Zitronensaft, Petersilie, Salz,	–	0	0	0	0	0
Pfeffer	–	0	0	0	0	0
Apfel, Dose	100 g	86	0,2	0,3	19,9	1,6
Apfelsaft, 100 % Frucht	100 ml	50	0,3	0,3	10,6	0
Maisstärke	5 g	18	0	0	4,3	0,1
Quark, Magerstufe	20 g	15	2,7	0	0,8	0
2. Zwischenmahlzeit						
Tee, schwarz	300 ml	1	0,3	0	0	0
Zucker	10 g	40	0	0	10	0
Biskuitrolle	100 g	276	4	2,6	58,4	0,8
Abendessen						
Pfefferminztee	250 ml	1	0	0	0,5	0
Zucker	5 g	20	0	0	5	0
Weizenmischbrot	50 g	110	3,6	0,4	22,4	2
Knäckebrot	20 g	72	2,2	0,4	14,5	0,8
Halbfettdiätmargarine	10 g	36	0,2	4	0	0
Schinken, gekocht	30 g	65	7,3	3,3	0	0
Spargel, Dose	90 g	14	1,6	0,1	1,4	1,2
Weichkäse, 30 % Fett i. Tr.	30 g	63	6,9	3,9	0	0
Spätmahlzeit						
Tee	150 ml	1	0,2	0	0	0
Zucker	5 g	20	0	0	5	0
Zwieback	20 g	73	1,8	0,9	14,3	1
Hüttenkäse, Magerstufe	30 g	25	4	0,4	1	0
Erdbeergelee	20 g	58	0,1	0	13	0
Mineralwasser, still (über den Tag verteilt)	500 ml	0	0	0	0	0
Energie: 1909 kcal Eiweiß (17 %): 78,3 g Fett (18 %): 38,9 g Kohlenhydrate (65 %): 302 g Ballaststoffe: 14,7 g						

Glutenfreie Kost, 2200 kcal

▶ **Tab. 3.111**

Lebensmittel	Menge	Energie in kcal	Eiweiß in g	Fett in g	Kohlenhydrate in g	Ballaststoffe in g
Frühstück						
Kaffee mit Zucker (Getränk)	150 ml	15,1	0,3	0	3,4	0
Hirsebrot, glutenfrei	100 g	253,1	4,4	2,2	53,1	5,2
Margarine, Linolsäure > 50 %	10 g	70,9	0	8	0	0
Konfitüre/Marmelade mit Süßstoff	25 g	17,3	0,1	0,1	4,5	0,5
Schinken, roh, geräuchert (Lachsschinken)	30 g	34,9	5,5	1,3	0,3	0
Orange, Fruchtsaft	150 ml	67,4	1,4	0,2	13,2	0,3
1. Zwischenmahlzeit						
Banane, frisch	150 g	142,7	1,7	0,3	32,1	3
natürliches Mineralwasser mit Kohlensäure	150 ml	0	0	0	0	0
Mittagessen						
natürliches Mineralwasser mit Kohlensäure	150 ml	0	0	0	0	0
Pellkartoffeln	200 g	140,5	4	0,2	29,2	4,7
Mohrrübe, frisch, gegart	250 g	52,6	2,4	0,5	9,1	9,1
Rindfleisch, frisch, gegart	150 g	270,7	41,4	11,6	0	0
Distelöl (Safloröl)	10 ml	88	0	9,9	0	0
Kompott, gemischt	150 g	144,7	0,8	0,3	33,8	2,2
Tomaten, Gemüsesaft	150 ml	21,9	1,2	0,3	3,2	0,1
2. Zwischenmahlzeit						
Kaffee mit Zucker (Getränk)	150 ml	15,1	0,3	0	3,4	0
Maiskeks, glutenfrei	50 g	219,3	2,7	8,1	33,5	1
natürliches Mineralwasser mit Kohlensäure	150 g	0	0	0	0	0
Abendessen						
Tee, schwarz mit Zucker (Getränk)	150 ml	12,5	0,1	0	2,9	0
Kastanienbrot, glutenfrei	100 g	177,6	1,4	0,8	40,6	1,7
Margarine, Linolsäure > 50 %	10 g	70,9	0	8	0	0
Salami	30 g	108	5,9	9,2	0,6	0,1
Corned Beef, deutsch Konserve	30 g	37,9	7,1	1	0,1	0
Gurke, frisch	100 g	12,2	0,6	0,2	1,8	0,5
Tomate, rot, frisch	100 g	17,4	0,9	0,2	2,6	0,9
Maiskeimöl	10 ml	88,3	0	10	0	0

▸ **Tab. 3.111** Fortsetzung.

Lebensmittel	Menge	Energie in kcal	Eiweiß in g	Fett in g	Kohlenhydrate in g	Ballaststoffe in g
zwischendurch						
Banane, frisch	130 g	123,7	1,5	0,2	27,8	2,6
natürliches Mineralwasser mit Kohlensäure	150 ml	0	0	0	0	0
Energie: 2202,5 kcal Eiweiß (16 %): 83,7 g Fett (29 %): 72,7 g Kohlenhydrate (55 %): 295,0 g Ballaststoffe: 32,0 g Cholesterin 145 mg MUFS: 30,6 g						

Ballaststoffreiche Kost, 1700 kcal

▸ **Tab. 3.112**

Lebensmittel	Menge	Energie in kcal	wasserunlösliche BST in g	wasserlösliche BST in g	Ballaststoffe in g
Frühstück					
Kaffee mit Kondensmilch (Getränk)	150 ml	9,3	0	0	0
Zucker	5 g	20	0	0	0
Vollkornbrot mit Ölsamen	100 g	203,9	5,5	3,1	8,6
Margarine, Linol-säure > 50 %	10 g	70,9	0	0	0
Konfitüre/Marmelade mit Süßstoff	25 g	17,3	0,3	0,1	0,5
Geflügelmortadella	30 g	52,2	0	0	0
Tomaten, Gemüsesaft	150 g	21,9	0,1	0	0,1
1. Zwischenmahlzeit					
Himbeere, frisch	150 g	50,9	7,9	2,1	10,1
natürliches Mineralwasser mit Kohlensäure	150 ml	0	0	0	0
Mittagessen					
natürliches Mineralwasser mit Kohlensäure	150 ml	0	0	0	0
Pellkartoffeln	200 g	140,5	3,3	1,4	4,7
Wirsingkohl, frisch, gegart	250 g	54,4	4	2,1	6,1
Rindfleisch, frisch, gegart	150 g	270,7	0	0	0
Distelöl (Safloröl)	5 ml	44	0	0	0
Johannisbeere, rot, frisch	150 g	64,9	9,5	1,6	11,1
2. Zwischenmahlzeit					
Kaffee mit Kondensmilch (Getränk)	150 ml	9,3	0	0	0
Zucker	5 g	20	0	0	0

▶ **Tab. 3.112** Fortsetzung.

Lebensmittel	Menge	Energie in kcal	wasserunlösliche BST in g	wasserlösliche BST in g	Ballaststoffe in g
Birne, frisch	130 g	68	3	0,7	3,6
natürliches Mineralwasser mit Kohlensäure	150 g	0	0	0	0
Abendessen					
Tee, schwarz mit Milch (Getränk)	150 ml	3,6	0	0	0
Zucker	5 g	20	0	0	0
Vollkornbrot mit Ölsamen	100 g	203,9	5,5	3,1	8,6
Margarine, Linolsäure > 50 %	10 g	70,9	0	0	0
Leberpastete	30 g	89,8	0	0	0
Schinken, gekocht, ungeräuchert	30 g	33,8	0	0	0
Fenchel, frisch	250 g	61,5	7,9	2,6	10,5
Maiskeimöl	5 ml	44,2	0	0	0
Tomaten, Gemüsesaft	150 ml	21,9	0,1	0	0,1
zwischendurch					
Orange, frisch	130 g	61,2	1,8	1,1	2,9
natürliches Mineralwasser mit Kohlensäure	150 ml	0	0	0	0
Energie: 1729 kcal Eiweiß (25 %): 99,5 g Fett (32 %): 59,8 g Kohlenhydrate (43 %): 188,4 g Ballaststoffe: 66,8 g					

Laktose- und galaktosefreie Kost, 2000 kcal

▶ **Tab. 3.113**

Lebensmittel	Menge	Energie in kcal	Eiweiß in g	Fett in g	Kohlenhydrate in g	Laktose/ Galaktose
Frühstück						
Kaffee mit Zucker (Getränk)	150 ml	15,1	0,3	0	3,4	0
Vollkornbrot	100 g	187,9	6,5	1	37,6	0
Margarine, Linol-säure > 50 %	10 g	70,9	0	8	0	0
Konfitüre/Marmelade mit Süßstoff	25 g	17,3	0,1	0,1	4,5	0
Schinken, roh, geräuchert (Lachsschinken)	30 g	34,9	5,5	1,3	0,3	0
Orange, Fruchtsaft	150 ml	67,4	1,4	0,2	13,2	0

▶ **Tab. 3.113** Fortsetzung.

Lebensmittel	Menge	Energie in kcal	Eiweiß in g	Fett in g	Kohlenhydrate in g	Laktose/ Galaktose
1. Zwischenmahlzeit						
Banane, frisch	150 g	142,7	1,7	0,3	32,1	0
natürliches Mineralwasser mit Kohlensäure	150 ml	0	0	0	0	0
Mittagessen						
natürliches Mineralwasser mit Kohlensäure	150 ml	0	0	0	0	0
Pellkartoffeln	200 g	140,5	4	0,2	29,2	0
Mohrrübe, frisch, gegart	250 g	52,6	2,4	0,5	9,1	0
Rindfleisch, frisch, gegart	150 g	270,7	41,4	11,6	0	0
Distelöl (Safloröl)	10 g	88	0	9,9	0	0
Kompott, gemischt	150 g	144,7	0,8	0,3	33,8	0
Tomaten, Gemüsesaft	150 ml	21,9	1,2	0,3	3,2	0
2. Zwischenmahlzeit						
Kaffee mit Zucker (Getränk)	150 ml	15,1	0,3	0	3,4	0
Kiwi, frisch	120 g	73,1	1,2	0,8	12,9	0
natürliches Mineralwasser mit Kohlensäure	150 ml	0	0	0	0	0
Abendessen						
Tee, schwarz mit Zucker (Getränk)	150 ml	12,5	0,1	0	2,9	0
Vollkornbrot	100 g	187,9	6,5	1	37,6	0
Margarine, Linol-säu-re > 50 %	10 g	70,9	0	8	0	0
Salami	30 g	108	5,9	9,2	0,6	0
Corned Beef, deutsch Konserve	30 g	37,9	7,1	1	0,1	0
Gurke, frisch	100 g	12,2	0,6	0,2	1,8	0
Tomate, rot, frisch	100 g	17,4	0,9	0,2	2,6	0
Maiskeimöl	10 g	88,3	0	10	0	0
zwischendurch						
Banane, frisch	130 g	123,7	1,5	0,2	27,8	0
natürliches Mineralwasser mit Kohlensäure	150 ml	0	0	0	0	0
Energie: 2001,4 kcal Eiweiß (18 %): 89,5 g Fett (29 %): 64,2 g Kohlenhydrate: (53 %): 255,9 g Laktose: 0,0 g Galaktose: 0,0 g						

MCT-Kost, 2000 kcal

▸ **Tab. 3.114**

Lebensmittel	Menge	Energie in kcal	Fett in g	LCT in g	MCT in g	SCT in g
Frühstück						
Kaffee mit Zucker (Getränk)	150 ml	15,1	0	0	0	0
Graubrot-/Weizenmischbrot	100 g	219,2	0,8	0,6	0	0
mct-basis-plus Diätmargarine	20 g	141,5	16	0	13,2	0
Konfitüre/Marmelade mit Süßstoff	25 g	17,3	0,1	0	0	0
Sauermilchkäse, Magerstufe	30 g	39,4	0,2	0,2	0	0
Orange, Fruchtsaft	150 g	67,4	0,2	0,2	0	0
1. Zwischenmahlzeit						
Banane, frisch	150 g	142,7	0,3	0,2	0	0
natürliches Mineralwasser mit Kohlensäure	150 ml	0	0	0	0	0
Mittagessen						
natürliches Mineralwasser mit Kohlensäure	150 g	0	0	0	0	0
Pellkartoffeln	200 g	140,5	0,2	0,2	0	0
Mohrrübe, frisch, gegart	250 g	52,6	0,5	0,4	0	0
Kabeljau, tiefgefroren, gegart	150 g	134,4	1,2	0,8	0	0
mct-basis-plus Diätmargarine	20 g	141,5	16	0	13,2	0
Kompott, gemischt	150 g	144,7	0,3	0,2	0	0
Tomaten, Gemüsesaft	150 ml	21,9	0,3	0,2	0	0
2. Zwischenmahlzeit						
Kaffee mit Zucker (Getränk)	150 ml	15,1	0	0	0	0
Kiwi, frisch	120 g	73,1	0,8	0,6	0	0
natürliches Mineralwasser mit Kohlensäure	150 ml	0	0	0	0	0
Abendessen						
Tee, schwarz mit Zucker (Getränk)	150 ml	12,5	0	0	0	0
Graubrot-/Weizenmischbrot	100 g	219,2	0,8	0,6	0	0
mct-basis-plus Diätmargarine	20 g	141,5	16	0	13,2	0
Sauermilchkäse, Magerstufe	30 g	39,4	0,2	0,2	0	0

► **Tab. 3.114** Fortsetzung.

Lebensmittel	Menge	Energie in kcal	Fett in g	LCT in g	MCT in g	SCT in g
Hüttenkäse, Magerstufe	30 g	24,5	0,4	0,4	0	0
Gurke, frisch	100 g	12,2	0,2	0,2	0	0
Tomate, rot, frisch	100 g	17,4	0,2	0,2	0	0
Buttermilch	30 g	10,8	0,2	0,1	0	0
zwischendurch						
Banane, frisch	130 g	123,7	0,2	0,2	0	0
natürliches Mineralwasser mit Kohlensäure	150 ml	0	0	0	0	0
Energie: 1967,3 kcal Fett (25 %): 55,1 g LCT: 5,4 g MCT: 39,6 g SCT: 0,1 g						

3.3.6 Seltene Diätformen

Fruktosereduzierte Kost, 2000 kcal

► **Tab. 3.115**

Lebensmittel	Menge	Energie in kcal	Eiweiß in g	Fett in g	Kohlenhydrate in g	Fruktose in g
Frühstück						
Kaffee mit Kondensmilch (Getränk)	150 ml	9,3	0,6	0,4	0,9	0
Vollkornbrötchen	100 g	221,8	8,0	1,5	43,3	0
Margarine, Linolsäure > 50 %	15 g	106,4	0	12,0	0	0
Edamer	30 g	106,3	7,4	8,5	0	0
Schinken, roh, geräuchert (Lachsschinken)	20 g	23,3	3,7	0,9	0,2	0
1. Zwischenmahlzeit						
Joghurt, vollfett	150 g	98,6	4,9	5,7	6,0	0
natürliches Mineralwasser mit Kohlensäure	150 ml	0	0	0	0	0
Mittagessen						
natürliches Mineralwasser mit Kohlensäure	150 ml	0	0	0	0	0
Reis, ungeschält, gegart	200 g	224,2	5,1	1,6	46,6	0
Blattspinat, gegart	250 g	47,8	7,0	0,8	1,2	0,2
Kabeljau, tiefgefroren, gegart	150 g	134,4	30,5	1,2	0	0
Distelöl (Safloröl)	10 ml	88	0	9,9	0	0
Joghurt, vollfett	150 g	57	4,9	5,7	6,0	0

▶ **Tab. 3.115** Fortsetzung.

Lebensmittel	Menge	Energie in kcal	Eiweiß in g	Fett in g	Kohlenhydrate in g	Fruktose in g
2. Zwischenmahlzeit						
Kaffee mit Kondensmilch (Getränk)	150 ml	9,3	0,6	0,4	0,9	0
Hüttenkäse, Magerstufe	100 g	81,5	13,3	1,4	3,3	0
Knäckebrot	30 g	107,8	3,2	0,6	22,0	0
natürliches Mineralwasser mit Kohlensäure	150 ml	0	0	0	0	0
Abendessen						
Tee, schwarz mit Milch (Getränk)	150 ml	3,6	0,3	0,2	0,2	0
Vollkornbrot	100 g	187,9	6,5	1,0	37,6	0,1
Margarine, Linol-säure > 50 %	15 g	106,4	0	12,0	0	0
Schinken, gekocht, ungeräuchert	30 g	33,8	5,5	1,2	0,3	0
Weichkäse, Dreiviertelfettstufe	25 g	52,3	5,8	3,3	0	0
zwischendurch						
Quark, Fettstufe	150 g	214,4	13,5	15,5	4,8	0
Energie: 1955,6 kcal Eiweiß (25 %): 120,9 g Fett (38 %): 83,6 g Kohlenhydrate (36 %): 173,4 g Fruktose: 0,4 g Ballaststoffe: 25,8 g						

Kupferarme Kost, 2200 kcal

▶ **Tab. 3.116**

Lebensmittel	Menge	Energie in kcal	Eiweiß in g	Fett in g	Kohlenhydrate in g	Kupfer in mg
Frühstück						
Kaffee mit Kondensmilch (Getränk)	150 ml	9,3	0,6	0,4	0,9	0,2
Zucker	5 g	20	0	0	5	0
Brötchen	100 g	248,1	7,4	1,4	50,7	0,2
Margarine, Linolsäure > 50 %	15 g	106,4	0	12	0	0
Konfitüre/Marmelade mit Süßstoff	25 g	17,3	0,1	0,1	4,5	0
Schinken, roh, geräuchert (Lachsschinken)	20 g	23,3	3,7	0,9	0,2	0
1. Zwischenmahlzeit						
Joghurt, fettarm mit Früchten	150 g	124	4,4	1,9	21,2	0

▶ **Tab. 3.116** Fortsetzung.

Lebensmittel	Menge	Energie in kcal	Eiweiß in g	Fett in g	Kohlenhydrate in g	Kupfer in mg
Kiwi, frisch	80 g	48,8	0,8	0,5	8,6	0,1
natürliches Mineralwasser mit Kohlensäure	150 ml	0	0	0	0	0
Mittagessen						
natürliches Mineralwasser mit Kohlensäure	150 ml	0	0	0	0	0
Pellkartoffeln	200 g	140,5	4	0,2	29,2	0,2
Brokkoli, frisch, gegart	250 g	58	7,9	0,5	4,7	0,3
Hackfleisch (Rind), gegart	150 g	334,5	41,4	18,3	1	0,2
Distelöl (Safloröl)	10 ml	88	0	9,9	0	0
Apfel, frisch	120 g	62,2	0,4	0,5	13,7	0,1
Joghurt, entrahmt	150 g	57	6,5	0,2	6,3	0
2. Zwischenmahlzeit						
Tee, schwarz mit Milch (Getränk)	150 ml	3,6	0,3	0,2	0,2	0
Zucker	5 g	20	0	0	5	0
Birne, frisch	130 g	68	0,6	0,4	16,1	0,1
natürliches Mineralwasser mit Kohlensäure	150 ml	0	0	0	0	0
Abendessen						
Tee, schwarz mit Milch (Getränk)	150 ml	3,6	0,3	0,2	0,2	0
Zucker	5 g	20	0	0	5	0
Graubrot-/Weizenmischbrot	100 g	219,2	7,1	0,8	44,9	0,2
Margarine, Linolsäure >50 %	15 g	106,4	0	12	0	0
Schinken, gekocht, ungeräuchert	30 g	33,8	5,5	1,2	0,3	0
Weichkäse, Dreiviertelfettstufe	25 g	52,3	5,8	3,3	0	0
Gurke, frisch	150 g	18,3	0,9	0,3	2,7	0,1
Maiskeimöl	10 ml	88,3	0	10	0	0
Tomaten, Gemüsesaft	150 ml	21,9	1,2	0,3	3,2	0,1
zwischendurch						
Banane, frisch	130 g	123,7	1,5	0,2	27,8	0,2
Orangensaft	150 ml	67,4	1,4	0,2	13,2	0,1

Energie: 2183,8 kcal
Eiweiß (20 %): 101,9 g
Fett (32 %): 75,7 g
Kohlenhydrate: (48 %): 264,7 g
Kupfer 2,3 mg

Eisenarme Kost, 2100 kcal

► **Tab. 3.117**

Lebensmittel	Menge	Energie in kcal	Eiweiß in g	Fett in g	Kohlenhydrate in g	Eisen in mg
Frühstück						
Kaffee mit Kondensmilch (Getränk)	150 ml	9,3	0,6	0,4	0,9	0,3
Zucker	5 g	20	0	0	5	0
Brötchen	100 g	248,1	7,4	1,4	50,7	1,3
Margarine, Linolsäure > 50 %	15 g	106,4	0	12,0	0	0
Konfitüre/Marmelade mit Süßstoff	25 g	17,3	0,1	0,1	4,5	0,1
Edamer	30 g	106,3	7,4	8,5	0	0,1
1. Zwischenmahlzeit						
Joghurt, fettarm mit Früchten	150 g	124	4,4	1,9	21,2	0,2
natürliches Mineralwasser mit Kohlensäure	150 ml	0	0	0	0	0
Mittagessen						
natürliches Mineralwasser mit Kohlensäure	150 ml	0	0	0	0	0
Pellkartoffeln	200 g	140,5	4,0	0,2	29,2	0,8
Kohlrabi, frisch, gegart	200 g	40,6	3,8	0,2	5,5	1,6
Kabeljau, tiefgefroren, gegart	150 g	134,4	30,5	1,2	0	0,7
Distelöl (Safloröl)	10 g	88	0	9,9	0	0
Mandarine, frisch	130 g	65,2	0,9	0,4	13,1	0,4
Joghurt, entrahmt	150 g	57	6,5	0,2	6,3	0,1
2. Zwischenmahlzeit						
Tee, schwarz mit Milch (Getränk)	150 ml	3,6	0,3	0,2	0,2	0
Zucker	5 g	20	0	0	5	0
Joghurt, fettarm mit Früchten	150 g	124	4,4	1,9	21,2	0,2
natürliches Mineralwasser mit Kohlensäure	150 ml	0	0	0	0	0
Abendessen						
Tee, schwarz mit Milch (Getränk)	150 ml	3,6	0,3	0,2	0,2	0
Zucker	5 g	20	0	0	5	0
Graubrot-/Weizenmischbrot	100 g	219,2	7,1	0,8	44,9	1,7
Margarine, Linolsäure > 50 %	15 g	106,4	0	12,0	0	0
Tilsiter	30 g	106,3	7,9	8,3	0	0,1

► **Tab. 3.117** Fortsetzung.

Lebensmittel	Menge	Energie in kcal	Eiweiß in g	Fett in g	Kohlenhydrate in g	Eisen in mg
Weichkäse, Dreiviertelfettstufe	25 g	52,3	5,8	3,3	0	0,1
Gurke, frisch	150 g	18,3	0,9	0,3	2,7	0,8
Maiskeimöl	10 ml	88,3	0	10,0	0	0,1
zwischendurch						
Banane, frisch	130 g	123,7	1,5	0,2	27,8	0,7
Joghurt, entrahmt	150 g	57	6,5	0,2	6,3	0,1
Energie: 2099,8 kcal Eiweiß (20 %): 100,3 g Fett (32 %): 73,7 g Kohlenhydrate (48 %): 249,8 g Eisen: 9,3 mg						

4 Nahrungsmittelallergien

Eva Lückerath

4.1 Allergische und pseudoallergische Reaktionen

Nahrungsmittelallergien sind immunologisch ausgelöste Unverträglichkeiten gegen einzelne Nahrungsmittel bzw. deren natürliche Komponenten. Bei einer Nahrungsmittelintoleranz (pseudoallergische Reaktion = PAR) gegen natürliche und chemische Zusatzstoffe fehlt trotz gleicher Symptomatik die immunologische Reaktion.

Noch vor wenigen Jahren war es gar nicht so aufwendig, Nahrungsmittel, auf die ein Patient allergisch reagierte, vom Speiseplan zu streichen, denn die Liste der „verdächtigen" Nahrungsmittel war überschaubar. Durch die industrielle Lebensmittelverarbeitung hat sich dies jedoch grundlegend verändert. Nicht nur durch chemische Zusatzstoffe ist es schwierig geworden, Lebensmittel als kritisch einzustufen, auch die Verarbeitung von Grundnahrungsmitteln als Hilfsstoffe (z. B. Ei, Milcheiweiß), die normalerweise nicht in diesem Lebensmittel erwartet werden, erschwert die Suche sehr. Eine **Nahrungsmittelallergie**, die IgE-vermittelt ist und auf Proteinallergenen beruht, kann mit wissenschaftlich evaluierten Tests geprüft werden.

Bei einer **Nahrungsmittelintoleranz** bzw. PAR (häufig gegenüber kleinen Molekülen, z. B. Zusatzstoffen) stehen keine Allergietests zur Verfügung. Die klinische Diagnose erfolgt ausschließlich durch Anamnese, Symptomtagebücher, Eliminationsdiäten und kontrollierte Provokationen. In ▶ **Tab. 4.1** sind die Nahrungsmittel-Intoleranz-Reaktionen, die im Folgenden behandelt werden, als Übersicht zusammengestellt.

4.1.1 Allergische Reaktionen

Im Gegensatz zu einer pseudoallergischen Reaktion ist eine Nahrungsmittelallergie eine immunologische Antwort des Körpers auf ein Nahrungsmittel, meist auf ein Protein bzw. auf dessen Spaltprodukte. Im Prinzip kann jedes Nahrungsmittel ein potenzielles **Allergen** sein. Es ist aber so, dass über 90 % aller Allergien auf wenige Nahrungsmittel zurückzuführen sind.

Diese sind beim Erwachsenen:

- Nüsse
- Obstsorten
- Gemüsesorten

Diese können mit Pollen kreuzreagieren.

Des Weiteren sind zu nennen:

- Fische
- Schalentiere
- Krustentiere

▶ **Tab. 4.1** Definition der Nahrungsmittel-Intoleranz-Reaktionen (nach Thiel 1991a).

Reaktion	Definition
allergische Reaktionen	Immunreaktion, antikörpervermittelt (IgE, IgG) Auslöser: Antigene (Proteine) tierischen und pflanzlichen Ursprungs
pseudoallergische Reaktionen	nicht immunologisch bedingt, Mediatorfreisetzung Auslöser: Zusatzstoffe chemischer Natur, Konservierungsstoffe, Farbstoffe, Antioxidantien
biogene Aminreaktionen	nicht immunologisch bedingt, vasoaktive (pharmakologische) Reaktionen Auslöser: Serotonin, Histamin, Tyramin, Dopamin, Phenylethylamin u. a.
Enzymdefekte (genetisch/erworben)	s. Glutenenteropathie, Laktasemangel etc.
Intoxikationen	–
Aversionen	–

Häufig wird der Begriff der Nahrungsmittelallergie missbräuchlich für eine Intoleranz verwendet. Er sollte allerdings den echten immunologischen Reaktionen auf Nahrungsmittel vorbehalten bleiben. 25–30% aller Kinder entwickeln bis zur Pubertät bereits eine Allergie. In Atopikerfamilien bekommen bis zu 80% der Kinder eine Allergie (S.214). Die **Atopie** ist eine Überempfindlichkeitsreaktion, die der Organismus aufgrund einer genetischen Disposition entwickeln kann.

Bei Erstkontakt tritt ein Allergen (Protein) eines Lebensmittels in den Körper ein. Daraufhin werden spezifische Antikörperproteine (meist Immunglobulin-E-[IgE]-Antikörper) gebildet, die gegen das auslösende Allergen gerichtet sind. Diese **IgE-Antikörper** werden an spezifische Rezeptoren der Mastzellen gebunden, die dadurch gegen das Allergen sensibilisiert sind. Bei einem erneuten Eindringen des Antigens kann die sensibilisierte Mastzelle das Allergen binden. Es kommt zu einer **Antigen-Antikörper-Reaktion**. Dadurch werden aus den Mastzellen allergeninduzierte Mediatoren freigesetzt (u.a. Histamin; Mediatoren = Mittler, hormonähnliche Wirkstoffe). Das Allergen selbst hat keinen Einfluss auf die Symptomatik. Diese wird durch die Art und Dosis sowie das Zielorgan der Überträgersubstanz bestimmt.

Einige Allergene verursachen eine sog. **Kreuzreaktion** (S.304). Hier reagiert der Betroffene nicht nur auf ein bestimmtes Allergen, sondern auch auf Substanzen, die mit diesen botanisch oder chemisch verwandt sind.

Voraussetzung und Phasen der Allergieentwicklung (Kasper et al. 2004):
1. Disposition
2. Exposition
3. Sensibilisierung:
   - Antikörperbildung
   - modulierende Faktoren (z.B. Virusinfekte, Stress etc.)
4. allergische Erkrankung

Verschiedene Formen der Nahrungsmittelunverträglichkeit sind in ▶ **Tab. 4.2** dargestellt.

Allein der Nachweis, dass eine Sensibilisierung gegen ein Nahrungsmittel vorliegt, besagt noch nicht, dass es zu einer klinisch relevanten Allergie kommen muss. Darum sollte eine dauerhafte Ernährungsempfehlung nicht allein aufgrund von Haut- und In-vitro-Befunden gegeben werden.

Diagnostik

Für die Diagnose einer Nahrungsmittelallergie sind eine ausführliche Ernährungsanamnese und die Bestimmung des spezifischen IgE und/oder Haut-Prick-Tests mit dem infrage kommenden Nahrungsmittel wichtige Hilfsmittel.

Diagnostische Möglichkeiten bei Nahrungsmittelallergie (AWMF 2000):
- **Anamnese**
- **Symptom-Nahrungsmittel-Tagebuch**
- **In-vitro-Untersuchungen:**
  - spezifisches IgE (plus Gesamt-IgE)

▶ **Tab. 4.2** Verschiedene Formen der Nahrungsmittelunverträglichkeit (Müller u. Przyrembel 1998).

Überempfindlichkeit			**Intoxikationen**
Allergie	**Idiosynkrasie (PAR)**	**Intoleranz**	
Immunreaktion	nicht immunologische Reaktion	angeborene oder erworbene Enzymdefekte	toxische Reaktionen
Allergene IgE, IgG/MIgA, zellulär	–	–	–
allergische Reaktionen	pseudoallergische Reaktionen	• Störungen im Bereich des Magen-Darm-Kanals • Stoffwechselstörungen	• pharmakologische Wirkungen • Organotoxizität
Atopie bzw. echte Lebensmittelallergie z.B. gegen Hühnereiweiß, Nüsse u.a.	Überempfindlichkeit gegen: • Lebensmittelzusatzstoffe • natürliche Salicylate und Benzoate • biogene Amine	• hereditäre Fruktoseintoleranz • Laktoseintoleranz • Favismus u.a.	• Histaminvergiftung • Pilzvergiftung (Myzetismus) • Mutterkornvergiftung (Ergotismus) • Salmonellenvergiftung • Botulismus

  - allergeninduzierte Mediatorfreisetzung (Histamin, Cysteinyl-Leukotriene)
  - allergeninduzierte Lymphozytenstimulation
- **In-vivo-Untersuchungen:**
  - Hauttest
  - orale Provokation
  - gastrointestinale Provokation unter endoskopischer Kontrolle

4.1.2 Pseudoallergische Reaktionen (PAR)

Wie bereits erwähnt, sind pseudoallergische Reaktionen Unverträglichkeiten (▶ **Tab. 4.3**) gegen Nahrungsmittel, die jedoch keine immunologische Antwort des Körpers mit sich bringen, d. h., es bilden sich keine IgE-Antikörper. Trotzdem werden bei einer PAR **Mediatoren** (meist Histamin) freigesetzt. Darum gleichen sie in ihren Symptomen den allergischen Erkrankungen, sie ahmen quasi eine Allergie nach. Abhängig von der Dosis kann es schon beim Erstkontakt mit dem Nahrungsmittel zu einer Reaktion kommen, es ist also keine vorhergehende Sensibilisierung nötig. Nach einer Nahrungskarenz verschwinden die Symptome wieder, ohne Organschäden zu hinterlassen. Wie bei einer Allergie besteht auch bei einer pseudoallergischen Reaktion eine genetische Disposition (S. 214).

Um die Unverträglichkeiten gegen bestimmte Nahrungsmittel zu beweisen, werden Auslassversuche mit nachfolgenden, doppelblind placebokontrollierten **Provokationstests** (Gabe der verdächtigen Auslöser) unternommen. Da keine IgE-Antikörper gebildet werden, können über Haut- und Bluttests keine Nachweise erbracht werden.

Mögliche Auslöser einer PAR:

- **Lebensmittel*zusatz*stoffe**/Lebensmitteladditiva (Antioxidantien, Azofarbstoffe, Konservierungsmittel [E210–219 Benzoesäure; E220–228])
- **Lebensmittel*inhalts*stoffe** (Benzoate, Salicylate natürlichen Ursprungs z. B. in Gewürzen oder Beerenobst)

Pseudoallergische Reaktionen gegen Lebensmittelzusatzstoffe

Auslöser für eine PAR:

- Farb-, Konservierungsmittel
- Antioxidantien
- Süßstoffe
- Geschmacksverstärker

Im Gegensatz zu einigen Hilfsstoffen, müssen sie auf den Zutatenlisten deklariert werden.

▶ **Tab. 4.3** Charakteristika einer PAR.

	Beschreibung der Charakteristika
Eigenschaften	• in der Klinik einer allergischen Reaktion gleichend • keine Sensibilisierung des Immunsystems (nicht IgE-vermittelt) • dosisabhängig • Bereits beim ersten Kontakt können Symptome auftreten. • Stoffe, die zu einer Reaktion führen, müssen chemisch nicht verwandt sein. • Hauttests bringen keinen Nachweis.
Krankheiten oder Symptome	• chronische Urtikaria • rezidivierende Angioödeme • Exanthem • Rhinitis • Polyposis nasi • Atemwegsobstruktion (nicht allergisches Asthma bronchiale/intrinsisches Asthma) • gastrointestinale Symptome, Diarrhöe • Kreislaufreaktionen, kurzzeitige Ohnmacht • Fieber
Auslöser	• Nahrungsmittel (▶ **Tab. 4.4**) • Röntgenkontrastmittel • entzündungshemmende Mittel (hier im besonderen Aspirin) • örtliche Betäubungsmittel • weitere verschiedene Arzneimittel • kolloidale Plasmaexpander

Allergien werden nur sehr selten durch Lebensmittelzusatzstoffe ausgelöst. Wenn doch, handelt es sich hierbei um Zusatzstoffe natürlichen Ursprungs. Einige Zusatzstoffe, die chemisch hergestellt werden, können jedoch eine PAR verursachen. Bei entsprechender Veranlagung können folgende Lebensmittelzusatzstoffe mit Allergien und allergieähnlichen Symptomen in Verbindung gebracht werden

Zusatzstoffe werden in der Europäischen Union mit E-Nummern (E100–1518) gekennzeichnet.

Nicht alle Lebensmittelzusatzstoffe, die mit E-Nummern versehen sind, sind chemische Substanzen, die krank machen müssen. Hilfs- und Zusatzstoffe die aus natürlichen Stoffen/Lebensmitteln gewonnen werden, wie z. B. färbende Pflanzen- und Fruchtauszüge (Karottensaft, Holundersaft, Rote-Bete-Saft), Amaranth, Azorubin sowie Carrageen, Gelatine, Guarkernmehl, Gummi arabicum, Harze, Malz und Pektine.

Bei Substanzen wie z. B. naturidentischen Aromen, Benzoesäure und deren Salzen (Parahydroxybenzoesäureethylester) handelt es sich um chemisch definierte Substanzen.

- **Farbstoffe** (E-Nummern der Gruppe 100–199):
  E100/Kurkumin, E102/Tartrazin, E104/Chinolingelb, E110/Gelborange S, E120/Cochenille (rot), E122/Azurobin, E123/Amaranth, E124/Cochenillerot A/Ponceau 4 R, E127/Erythrosin, E128/Rot 2G, E129/Allurarot, E131/Patentblau, E132/Indigokamin, E151/Brillantschwarz, E155/Braun HAT, E160 b/Annato, E172/Eisen-III-oxid, rot, E180/Litholrubin
- **Konservierungsmittel** (E-Nummern der Gruppe 200–299):
  E200–E203: *Sorbinsäure* und Sorbate, E210–E213: Benzoesäure/Benzoate, *E211/Natriumbenzoat*, *E214–E219/Parahydroxybenzoesäureethylester/PHB-Ester*, E220–E227/Schwefeldioxid und Sulfite, *E223/Natriummetabisulfit*, E230/Biphenyl/Diphenyl, E231/Orthophenylphenol und E232 dessen Natriumsalz, E233/Thiabendazol, E249/E250: Nitrite, *E251/Natriumnitrat*, E280–E283: Propionsäure
- **Antioxidationsmittel** (E-Nummern der Gruppe 300–321):
  E306–E309/Tocopherol, *E310/Propylgallat*, E311/Octylgallat (Suppen, Saucen; Kartoffelerzeugnisse), E312/Dodecylgallat, *E320/Buthylhydroxyanisol (BHA)*, *E321/Buthylhydroxytoluol (BHT*, in Kaugummi), E330–E333/Citronensäure und Citrate, E380/Triammoniumcitrat
- **Stabilisatoren und Emulgatoren** (E-Nummern der Gruppe 400):
  E407/Carrageen, E407a/verarbeitete Eucheuma Algen, E410/Johannisbrotkernmehl, E412/Guarkernmehl, E413/Tragant, E414/Gummi arabicum, E416/Karayagummi
- **Geschmacksverstärker**:
  E620–E623/Glutaminsäure und Glutamate, *E621/Natriumglutamat*
- **Süßstoffe**:
  E951/Aspartam
- **Trennmittel, Geliermittel, Verdickungsmittel,** Feuchthaltemittel, **Emulgatoren, Überzugsmittel, Süßungsmittel/künstliche,** Backtriebmittel, Festigungsmittel, **Mehlbehandlungsmittel,** modifizierte Stärke, Säuerungsmittel, Säureregulator, Schaummittel, Schaumverhüter, Schmelzsalze, Aroma(stoffe), modifizierte Stärke
- **natürlich vorkommende Stoffe**:
  Salicylsäure, Salicylate, biogene Amine (Histamin, Phenylethylamin), Benzoate, Benzylalkohol, Sulfite

Die oben aufgeführten *kursiv gedruckten* Zusatzstoffe sind nach heutigem Kenntnisstand häufige Auslöser einer PAR.

Anmerkung

Nicht jede Reaktion auf Zusatzstoffe wie Farbstoffe, Benzoesäure und Antioxidantien ist eine PAR. Es kann sich hierbei auch um eine allergische Reaktion handeln.

Weiterführende Informationen

- Dirschauer C, Fenner A. Zusatzstoffe in Lebensmitteln – Familie Fischer will's wissen. 2. Aufl. aid; 2010: http://shop.aid.de/ (Stand: Juni 2013)
- Maschkowski G, Frühschütz L. Achten Sie aufs Etikett! – Kennzeichnung von Lebensmitteln. 15. Aufl. aid; 2011: http://shop.aid.de/ (Stand: Juni 2013)
- Schäfer H, Klein B. Essen – aber sicher! 4. Aufl. aid; 2012: http://shop.aid.de/ (Stand: Juni 2013)
- Zusatzstoffe: Archiv – http://www.gizbonn.de/ (Stand: Juni 2013)
- Zusatzstoffe: http://www.zusatzstoffe-online.de/information/686.doku.html (Stand: Juni 2013)

Pseudoallergische Reaktionen gegen Lebensmittelinhaltsstoffe

Neben den Lebensmittelzusatzstoffen müssen auch Lebensmittelinhaltsstoffe erwähnt werden. Dies sind Substanzen, die natürlicherweise im Lebensmittel vorkommen. Hierzu zählen vor allem **biogene Amine**, die als Serotonin, Histamin, Tyramin bedeutsam werden können, sowie Salicylate (Salicylsäure und die damit verwandte Benzoesäure). In ▶ Tab. 4.4 sind die bisher identifizierten Auslöser einer PAR aufgeführt.

Biogene Amine

Biogene Amine kommen in fast allen Lebensmitteln zumindest in kleinen Mengen vor, denn sie sind enzymatische Abbauprodukte von Aminosäuren. Durch mikrobielle Prozesse hergestellte Lebensmittel (Gärung, Reifung von Käse) enthalten zusätzlich biogene Amine.

Als **Serotonin** sind biogene Amine vermehrt in Walnüssen, reifen Bananen, Ananas (je reifer, desto niedriger ist der Gehalt) enthalten.

Histamin ist ein biogenes Amin, das beim enzymatischen Abbau der Aminosäure Histidin entsteht (▶ Tab. 4.5). Es kommt vor allem vor in

- Hefeextrakten,
- grundsätzlich in allem Geräuchertem und Gepökeltem,
- Verdorbenem,
- Mariniertem,
- falsch Gelagertem,
- lange gereiften Nahrungsmitteln und
- Konserven, bei langer Lagerung.

Histamin wird auch bei allergischen Reaktionen freigesetzt. Darum imitieren Histamineffekte in besonderem Maße allergische Reaktionen. Einige Nahrungs- und Genussmittel (z. B. Ananas, Kiwi, Erdbeeren, Zitrusfrüchte, Schokolade, Champignons, Tomaten und Krustentiere, Glutamat) können ebenfalls endogenes Histamin aus Mastzellen freisetzen und aktivieren. Man nennt diese Substanzen auch **Histaminliberatoren**.

▶ **Tab. 4.4** Bisher identifizierte Auslöser pseudoallergischer Reaktionen (Ehlers et al. 1996).

Stoffgruppe	Name	E-Nummer
Farbstoffe, Azofarbstoffe	Gelborange S Azorubin Amaranth Ponceau 4 R Brillantschwarz BN Tartrazin	E110 E122 E123 E124 E151 E102
andere synthetische Farbstoffe	Chinolingelb Erythrosin Patentblau Indigokarmin	E104 E127 E131 E132
Naturfarbstoffe	Eisen-III-oxid, rot Cochenille/Karmin	E172 E120
Konservierungsstoffe	Sorbinsäure Natriumbenzoat p-Hydroxybenzoesäure, -esther Natriummetabisulfit Natriumnitrat	E200 E211 E214–219 E223 E251
Antioxidantien	Butylhydroxyanisol (BHA) Butylhydroxytoluol (BHT) Propylgallate Tocopherol	E320 E321 E310 E306–309
Geschmacksverstärker	Natriumglutamat	E621
natürlich vorkommende Stoffe	Salicylsäure bzw. Salicylate biogene Amine p-Hydroxybenzoesäureester	–

► **Tab. 4.5** Histaminreiche Lebensmittel.

Lebensmittelgruppe	Lebensmittel
Fisch	• Thunfisch • Hering • Makrele • Sardellen in Dosen oder verarbeitet • Muscheln • Schalentiere
Fleisch	• Rohwurstsorten (Salami, Krakauer, roher Schinken) • Mettwurst • Leber • Leberwurst • Fleischextrakt
Milchprodukte	• lang gereifter Käse wie: – Tilsiter – Emmentaler – Camembert – Roquefort – Chester – Cheddar – Harzer • schimmelgereifter Käse • Schmelzkäse • Parmesan
Getreide und Getreideprodukte	• Fertigbackmischungen können einen hohen Histamingehalt aufweisen. • Brot mit Zusatzstoffen • fertiges Paniermehl • Brot mit einem hohen Hefeanteil
Gemüse	• Spinat • Sauerkraut • Tomaten (Tomatenketchup, Tomatensaft) • Kohlrabi • Pilze • Sauerkraut • Avocado • Aubergine • Gemüsekonserven
Obst	• Pflaumen • Zitrusfrüchte • Bananen • Birnen • Kiwi • Erdbeeren • Himbeeren • Obstkonserven • Obst, das sehr reif ist
Süßwaren	• Schokolade • Nougat • Marzipan • Marmelade

► **Tab. 4.5** Fortsetzung.

Lebensmittelgruppe	Lebensmittel
Getränke	• schwarzer Tee • Kaffee • Brennnesseltee
alkoholische Getränke	• Hefeweizen • Rotwein • Liköre • Sekt • Champagner
Sonstiges	• Hefe und Hefeextrakte • Nüsse • Algenerzeugnisse • sauer vergorenes Gemüse • Soja und Sojaprodukte

Beschwerden bei einer Histaminintoleranz (Girndt 2007):

- Beschwerden im Magen-Darm-Trakt:
  - Durchfall
  - Übelkeit nach dem Essen
  - Sodbrennen
  - Blähungen
  - Magenkrämpfe
  - Reizmagen
  - Blähbauch usw.
- Kopfschmerzen und Migräne
- Hautausschlag, Hautrötungen, Nesselsucht, Ekzeme
- Husten, Asthma
- laufende Nase, Schnupfen
- niedriger Blutdruck
- Herzrhythmusstörungen
- Regelbeschwerden

Tyraminhaltige Lebensmittel:

- Schokolade
- Zitrusfrüchte
- alkoholische Getränke
- Himbeeren
- reifer Käse
- Seetiere
- Fischextrakt
- Tee
- Kaffee

Lebensmittel, die länger gelagert wurden, weisen häufig einen höheren Gehalt an biogenen Aminen auf. So kann z. B. eine Dose Thunfisch, die (zu) lange gelagert wurde, einen so hohen Gehalt an Histamin aufweisen, dass es sogar zu Vergiftungserscheinungen kommt. In höheren Dosen sind biogene Amine für alle Menschen toxisch. Bei geringer Dosis hängt die Reaktion von der individuellen Intoleranz ab.

Anmerkung

Im Gegensatz zur Nahrungsmittelallergie ist die PAR auf biogene Amine dosisabhängig.

Salicylsäuren

Salicylsäuren kommen natürlicherweise vor in
- Obstsorten (Beerenfrüchte, Nüsse, Aprikosen, Apfelsinen, Ananas),
- Gemüsen (Champignons, Chicorée, Endivie, Paprika, Rettich, Radieschen),
- Gewürzen (Anis, Curry, Kardamom, Paprika/scharf, Kumin, Thymian, Dill, Muskat, Oregano, Rosmarin, Senf, Zimt, Thymian),
- Worcestersoße und
- schwarzem Tee.

Bei Obst gilt die Faustregel: Je fruchtiger das Aroma, desto höher ist der Gehalt an Salicylsäure.

Acetylsalicylsäure (ASS) ist der Wirkstoff in Schmerz-, Fieber- und Grippemitteln wie Aspirin. Häufig kommt es zu Unverträglichkeitsreaktionen gegen diesen Wirkstoff. Das heißt jedoch nicht, dass zwangsläufig eine Unverträglichkeit gegen andere verwandte Verbindungen, wie natürlich vorkommende Salicylsäuren, eintreten muss. Damit ein Patient nicht unnötig eine salicylsäurearme Kost verordnet bekommt, muss erst durch einen Provokationstest mit salicylsäurereichen Lebensmitteln geklärt werden, ob die Reaktion nicht ausschließlich durch ASS hervorgerufen wird (S. 291).

Leider weist die Kennzeichnungsverordnung Lücken auf. So müssen Zusatzstoffe in solchen Lebensmitteln nicht unbedingt deklariert werden, die unverpackt und verarbeitet sind:
- Brot
- Kuchen
- Gebäck
- Wurst
- Feinkostsalate

Das gleiche gilt/kann gelten für
- Kartoffelprodukte,
- Süßwaren,
- alkoholische Getränke und
- Lebensmittel mit zusammengesetzten Zutaten.

In ► **Tab. 4.6** ist das Vorkommen von möglichen Auslösern einer PAR in Lebensmitteln anhand einiger Beispiele dargestellt.

Der Geschmacksverstärker **Natriumglutamat** beispielsweise wird oft bei der Zubereitung von chinesischen Speisen zugesetzt. Doch auch in immer mehr Fertiggerichten aus Tiefkühltruhe, Dose und Vakuumverpackung werden Geschmacksverstärker verwendet, ebenso in Fleisch- und Wurstwaren.

Diagnostik

Für die Diagnose einer PAR ist eine sorgfältige **Ernährungsanamnese** sehr wichtig, da Haut- und In-vitro-Testverfahren keine verwertbaren Ergebnisse liefern.

Es empfiehlt sich, den Patienten ein „Ernährungstagebuch" über mindestens 1 Monat führen zu lassen. Darin sollten – neben Art, Name des Produktes und des Herstellers, eventuell Datum der Herstellung und Chargennummer – auch Uhrzeit, Symptome und eventuell besondere Umstände aufgelistet werden.

4.2 Allergologische Kostformen

Je nach Zweck teilt man die allergologischen Kostformen ein in
- **diagnostische**,
- **therapeutische** und
- **präventive** Kostformen.

4.2.1 Diagnostische Kostformen

Wie der Begriff schon sagt, setzt man diagnostische Kostformen für die Diagnose einer Erkrankung ein. Hier wird über einen begrenzten Zeitraum eine genau bestimmte Auswahl an Nahrungsmitteln gegeben, was in bestimmten Schritten erfolgt.

Zu den diagnostischen Kostformen zählen die Quasi-Null-Diät, die Allergensuchdiät, die individuelle oligoallergene Basisdiät, die Aufbaukost und die Eliminationskost.

▶ **Tab. 4.6** Vorkommen von biogenen Aminen (Histamin, Serotonin, Tyramin), Salicylsäure und Benzoesäure in Lebensmitteln (Beispiele).

Histamin	Serotonin	Tyramin	Salicylsäure	H-Benzoesäure
Fisch: • Thunfisch • Hering • Makrele • Sardellen • Sardinen **reifer Käse:** • Harzer • Gouda • Emmentaler • Parmesan • Roquefort **Rohwurstsorten:** • Salami • Krakauer • Schinken, roh **Obst, Gemüse:** • Pflaumen • Sauerkraut • Avocados • Spinat • Tomaten **Weine:** • Chianti • Burgunder **Sonstiges:** • Hefeextrakt	**Obst:** • Ananas • reife Bananen • Walnüsse	**reifer Käse:** • Cheddar • Edamer • Emmentaler • Camembert • Brie **Obst:** • Himbeeren • Zitrusfrüchte **Getränke:** • Tee • Kaffee • alkoholische Getränke **Sonstiges:** • Fischextrakt • Hefeextrakt • Wurst	**Obst:** • Ananas • Orangen • Aprikosen (frisch) • Nüsse • Beerenfrüchte • Datteln **Gemüse:** • Champignons • Chicorée • Endivien • Paprika • Rettich • Radieschen **Gewürze:** • Paprika (scharf) • Anis • Muskat • Oregano • Senf • Rosmarin • Thymian • Zimt • Curry (Mischung) **Getränke:** • schwarzer Tee **Sonstiges:** • Worcestersoße	**Obst:** • Preiselbeeren • Aprikosen • Erdbeeren • Zwetschgen **Gewürze:** • Zimt • Nelken • Anis

Anmerkung

Zu Beginn einer Behandlung sollte immer ein ausführliches Beratungsgespräch stehen! Nur so kann der Patient einsehen, warum er die vorgesehene Kost einhalten soll. Das Gespräch sollte auch die Notwendigkeit eines Ernährungstagebuches, in dem alle Nahrungsmittel aufgeführt werden, erklären. Diätfehler lassen sich dadurch besser ausschließen.

Wie für andere allergologische Reaktionen gelten auch für die Nahrungsmittelallergien die gleichen Abläufe von Anamnese, Hauttest, In-vitro-Diagnostik und Provokation (▶ **Abb. 4.1**).

Diagnostische Möglichkeiten bei Nahrungsmittelallergie (nach Niggemann et al. 2000):

- ausführliche Anamnese mit gezielter Ernährungsanamnese
- Symptom-Nahrungsmittel-Tagebuch über 7–14 Tage
- In-vitro-Untersuchungen
- spezifisches IgE (plus Gesamt-IgE)

Bei speziellen Fragestellungen:

- allergeninduzierte Mediatorfreisetzung (Histamin, Cysteinyl-Leukotriene)
- allergeninduzierte Lymphozytenstimulation
- In-vivo-Untersuchungen
- Hauttests
- orale Provokationen
- gastrointestinale Provokationen unter endoskopischer Kontrolle

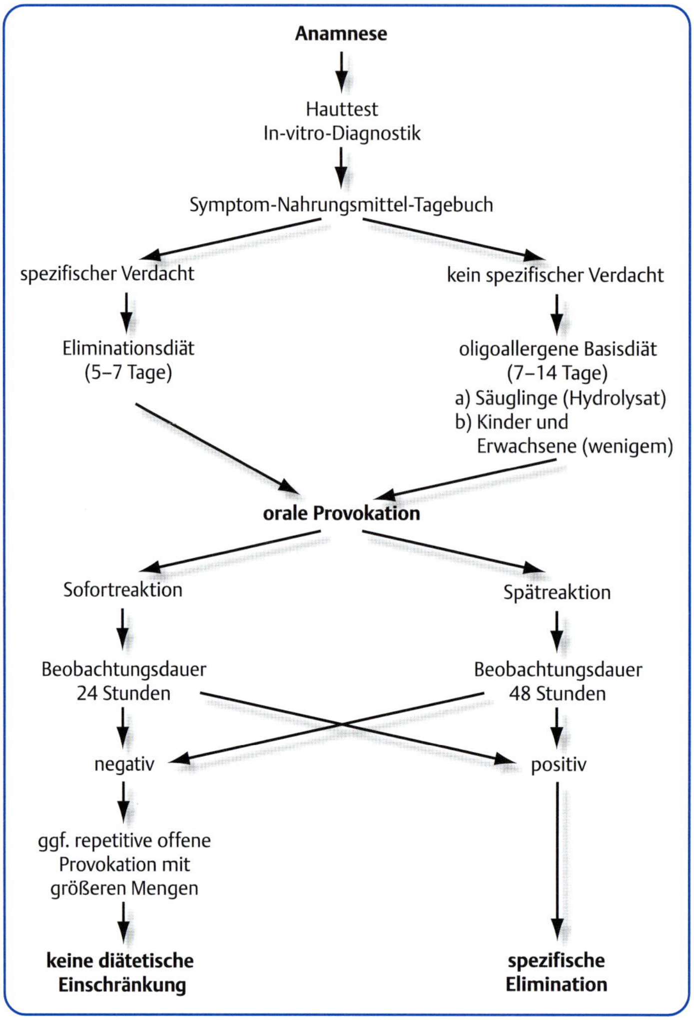

▶ **Abb. 4.1** Fluss-Schema zum diagnostischen Vorgehen bei Verdacht auf Nahrungsmittelallergie.

Eliminations- oder Auslassdiät (bei spezifischem Verdacht)

Eine kurzfristige **diagnostische Eliminationsdiät** wird eingesetzt, wenn ein gezielter Verdacht auf nur 1–2 bestimmte Nahrungsmittel als Auslöser der Allergie besteht. Diese werden für 1 bis maximal 4 Wochen aus der Kost eliminiert. Wichtig ist hierbei die zeitliche Abfolge der Eliminationsschritte. Durch die Elimination dürfen keine Mangelerscheinungen entstehen (z. B. bei kuhmilchfreier Kost ein Kalziummangel). Dafür sollten alternativ Nahrungsmittel benannt werden. Hat sich die Symptomatik nach dieser Zeit verbessert, erfolgt anschließend ein oraler Provokationstest (S. 288). Die Eliminationskost ist nicht sinnvoll, wenn zu viele Nahrungsmittel im Verdacht stehen, nicht vertragen zu werden. Gerade in Fertigprodukten können viele versteckte Allergene enthalten sein.

Bei ungezielten Verfahren kommt es häufig zu Fehldiagnosen.

Eine gezielte **therapeutische Eliminationskost** erfolgt, nachdem durch eine Eliminationsdiät und anschließende Provokation eine Unverträglichkeit auf (ein) Nahrungsmittel eindeutig festgestellt wurde. Als therapeutische Maßnahme beginnt eine individuell zu erstellende Eliminationskost, die eine ausreichende Nährstoffversorgung gewährleisten muss.

Die Lebensqualität des Patienten darf durch diese Ernährungsform nicht zu sehr eingeschränkt werden. Nach 1 bis maximal 2 Jahren ist erneut die klinische Relevanz zu überprüfen.

Oligoallergene Basisdiät (bei unspezifischem Verdacht)

Die oligoallergene Basisdiät wird dann angewendet, wenn die Menge der unter Verdacht stehenden Nahrungsmittel zu groß ist.

Die oligoallergene Basisdiät muss immer individuell zusammengestellt werden, denn es ist wichtig, dass die Nahrungsmittel auch tatsächlich gegessen werden. Hierbei wird der tägliche Speiseplan aus 10–20 Nahrungsmitteln zusammengestellt, die erfahrungsgemäß selten eine allergische Allergie auslösen. Darin sollten weder Fertiggerichte noch Lebensmittel mit Zusatzstoffen enthalten sein.

Beispiel einer oligoallergenen Basisdiät (Niggemann et al. 2000):

- als Getreide: Reis
- als Fleisch: Lamm, Pute
- als Gemüse: Blumenkohl, Brokkoli, Gurke
- als Fett: raffiniertes Pflanzenöl, milchfreie Margarine
- als Getränk: Mineralwasser, schwarzer Tee
- als Gewürze: Salz/Zucker

Da viele Nahrungsmittel in rohem Zustand eine höhere allergene Potenz aufweisen, empfiehlt es sich, nur denaturierte Lebensmittel aus der Region entsprechend der Saison zu verwenden. Außer bei Kaffee und Tee erfolgt keine Mengenbegrenzung. Die ausgewählten Nahrungsmittel werden vor Einsatz mittels **Haut- und RAST-Test** (**R**adio-**A**llergo-**S**orbent-**T**est) auf eine Sensibilisierung untersucht. Die oligoallergene Basisdiät erfordert in der Regel keine Unterbrechung der beruflichen Tätigkeit. Wenn sich die Symptome nach 2–4 Wochen gebessert haben bzw. ganz verschwunden sind, kann sich die Aufbaukost anschließen.

Weitere Informationen sind in dem Abschnitt zur individuellen oligoallergenen Basiskost zu finden (S. 294).

Quasi-Null-Diät bzw. Kartoffel-Reis-Diät

Unter den diagnostischen Diäten ist die sog. Quasi-Null-Diät die strengste Form. Da sie nur noch in seltenen Fällen eingesetzt wird, um Nahrungsmittelallergien auszuschließen, sei sie nur der Vollständigkeit halber erwähnt. Andere spezifischere Auslassdiäten ersetzten sie.

Aufgrund ihrer Zusammensetzung kann man die Quasi-Null-Diät auch als **Kartoffel-Reis-Diät** bezeichnen. Mit ihr kann abgeklärt werden, ob und in welchem Umfang ein Nahrungsmittel als Ursache einer Allergie in Betracht zu ziehen ist. Diese Diät sollte, wenn überhaupt, nur kurze Zeit – eventuell stationär – durchgeführt werden, da es sonst zu Mangelzuständen kommt. Für Kinder ist sie nicht geeignet. Hier sollte eine **extensive Hydrolysatnahrung** gegeben werden.

Geeignete Getränke und Nahrungsmittel bei Quasi-Null-Diät:

- Mineralwasser
- geschälter gekochter Reis/Kartoffeln
- Salz, wenig Zucker
- Maiskeimöl, stark raffiniert, damit keine Spuren von Eiweiß enthalten sind
- Wasser, eventuell 2 Tassen schwarzer Tee (nicht aromatisiert) oder Kaffee/Tag

Nach Verschwinden der Symptome kann eine orale Provokation beginnen.

Bleiben die Symptome erhalten, liegt keine Allergie gegen Nahrungsmittel vor, es sei denn, es besteht eine – äußerst seltene – Sensibilisierung gegen geschälten Reis oder Kartoffeln.

Allergensuch- bzw. Additionskost (nach Werner)

Die Allergensuch- und Additionskost (nach Werner) wird in der Praxis sehr selten eingesetzt, da sie ein zeitraubendes, aufwendiges Verfahren ist, bei dem Nahrungsmittel in biologischen Einheiten systematisch geprüft werden. Liegen individuelle Verdachtsmomente vor, kann sie auch verkürzt werden.

Liegt kein spezieller Verdacht vor, kann eine Suchkost nach der Quasi-Null-Diät eingesetzt werden.

Aufbaukost (im Anschluss an die oligoallergene Basisdiät)

Mit der Aufbaukost werden stufenweise die nach Gruppen geordneten Lebensmittel systematisch wieder eingeführt. Alle 2–4 Tage folgt die Einführung eines neuen Nahrungsmittels bzw. einer neuen Nahrungsmittelgruppe.

Bleibt es bei einer Symptombesserung bzw. -freiheit, kann, entsprechend der oligoallergenen Basisdiät, die Kost wieder aufgebaut werden.

Additivafreie Kost

Sie findet auch Anwendung bei Verdacht auf eine nahrungsmittelinduzierte PAR. Des Weiteren wird sie nach Abschluss einer Provokation mit Lebensmittelzusatzstoffen gegeben, wenn diese ein positives Ergebnis geliefert hat.

Orale Provokation

Die oralen Provokationstests stellen meist die letzte Stufe der Allergiediagnostik dar.

Eine orale Provokation unter stationären Bedingungen empfiehlt sich gerade bei verzögert einsetzenden Reaktionen. Hier ist es oft schwer, einen direkten Zusammenhang zwischen dem Verzehr eines Nahrungsmittels und den klinischen Symptomen zu erkennen.

Hierfür wird im symptomfreien/-armen Intervall nach wie vor die goldene Standardmethode („Goldstandard") angewendet: die **doppelblind placebokontrollierte, orale Nahrungsmittelprovokation** (**d**ouble-**b**lind, **p**lacebo-**c**ontrolled **f**ood-**c**hallenge, DBPCFC). Hier weiß also weder der Patient noch der Arzt, wann das Placebo und wann das Verum gegeben wird. Für das Placebo werden 1 bis maximal 2 Lebensmittel verwendet. In Geschmack, Aussehen, Viskosität, Textur und Struktur dürfen sich Placebo und Verum nicht unterscheiden. So lässt sich mit diesem Testverfahren, unabhängig von subjektiven Einflüssen, die klinische Relevanz von bestehenden Sensibilisierungen und Symptomen absichern. Natürlich muss vor Beginn der Testung sichergestellt sein, dass das Placebo auch vertragen wird. Die Provokationsmenge ist entsprechend der Altersstufe und der täglich verzehrten Menge auszulegen.

Bei zweifelsfreier Zuordnung bedarf es in der Regel keiner oralen Provokation. Bei schweren anaphylaktischen Reaktionen auf bereits bekannte Lebensmittel ist die orale Provokation kontraindiziert.

Bei vermuteten **Sofort-Typ-Reaktionen** (z. B. anaphylaktischer Schock, Urtikaria, Quincke-Ödem, Durchfall, Erbrechen) darf ein verdächtiges Nahrungsmittel mindestens 3 Tage vor Beginn der Testung nicht verzehrt werden. Handelt es sich um mögliche Spätreaktionen (z. B. Ekzeme), kann sogar eine Karenz von bis zu 4 Wochen angezeigt sein. Medikamente, die das Ergebnis beeinflussen können, müssen ebenfalls frühzeitig abgesetzt werden.

Provokationen sollten grundsätzlich unter stationären Bedingungen durchgeführt werden, da immer auch die Gefahr besteht, dass es zu einer unberechenbaren Symptomatik kommt.

Anmerkung

Damit eine vorgeschlagene Ernährungsrichtlinie vom Patienten akzeptiert wird, ist auch dessen Lebensqualität im Auge zu behalten. Die Diäten bedeuten oft eine große Einschränkung. So sollte für jedes Nahrungsmittel, dass aus dem Speiseplan zu eliminieren ist, eine Alternative angeboten werden. Da Verbote einen zu negativen Aspekt haben, ist es besser, positiv formulierte Listen zu erstellen. Man kann sie auch Erlaubnislisten nennen.

Bei einigen Nahrungsmitteln reicht es auch aus, diese zu erhitzen, sie nur in geringer Menge oder nur sehr selten zu verzehren (► **Tab. 4.7**).

4.2.2 Therapeutische Kostformen

Eine therapeutische Kost muss eine Dauerkost darstellen können, da sie über einen längeren Zeitraum einzuhalten ist. Die hier dargestellten Kostformen müssen individuell auf jeden Patienten zugeschnitten werden. Neben der Eliminationskost und der additivafreien Kost gehören die Kostformen, die ab der pseudoallergenen Kost folgen, zu den therapeutischen Kostformen.

Eliminationskost

Die Eliminationsdiät ist die Basis einer lang anhaltenden Ernährungsumstellung. Die Therapie einer

▶ **Tab. 4.7** Stabilität von wichtigen Lebensmittelallergenen und ihre Bedeutung als „verstecktes" Allergen (Besler 2001).

Stabilität/Bedeutung	hoch	mittel	gering
Hitzestabilität	• Milch • Eier • Fisch • Krustentiere • Erdnüsse • Nüsse	• Fleisch • Soja • Weizen • Sellerie	• Früchte (Rosaceae)
Hydrolysestabilität	• Eier	• Milch • Fisch • Erdnuss • Soja • Nüsse	• Fleisch • Sellerie • Früchte (Rosaceae)
„verstecktes" Allergen	• Milch • Eier • Erdnüsse • Soja • Nüsse • Sesamsamen • Weizen • Sellerie	–	• Fisch • Krustentiere • Fleisch • Früchte

Nahrungsmittelallergie besteht in einer **Allergenkarenz**. Die Nahrungsmittel, die als allergieauslösend identifiziert wurden, werden vom Speiseplan gestrichen. Dem ist ganz konsequent zu folgen, wenn schwere anaphylaktische Reaktionen zu erwarten sind. Im **Erwachsenenalter** zählen hierzu insbesondere:

- Fische
- Krustentiere
- Nüsse
- Erdnüsse
- Sellerie
- Sesam

Im **Kindesalter** sind darüber hinaus relevant:

- Milch
- Eier
- Soja

Manche allergieauslösenden Nahrungsmittel verlieren ihre allergene Potenz durch (längeres) Erhitzen und können dann vertragen werden (z. B. die pollenassoziierten Nahrungsmittel wie Steinobst, Kernobst, Karotte). Industriell gefertigte Lebensmittel können versteckte Allergene enthalten. Durch das Weglassen von Lebensmitteln dürfen keine Mangelerscheinungen auftreten. Alternative Nahrungsmittel sind zu benennen. Eine eventuelle Substitution einzelner Nährstoffe ist durch den Arzt vorzunehmen.

Ekzeme, die zeitlich verzögert auftreten, können durch sog. **Haptene** wie Nickelsulfat ausgelöst werden. Haptene sind niedermolekulare Substanzen, die nach epikutaner Sensibilisierung und nachfolgender oraler Provokation zu einer Verschlechterung der Symptomatik führen können. Nur wenn dies der Fall ist, wäre hier eine Eliminationskost sinnvoll. Der Anteil der epikutan Sensibilisierten, die eine hämatogene Kontaktreaktion (meist Nickel) zeigen, liegt allerdings bei unter 3 % der Fälle.

Additivafreie Kost

Die additivafreie Kost zählt nicht nur zu den diagnostischen Kostformen, sondern kann auch als therapeutische Kostform eingesetzt werden. Sie ist eine spezielle Form der Eliminationsdiät.

Stoffe, die bei additivafreier Kost nicht vorkommen dürfen:

- Farbstoffe
- Konservierungsstoffe
- Geschmacksverstärker
- Aromastoffe
- Verdickungsmittel
- Geliermittel

4.2.3 Präventive Kostformen

Bei den präventiven Kostformen werden diejenigen Nahrungsmittel gemieden, die eine allergologische Reaktion hervorrufen können.

Basis- und Aufbaukost bei allergiegefährdeten Säuglingen

Die Sensibilisierung gegenüber Nahrungsmitteln ist charakteristisch für das frühe Säuglings- und Kindesalter. Gerade in jungen Jahren kommt es häufiger zu einer Allergie gegen Nahrungsbestandteile als im späteren Leben, da in diesem Alter die Mukosabarriere noch unvollständig und der Darm somit durchlässiger für Makromoleküle ist.

Das **Allergierisiko** eines Neugeborenen ist genetisch bedingt und stark abhängig von der Atopiehäufigkeit in der Familie. Je mehr Familienmitglieder ersten Grades bereits eine Allergie entwickelt haben, desto höher ist eine Allergieprädisposition des Neugeborenen (S. 214).

Stillen

Mittlerweile ist es unbestritten, dass die optimale Ernährung für den Säugling das ausschließliche Stillen ist. Die **Stillphase** sollte nicht unter einem $^1/_2$ Jahr liegen. Dies gilt für alle Kinder, ob sie nun aus einer Familie stammen, in der Allergien aufgetreten sind oder aus Familien, in denen bisher keine Allergien bekannt sind. Es können zwar Sensibilisierungen, z. B. gegen Kuhmilcheiweiß, bei ausschließlich gestillten Kindern auftreten, denn Proteine aus der Nahrung der Mutter können in die Brustmilch sezerniert werden. Aber selbst wenn in der Muttermilch Fremdproteine enthalten sind, so beinhaltet sie auch ausreichend Faktoren, die vor einer Allergie schützen. Diese führen zu einer schnelleren Reifung der intestinalen Mukosabarriere und entsprechend verringerten Resorptionsrate der Nahrungsantigene. Eine Sensibilisierung in den ersten Lebenstagen tritt häufig auf, wenn vor dem Einschießen der Muttermilch zugefüttert wurde.

Eine **allergenarme Ernährung** der Schwangeren hat bisher keinen schützenden Effekt gezeigt. Vielmehr sollte in dieser physiologischen Sondersituation auf eine besonders ausgewogene, vitamin- und mineralstoffreiche Ernährung geachtet werden, damit es zu keinen Mangelzuständen kommt und die Schwangere nicht unnötig emotional belastet wird. Eine allergenarme Diät der Stillenden sollte nur in absoluten Ausnahmefällen vorgenommen werden. In diesem Fall muss die Mutter durch eine Fachkraft diätetisch betreut werden, um einen Nährstoffmangel zu vermeiden.

Hydrolysatnahrungen

Besteht die berechtigte Sorge, dass ein Kind eine allergisch vermittelte Unverträglichkeit gegen Kuhmilchproteine entwickelt, so müssen Alternativprodukte zur Verfügung stehen, um das Wachstum und Gedeihen des Kindes zu gewährleisten. Dafür sind die sog. **Hydrolysatnahrungen** entwickelt worden (S. 216). Diese unterscheiden sich von normalen Säuglingsmilchnahrungen dadurch, dass Nahrungsmitteleiweiße (z. B. Kuhmilch- oder Sojaeiweiß) mittels Hitzebehandlung und enzymatischer Hydrolyse in kleine Bruchstücke gespalten (hydrolysiert) wurden, um den Antigengehalt zu reduzieren. Je nach Größe der Proteinbruchstücke unterscheidet man extensiv hydrolysierte und partiell hydrolysierte Nahrungen. Bei extensivem Hydrolysegrad finden sich hauptsächlich kleine Eiweißbruchstücke in der Nahrung. Des Weiteren unterscheidet man zwischen Hydrolysaten auf Molkebasis und Hydrolysaten auf Kaseinbasis und Gemischen aus beiden. Die stark hydrolysierten **Formulanahrungen** (Therapienahrungen) werden eingesetzt bei

- protrahierten Diarrhöen,
- Malabsorptions-, Malresorptionssyndromen und
- Nahrungsmittelallergien im Säuglingsalter.

Die stark hydrolysierten Nahrungen können auch bei älteren Säuglingen und Kleinkindern mit persistierender Kuhmilch-Eiweiß-Allergie als Milchersatz eingesetzt werden.

Beikost

Die Einführung der Beikost hat einen wichtigen Einfluss bei der **Vorbeugung** von Nahrungsmittelallergien. Ab dem 7. Lebensmonat kann langsam mit der Beikost begonnen werden. Innerhalb 1 Woche wird maximal 1 neues Lebensmittel hinzugenommen. Die Zahl der verwendeten Nahrungsmittel sollte eingeschränkt werden (die Abwechslung der Beikost ist nicht das Bedürfnis des

Säuglings, sondern das des Erwachsenen). Nahrungsmittel mit bekannt hoher Allergenität, wie Eier, Fisch, Soja, Haselnüsse usw., sollten im 1. Lebensjahr komplett gemieden werden. Mittlerweile gibt es auch HA-Breie.

Gleichzeitig sollte ein Nahrungsmitteltagebuch geführt werden. Dadurch lässt sich auch zu einem späteren Zeitpunkt klären, welche Lebensmittel das Kind bereits bekommen und wie es sie vertragen hat.

Weitere Maßnahmen zur Allergieprävention

Die allergenarme Ernährung im Säuglingsalter ist nur eine Maßnahme zur Allergieprävention im Kindesalter. Andere Maßnahmen zur Allergenvermeidung sollten gleichzeitig laufen, z. B. dass in der Schwangerschaft und nach der Geburt das Kind keinem Zigarettenrauch ausgesetzt wird. Des Weiteren sollten Hausstaubmilben und Haustierallergene reduziert werden. Auf der anderen Seite sollte das Kind in keiner „sterilen" Umgebung aufwachsen. Die natürliche Stimulation des Immunsystems muss angeregt werden, indem das Kind, z. B. in Krabbelgruppen, Kontakt mit anderen Kindern hat.

Pseudoallergenarme Kost

In der pseudoallergenarmen Kost werden alle bekannten und vermuteten Auslöser einer PAR vermieden.

Diese Diät kann nur als Leitlinie angesehen werden, da es keine verlässlichen Daten für die Schwellendosen gibt, bei denen es zu einer PAR kommen kann.

Indikation

Die pseudoallergenarme Kost ist indiziert bei

- chronischen Urtikaria,
- Kreislaufreaktionen,
- Manifestationen am Respirationstrakt (Rhinitis, Asthmaanfälle) und
- uncharakteristischen Magen-Darm-Beschwerden.

Die Voraussetzung für eine pseudoallergenarme Kost ist bei dem Verdacht auf eine PAR gegeben.

Prinzip

- Grundlage ist eine Kost, die trotz Einschränkung der Lebensmittelauswahl alle notwendigen Vitamine und Mineralstoffe enthält. (Häufig kann die Bedingung der ausreichenden Versorgung nicht erfüllt werden, darum ist diese Kostform nicht als Dauerkost zu verstehen.)
- Zur Diagnostik werden Lebensmittelzusatzstoffe und -inhaltsstoffe, die bekanntermaßen zu einer pseudoallergischen Reaktion führen, für 4–6 Wochen konsequent aus der täglichen Kost eliminiert. **Generell verboten:** Alle Nahrungsmittel mit Additiva (Konservierungsmitteln, Farbstoffen, Antioxidantien), biogenen Aminen und natürlicher Salicyl- und Benzoesäuren. Darum besser keine industriell verarbeiteten Lebensmittel (▶ **Tab. 4.8**, ▶ **Tab. 4.9**).
- Erst nach der erfolgreichen Durchführung der Diät kann mit der Suche nach dem/den tatsächlichen Auslöser/n angefangen werden. Dies erfolgt durch eine doppelblinde orale Provokation mit den verdächtigen Lebensmitteln.
- Restaurantbesuche und chinesische oder indische Gerichte sind zu meiden.

Anmerkung

Am besten geschieht die Durchführung der pseudoallergenarmen Kost unter stationären Bedingungen, denn erste Erfolge stellen sich meist erst nach ca. 10–14 Tagen ein. Führt dies zu keiner Besserung der Beschwerden, sollte eine strengere oligoallergene Basiskost über 5–7 Tage erfolgen.

Salicylsäurearme Kost

Die salicylsäurearme Diät ist eine Kostform, die die Zufuhr von Nahrungsmitteln mit Salicylsäure eliminiert (▶ **Tab. 4.10**).

Indikation

Eine salicylsäurearme Kost ist bei Verdacht auf eine Unverträglichkeit (PAR) gegen Salicylsäure indiziert.

Die Indikation einer **Acetylsalicylsäureintoleranz** geht nicht unbedingt mit einer Intoleranz gegen Salicylsäuren einher. Bevor eine langfristige salicylatarme Ernährung verordnet wird, muss unbedingt durch eine orale Provokation (S. 288) geklärt werden, wo der Ursprung der Reaktionen liegt.

▸ **Tab. 4.8** Lebensmittelauswahl bei pseudoallergenarmer Ernährung.

Lebensmittelgruppe	geeignete Lebensmittel	ungeeignete bzw. auf Verträglichkeit zu prüfende Lebensmittel
Getreide, Brot, Backwaren, Teigwaren, Reis, Kartoffeln	• Getreide, -flocken, -mehl, -grieß, -stärke • abgepacktes Brot/Brötchen, Knäckebrot ohne Zusatzstoffe, ausschließlich aus Weizenmehl, Wasser, Hefe/Sauerteig, Salz hergestellt (Zusatzliste beachten!), Getreideflocken, -mehle, -körner, Hirse, Buchweizen, Reis, -waffeln (nur aus Reis und Salz) • selbst gebackener Kuchen/Gebäck • Hartweizennudeln ohne Ei • Kartoffeln • frisch: alle selbst hergestellten Zubereitungsarten, ohne Verwendung ungeeigneter Substanzen, selbst hergestelltes Popcorn	• Fertigmüsli mit Früchten, Nüssen, Cornflakes etc. • abgepacktes/frisches/vorgebackenes Brot (Brötchen) vom Bäcker/mit Zusatzstoffen • Back- und Feinbackwaren (bei Verwendung von Farbstoffen, Flüssig-Ei, Emulgatoren, Verdickungsmittel etc.) • Backmischungen, Instantmehle, Soßenbinder • Nudeln mit Flüssig-Ei, Nudelprodukte • Sago, Gerstengrütze, -graupen • Kartoffelerzeugnisse wie Kartoffelsalat, Kroketten, Chips, Kartoffelteig, Gnocchi **Anmerkung:** Flüssig-Ei darf Konservierungsstoffe enthalten.
Gemüse	• alle frischen oder tiefgekühlten Sorten ohne Zusätze, außer ungeeignete Gemüsesorten **Anmerkung:** Frische Gemüse immer gut waschen.	• Artischocken, Erbsen, Pilze (frisch/trocken), Rhabarber, Spinat, Tomaten (frisch), -mark, -soße, Oliven, Paprika, Rettich, Radieschen, • Fertiggerichte, -salate
Obst, Nüsse	–	• frisches/tiefgekühltes/getrocknetes Obst • kandierte Früchte • Marmelade • Nüsse/Mandeln
Milch, Milchprodukte	• Frischmilch, H-Milch • Buttermilch, Dickmilch, Kefir • Naturjoghurt • Quark, Frischkäse, Hüttenkäse • Schichtkäse, junger Gouda, in geringen Mengen • frische Sahne, süß/sauer (ohne Verdickungsmittel) • Molke • Mozzarella • Mascarpone • selbst gemachtes Eis	• Light-Produkte • Hart-, Schnitt-, Schmelz-, Schimmel-, Weichkäse • Fruchtjoghurt, -quark, fertiger Kräuterquark • fertiger Milchreis und ähnliche Produkte • Milchpulver • Speiseeis
Fleisch, Fleischerzeugnisse, Eier, Fisch, Krusten- und Schalentiere	• alle Fleischarten, frisch/Tiefkühlware ohne Zusätze • Roastbeef, Bratenaufschnitt • Frikadellen, eigene Herstellung • frisches Hackfleisch/Mett (ungewürzt) • eventuell Eier, frisch	• alle verarbeiteten Produkte wie Wurstwaren, Würstchen, Pasteten, Terrinen, Fleisch in Aspik, Wurst- und Fleischsalate • Gepökeltes und Geräuchertes, z. B. Schinken • Fleischzubereitungen, z. B. Schaschlik, Konserven • Fisch, Krusten- und Schalentiere jeder Art
Öle, Fette	• kalt gepresste Öle • Butter	• Margarine, Halbfettmargarine • Halbfettbutter

▶ **Tab. 4.8** Fortsetzung.

Lebensmittelgruppe	geeignete Lebensmittel	ungeeignete bzw. auf Verträglichkeit zu prüfende Lebensmittel
Getränke	• Mineralwasser • Kaffee • schwarzer Tee • Milch • Bier, nach deutschem Reinheitsgebot gebraut	• Saft, Schorle • Kakao • aromatisierter Tee, Früchtetee, Kräutertee • energieverminderte Getränke • Limonaden, Cola, Brause etc. • alkoholische Getränke
Süßes, Brotaufstriche	• Honig • Zucker, Traubenzucker • Süßstoff • selbst gemachte pflanzliche Brotaufstriche aus geeigneten Bestandteilen	• Nuss-Nougat-Creme • Zuckerrübenkraut • Erdnussbutter • alle Süßigkeiten • Fertigprodukte: Pudding, -soßen, Dessertaufgüsse
Verschiedenes	• Salz • Schnittlauch, Zwiebeln	• Gewürze, Kräuter • Knoblauch und Mischungen daraus • Chips, Flips, Salzgebäck • Mayonnaise, Fertigsoßen, Würzsoßen, Pasten, Ketchup, Senf, Meerrettich, Remouladen, Dressings • Obstessig

Anmerkung: Alle genannten Produkte müssen frei von Zusatzstoffen sein, eventuell selbst herstellen.

▶ **Tab. 4.9** Beispiel einer pseudoallergenarmen Diät (Wertel et al. 2000).

	erlaubte Lebensmittel	verbotene Lebensmittel
Grundnahrungsstoffe	Brot, Brötchen ohne Konservierungsmittel, Grieß, Hirse, Kartoffeln, Reis, Hartweizennudeln (ohne Ei), Reiswaffeln (nur aus Reis und Salz)	alle übrigen Nahrungsmittel (z. B. Nudelprodukte, Eiernudeln, Kuchen, Pommes frites)
Fette	Butter, Pflanzenöle	alle übrigen Fette (Margarine, Mayonnaise etc.)
Milchprodukte	Frischmilch, frische Sahne (ohne Carrageen), Quark, Naturjoghurt, Frischkäse (ungewürzt), wenig junger Gouda	alle übrigen Milchprodukte
tierische Nahrungsmittel	frisches Fleisch, frisches Gehacktes (ungewürzt), Bratenaufschnitt (selbst hergestellt)	alle verarbeiteten tierischen Nahrungsmittel, Eier, Fisch, Schalentiere
Gemüse	alle Gemüsesorten, außer den verbotenen; erlaubt sind z. B. Salat (gut waschen!), Möhren, Zucchini, Rosenkohl, Weißkohl, Chinakohl, Brokkoli, Spargel	Artischocken, Erbsen, Pilze, Rhabarber, Spinat, Tomaten und Tomatenprodukte, Oliven, Paprika
Obst	keines	alle Obstsorten und Obstprodukte (auch getrocknetes Obst wie Rosinen)
Gewürze	Salz, Zucker, Schnittlauch, Zwiebeln	alle übrigen Gewürze, Knoblauch, Kräuter
Süßigkeiten	keine	alle Süßigkeiten, auch Kaugummi und Süßstoff
Getränke	Milch, Mineralwasser, Kaffee, schwarzer Tee (unaromatisiert)	alle übrigen Getränke, auch Kräutertees und Alkoholika
Brotbeläge	Honig und die in den vorhergehenden Spalten genannten Produkte	alle nicht genannten Brotbeläge

Generell verboten: Alle Nahrungsmittel, die Konservierungsstoffe, Farbstoffe und Antioxidantien enthalten. Verdacht besteht bei allen industriell verarbeiteten Lebensmitteln.

▸ **Tab. 4.10** Nahrungsmittel mit einem hohen Salicylsäuregehalt.

	Nahrungsmittel
Obst	• Sultaninen, Rosinen • Himbeeren, Brombeeren, rote und schwarze Johannisbeeren, Blaubeeren (Heidelbeeren), Erdbeeren • getrocknete Datteln • Orangen • Ananas • Aprikosen Alle damit hergestellten Produkte wie Müsli, Marmeladen, Kuchen, Brote etc. (deutlich geringerer Gehalt als in Beerenobst)
Gemüse	• Brokkoli • Oliven • Champignons und Pilze • Chicorée • Endivien • Paprika • Rettich • Radieschen • Zucchini • Kresse • Porree • eingelegte Gurken
Sonstiges	• Gewürze (Curry, milder und scharfer Paprika, Oregano, Basilikum, Kumin, Senf, Anissamen, Pfeffer, Zimt, Kardamom) • Erdnüsse, Mandeln
Getränke	• Portwein, Rum, Kräuterliköre • schwarzer Tee, Pfefferminztee
Anmerkung: Fertiggerichte und mit Fertigprodukten hergestellte Gerichte, Soßen, Suppen sollten nicht auf dem Speiseplan stehen.	

Prinzip

- Die Kost muss trotz Lebensmitteleinschränkung alle lebensnotwendigen Vitamine, Nähr- und Mineralstoffe enthalten.
- Lebensmittel, die Salicylsäure enthalten, sind zu meiden. Nach einem fundierten Beratungsgespräch sollte die Kostform für mindestens 3–4 Wochen konsequent durchgeführt werden. Während dieser Zeit ist die Führung eines Lebensmitteltagebuches sehr hilfreich.
- Der Gehalt an natürlich vorkommender Salicylsäure ist besonders hoch in Beerenobst und Gewürzen. Der Reifegrad der Früchte spielt ebenfalls eine Rolle für deren Salicylsäuregehalt. Darum kann man keine allgemein gültigen Werte für den Gehalt einzelner Nahrungsmittel angeben.

Aufgrund der strukturellen Ähnlichkeit mit Parahydroxybenzoesäure-Verbindungen ist die Trennung zwischen Chemie und Natur oft schwierig.

Nach Abklingen der Symptome erfolgt mit den als verdächtig erscheinenden Nahrungsmitteln eine Provokation. Da dies im täglichen Tagesablauf einige Probleme bereitet, empfiehlt es sich, den Patienten hierfür stationär unterzubringen.

Individuelle oligoallergene Basiskost

Eine individuelle oligoallergene Kost besteht aus einer selbst hergestellten Basiskost mit stark eingeschränkter Lebensmittelauswahl.

Indikation

Die individuelle oligoallergene Basiskost wird eingesetzt, wenn eine genaue Zuordnung der Krankheitserscheinungen zur Aufnahme von bestimmten Nahrungsmitteln nicht möglich ist.

Prinzip

- Diese Kostform ist beschränkt auf 10–20 Lebensmittel. **Wichtig:** Aus jeder wichtigen Lebensmittelgruppe muss mindestens 1 Lebensmittel auf dem Speiseplan stehen.

Des Weiteren muss beachtet werden:

- Es sollten keine Fertiggerichte verzehrt, sondern alles selbst zubereitet werden, wobei regionale und saisonale Ware die Grundlage für eine Mahlzeit darstellen sollte.
- Bei Lebensmitteln, die naturbelassen sind, ist die allergene Potenz höher als bei denaturierten (gekochten) Lebensmitteln. So kann durch Erhitzen ein Teil der allergenen Potenz verringert werden (hitzelabile Allergene werden in ihrer Struktur zerstört).
- Häufige bzw. vermutete Allergene müssen eliminiert werden.
- Die Basiskost muss auf jeden Patienten speziell zugeschnitten werden, da es wichtig ist, dass bei der geringen Lebensmittelauswahl auch tatsächlich alle vorgegebenen Nahrungsmittel gegessen werden.

Beispiel für die Zusammensetzung einer oligoallergenen Basisdiät (nach Thiel 2004a):

- 1 Sorte Brot, z. B. aus Roggenmehl, Sauerteig, Wasser, Salz
- 1 Sorte Streichfett (Butter oder milchfreie Margarine)
- 1 Sorte Öl, z. B. Sonnenblumenöl, stark raffiniert, ohne eventuell Eiweißrückstände
- gekochter Reis (poliert), gekochte Kartoffeln
- 1 Sorte Fleisch, gekocht/gebraten, daraus selbst hergestellter Aufschnitt
- gekochtes Gemüse, 3–4 Sorten, z. B. Karotten, Blumenkohl, Brokkoli, Zucchini, Spargel
- rohes Gemüse: Salatgurke, Radieschen (maximal 1 Sorte)
- 1 Obstsorte, z. B. Banane, Melone, Birne (gedünstet)
- eventuell Sahne (nicht bei Kuhmilchallergie)
- Salz, wenig Zucker
- Getränke: (Mineral-)Wasser, eventuell 2 Tassen schwarzer Tee (nicht aromatisiert) oder Kaffee/Tag

Anmerkung

Bei der oligoallergenen Basisdiät sollten saisonale und regionale Obst- und Gemüsesorten sowie Nahrungsmittel in denaturierter Form vorgezogen werden.

Nach einem fundierten Beratungsgespräch sollte die Kostform für 2–4 Wochen konsequent durchgeführt werden, bis sich die Symptome bessern bzw. ganz verschwinden. Während der Zeit ist die Führung eines Lebensmitteltagebuches unbedingt notwendig.

Da bei dieser Diät keine Milch und Milchprodukte verzehrt werden und die Auswahl an Obst und Gemüse sehr eingeschränkt ist, ist bei längerfristigen Verordnungen auf eine Vitamin- und Kalziumsubstitution zu achten.

Unter ärztlicher Aufsicht kann diese Kostform auch ambulant durchgeführt werden.

Im Erwachsenenalter ist eine noch strengere oligoallergene Basisdiät möglich. Sollten die bisherigen Ergebnisse nicht eindeutig zu erklären sein, kann der Patient z. B. ein Teefasten von maximal 5 Tagen einlegen. Ein längerer Zeitraum ist nicht zu empfehlen, da es zu einer Unterversorgung kommt.

Aufbaukost

Nach Besserung der Symptomatik kann eine Aufbaukost beginnen.

Hierbei handelt es sich um eine systematische, stufenweise Einführung weiterer Lebensmittel. Diese Lebensmittel sind nach Lebensmittel bzw. Gruppen geordnet.

Reihenfolge der Nahrungsmittel zur Provokation bzw. Wiedereinführung nach oligoallergener Basisdiät (Niggemann et al. 2000):

1. Kuhmilch (ggf. Soja)
2. Hühnerei
3. Weizenprodukte
4. weitere Gemüsesorten (z. B. Kartoffel, Karotte)
5. weitere Obstsorten
6. weitere Getreidesorten
7. weitere Fleischsorten (z. B. Rind)
8. Diverses: Nüsse, Sellerie, Gewürze

Nickelarme Kost

In der nickelarmen Diät wird der Nickelgehalt der Nahrung möglichst weit herabsetzt (< 2 mg Ni/Tag).

Indikation

Bei Verdacht auf ein **allergisches Kontaktekzem**, das nachweisbar durch orale Nickelaufnahme hervorgerufen wird.

Nur wenn es als gesichert gilt, dass der Nickelgehalt in Nahrungsmitteln für die Symptomatik relevant ist, sollte eine Einschränkung von nickelreichen Nahrungsmitteln erwogen werden.

Als Auslöser eines Kontaktekzems werden Nickelionen für gewöhnlich **über die Haut** aufgenommen. Bisher konnten keine Untersuchungen bestätigen, dass eine nickelarme Diät bei diesen Kontaktallergien zu einer Besserung führt. Dies liegt daran, dass Nickelverbindungen aus Schmuck usw. völlig andere sind als diejenigen, die über den peroralen Weg in den Organismus gelangen. Als metallisches Spurenelement kommt Nickel nativ in vielen Nahrungsmitteln als komplex gebundenes Ion vor. Die Elimination eines Nahrungsallergens, das weitverbreitet, aber nur in Spuren vorkommt, ist schwierig (▸ **Tab. 4.11**).

▶ **Tab. 4.11** Anhaltspunkte für Nahrungsmittel bei Nickelallergie (nach Behr-Völtzer et al. 2006; Ehlers et al. 2000).

Lebensmittelgruppe	geeignete Lebensmittel	ungeeignete Lebensmittel
Milch und Milchprodukte	• Voll-, Magermilch • Buttermilch, Dickmilch, Joghurt, Kefir, Sahne, süß/sauer • Frischkäse, Quark • Schichtkäse, Emmentaler, Cheddar • Mozzarella • Mascarpone • Eis	• Edamer, Gouda • Weichkäse • Schmelzkäse
Fleisch, Fleischerzeugnisse, Eier	• alle Fleischarten, frisch oder TK • Roastbeef, selbst hergestellter Aufschnitt • Eier, frisch	• Wurstwaren, Würstchen • Innereien, Pastete, Terrine, Parfait (mit Innereien)
Fisch und Fischerzeugnisse	• alle Fischsorten, frisch oder TK, außer ungeeignete	• Hecht, Hering, Bückling, Sardinen • Hummer, verschiedene Muschelsorten
Getreide, Getreideprodukte, Kartoffeln	• Weizenbrot mit Weizenmehl Typ 405/550, Roggenbrot mit Roggenmehl Typ 15, Weizenstärke • parboiled Reis, geschälter Reis • Nudeln aus Weizenmehl Typ 550 • Kartoffeln	• Vollkornbrote, Schwarzbrot • Keimlinge • Kleie, Buchweizen, Gerste • Vollkornreis • Haferprodukte • Weizenvollkornmehl • Fertigmüsli • Backwaren mit Backpulver
Obst	• Obst, frisch, TK, außer ungeeignetes, geeignete Sorten eventuell großzügig schälen	• Obstkonserven • Trockenobst • Banane, Kirschen und Kirschprodukte, Pfirsich • Fruchtsäfte • Nüsse
Gemüse	• alle Sorten frisch, TK, außer ungeeignetes	• Gemüsekonserven, Tomatenmark • Spinat, Petersilie, Hülsenfrüchte, Sojaprodukte, Brokkoli, Wirsing, Spargel
Fette Auf die Qualität achten!	• Butter, Margarine • pflanzliche Öle	–
Süßwaren	• Karamell • Kuchen und Gebäck aus Weizenmehl Typ 550 ohne Backpulverzusatz/Trockenhefe	• Schokolade • Süßes mit Nüssen, Erdnüssen, Mandeln, Marzipan, Nougat • Müsliriegel
Getränke	• Mineralwasser, Leitungswasser, bei dem die ersten 250 ml Wasser nach Aufdrehen des Wasserhahns verworfen wurden • maximal 2 Tassen Kaffee • Milch • Saft/Schorle aus geeigneten Früchten/Gemüsen, selbst zubereitet	• Tee • Kakao und Kakaoerzeugnisse • alkoholische Getränke
Fertigprodukte	• alle TK, Trockenprodukte, Konserven, die keine sehr nickelhaltigen Lebensmittel enthalten	–

Prinzip

- Das Prinzip erfolgt in Anlehnung an eine Vollkost bzw. leichte Vollkost.
- Der Nickelgehalt der Nahrung sollte < 2 mg/Tag liegen – alle Nahrungsmittel, die einen hohen Nickelgehalt haben, sind zu meiden.
- Durch die eingeschränkte Lebensmittelauswahl, insbesondere der Grundnahrungsmittel, kann die Versorgung mit Energie, Folsäure und Ballaststoffen, aber auch mit Magnesium, Kalium und β-Carotin nicht ausreichend sein bzw. an der unteren Grenze liegen.

Obst und Gemüse sollte vor dem Verzehr großzügig geschält werden, da sich dadurch der Nickelgehalt reduzieren lässt. Kaffee ist immer von Hand aufzubrühen. Der Kaffee aus der Kaffeemaschine kann einen bis zu 10-fach höheren Gehalt an Nickelionen aufweisen. Die heute von der Industrie hergestellten, rostfreien Töpfe gelten als unbedenklich, älteres Kochgeschirr aus rostfreiem Stahl sollte nicht mehr verwendet werden. Konserven gelten ebenfalls als unbedenklich. Aus Sicherheitsgründen sollten säurehaltige Konserven wie Sauerkraut, Gurken usw. nur im Glas gekauft werden. Auch die Lagerung und Zubereitung dieser Nahrungsmittel sollte nur in Glas bzw. Porzellan erfolgen.

Obwohl Nickel zu den unentbehrlichen Spurenelementen zählt, ist durch eine nickelarme Diät kein Mangel zu befürchten. Unabhängig von ihrem natürlichen Nickelgehalt sollten Produkte, die zu Hautexazerbationen führen, vom Speiseplan gestrichen werden. Dem Patienten sind geeignete Alternativen zu den Nahrungsmitteln, die er ausgrenzen soll, zu nennen, damit ein bedarfsgerechter Nährstoffgehalt der Kost erhalten bleibt.

Der **Nickelgehalt** der Nahrungsmittel ist keine konstante Größe. Er ist u. a. abhängig vom Standort des Anbaus (pH-Wert des Bodens), von den Teilen der Pflanze, die verarbeitet werden, und vom Verarbeitungsprozess. Darum können bei einer diätetischen Empfehlung nur die Lebensmittel angegeben werden, die Nickel besonders gut aufnehmen und speichern. Die verzehrte Menge eines Nahrungsmittels ist ebenfalls zu beachten. Die Toleranzgrenze, ab der einzelne Symptome ausgelöst werden, ist bei jedem Patienten individuell.

Anmerkung

Wurde die Diät 2–4 Wochen unter ärztlicher Aufsicht durchgeführt, ist mit einer doppelblind placebokontrollierten Provokationstestung zu überprüfen, ob die nickelarme Diät als therapeutische Kostform weitergeführt werden soll.

Ein großer Prozentsatz der auf Nickel reagierenden Allergiker reagiert nicht auf eine orale Provokation mit Nickelsulfat.

Kuhmilchfreie Kost

Die kuhmilchfreie Kost schließt Kuhmilch und alle daraus hergestellten Produkte aus.

Indikation

Als Indikation gilt die gesicherte Nahrungsmittelallergie gegen Kuhmilch und ihre Produkte oder ein Verdacht auf eine Nahrungsmittelallergie auf Kuhmilch/-produkte, der nach einer Diät der Überprüfung bedarf.

Prinzip

- Das zugrunde liegende Prinzip ist die vollwertige, ausgewogene Kost.
- Kuhmilch und alle daraus hergestellten Produkte sollten gemieden werden.
- Die Versorgung mit kritischen Nährstoffen (Eiweiß, Kalzium, Vitamin B_2, D) und eine bedarfsgerechte Energiezufuhr müssen gewährleistet sein.

Werden keine Kuhmilchprodukte vertragen, so müssen gezielt andere Lebensmittel ausgewählt werden, die die Versorgung mit kritischen Nährstoffen gewährleisten. Kuhmilch als Kalziumquelle liefert pro 100 ml 120 mg Kalzium. Um einen Ersatz für diese Kalziumquelle zu bekommen, bieten sich kalziumreiche und mit Kalzium angereicherte Lebensmittel an (▸ **Tab. 4.12**). Diese Nahrungsmittel sollten über den Tag verteilt verspeist werden, da der Körper Kalzium auf diese Weise besser resorbieren kann.

Oxalsäure, die Kalzium bindet, ist in Verbindung mit kalziumreichen Nahrungsmitteln zu meiden.

Oxalsäurereiche Nahrungsmittel:

- Spinat
- Mangold
- Rhabarber

▶ **Tab. 4.12** Kalziumbedarf (DGE et al. 2000).

	Alter	Kalzium in mg/Tag
Säuglinge	0–4 Monate	220
Kinder	4–12 Monate	400
	1–4 Jahre	600
	4–7 Jahre	600
	7–10 Jahre	900
Jugendliche	10–13 Jahre	1100
	< 19 Jahre	1200
Erwachsene	19–65 Jahre	1000
Schwangere, Stillende	–	1000

▶ **Tab. 4.13** Kalzium- und Natriumgehalt einiger ausgesuchter Mineral- und Heilwässer (nach Elmadfa et al. 2011).

Quelle	Kalzium in mg/l	Natrium in mg/l
Obenauer Löwensprudel	651	30
Rangauer life	617	377
St. Margareten	566	19
Contrex	486	9
Valser Mineralquelle (Schweiz)	436	11
Gemminger Mineralquelle	426	41
Römerquelle Niederau	417	11
Rietenauer	412	35
Gerolsteiner	348	118
St. Gero Heilwasser	347	119
Luisen Brunnen	344	232
Bad Dürrheimer Bertoldsquelle	325	8
Bad Dürrheimer Johannisquelle	289	13
Franken Brunnen Hochsteinquelle	267	38
Rosbacher UrQuell	262	40

- Kakao und daraus hergestellte Produkte
- Rote Bete

Alkohol hemmt die Resorption von Kalzium. Das Kalzium-Phosphor-Verhältnis von 1:1,0–1,2 ist einzuhalten. Durch die Verwendung kalziumreicher Mineral- und Heilwässer (▶ **Tab. 4.13**) und Lebensmittel (▶ **Tab. 4.14**) kann einem **Kalziummangel** entgegengewirkt werden.

▶ **Tab. 4.14** Beispiele für kalziumreiche Lebensmittel (nach Elmadfa et al. 2011).

kalziumreiche Lebensmittel	Kalzium in mg/100 g
Sesamsamen	783
Sojabohne	260
Mandeln	252
Gartenkresse	214
Grünkohl, roh	210
Grünkohl, gekocht	160
Sojamehl, vollfett	195
Feigen, getrocknet	190
Brunnenkresse, roh	180
Ruccola, roh	160
Pistazienkerne ohne Schale	130
Paranuss	130
Trinkmilch	120
Spinat, tiefgefroren	120
Spinat, roh	117
Bohnen, weiß	113
Fenchel, roh	109
Mangold, roh	103
Brokkoli, gekocht	87
Walnüsse	87
Aprikosen, getrocknet	82
Datteln, getrocknet	61
Brombeeren	44
Apfelsinen	42

Der Patient muss in Beratungsgesprächen ausreichend informiert werden. Es ist darauf zu achten, dass ein Ernährungstagebuch geführt wird. Eine kuhmilchfreie Ernährung bedeutet eine große Einschränkung bei der Nahrungsmittelauswahl. Die Auswahl der Speisen und deren Zubereitung erfordern oft viel Zeit, Arbeit und Kenntnisse. Nur eine geschulte Ernährungsfachkraft kann mit dem Patienten das Ziel erarbeiten, das Ernährungsverhalten grundlegend umzustellen.

Wurde die Diät 2–4 Wochen unter ärztlicher Aufsicht ambulant oder stationär durchgeführt, sollte mit einer doppelblind placebokontrollierten Provokationstestung überprüft werden, ob die kuhmilchfreie Diät auch als therapeutische Kostform weitergeführt werden soll.

Alternativen zur Kuhmilch:

- Soja-Drinks (Firmen: Vitaquell, Alpro), mit Kalzium angereichert (75–120 mg Ca/100 ml)
- Fruchtsaftgetränke (Firmen Valensina, Punica), mit Kalzium angereichert (80–120 mg Ca/100 ml)
- kalziumreiche Mineralwasser (> 30 mg Ca/100 ml bzw. > 300 mg Ca/l)
- kalziumreiche Gemüsesorten
- eventuell Kalziumsubstitution

In ▶ **Tab. 4.15** sind die geeigneten und ungeeigneten Produkte bei einer Kuhmilchallergie aufgeführt.

Anmerkung

Um eine konkrete Ernährungsempfehlung auszusprechen, müssen die Qualität und der Grad der Sensibilisierung genau abgeklärt sein. So kann es bei einigen Patienten, bei denen eine Allergie gegen das hitzelabile α-Lactalbumin besteht, bereits ausreichen, dass die Milch abgekocht wird. In diesem Fall können eventuell auch Käse und Joghurt vertragen werden. Viele können auch Milchzucker, Butter, in manchen Fällen auch Crème fraîche, Sahne und kleine Mengen Kuhmilch bzw. Produkte daraus verzehren.

Besteht eine Allergie gegen Kasein, kann es sein, dass auch die Milch anderer Tierarten nicht vertragen wird. Oft kommt es außerdem zu **Kreuzallergien**. Darum muss die Verträglichkeit über eine Provokation unter ärztlicher Aufsicht ausgetestet werden. Bei einer Unverträglichkeit gegen **Lacto-**

▶ **Tab. 4.15** Geeignete und ungeeignete Produkte bei Kuhmilchallergie (nach Behr-Völtzer et al. 2006).

Lebensmittelgruppe	geeignete Lebensmittel	ungeeignete Lebensmittel
Milch, Milchprodukte	• Sojamilch, -joghurt (nicht bei Sojaallergie) • Schafs- und Ziegenmilch, -joghurt, -käse • Stutenmilch • extensiv hydrolysierte Säuglingsnahrung, Sahne • Tofu • pflanzliche/vegetarische Brotaufstriche (wenn sicher ohne Kuhmilcheiweiß)	• Kuhmilch, Buttermilch, Dickmilch, Joghurt • Eis • Mixgetränke aus Kuhmilch • Schmand/Crème fraîche, Quark, Molke • Milchreis etc. • Käse auf Kuhmilchbasis
Fleisch, Fleischerzeugnisse, Eier	• Fleisch, frisch/TK ohne Zusätze • Wurstsorten ohne Milchzusätze • Rohwurst (z. B. Salami, Cervelatwurst, Mett-, Teewurst), Schinken roh • Bratenaufschnitt • Eier **Anmerkung:** Bei allen Produkten gilt: Zutatenliste beachten!	• Brühwurst (z. B. Bierschinken, Würstchen, Mortadella, Leberkäse, Fleischwurst) • Leberwurst • Schinken, gekocht • Fleischsalate • Eiergerichte mit Milchzusatz
Getreide, Getreideprodukte, Kartoffeln	• Brot, Brötchen, Vollkornbrote, die sicher keine Kuhmilch enthalten • Getreide, -flocken, -mehl, -grieß, -stärke • Fladenbrot, Knäckebrot, Reiswaffeln, Vollkornzwieback ohne Kuhmilch • Eierteigwaren ohne Kuhmilchzusatz, Hartweizengrießnudeln • Teig und Kuchen ohne Kuhmilchprodukte, Biskuit, Blätterteig • Paniermehl aus kuhmilchfreien Brötchen • Salzstangen • Kartoffel, frisch, gebraten • selbst hergestellte Zubereitungen ohne Zusatz von Kuhmilch, Sahne, Butter, Pommes frites	• Milchbrot, -brötchen, Buttermilchbrot, -brötchen, Rosinenbrötchen, Zwieback • Gebäck, Butterkekse, Waffeln, Stollen, Sahnekuchen, Schokoladenkuchen, -torte, Hefeteig mit Milch, Quark-Öl-Teig, Löffelbiskuit • Knusper-, Schokomüsli etc., Müsli mit Milchpulver • Paniermehl, gekauft

▸ **Tab. 4.15** Fortsetzung.

Lebensmittelgruppe	geeignete Lebensmittel	ungeeignete Lebensmittel
Fette	• Margarine ohne Kuhmilchzusatz • Speiseöl • Schmalz • Pflanzenfette • eventuell Butter, Sahne	• Butter (wird oft doch vertragen) • Margarine mit Milcheiweiß
Obst, Gemüse	• alle Sorten frisch, TK • Kompott, in einer Zubereitung ohne Kuhmilch • besonders kalziumreiche Sorten	–
Getränke	• Kaffee, Tee • Mineralwasser (besonders mit hohem Kalziumgehalt) • Fruchtsaftgetränke ohne Kuhmilchzusatz, besonders mit Kalziumzusatz	• Kuhmilch, Kakao • Fruchtsaftgetränke mit Molkenzusatz • Instantgetränke
Dessert, Brotaufstriche, Süßwaren, Dressings	• Honig • Marmelade, Konfitüre • Honig-Nuss-Creme, Carob, -creme, Erdnusscreme, pflanzliche Brotaufstriche ohne Kuhmilchzusatz • Marzipan ohne Schokolade, Karamell ohne Sahne, Blockschokolade, Carobschokolade • Fruchtgummis, Kaugummi ohne Milch, Fruchtbonbons • Götterspeise, Grütze, Wassereis • Ketchup, Senf, Mayonnaise ohne Kuhmilchzusatz	• Nuss-Nougat-Creme, Schokocreme • Pudding und Soßen, Fertigdessert, Cremepulver • Weichlakritz • Schokolade, Pralinen, Konfekt • alle Süßwaren mit Schokolade bzw. Kuhmilch • Schokoküsse
Fertiggerichte, Backmischungen, Mayonnaise, Soßen, Ketchup, Dressings, Vitamin- und Mineralstoffpräparate sowie Medikamente enthalten oft Kuhmilchzusätze, daher sollte die Zutatenliste beachtet werden. Im Zweifelsfall sollten Nahrungsmittel, bei denen ein Zusatz von Kuhmilch nicht genau zu klären ist, weggelassen werden.		

globulin können Überempfindlichkeiten gegen das Fleisch einer bestimmten Tierart auftreten. Auch der Verzehr von Sojaprodukten kann problematisch sein. Liegt jedoch eine hochgradige Sensibilisierung vor, dürfen auf dem täglichen Speiseplan gar keine Kuhmilch oder -produkte stehen (▸ **Tab. 4.16**).

Mandel-, Reis-, Hafer- und Kokosmilch stellen aus ernährungsphysiologischer Sicht keine Alternative zur Kuhmilch dar, da sie nicht ausreichend Kalzium enthalten.

▸ **Tab. 4.16** Die wichtigsten Allergene der Kuhmilch (Thiel 2004a).

Bestandteil (Eiweiß)	Anteil in % (in der Kuhmilch)
Kasein (relativ hitzestabil)	30–50
β-Lactoglobulin (relativ hitzestabil)	62–80
α-Lactalbumin (teilweise hitzestabil)	ca. 56
Bovin-Serum-Albumin (BSA, hitzelabil)	ca. 52

Zutatenliste

Begriffe auf der Zutatenliste, die auf Bestandteile von Kuhmilch hinweisen:

- Milchpulver
- Molke
- Molkepulver
- Milcheiweiß/-protein
- Milchzucker/Laktose
- Molkeeiweiß/-protein
- Casein/Kasein
- Caseinate/Kaseinate
- Lactalbumin
- Lactoglobulin
- Laktocasein
- Sahne
- Rahm
- Butter

- Käse
- Margarine

Erweiterte Formen der kuhmilchfreien Kost

Die kuhmilchfreie Kost kann im Falle weiterer Lebensmittelallergien durch die Vermeidung spezifischer Nahrungsmittel erweitert werden:
- Sojaeiweiß
- Hühnerei
- Hühnerei und Weizen
- Hühnerei und Soja

Dies sollte unbedingt mithilfe von Ernährungsfachkräften erfolgen, da eine ausreichende Zufuhr aller Nährstoffe gewährleistet bleiben muss.

Weiterführende Informationen

Kalziumgehalt von Lebensmitteln bzw. Wässern
- Elmadfa I, Aign W, Muskat E, Fritzsche D. Die große GU-Nährwertkalorientabelle 2012/13. München: Gräfe & Unzer; 2011

Hersteller
- Drei Pauly Reform und Diät GmbH Co.KG, Drei-Pauly-Weg 12, 35 085 Ebersdorfergrund; Reformhaus
- Fauser Vitaquellwerk KG, Postfach 54 06 29, 22 506 Hamburg: Vitaquell 75 Unsere Vollwertige, Vitaquell Unsere Extra, Vitaquell Vitazell Diät-Pflanzen-Margarine, Margarine Halbfett. Reformhäuser
- Hammermühle Diät GmbH, Hauptstraße 181, 67 487 Maikammer; Versand
- Smilde Nahrungsmittel GmbH, Emscherstr. 45, 45 891 Gelsenkirchen: Diät-Margarine, -Halbfett-margarine und –Speiseöle; Direktversand
- Sibylle Diät GmbH (Hammermühle), Hauptstraße 181, 67 487 Maikammer; Reformhaus
- Walter Rau Lebensmittelwerke GmbH & Co. KG, 49 171 Hilter: Deli-Reform Diätmargarine, Halbarine, Diäthalbfettmargarine, Rau Diät-Margarine; Direktversand, Lebensmittelhandel

Hühnereifreie Kost

Eine hühnereifreie Kost entspricht einer Vollkost unter Ausschluss von Hühnereiern.

Indikation

Eine hühnereifreie Kost ist indiziert bei nachweisbarer Hühnereiweißallergie bzw. Verdacht auf eine Hühnereiweißallergie.

Das allergene Potenzial liegt überwiegend im Eiklar und nicht im Eigelb.

Hauptallergene:
- Ovomucoid
- Ovoalbumin
- Ovotransferrin
- Lysozym

Das **Ovomucoid** ist die immunologisch dominante Komponente.

Prinzip

- Die Kost erfolgt auf Basis der Vollkost und leichten Vollkost, wobei auf die Verwendung von Hühnereiern verzichtet wird.
- Hühnerei enthält hochwertige Eiweiße, die Vitamine A, B_1, B_2 und Eisen. Ein ausschließlicher Verzicht auf Hühnereier birgt keine Gefahr, dass es zu einer Mangelernährung kommt.
- Je nach dem Grad der Sensibilisierung und entsprechend anderer Sensibilisierungen müssen angepasste Ernährungsempfehlungen ausgesprochen werden.

Bis zu einer Besserung der Symptomatik nach ca. 2–4 Wochen folgt die doppelblinde orale Provokation. Unter ärztlicher Aufsicht kann diese Kostform auch ambulant durchgeführt werden.

Die hühnereifreie Ernährung bedeutet eine große Einschränkung bei der Nahrungsmittelauswahl. Eine Auswahl der Speisen und die Zubereitung erfordern oft viel Zeit, Arbeit und Kenntnisse. Nur eine geschulte Ernährungsfachkraft kann mit dem Patienten das Ziel erarbeiten, sein Ernährungsverhalten auch tatsächlich zu verändern.

Hühnereier finden eine breite Verwendung in der Lebensmittelherstellung, in Fertigprodukten, -gerichten, beim Backen und Kochen:
- Emulgator
- Bindemittel
- Schaumbildner
- Nährwert-, Geschmacks- und Farbgeber
- Klärer von Flüssigkeiten (Brühen, Aspik, klare Suppen, Wein, Fruchtsäfte) durch thermische Koagulation
- Glasur von Brot und Gebäck
- Schokolade
- Wurst

Bei der Bezeichnung E322 kann es sich um Ei-, aber auch um Sojalecithine handeln. Selbst in hoch verarbeiteten Produkten ist aufgrund der Stabilität der Eilecithine mit einem großen allergenen Potenzial zu rechnen!

Ersatz für die Verwendung von Hühnereiern

- Binden und Andicken:
  - Stärke (Mais-, Kartoffel-, Weizenstärke)
  - Getreidemehle (Mehlschwitzen)
  - Sojamehl, -creme
  - Reis-, Buchweizenmehl
  - pflanzliche Dickungsmittel (Johannisbrotkernmehl E412, Agar Agar E06, Carrageen E407, Gelatine, Sago)
  - geriebene Kartoffeln
- Panieren mit eifreiem Paniermehl
- Um Hackfleisch zu lockern, kann man Quark oder geriebene Kartoffeln unterheben. Dennoch ist eine „Lockerungswirkung" von Eiweiß schwer zu ersetzen. Besser verwendet man Rezepte, die von vornherein ohne Hühnerei funktionieren.

Beim **Backen** kann 1 Ei ersetzt werden durch:

- 1 EL Sojamehl + 2 EL Wasser
- 1 TL Johannisbrotkernmehl
- $^1/_2$ TL Natron/100 g Mehl
- pürierte Bananen
- ca. $^1/_2$ EL Pfeilwurzstärke (Arrowroot) + 3 EL Wasser
- Ei-Ersatzpulver (Eiersatzpulver wie becel dotterfrei und Tinovo, sind auf Hühnereibasis)

Eine Sensibilisierung im Kindesalter hat gute Aussichten, dass sie sich „verwächst". Unter ärztlicher Aufsicht wird meist nach 1–2 Jahren ein erneuter Provokationstest durchgeführt.

Kreuzreaktionen mit Hühnerfleisch sind sehr selten zu beobachten. Meist wird auch das Eiweiß anderer Vogelarten vertragen. Da Kreuzreaktionen nicht völlig auszuschließen sind, wird an dieser Stelle davon abgeraten, Eier anderer Tierarten als Ersatz zu verwenden.

Die Lebensmittel, die bei einer hühnereifreien Ernährung geeignet bzw. ungeeignet sind, beinhaltet ► **Tab. 4.17**.

► **Tab. 4.17** Lebensmittelauswahl bei hühnereifreier Ernährung.

Lebensmittelgruppe	geeignete Lebensmittel	ungeeignete Lebensmittel
Milch, Milchprodukte	• Milch, Buttermilch, Sauermilch • Käse, Joghurt, Quark, Sahne/Sauerrahm, Frischkäse • Eiscreme ohne Ei, Kunstspeiseeis	• Milchpulver • Milchshakes mit Lecithinzusatz • Joghurtschlagcreme • Kakaogetränke • Eiscreme, Fruchteis, Rahmeis, Milchspeiseeis mit Ei, Italienisches Eis aus der Eisdiele, eventuell unverpacktes Eis • Speiseeispulver mit Ei
Getreide, Getreideprodukte, Kartoffeln	• Brot, Brötchen, Knäckebrot ohne Ei • Getreideflocken, Frühstücksflocken, Müsli, Cornflakes • Puffreis, Reiswaffeln • Popcorn • Kuchen, Gebäck, Kekse ohne Ei bzw. mit Eiersatz, Hefeteig, Mürbeteig, Lebkuchenteig ohne Ei, Rahmblätterteig, Quark-Öl-Teig • Salzgebäck • italienische Hartweizengrießnudeln, Vollkornnudeln, Sojanudeln ohne Ei • Kartoffeln und daraus selbst hergestellte Erzeugnisse ohne Ei **Anmerkung:** In Backmitteln wird oft Eilecithin u. a. verwendet.	• Brot und Backwaren mit Ei, Pumpernickel, Grahambrot, Zwieback, süße Brötchen • Kuchen, Gebäck, Teilchen, Waffeln, Kekse mit Ei, Biskuit, Brandteig, Rührteig, Eischwerteig, eventuell Strudelteig, Baiser/Meringen • Paniermehl • Backmischungen • Müsli mit Milchpulver • Eierteigwaren • glänzende Brotkrusten, Hefegebäck, das mit Eiweiß glasiert wurde • Kartoffelzubereitungen: Gratin, Kroketten, Knödel, Kartoffelsalat mit Mayonnaise **Anmerkung:** In Backmitteln wird oft Eilecithin u. a. verwendet.

▶ **Tab. 4.17** Fortsetzung.

Lebensmittelgruppe	geeignete Lebensmittel	ungeeignete Lebensmittel
Fleisch, Fleischerzeugnisse, Fisch	• Fleisch, frisch, TK, Konserven ohne Ei und Panade • Wurstwaren, Würstchen ohne Ei • Bratenaufschnitt • Fisch frisch, TK, Konserven ohne Ei und Panade	• Sülze, Aspik, Corned Beef • Leberwurst, Leberpastete, Leberparfait • zubereitetes Hackfleisch als Frikadelle/Bulette, Tatar, Hamburger • Bratwurst • Fleisch, paniert • Fleischsalat • Fischsalat • Fisch, paniert • Hühnereier, eventuell Eier anderer Tierarten • aus Eiern hergestellte Produkte • Eierspeisen
Obst, Gemüse, Hülsenfrüchte	• alle Sorten frisch, TK, Konserven ohne Ei	• fertig zubereitete Gemüse- und Obstgerichte
Fette	• Margarine ohne Lecithin • Butter • pflanzliche Öle und Fette • Schmalz	• Margarine mit Lecithin und/oder Eigelb
Getränke	• Kaffee, Tee • Mineralwasser • Limonaden • Frucht- und Kräutertees • Fruchtsäfte (ungeklärt) • Kakao aus reinem Kakaopulver	• Traubensaft • Mischgetränke mit Lecithinzusatz • Fruchtsäfte, geklärt • Kakaogetränke • Ovomaltine • Wein, Campari, Likör (Eierlikör, Cremelikör, Marsala), Wermutwein
Brotaufstriche, Desserts, Süßigkeiten	• Honig • Marmelade, Konfitüre • Honig-Nuss-Creme, Carob, -creme, Erdnusscreme, Nussmus (Mandel-, Cashew- u. a.) • pflanzliche Brotaufstriche ohne Hühnereizusatz • Puddingpulver ohne Ei • Marzipanrohmasse, Blockschokolade, Carobschokolade, Fruchtgummis, Kaugummi, Traubenzucker, Popkorn, Fruchtbonbons • Wassereis, Eis/Sorbet ohne Ei	• Nuss-Nougat-Creme mit Lecithin, Schokoladencreme mit Lecithin • Pudding und Soßen, Fertigdessert, Cremepulver mit Ei, Götterspeise, Grütze • Schokolade, Pralinen, Konfekt, Bonbons, Dragees, Weichlakritzware, Zuckerwatte, Schaumwaffeln, Schaumzuckerwaren, Süßwaren mit Keksbestandteil, Schokoküsse, Makronen, Türkischer Honig
Verschiedenes	• Ketchup, Senf, Mayonnaise ohne Hühnereizusatz • Kinderfertigmenüs ohne Ei und Eiernudeln • Backpulver, eifrei • Tortenguss, eifrei • Nüsse	• Feinkost enthält oft Hühnerei • Mayonnaisen, Remouladen, Senf, Ketchup • Brühen, klare Suppen, Gemüsebrühen, gekörnte Brühe, Würzpasten, -soßen, Trockensuppen, Soßen mit Ei/Lecithin, Fertigsoßen, Konserven mit Ei • panierte Produkte, Bratlinge, TK mit Ei • Tortellini, Ravioli, Maultaschen, Spätzle, etc. • reines Weinstein-Backpulver • alle Produkte mit tierischem Lecithin

Zutatenliste

Begriffe auf der Zutatenliste, die auf Hühnereiweiß hinweisen:
- Ei, Eiprodukt, Vollei, Flüssigei, Gefrierei, Trockenei
- Eigelb, Flüssigeigelb, Trockeneigelb
- Eiweiß, Eiklar, Flüssigeiklar, Gefriereiklar, Gefriereiweiß, Trockeneiweiß, Trockeneiklar
- tierisches Eiweiß
- Eipulver
- Protein, Eiprotein, Fremdprotein
- Eiöl
- Ovo-...
- Stabilisatoren
- Emulgatoren
- Lecithin (E322, wenn nicht pflanzlichen Ursprungs)

Kennzeichnungsverordnung

Durch die neue Kennzeichnungsverordnung vom 25. November 2005 müssen bestimmte Zutaten, die häufig Lebensmittelallergien auslösen, auf verpackten Lebensmitteln angegeben werden (S. 311).
- Glänzende Brotkrusten und Gebäck können darauf hinweisen, dass mit Ei glasiert wurde.
- Unverpackte Backwaren können Hühnerei enthalten.
- Unverpackte Wurstwaren können Hühnerei enthalten.
- Hühnerei findet in der Industrie ein weitverbreitetes Einsatzgebiet. So werden u. a. Brühen, Aspik, Fruchtsäfte und Wein damit geklärt. Eine Deklarationspflicht besteht nicht.
- Andere industrielle Verwendungszwecke sind: Ei-Shampoo, lysozymhaltige Hals-Lutsch-Tabletten.
- Impfseren auf Ei-Zucht-Basis (z. B. Mumps-Masern-Röteln-Impfstoff) können sehr geringe Mengen an Ei enthalten. Hier ist der behandelnde Arzt zu befragen.
- Nudeln dürfen als eifrei bezeichnet werden, wenn sie weniger Hühnereier enthalten, als für Eierteigwaren vorgeschrieben.

Erweiterte Formen der hühnereifreien Kost

- hühnereifreie, hühner- und putenfleischfreie Kost
- kuhmilchfreie, hühnereifreie Kost
- kuhmilchfreie, hühnerei- und weizenfreie Kost
- kuhmilchfreie, hühnerei- und sojafreie Kost

Weiterführende Informationen

- Hammermühle Diät GmbH, Hauptstraße 181, 67 487 Maikammer; Versand
- Sibylle Diät GmbH (Hammermühle), Hauptstraße 181, 67 487 Maikammer; Reformhaus
- Drei Pauly Reform und Diät GmbH & Co. KG, Drei-Pauly-Weg 12, 35 085 Ebersdorfergrund; Reformhaus
- SHS-Gesellschaft für klinische Ernährung mbH, Postfach 3 061, 74 020 Heilbronn; Versand

4.3 Kreuzreaktionen

Kreuzreaktionen beschreiben die Verbindung zwischen verschiedenen allergischen Reaktionen. Die Ursache liegt u. a. in dem Vorkommen identischer Strukturen bzw. ähnlicher Strukturen/Teilstrukturen im Allergen. Dies sind sog. **Epitope**. Epitope sind Stellen in einem Protein, die mit einem IgE-Antikörper reagieren. So kann ein Allergen eine Sensibilisierung induzieren, auf deren Boden eine Allergie gegen ein anderes Allergen ausgelöst werden kann (z. B. Apfel, Birkenpollen oder Haselnuss, da sie identische Epitope haben). Je nach Stärke einer Allergie sollten deshalb auch Lebensmittel aus verwandten Familien gemieden werden.

Unter den Allergenen spielen insbesondere **Pollen** von Bäumen, Gräsern, Kräutern und Getreide eine Rolle bei den Kreuzreaktionen.

Bei den Pollen der Bäume sind die Birken-, Erlen- und Haselpollenallergene zu nennen, die häufig zu einer Kreuzreaktion (aufgrund einer Antigengemeinschaft) gegen Nüsse, Stein- und Kernobst führen. Bei Beifußpollenallergikern kommt häufig auch eine Allergie gegen unterschiedliche Gemüsearten (Sellerie, Karotte, Fenchel), Gewürze (Pfeffer, Kümmel, Paprika) und Kräuter (u. a. Dill, Petersilie) vor. Gräser- und Getreidepollenallergiker wiederum zeigen oft eine Sensibilisierung gegen Getreide und Hülsenfrüchte. Andere, die eine Latexallergie entwickelt haben, reagieren ebenfalls auf bestimmte Obst- und Gemüsesorten.

Kreuzreaktionen aufgrund der Klassifizierung:
- zwischen Getreide und Gräsern
- innerhalb der Oleaceae:
  - Olive
  - Liguster
  - Flieder

- innerhalb der Compositae/Asteraceae:
  - Beifuß
  - Sonnenblumen
  - Kamille
- innerhalb der Unterfamilie Prunoideae der Rosaceae:
  - Pfirsich
  - Kirsche
  - Pflaume
  - Aprikose
- zwischen verschiedenen Fischen
- zwischen Latex und verschiedenen Früchten:
  - Kiwi
  - Avocado
  - Banane
  - Kartoffel
  - Paprika
  - Kastanie
  - Buchweizenmehl

4.3.1 Kreuzreaktionen bei Birke, Erle, Hasel

Bei einer Kreuzreaktion von Birke, Erle und Hasel orientiert sich die Kostzusammenstellung daran, konsequent alle symptomauslösenden Allergene zu meiden.

Viele **Pollenallergiker** zeigen Unverträglichkeitsreaktionen nach dem Verzehr von pflanzlichen Nahrungsmitteln und Gewürzen. Dies geschieht aufgrund einer immunologischen Kreuzreaktion (S. 304). Die ▶ **Tab. 4.18** gibt einen Überblick über die bisher beobachteten Kreuzreaktionen zu den verschiedenen Pflanzenfamilien.

Indikation

Eine Indikation ist angezeigt bei einem zu überprüfenden Verdacht auf eine birkenpollenassoziierte Nahrungsmittelallergie bzw. bei einer gesicherten birkenpollenassoziierten Nahrungsmittelallergie. Liegt eine Allergie gegen Birken-, Erlen- und/oder Haselpollen vor, so kann es auch zu einer Allergie gegen Nahrungsmittel kommen.

Nicht selten führt eine Sensibilisierung gegen Vertreter der Familie der **Birkengewächse** (Betulaceae) zu einer Sensibilisierung gegen Vertreter der Familie der **Rosengewächse** (Rosaceae). Darum ist es für Patienten wichtig, die botanischen Pflanzenfamilien zu kennen, denen das Allergen angehört, das bei ihnen Symptome auslöst.

▶ **Tab. 4.18** Botanische Familien und die Zuordnung von pflanzlichen Nahrungsmitteln und die bisher beobachteten Kombinationen der pollenassoziierten Nahrungsmittelallergien bzw. Angabe der häufigsten Symptomauslöser (kursiv = häufig Auslöser allergischer Reaktionen; unter Mitarbeit von Weddeling).

Familien	Vertreter
Actinidaceae Strahlengriffelgewächse	• *Kiwi*[1]
Anacardiaceae Sumachgewächse	• Cashewnüsse • *Mango* • Mastix • Pistazien
Apiaceae, früher Umbelliferae Doldenblütler	• Anis (Pimpinella)[2,4] • *Dill*[2] • Engelwurz • *Fenchel* • *Karotte* (roh)[1,2] • Kerbel • *Koriander*[2] • *Kümmel*[2] • Kreuzkümmel (Cumin) • Liebstöckel • Pastinake • *Petersilie*[2] • *Sellerie*[1,2,4]
Arecaceae, früher Palmae Palmgewächse	• Kokosnüsse • Datteln • Palmzucker (Arrak) • echtes Sago aus der Sagopalme • Toddy (Palmwein)
Asteraceae, früher Compositae Korbblütler	• Arnika[2] • Artischocke • *Beifußblatt* (Würz-, Teezubereitung)[2] • Blattsalat • Calendula (Ringelblume) • Chicorée • Chrysanthemen • Endivien • Huflattich • *Kamille*[2] • Kopfsalat • Lattich (wild) • Löwenzahn • Pyrethrum (Insektenpulver) • *Saflor* (in Safloröl/Leinsamenöl) • Schafgarbe • *Sonnenblumen(kerne)* • Topinambur (Knollensonnenblume) • Wermut[2]

▶ **Tab. 4.18** Fortsetzung.

Familien	Vertreter
Betulaceae Birkengewächse	• Erlen(pollen)[1] • Birken(pollen)[1]
Brassicaceae, früher Cruciferae Kreuzblütler	• Blumenkohl • Brokkoli • Brunnenkresse • Chinakohl • Grünkohl • Kohlrabi • Meerrettich • Radieschen • Raps (in Rapsöl) • Rettich • Rosenkohl • *Senf*[2] • Weißkohl • Wirsing
Bromeliaceae Ananasgewächse	• Ananas
Corylaceae Haselnussgewächse	• *Haselnuss*[1] • Hasel(pollen)[1] • Hainbuche
Caricaceae Melonenbaumgewächse	• *Papaya*
Chenopodiaceae Gänsefußgewächse	• Mangold • Mexikanisches Teekraut • Rote Rüben • Spinat
Cucurbitaceae Kürbisgewächse	• Gurke • Kürbis • *Melone* • Zucchini
Ericaceae Heidekrautgewächse	• Heidelbeere • Moosbeere • Preiselbeere
Leguminosae • Fabaceae = Schmetterlingsblütler, früher Papilionaceae • Mimosaceae = Mimosengewächse • Cesalpinaceae	• Bockshornklee • *Bohne* • *Erbse*[3] • *Erdnuss*[3] • *Guarkernmehl* • Gummi arabicum (in Kaugummi) • Johannisbrot (Geliermittel/Kakaoersatz) • Kichererbse • Klee • *Linse*[3] • Luzerne • Mungobohne • Sennesblatt • *Sojabohnen*[3] • Süßholz (Lakritze)

▶ **Tab. 4.18** Fortsetzung.

Familien	Vertreter
	• Süßholztragant (Wilde Lakritz) • Tamarinde (Sauerdattel) • Tragant (Stabilisator)
Fagaceae Buchengewächse	• Keime des Bockshornklees • Edelkastanie/Esskastanien/Maronen
Juglandaceae Walnussgewächse	• *Walnüsse* • Pekannüsse
Lamiaceae, früher Labiatae Lippenblütler	• *Basilikum* • Bohnenkraut • Krausminze • Lavendel • Majoran • Melisse • Menthol • Minze • *Oregano* (Dost/wilder Majoran) • Pfefferminze[2] • Rosmarin • Salbei • Taubnessel • Thymian • Ysop (Hysoppus)
Lauraceae Lorbeerbaumgewächse	• Avocado • Kampfer • *Lorbeer* • Zimt
Lecythidaceae	• Paranüsse
Liliaceae Liliengewächse	• Aloe • *Knoblauch*[4] • Lauch, Schnittlauch • Spargel • *Zwiebel*
Moraceae Maulbeerbaumgewächse	• Brotfrucht • Feigen • Hopfen • Maulbeeren
Musaceae Bananengewächse	• Banane[3]
Myristicaceae Muskatnussbaumgewächse	• Kapern • Muskatnuss, -blüte[2,4]
Papaveraceae Mohngewächse	• *Mohn(samen)*
Pedaliaceae Pedaliagewächse/ Sesamgewächse	• *Sesam(samen)*

► **Tab. 4.18** Fortsetzung.

Familien	Vertreter
Piperaceae Pfeffergewächse	• *grüne(r) Pfeffer(körner)* • *schwarze(r) Pfeffer(körner)* • *weiße(r) Pfeffer(körner)*[2,4]
Polygonaceae Knöterichgewächse	• Buchweizen • Rhabarber • Sauerampfer
Poaceae, früher Graminae Süßgräser	• *Gerste* • Gräserpollen[3] • Hafer • Hirse • *Mais* • *Malz* (Gerste) • Melasse (dunkler Rum) • Reis (*ungeschält*/geschält) • *Roggen(mehl)*[3] • Roggenpollen • Rohrzucker • *Weizen(mehl)*[3] • Weizenpollen
Rosaceae Rosengewächse	• *Apfel*[1] • Aprikose
	Anmerkung: Persipan wird aus Aprikosenkernen hergestellt. • Brombeeren • Erdbeere/Walderdbeere • Hagebutte • Himbeere • *Kirsche*[1] • *Mandel*[1] • Mispel • *Pfirsich*[1] • Pflaume/Zwetschge[1] • Quitte • Weißdorn
Rubiaceae Rötegewächse	• Brechwurzel (Ipecacuanha) • *Chinin* (Tonic-Water) • Kaffee • Waldmeister
Rutaceae Rautengewächse	• Angostura • Bergamotte • Mandarine • *Orange* • Zitrone
Solanaceae Nachtschattengewächse	• Aubergine • Bilsenkraut • Cayennepfeffer • *Chili*(schoten) (Caps) • Kartoffel[1,2] • *Paprika(schoten)*[2,4] • Tabak • Tomate[2,3]
Sterculiaceae Sterkuliengewächse/ Kakaobaumgewächse	• Kakao • Kolanuss
–	• Curry (Mischung aus verschiedenen Gewürzen)[2]

[1] häufig beobachtete Nahrungsmittelallergie assoziiert mit Birken- und Haselpollen; [2] häufig beobachtete Nahrungsmittelallergie assoziiert mit Beifußpollen; [3] häufig beobachtete Nahrungsmittelallergie assoziiert mit Gräser- bzw. Getreidepollen; [4] Nahrungsmittel, die auch als Gewürz eine hohe allergene Wirkung besitzen

Prinzip

- Als Basis dient die Vollkost bzw. leichte Vollkost, die alle Nährstoffe, Vitamine und Mineralstoffe abdeckt.
- Alle symptomauslösenden Allergene werden konsequent vermieden. Bei Pollenallergie auf Birke, Erle und Hasel sind meist rohes Kern- und Steinobst, Kiwi, einige Gemüsesorten und Gewürze zu meiden (► **Tab. 4.19**, ► **Tab. 4.20**).
- Es sollte eine **allergologische Anamnese** erfolgen, bei der auch nach bestehenden Unverträglichkeitsreaktionen auf bestimmte Nahrungsmittel gefragt wird.
- Unter Berücksichtigung der botanischen Zugehörigkeit und der Kreuzallergenität lässt sich, über die Analyse des Sensibilisierungsspektrums, oft auch eine Vorhersage über unverträgliche Nahrungsmittel machen.

Anmerkung

Probleme bereiten die versteckten Allergene in fertig zubereiteten Nahrungsmitteln. Bei der pollenassoziierten Nahrungsmittelallergie sind dies u. a. Soja, Erdnuss, Sellerie und Gewürze, die nicht vollständig deklariert sind/deklariert sein müssen.

- Der Patient sollte angehalten werden, sich nicht streng vegetarisch zu ernähren und seine Speisen gewürzarm zuzubereiten.

► **Tab. 4.19** Kreuzreaktionen zwischen Birkengewächsen (Betulaceae) und Rosengewächsen (Rosaceae).

Birkengewächse	Rosengewächse
• Birkenpollen • Erlenpollen • Haselpollen* • Haselnuss*	• Apfel • Aprikosen • Brombeeren • Erdbeeren • Hagebutte • Himbeeren • Kirschen • Mandeln • Pfirsiche • Pflaumen • Quitten • Waldbeeren • Weißdorn • Zwetschge

* Nach neueren systematischen Gliederungen wird die Haselnuss in eine eigene Familie (Haselnussgewächse, Corylaceae) gestellt.

► **Tab. 4.20** Kreuzreaktionen gegen andere Pflanzengruppen.

Solanaceae Nachtschattengewächse	Apiaceae Doldenblütler	Lamiaceae Lippenblütler
• Aubergine • Bilsenkraut • Chili (Caps) • Kartoffeln • Paprika • Tabak • Tomate	• Anis • Dill • Fenchel • Karotte • Kerbel • Koriander • Kümmel • Liebstöckel • Petersilie • Sellerie	• Basilikum • Bohnenkraut • Krausminze • Lavendel • Majoran • Melisse • Menthol • Minze • Oregano • Pfefferminze • Rosmarin • Salbei • Thymian

4.3.2 Kreuzreaktion bei Beifuß (Sellerie-Karotten-Beifuß-Gewürz-Syndrom)

Bei einer Kreuzreaktion mit Beifuß gilt es, in der Kost konsequent alle symptomauslösenden Allergene zu meiden, um eine immunologische Kreuzreaktion auszuschließen (S. 304).

Indikation

Eine Indikation liegt bei einem zu überprüfenden Verdacht auf eine beifußpollenassoziierte Nahrungsmittelallergie bzw. einer gesicherten beifußpollenassoziierten Nahrungsmittelallergie vor.

► **Tab. 4.21** Kreuzreaktion zwischen Asteraceae und Apiaceae.

Asteraceae (Compositae) Korbblütler	Apiaceae (Umbelliferae) Doldenblütler
• Arnika • Artischocke • Beifuß • Chicorée • Chrysantheme • Echinacin • Endivie • Estragon • Kamille • Kopfsalat • Löwenzahn • Saflor • Scharfgabe • Sonnenblume • Sternanis • Topinambur • Wermut	• Anis • Cumin • Dill • Fenchel • Karotte • Kerbel • Kümmel • Liebstöckel • Myrrhe • Pastinake • Sellerie

Liegt eine Allergie gegen Beifußpollen vor, so kann es gleichzeitig auch zu einer Allergie gegen Nahrungsmittel kommen. Nicht selten führt eine Sensibilisierung gegen Vertreter der Familie der **Korbblütler** (Asteraceae, früher Compositae) zu einer Sensibilisierung gegen Vertreter der Familie der **Doldenblütler** (Apiaceae, früher Umbelliferae). Eine Kenntnis der Patienten über die botanischen Pflanzenfamilien, denen das Allergen angehört, das bei ihnen Symptome auslöst, ist daher sehr wichtig (► **Tab. 4.18**).

Prinzip

- Als Grundlage kann die Vollkost bzw. leichte Vollkost herangezogen werden.
- Alle symptomauslösenden Allergene werden konsequent vermieden.
- Bei Pollenallergie gegen Beifuß sind meist Nahrungsmittel/Pollen der Familie der Korbblütler (Asteraceae) und häufig auch der Familie der Doldenblütler (Apiaceae) zu meiden, da es hier oft zu Sensibilisierungen kommt (► **Tab. 4.21**). Des Weiteren kann es bei einer Pollenallergie gegen Beifuß zu Kreuzreaktionen gegen Nahrungsmittel aus den Familien der Lippenblütler (Lamiaceae), der Kürbisgewächse (Cucurbita-

► **Tab. 4.22** Kreuzreaktionen gegen andere Pflanzengruppen.

Lamiaceae Lippenblütler	**Cucurbitaceae Kürbisgewächse**	**Piperaceae Pfeffergewächse**	**Solanaceae Nachtschattengewächse**
• Basilikum • Bohnenkraut • Lavendel • Majoran • Melisse • Menthol • Minze • Oregano • Pfefferminze • Rosmarin • Salbei • Thymian • Ysop	• Gurke • Kürbis • Melone	• grüner Pfeffer • schwarzer Pfeffer • weißer Pfeffer	• Aubergine • Bilsenkraut • Cayennepfeffer • Chili • Kartoffel (roh) • Paprika • Tomate

ceae), der Pfeffergewächse (Piperaceae) und der Nachtschattengewächse (Solanaceae) kommen (► **Tab. 4.22**).

- Erhitzen (Kochen ab 3 Minuten, Backen, Blanchieren, Pasteurisieren) hilft oft schon, die allergene Potenz herabzusetzen.
- Es sollte eine **allergologische Anamnese** erfolgen, bei der auch nach bestehenden Unverträglichkeitsreaktionen auf bestimmte Nahrungsmittel gefragt wird. Unter der Berücksichtigung der botanischen Zugehörigkeit und der Kreuzallergenität lässt sich, über die Analyse des Sensibilisierungsspektrums, oft auch eine Vorhersage für unverträgliche Nahrungsmittel machen.

Anmerkung

Es ist sinnvoll, Nahrungsmittel, die zurzeit noch keine Symptome verursachen, aber in dieselbe Pflanzenfamilie gehören, weder roh noch in größeren Mengen zu verzehren.

4.3.3 Lebensmittelauswahl bei pollenassoziierten Erkrankungen

Als Unterstützung zur Lebensmittelauswahl bei pollenassoziierten Erkrankungen kann folgende Lebensmittelauswahl herangezogen werden (► **Tab. 4.23**).

Weiterführende Informationen

Adressen

- Arbeitsgemeinschaft Allergiekrankes Kind e. V. (AAK), Bundesverband, Hauptstr. 29, 35 745 Herborn: http://www.aak.de/ (Stand: Juni 2013)
- Deutscher Allergie- und Asthmabund e. V. (DAAB), Hindenburgstr. 110, 41 061 Mönchengladbach: http://www.daab.de/ (Stand: Juni 2013)
- Deutscher Neurodermitis Bund e. V., Spaldinstr. 210, 20 097 Hamburg: http://www.neurodermitis-bund.de/ (Stand: Juni 2013)
- Deutsche Haut- und Allergiehilfe e. V., Gotenstr. 164, 53 175 Bonn
- Allergie Dokumentations- und Informationszentrum (ADIZ), Burgstr. 12, 33 175 Bad Lippspringe, http://www.medizinisches-zentrum.de/ambulante-angebote/adiz.html (Stand: Juni 2013)
- Pollenfluginformationsdienst, Burgstr. 12, 33 175 Bad Lippspringe

Broschüren und Literatur

- Allergologie 11/2000. Sonderheft über Nahrungsmittelallergien. München: Dustri-Verlag. Als Volltext: http://www.gpau.de/fileadmin/user_upload/GPA/dateien_indiziert/Zeitschriften/Paed_Allerg_Sonderheft_NMA_2012.pdf (Stand: Juni 2013)
- Behr-Völtzer C, Hamm N, Vieluf D, Ring J, Hrsg. Diät bei Nahrungsmittelallergien und -intoleranzen. 4. Aufl. München: Urban & Vogel; 2008
- Floto-Stammen S. Allergierisiko? So können Eltern vorbeugen. DGE u. aid; 2009: http://shop.aid.de/ (Stand: Juni 2013)
- Lämmel S. Essen und Trinken bei Lebensmittelallergien. 4. Aufl. DGE; 2012: http://www.dge-medienservice.de (Stand: Juni 2013)
- Jäger L, Wüthrich B, Ballmer-Weber BK. Nahrungsmittelallergien und -intoleranzen. 2. Aufl. München, Jena: Urban & Fischer; 2002

▸ **Tab. 4.23** Hilfe für die Lebensmittelauswahl bei pollenassoziierter Nahrungsmittelallergie (Kohl et al 1999).

Lebensmittelgruppe	häufige Allergene und/oder Nahrungsmittel mit hoher allergener Potenz	seltene Allergene und/oder Nahrungsmittel mit geringer allergener Potenz
Getreide und Getreideprodukte	• Haferflocken (Vollkorn) • Hirse • Reis (ungeschält) • Roggen/Weizen (Vollkorn, -mehl)	• Buchweizen • Haferflocken (blütenzart) • Reis, geschält • Weizenkleie • Weißmehlsorten (ohne Schalenanteil) • durchgebackenes Misch-/Bauernbrot • Knäckebrot • Sauerteigbrot
Gemüse	• Hülsenfrüchte (z. B. Sojabohnen, Erdnüsse) • Karotten, roh • Kartoffeln, roh • Knoblauch, roh • Paprika, roh • Sellerie, roh und gekocht • Tomaten, roh	• Blattsalate • Salatgurke • Dosenerbse • Dosentomate • gekochte Gemüse • Aubergine • Brokkoli • Kartoffeln • Kohl (außer Sauerkraut) • Kohlrabi • Paprika • Prinzessbohnen • Rote Bete • Spargel • Spinat • Zucchini
Obst	• Apfel, roh • Kirsche, roh • Kiwi, roh • Pfirsich, roh • frisch gepresste Säfte von Stein- und Kernobst	• Brombeeren, frisch oder gekocht • Heidelbeeren, frisch oder gekocht • Himbeeren, frisch oder gekocht • Johannisbeeren, frisch oder gekocht • Mandarinen • Pampelmuse • Quitte • Säfte von Beeren
Nüsse, Samen	• Haselnuss • Mandeln • Mohn • Paranuss • Pistazie • Sesam • Sonnenblumenkerne • Walnuss	• Kokos • Pekannuss
Kräuter, Gewürze	• Dill, frisch • Petersilie, frisch • Schnittlauch, frisch • Paprikapulver, rosenscharf • Pfeffer, scharf oder grün • Currypulver	• Ingwer, frisch oder getrocknet • Lorbeerblatt • Majoran, getrocknet • Muskatnusspulver • Nelken (-pulver) • Paprikapulver, edelsüß, mitgekocht • Pfeffer, weiß und gemahlen, mitgekocht • Rosmarin, getrocknet • Salbei, getrocknet • Thymian, getrocknet • Zimtpulver

- Körner U. Lebensmittelallergie Neurodermitis – Was darf mein Kind essen? 3. Aufl. aid u. DGE; 2013: http://www.dge-medienservice.de (Stand: Juni 2013)
- Thiel C. Der große Ratgeber Nahrungsmittel-Allergien. 2. Aufl. Stuttgart: Trias; 2004
- Verband für Ernährung und Diätetik e. V. (VFED). Nahrungsmittelallergien und -unverträglichkeiten. VFED; 2012: http://www.vfed.de/de/onlineshop (Stand: Juni 2013)
- Wahl R. Allergien ganz einfach. 7. Aufl. München: Dustri-Verlag Dr. Karl Feist; 2005

4.4 Allergenkennzeichnung

Seit dem 25. November 2005 ist eine neue Allergenkennzeichnung bei Lebensmitteln Pflicht (Amt für Veröffentlichungen 2005). Es sind in Europa die 12 am häufigsten Allergien auslösenden Zusatzstoffe auf verpackten Lebensmitteln zu deklarieren. Auf Produkten, die ab diesem Zeitpunkt hergestellt werden, finden sich die Angaben im Produktnamen, in der Zutatenliste oder auf gesonderten Hinweisen. Dadurch wird deutlich, ob ein Emulgator z. B. aus Soja, aus Lecithin oder aus Eiern gewonnen wurde, ob Pflanzenöl für Chips aus Erdnüssen stammt oder ob die Gewürzmischung Sellerie beinhaltet. Selbst wenn der allergene Bestandteil nur indirekt über andere Zutaten ins Lebensmittel gebracht und dort keine Wirkung (z. B. Zusatzstoffe) mehr hat oder wenn er für den Herstellungsprozess wichtig ist (z. B. Eigelb zur Klärung von Wein), muss er entsprechend angegeben werden:

- Bisher mussten Bestandteile von zusammengesetzten Zutaten erst deklariert werden, wenn sie mehr als 25 % des fertigen Gerichtes ausmachten. Reichte es früher, z. B. die enthaltene Wurst in einem Fertigprodukt auf der Zutatenliste zu erwähnen, müssen jetzt auch die „Zutaten der Zutaten“ vollständig in der Zutatenliste deklariert werden.
- Lediglich wenn eine zusammengesetzte Zutat weniger als 2 % des Lebensmittels ausmacht und wenn sie außerdem lebensmittelrechtlich genau definiert ist, wie z. B. Schokolade oder Fruchtsäfte, oder es sich um Kräuter- oder Gewürzmischungen handelt, dann müssen die Einzelbestandteile nicht aufgeschlüsselt werden.
- Bei Lebensmitteln ohne Zutatenliste, wie Wein o. Ä., muss gesondert auf allergene Rohstoffe hingewiesen werden, etwa durch die Angabe „enthält Schwefel“.

Deklarierungspflichtige Lebensmittelzusatzstoffe:

1. glutenhaltiges Getreide:
   - Weizen
   - Gerste
   - Roggen
   - Hafer
   - Dinkel
   - Kamut oder Hybridstämme davon
2. Krebstiere
3. Eier
4. Fisch
5. Erdnüsse
6. Soja
7. Milch (einschließlich Laktose)
8. Schalenfrüchte:
   - Mandel
   - Haselnuss
   - Walnuss
   - Cashewnuss
   - Pekannuss
   - Paranuss
   - Pistazie
   - Macadamianuss
   - Queenslandnuss
9. Sellerie
10. Senf
11. Sesamsamen
12. Schwefeldioxid bzw. Sulfite (ab 10 mg/kg bzw. 10 mg/l, gekennzeichnet als SO_2)

Die **Allergenkennzeichnungspflicht** umfasst auch alle allergenen Verarbeitungsprodukte der 12 o. g. Lebensmittelzusatzstoffe (z. B. Zutaten von Fruchtzubereitungen im Fruchtjoghurt; Aufschlüsselung der Füllungen von Teigtaschen).

Bei den folgenden 5 Lebensmittelgruppen kann die Aufschlüsselung entfallen, wenn ihr Anteil **weniger als 2 %** des Lebensmittels ausmacht:

1. Gewürz- und Kräutermischungen
2. Marmeladen u. Ä.

3. Schokoladen- und Kakaoerzeugnisse
4. Fruchtsäfte und -nektar
5. Jodsalz

Probleme können jedoch weiter bei unbeabsichtigten Beimischungen entstehen. Ein Betrieb, der z. B. Nüsse verarbeitet, kann nicht gewährleisten, dass andere Produkte keine Rückstände von Nüssen enthalten. Hinweise wie: „kann Spuren von ... enthalten“, bieten keine zufriedenstellende Lösung. Die Einführung bestimmter Schwellenwerte, die bei Überschreiten in jedem Fall angegeben werden, könnte hier Abhilfe schaffen.

Erzeugnisse, die durch einen industriellen Verarbeitungsprozess ihr allergenes Potenzial verlieren, weil sie stark verändert oder gereinigt werden, müssen vorerst bis November 2007 nicht deklariert werden. Hierzu zählen Pflanzenöl und Vitamin E aus Soja, Glukosesirup auf Weizenbasis oder auch Senföl.

Gewürzmischungen können bei entsprechender Allergie immer noch nicht ohne Bedenken verwendet werden, da Inhaltsstoffe auch hier erst bei einem Anteil von mehr als 2 % deklariert werden müssen. Hotelverpackungen und lose Produkte sowie Speisen in der Gemeinschaftsverpflegung fallen nicht unter die Allergenkennzeichnungspflicht.

Weiterführende Informationen

- Allergenkennzeichnung: http://www.was-wir-essen.de/infosfuer/allergie.php (Stand: Juni 2013)
- Maschkowski G, Frühschütz L. Achten Sie aufs Etikett! – Kennzeichnung von Lebensmitteln. 15. Aufl. aid; 2011: http://shop.aid.de/ (Stand: Juni 2013)

5 Künstliche Ernährung

Sven-David Müller, Kristina Cordes unter Mitarbeit von Bettina Geier

5.1 Einführung in die klinische Ernährung

Wird eine normale gesundheitsförderliche Vollkost aus medizinischen Gründen nicht toleriert, kann diese Kost gemäß der rationellen Diätetik abgewandelt werden. Wenn ein Patient auf herkömmlichem Weg nicht oder nicht ausreichend Nahrung zuführen kann (z. B. komatöse Patienten), darf (z. B. akute Pankreatitis) oder will (z. B. bei Anorexia nervosa oder Altersdemenz), wird auf die sog. künstliche (klinische) Ernährung zurückgegriffen. Der Begriff „künstlich" bezieht sich sowohl auf die industriell gefertigten Nahrstoffsubstrate als auch auf den von der natürlichen Ernährung abweichenden Zufuhrweg.

In ▸ **Abb. 5.1** sind die natürlichen und künstlichen Ernährungsformen dargestellt. Der Patient erhält die Nährstoffe bei der künstlichen Ernährung entweder

- **enteral** (= über den Verdauungstrakt), d. h. mittels Trink- bzw. Flüssignahrung über den Mund oder mittels Sonden in den Magen bzw. Darm, oder
- **parenteral** (= unter Umgehung des Verdauungstrakts), d. h. in niedermolekularer Form direkt in die Blutbahn.

Beide Formen der klinischen Ernährung können teilweise oder total die normale Ernährung ersetzen. In Abhängigkeit der krankheitsbedingten Erfordernisse kann zwischen verschiedenen Kombinationen gewählt werden. Enterale wie auch parenterale Ernährungsformen sind heute auch ambulant möglich.

5.2 Enterale Ernährung

Durchschnittlich werden 100 000–150 000 Menschen in Deutschland enteral ernährt. Diese Form der Ernährung hat eine längere Geschichte als die parenterale Ernährung. Die Nahrungsaufnahme erfolgt nicht mit üblichen Lebensmitteln, sondern mit Infusionslösungen oder (ergänzend) bilanzierten Diäten (Supplement, Trink- und Sondennahrung; pulverisiert oder flüssig).

5.2.1 Einleitung

Für viele Patienten ist die klinische Ernährung der entscheidende Faktor im Gesamtbehandlungskonzept zur Wiederherstellung und/oder Aufrechterhaltung ihrer Gesundheit und Lebensqualität. Außerdem hat die enterale Ernährung therapeutische Effekte. **Wichtige Beispiele** sind Patienten mit (nach Kalde et al. 2002, Beattie et al. 1998, Süttmann et al. 1991, Jordan et al. 1997)

- Morbus Crohn,
- Colitis ulcerosa,
- Schluckstörungen (Dysphagie),

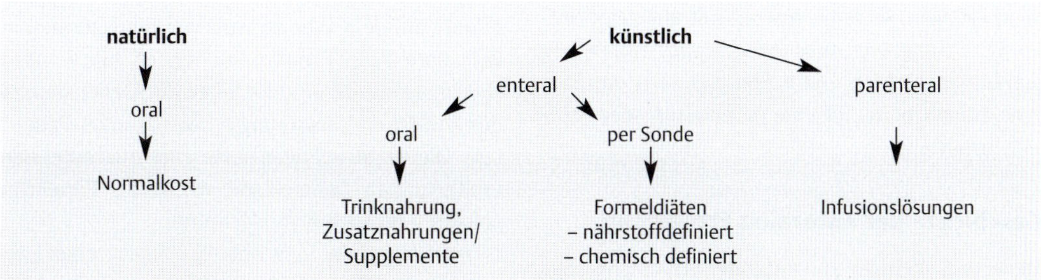

▸ **Abb. 5.1** Natürliche und künstliche Ernährungsformen.

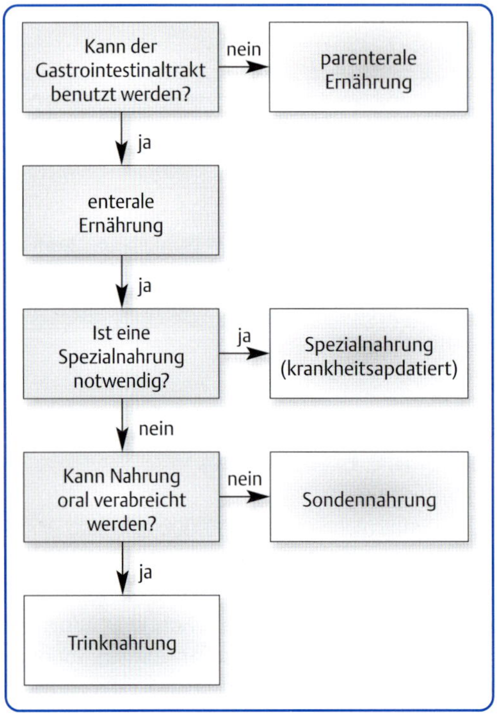

▶ **Abb. 5.2** Entscheidungsschema für eine parenterale oder enterale Ernährung.

- HIV-Infektion (inklusive des HIV-Stadiums AIDS) und
- Tumorerkrankungen.

Die Ernährungstherapie kann andere therapeutische Maßnahmen unterstützen, Komplikationen vermeiden und die Rekonvaleszenz verkürzen. Die enterale Ernährung soll den Ernährungsstatus des Menschen erhalten oder verbessern und einer Mangelernährung (Malnutrition) vorbeugen. Dafür steht ein vielseitiges Spektrum an Formuladiäten und Applikationsformen zur Verfügung.

Die enterale Ernährung kann total oder ergänzend erfolgen. Sie kann sowohl mit normaler oraler Ernährung wie auch parenteraler Ernährung kombiniert werden. Die ▶ **Abb. 5.2** zeigt das Entscheidungsschema für eine parenterale oder enterale Ernährung.

Geschichte der enteralen Ernährung

Die ersten Versuche von enteraler Ernährungsweise mit sog. „Nährklistieren" gehen bereits auf die alten Ägypter zurück (Kalde et al. 2002). Das Wort **Klistier** lässt sich von den griechischen Wörtern „Klysteer" (= Spüler) und „Klysterion" (= Reinigung) ableiten. Ein Klistier ist ein medizinisches Instrument zur Einleitung von Flüssigkeiten in den Mastdarm. In den im Jahr 1873 entdeckten „Papyrus Ebers", einer der frühesten schriftlichen Überlieferungen medizinischen Wissens (um 3 400 vor Chr.), finden sich detaillierte Beschreibungen über Art, Zusammensetzung und Applikationsweise von Nährklistieren. Dabei wurden beispielsweise Schafsmilch, Honig, Schmalz, Muttermilch oder Wein verwendet. Die „Flüssignahrungen" sollten über Stunden im Mastdarm verbleiben. Erst viel später erkannte man, dass die in der rektal zugeführten Nahrung enthaltenen Nahrungsinhaltsstoffe nur dann in nennenswertem Maße aufgenommen werden, wenn sie die anatomische Schranke zwischen Dickdarm und Dünndarm überwinden. Es klingt zwar verwunderlich, aber diese Art der Behandlung wurde – zusätzlich zu anderen Zufuhrwegen – noch bis in die 30er-Jahre praktiziert.

In der heutigen Zeit stehen eine Reihe unterschiedlicher Präparate und Techniken für die enterale Ernährung zur Verfügung. Sie dienen als Basis, um diese Form der Ernährungstherapie gezielt auf verschiedene Indikationen und Ernährungserfordernisse zuschneiden zu können. Während die enterale Ernährung eine lange Geschichte aufweisen kann, dauerte es bis in die 60er-Jahre, bis Nährlösungen und technische Hilfsmittel für eine vollständige und sichere parenterale Ernährung zur Verfügung standen. Gemeinsam mit der US-amerikanischen Weltraumbehörde NASA entwickelte das deutsche Unternehmen Pfrimmer – heute Pfrimmer Nutricia in Erlangen – zu dieser Zeit die sog. **Astronautenkost**. Die Entwicklung der Astronautenkost war einer der wichtigsten Wendepunkte auf dem Weg zu weiteren Innovationen in der enteralen Ernährung. Nur 5 Jahre nach N. Armstrongs Mondreise folgte ein Meilenstein in der klinischen Versorgung schwer kranker Patienten: Die erste vollbilanzierte Diät zur enteralen Ernährung in Deutschland wurde als Pioniertat gefeiert – **Biosorbin** von Pfrimmer.

Das Diagramm in ▶ **Abb. 5.3** bietet eine Entscheidungshilfe bei der Auswahl der geeigneten bilanzierten Diät.

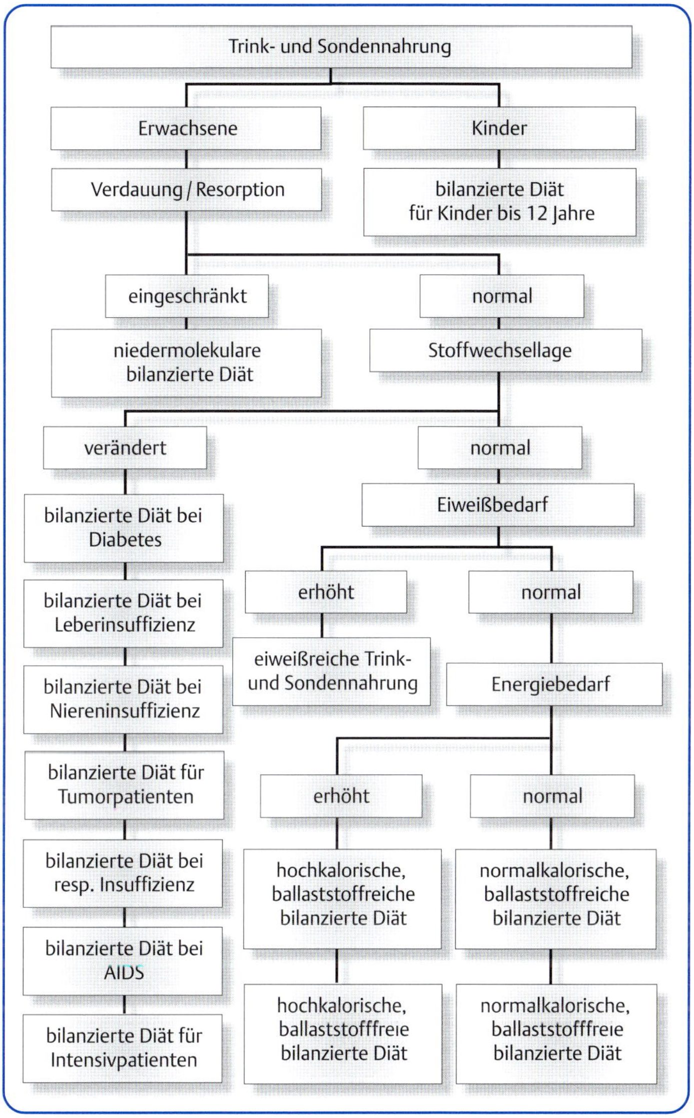

▶ **Abb. 5.3** Entscheidungshilfen bei der Auswahl der geeigneten bilanzierten Diät.

Indikationen für eine enterale Ernährungstherapie

Die Indikation zur klinischen Ernährung grundsätzlich und damit auch für die enterale Ernährung ist bei (drohender) Mangelernährung des Patienten, erhöhtem Energieverbrauch und bei verlängerter Nahrungskarenz gegeben (Hackl u. Balogh 1997). Der Nutzen einer gezielten Ernährungstherapie hängt von der Länge der Nahrungskarenz und der Ausprägung des Ernährungsdefizits ab (Eich 1998). Grundsätzlich erhöht eine **Nahrungskarenz** das Risiko der bakteriellen Translokation. In der Regel ist die enterale Ernährung der parenteralen Ernährung überlegen, und nur in relativ wenigen Fällen ist die Ernährung nur über Parenteralia möglich. Während gut ernährte Patienten auf jeden Fall nach einer 5- bis 7-tägigen Nahrungskarenz eine gezielte Ernährungstherapie erhalten sollten, sollte bei einer drohenden oder bereits manifesten Mangelernährung so früh wie möglich mit der Ernährungstherapie begonnen werden (Teasley-Strausburg 1994, McWhirter u. Pennington 1994). Bei Patienten, bei denen keine orale Nahrungsaufnahme möglich ist, da sie nicht (ausreichend) essen können, dürfen oder wollen, ist die Indikation zur enteralen Ernährung mit Trink- und Sondennahrungen gegeben. Bei einer unzureichenden Ernährungssituation, bei der weiterhin ein Teil des Energie-, Nähr- und Wirkstoffbedarfs über herkömmliche Lebensmittel gedeckt werden kann, sollten zusätzlich orale Aufbau- und Zusatznahrungen verabreicht werden.

Indikationen zur klinischen Ernährung (nach Kalde et al. 2002, Rabast 1999, Volker 1994)

- Schluckstörungen (Dysphagie) infolge von Erkrankungen oder Lähmungen im Bereich:
  - Mundhöhle
  - Ösophagus
  - Gesicht
- Bewusstseinsstörungen/Bewusstlosigkeit, u. a. nach:
  - Schlaganfall
  - Koma
  - Schädelverletzungen
- konsumierende Erkrankungen, z. B.:
  - Tumorerkrankungen
  - HIV/AIDS
- Mukoviszidose
- schwere Magen-Darm-Infektionen mit Diarrhöe und Flatulenz
- Stenosen oder Fisteln des Darms
- schwere Leber- und Nierenerkrankungen
- Mangelernährung
- Anorexia nervosa
- Verwirrtheit
- Demenz

Die Hauptindikationsgebiete der enteralen Ernährung sind in ▶ Tab. 5.1 dargestellt.

Die enterale Ernährung mit Trink-/Sondennahrung sollte dann gewählt werden, wenn stabile Stoffwechselverhältnisse vorliegen und eine zumindest partielle digestive und absorptive Funktion des Gastrointestinaltrakts vorhanden ist.

▶ **Tab. 5.1** Hauptindikationsgebiete der enteralen Ernährung.

Indikation	bedingt durch
Appetitlosigkeit	• Virusinfektionen • Medikamentenkonsum • veränderter Geschmack • Übelkeit, Erbrechen
Bewusstseinsstörungen	• apallisches Syndrom • Schädel-Hirn-Trauma • Apoplex • Demenz
Maldigestion/-absorption	• akuter Morbus Crohn • Colitis ulcerosa • Strahlenenteritis • Kurzdarmsyndrom • Mukoviszidose • Zöliakie/Sprue • chronische Pankreatitis • früh postoperativ
beeinträchtigte Nahrungspassage	• Entzündungen • Tumoren • Kau- und Schluckstörungen • nach Zahn-Mund-Kiefer-OP • Strahlenenteritis • Stenosen
konsumierende Erkrankungen	• Tumoren • HIV/AIDS

▶ **Tab. 5.2** Hauptnährstoffträger einer bilanzierten Diät.

Nährstoff	Nährstoffträger
Eiweiß	• Milcheiweiß (Laktalbumin, Kasein) • Sojaeiweiß
Fett	• Sojaöl • Sonnenblumenöl • Maiskeimöl • MCT
Kohlenhydrate	• Maltodextrin • Stärke • Saccharose • Fruktose
Ballaststoffe	• Soja • Guarkernmehl • Hafer • Inulin

Zusammensetzung von Trink- und Sondennahrung

Die Hauptnährstoffträger in Trink- und Sondennahrungen sind in ▶ Tab. 5.2 aufgeführt. Je nachdem ob es sich um ein **hochmolekulares** (nährstoffdefiniertes) oder **niedermolekulares** (chemisch definiertes) Substrat handelt, befinden sich die Nährstoffe in nativer (natürlicher) oder abgebauter (vorverdauter) Form.

Die meisten Anbieter von industriell hergestellten bilanzierten Diäten halten sich bei der Nährwertrelation an die Ernährungsempfehlungen der DGE bzw. Recommended Dietary Allowances (RDA). Im Allgemeinen variiert die Zusammensetzung im Bereich der Standardnahrungen nur geringfügig:

- Eiweiß: 10–20 Energie%
- Fett: 30–35 Energie%
- Kohlenhydrate: 50–60 Energie%

Die Ballaststoffgehalte sind hingegen sehr unterschiedlich und liegen bei 0–30 g in der mittleren Tagesdosis. Die Energiedichte beträgt 0,5–2 kcal/ml. Der Gehalt an Vitaminen, Mengen- und Spurenelementen entspricht in der mittleren Tagesdosis meistens den Empfehlungen der DGE (bei Einhaltung der Vorgaben der DiätVO), wobei sich einige Anbieter mehr an der unteren Grenze bewegen und andere die oberen Werte für die wünschenswerte Zufuhr erfüllen.

5.2.2 Nahrungsformen in der enteralen Ernährungstherapie

Die **Applikation** bei der enteralen Ernährung erfolgt

- oral als Trinknahrung bzw. Supplement oder
- gastral, duodenal, jejunal bzw. subkutan als Sondennahrung.

Bis vor 40 Jahren war selbst hergestellte Trink- oder Sondennahrung die einzige verfügbare Form dieser Nahrungen. Diese wurde aus gekochten oder aus frischen Lebensmitteln hergestellt, im Mixer zerkleinert und durch sehr großlumige Sonden gegeben (Küchensonden) oder oral verabreicht. Da bei dieser Art der Herstellung weder die genauen Mengen an Inhaltsstoffen definiert noch die hygienischen Anforderungen eingehalten werden können, entspricht die Zusammensetzung nicht den gesetzlichen Vorgaben. Daher ist ihre Verabreichung nicht nur gefährlich, sondern auch im Rahmen der gesetzlichen Regelungen nicht erlaubt. Um Sondenverstopfungen zu vermeiden, werden diese Nahrungen vor der Applikation oftmals stark verdünnt. In der Folge kann es zu einer Unterversorgung der Patienten mit Energie- und Nährstoffen kommen, da auf diese Weise die Kaloriendichte deutlich reduziert wird.

Für die enterale Ernährung werden heutzutage ausschließlich industrielle **bilanzierte Diäten** eingesetzt, die bezüglich ihrer Zusammensetzung genau gesetzlich definiert sind. Bilanzierte Diäten sind diätetische Lebensmittel für besondere medizinische Zwecke, deren Nährstoffzusammensetzung (Mindest- und Höchstmengen an Vitaminen, Mengen- und Spurenelementen) durch die Richtlinie gesetzlich geregelt ist. In der Regel beträgt die Kaloriendichte von bilanzierten Diäten 1 kcal/ml, jedoch werden auch **hyperkalorische** (1,5–1,6 kcal/ml) sowie **hypokalorische** (0,75 kcal/ml) Nahrungen angeboten.

Bedarfsdeckende bilanzierte Diäten

Bedarfsdeckende bilanzierte Diäten enthalten (ausgehend vom Energiebedarf) alle essenziellen und nicht essenziellen Nähr- und Wirkstoffe (Vitamine und Mineralstoffe) zur ausschließlichen enteralen Ernährung. Lediglich Flüssigkeit muss, abhängig von der Kaloriendichte der Nahrung und dem individuellen Bedarf des Patienten, zusätzlich verabreicht werden. Die Dosierung wird für jeden Patienten entsprechend dem Energiebedarf unter Berücksichtigung möglicher individueller oder klinischer Einschränkungen oder Bedürfnisse berechnet. Bei den bedarfsdeckenden bilanzierten Diäten wird unterschieden zwischen

- **hochmolekularer Diät** (= nährstoffdefinierte Diät, NDD) oder auch „Astronautenkost" und
- **niedermolekularer Diät** (= chemisch definierte Diät, CDD) oder auch „Elementarkost".

Sowohl die nährstoffdefinierte als auch die chemisch definierte Diät können entweder über eine Sonde zugeführt oder oral als Flüssigkeit oder Trinkspeise verzehrt werden. Die Applikation erfolgt aus praktischen Gründen und zur sicheren Bedarfsdeckung überwiegend über die Sonde.

Nährstoffdefinierte Diäten

Nährstoffdefinierte Diäten (hochmolekulare Diäten, ▸ Tab. 5.3) sind hochmolekulare Nahrungen und enthalten Nährstoffe (Kohlenhydrate, Fette, Eiweiße) in komplexer Form. Dies setzt bei der Verwendung von nährstoffdefinierten Diäten voraus, dass die Verdauungs- und Resorptionsleistung des Gastrointestinaltrakts weitgehend nor-

▸ **Tab. 5.3** Merkmale der hoch- und niedermolekularen Diäten der enteralen Ernährung.

Merkmale	NDD	CDD
Einsatz	• Verwendung bei erhaltener Verdauungs- und Absorptionsfunktion (intakter Verdauungstrakt, jedoch gestörte orale Aufnahme) • Zufuhr der Grundnährstoffe als **Makronährstoffe** (hochmolekulare Grundnährstoffe), die der Verdauungstrakt selbst aufschließen muss	• Verwendung bei eingeschränkter Verdauung und Absorption: – Malassimilations-, Malabsorptionssyndrom – chronisch entzündliche Darmerkrankungen – Kurzdarmsyndrom – chronische Pankreatitis • Nährstoffe werden dem Körper bereits in einer der **Endstufe der Verdauung** entsprechenden Form angeboten.
Substrate	• überwiegend Polymere	• überwiegend Monomere
Kohlenhydrate	• Poly- und Oligosaccharide	• Mono-, Di- und Oligosaccharide
Eiweiße	• intakte hochmolekulare Proteine	• Aminosäuren oder kurze Peptide
Fette	• pflanzliche Triglyzeride: – Maiskeim-, Sonnenblumen- oder Distelöl – LCT – MCT	• essenzielle Fettsäuren
Ballaststoffe	• je nach Indikation: – ballaststofffrei – ballaststoffhaltig	• keine Ballststoffe
Vorteile	• physiologische Methode unter Förderung und Erhaltung der natürlichen Verdauungsfunktion • preiswert	• allergenarme Nahrung
Nachteile	• nicht einsetzbar bei eingeschränkter Verdauungsfunktion	• häufig schlechter Geschmack • teuer

mal und intakt ist. Die **Nährstoffrelation** dieser sog. Standardnahrungen entspricht, in Anlehnung an die DGE-Empfehlungen, denen der üblichen oralen Ernährung. Wird ein Patient über einen längeren Zeitraum (> 7–10 Tage) per Sonde ernährt oder allmählich von flüssiger auf feste Kost umgestellt, empfiehlt sich die Verwendung von ballaststoffreichen Diäten (Hohner u. Prinz 1993), sofern die Funktionalität des Magen-Darm-Trakts dies zulässt. Die Nährstoffrelation von NDD ist geändert, wenn neben der optimalen Deckung des Energie-, Nähr- und Wirkstoffbedarfs zusätzlich spezielle therapeutische Ziele verfolgt werden oder Stoffwechselstörungen beim Patienten vorliegen. Für diese Fälle gibt es modifizierte NDD.

Spezialdiäten (nach McWirther u. Pennington 1994, Graßmann 1995):

- eiweißreduzierte bzw. -modifizierte Diäten bei chronischer Niereninsuffizienz
- kohlenhydrat-/fettmodifizierte Diäten bei Diabetes mellitus
- fettmodifizierte Diäten bei:
  - Fettmalabsorption
  - onkologischen Erkrankungen
  - Erkrankungen der Lunge und Atemwege (Herabsenkung des respiratorischen Quotienten)

Nährstoffdefinierte Diät und modifizierte Spezialdiäten sind sowohl für die Applikation per Sonde als auch als Trinknahrung geeignet. Als Sondenkost sind die Nährlösungen in der Regel geschmacksneutral.

Chemisch definierte Diäten

Chemisch definierte Diäten (niedermolekulare Diäten, Oligopeptiddiäten, Peptiddiäten) enthalten **Nährstoffe in niedermolekularer Form** (▸ **Tab. 5.3**):

- Oligopeptide (vorrangig Di-/Tripeptide)

- teilhydrolysierte Proteine
- Di- und Oligosaccharide (vorwiegend Maltodextrin)
- MCT

Chemisch definierte Diäten können bei gestörter Digestions- und/oder Resorptionsleistung eingesetzt werden, da die Notwendigkeit zur enzymatischen Aufspaltung hochmolekularer Nährstoffe weitgehend entfällt. Bislang wurden die meisten **Oligopeptiddiäten** als Sondennahrung eingesetzt, da aufgrund der Eiweißhydrolysate der Geschmack vielfach nicht akzeptabel ist. Mittlerweile sind auch Peptidnahrungen erhältlich, bei denen die bittere Geschmackskomponente reduziert wurde und die – im Gegensatz zu herkömmlichen Elementar- und Oligopeptiddiäten – einen angenehmen Geschmack aufweisen. Um die Compliance bei den Patienten zu fördern, können geschmackliche Variationen durch die Zugabe von Aromamischungen erzielt werden.

Ergänzende bilanzierte Diäten

Ergänzende bilanzierte Diäten (Synonyme: Supplemente, orale Aufbau- und Zusatznahrungen) dienen der **Nahrungssupplementierung**. Da sie in der Regel nicht zur ausschließlichen Ernährung eingesetzt werden, müssen sie nicht alle in der DiätVO vorgesehenen Nährstoffe in den dort angegebenen Mengen enthalten. Die ergänzende bilanzierte Diät soll ein Energie- oder Nährstoffdefizit ausgleichen oder einem Mehrbedarf gerecht werden.

Mögliche Indikationen:

- Mangel-, Unterernährung
- Appetitlosigkeit
- mangelnde Nahrungszufuhr infolge von Kau- und Schluckstörungen
- konsumierende Erkrankungen wie beispielsweise Krebs und HIV-Infektion (insbesondere HIV-Stadium AIDS)

Für den Erfolg der Ernährungstherapie mit Supplementen ist deren Geschmack, Konsistenz (Viskosität), Geruch und Aussehen von entscheidender Bedeutung. Heute wird eine Vielzahl von verschiedenen **Nahrungstypen** angeboten, die die Akzeptanz der Supplemente fördern:

- süßer oder pikanter Geschmack
- unterschiedliche Serviermöglichkeiten
- Serviertemperaturen
- Abwandlungsmöglichkeiten
- Konsistenzen (flüssig, breiförmig)

Ballaststoffreiche Trink- und Sondennahrungen

Ballaststoffreiche Trink- und Sondennahrungen sind die **Standardnahrungen** unter den bilanzierten Diäten. Für Patienten mit weitgehend normaler Verdauungsleistung und gesunder Stoffwechsellage sind diese Substrate die geeignete Wahl. Sie entsprechen in ihrer Zusammensetzung bezogen auf die mittlere Tagesdosis im Allgemeinen den Empfehlungen der DGE für die tägliche Zufuhr aller Makro- und Mikronährstoffe. Der Ballaststoffgehalt – ist vor allem bei langfristiger enteraler Ernährung – für die Compliance von entscheidender Bedeutung, da sie die Magen-Darm-Motilität normalisieren und regulieren. Ballaststoffe wirken sowohl bei Obstipation als auch bei Diarrhöe positiv.

Ballaststofffreie Trink- und Sondennahrung

Das Indikationsgebiet für ballaststofffreie Trink- und Sondennahrungen ist sehr begrenzt. Im Klinikalltag werden sie aufgrund ihres günstigen Preises jedoch nach wie vor gerne eingesetzt. Im Bereich der Trinknahrungen bieten sie den Vorteil, dass sie – wie häufig empfunden – ein angenehmeres Mundgefüge bieten. Sie sind weniger viskös als die ballaststoffreichen Varianten und schmecken weniger schwer. Der Einsatz von ballaststofffreien Substraten sollte vorwiegend der Ergänzung ballaststoffreicher Hauptmahlzeiten dienen. Bei Patienten, die sich jahrelang ballaststoffarm ernährt haben, kann ein zu hohes Ballaststoffangebot – gerade in den ersten Tagen – zu Unverträglichkeitsreaktionen wie Völlegefühl und Flatulenz führen. Hier empfiehlt es sich, zu Beginn der enteralen Ernährungstherapie den Einsatz von ballaststofffreien und ballaststoffreichen Varianten zu kombinieren. Langfristig sollte aber auch bei diesen Patienten eine ballaststoffreiche Ernährung (30 g/Tag) angestrebt werden.

Trink- und Sondennahrungen für Kinder

Trink- und Sondennahrungen für Kinder sind auf die speziellen Nährstoffbedürfnisse von Klein- und Schulkindern (1–12 Jahre) angepasst. Die industriell gefertigte Produktpalette unterscheidet hier ebenfalls zwischen ballaststoffreichen und -freien sowie normal- und hochkalorischen Varianten. Die meisten Substrate im pädiatrischen Bereich enthalten einen modifizierten Fettanteil mit **MCT** und sind deshalb für Kinder mit Mukoviszidose geeignet. Weiterhin verbessert das in den meisten Substraten zugesetzte **Taurin** die Fettverdauung und beugt Unverträglichkeiten vor. Die Trinkvarianten sind außerdem den Geschmacksvorlieben der jüngeren Patienten angepasst, was für den Erfolg der Ernährungstherapie von großer Bedeutung ist.

Eiweißreiche Zusatznahrungen

Eiweißreiche Zusatznahrungen sind neben dem erhöhten Eiweißanteil von bis zu 40 Energie% meist angereichert mit ausgewählten Vitaminen und Mineralstoffen. Sinnvolles Einsatzgebiet dieser Substrate sind **geriatrische Patienten**. Sie neigen zu einseitiger Ernährung, die vor allem kohlenhydratreich und vitaminarm ist. Eiweißmangel begünstigt die Entstehung von Dekubitus und verzögerter Wundheilung, Komplikationen, die häufig bei geriatrischen Patienten anzutreffen sind. Eiweißreiche Zusatznahrungen sind nicht zur ausschließlichen Ernährung geeignet, sondern lediglich zur Ergänzung, um eine zu niedrige Eiweißaufnahme auszugleichen. Bezüglich des **Laktosegehalts** weisen diese Produkte deutliche Unterschiede auf. Da besonders geriatrische Patienten häufig Milchzuckerunverträglichkeiten aufweisen, sollte die Wahl auf ein laktosefreies bzw. -armes Präparat fallen. Der erhöhte Eiweißbedarf von Dialysepatienten kann mit derartigen Zusatznahrungen ebenfalls behandelt werden. Es ist jedoch wichtig, auf den Elektrolytgehalt des Substrates zu achten. Eine medikamentöse Therapie mit Kationenaustauschern ist bei hohen Kaliumgehalten zu empfehlen. Eiweißreiche und elektrolytreduzierte bilanzierte Diäten sind derzeit für diese Patientengruppe leider noch nicht erhältlich.

Eiweißreiche Sondennahrungen

Eiweißreiche Sondennahrungen mit einem Eiweißgehalt von ca. 20 Energie% sind normal- und hochkalorisch erhältlich. Im Gegensatz zu den eiweißreichen Zusatznahrungen sind diese Substrate zur ausschließlichen Ernährung geeignet und finden im **intensivmedizinischen Bereich** ihre Indikation. Bedingt durch die katabole Stoffwechsellage dieser Patienten ist eine erhöhte Eiweißzufuhr unbedingt erforderlich. Die hochkalorischen Präparate bieten den Vorteil, dass sie auch bei Flüssigkeitsrestriktion für eine ausreichende Energie- und Nährstoffzufuhr sorgen. Bei den Indikationsgebieten für eiweißreiche Sondennahrungen gibt es fließende Übergänge zu den Spezialdiäten für Intensivpatienten, eine klare Abgrenzung kann hier nicht vorgenommen werden.

Hochkalorische, ballaststoffreiche Trink- und Sondennahrungen

Hochkalorische, ballaststoffreiche Trink- und Sondennahrungen haben eine **Energiedichte** von 1,5 kcal/ml. Sie sind geeignet für Patienten mit einer weitgehend normalen Verdauungsleistung und zusätzlich verordneter Flüssigkeitsrestriktion (Herz-Kreislauf-Insuffizienz). Auch bei generellen Volumen-Toleranz-Problemen (Bilroth-OP, Dumping-Syndrom) erleichtern sie die erfolgreiche Ernährungstherapie. Im Bereich der Trinknahrungen bieten sie bei den häufig sehr appetitlosen Patienten den Vorteil, dass in einer Portion 50 % mehr Energie und Nährstoffe enthalten sind als bei den normalkalorischen Präparaten.

Hochkalorische, ballaststofffreie Trink- und Sondennahrungen

Hochkalorische, ballaststofffreie Trink- und Sondennahrung sollten, ähnlich wie die normalkalorischen ballaststofffreien Varianten, nicht langfristig zur ausschließlichen Ernährung eingesetzt werden, da der Mangel an Ballaststoffen auf Dauer unweigerlich zu Verdauungsstörungen (Obstipation, Diarrhöe) führen würde. Aber auch hier gilt es, den geschmacklichen Aspekt bei den Trinknahrungen zu berücksichtigen.

Spezialdiäten bei Diabetes

Spezialdiäten bei Diabetes enthalten eine modifizierte Kohlenhydrat- und/oder Fettkomponente und sind ballaststoffreich. Um Blutzuckerschwankungen zu vermeiden, ist in den meisten Substraten für Diabetiker die leicht resorbierbare Kohlenhydratkomponente Maltodextrin durch Stärke ersetzt. Andere Substrate sind in ihrem Gesamtkohlenhydratgehalt reduziert und legen ihr Hauptaugenmerk auf den erhöhten Anteil der ein- und mehrfach ungesättigten Fettsäuren, um den häufig auftretenden Hyperlipidämien der Diabetiker entgegenzuwirken. Wie verschiedene Studien belegen, können beim Einsatz dieser Spezialdiäten der Insulinbedarf gesenkt und die Blutzuckerspitzen reduziert werden. Ebenfalls zeigen sich positive Veränderungen bezüglich der Serum-Triglyzerid-Werte.

Spezialdiäten bei Leberinsuffizienz

Spezialdiäten bei Leberinsuffizienz sind mit verzweigtkettigen Aminosäuren angereichert, um das Verhältnis zu den pathologisch angereicherten aromatischen Aminosäurewerten des Patienten auszugleichen. Mithilfe derartiger Substrate kann die Bildung falscher Neurotransmitter verzögert und somit der hepatischen Enzephalopathie entgegengewirkt werden. Im Vergleich zu den Standardnahrungen ist diese Spezialdiät zusätzlich eiweißreduziert, da die Entgiftungsfunktion der Leber eingeschränkt und somit die Eiweißtoleranz gestort ist. Ein weiteres Merkmal ist der erhöhte Energiegehalt, da viele leberinsuffiziente Patienten bereits mangelernährt in die Klinik eingeliefert werden.

Spezialdiäten bei Niereninsuffizienz

Spezialdiäten bei Niereninsuffizienz sind eiweiß- und elektrolytarm sowie flüssigkeitsreduziert und somit indiziert in der präterminalen Phase. Die Industrie bietet in diesem Bereich verschiedene Systeme an. Diese reichen von Instantprodukten über Baukastensysteme mit separater Eiweiß- und Kohlenhydratkomponente bis hin zu fertigen Flüssignahrungen. Da die Diät im letzten Stadium vor der Dialysebehandlung äußerst schwierig und meist auch sehr einseitig in der Umsetzung ist, helfen die industriell hergestellten Produkte, den Diätplan zu erleichtern. Sie sind sowohl als Zwischenmahlzeit, aber auch zur ausschließlichen Trink- und Sondenernährung geeignet.

Spezialdiäten für Tumorpatienten

Spezialdiäten für Tumorpatienten sind hochkalorisch, fettreich sowie kohlenhydratreduziert und somit der veränderten Stoffwechsellage des onkologischen Patienten angepasst. Zur Unterstützung des Immunsystems sind sie weiterhin angereichert mit Selen, verschiedenen Vitaminen, Arginin und Fischöl. Der Erfolg dieser Substrate, verglichen mit anderen energiereichen Diäten, wurde bislang jedoch noch nicht in klinischen Studien belegt.

Spezialdiäten bei respiratorischer Insuffizienz

Spezialdiäten bei respiratorischer Insuffizienz haben das Ziel, die Atemarbeit des Patienten zu reduzieren. Da bei der Verstoffwechselung von Fett weniger Kohlendioxid anfällt als bei der Eiweiß- und Kohlenhydratverbrennung, sind diese Produkte sehr fettreich und kohlenhydratarm. Diese Präparate sind in der Praxis nicht ganz unumstritten, da auch hier – ähnlich den Spezialdiäten für Tumorpatienten – überzeugende Studien bislang fehlen.

Spezialdiäten bei AIDS

Spezialdiäten bei AIDS sind höherkalorisch, eiweißreich und ausgesprochen fettarm. Zur Unterstützung des Immunsystems sind sie weiterhin angereichert mit Selen und ausgewählten Vitaminen und Mineralstoffen. Leider gilt auch hier, dass Studien, die den Einsatz derartiger Präparate rechtfertigen, noch nicht verfügbar sind.

Spezialdiäten für Intensivpatienten/ Immunonitrion

Ein neues Gebiet im Bereich der Trink- und Sondennahrungen sind die Spezialdiäten für Intensivpatienten/Immunonutrition. Ihr Nährstoffkonzept beruht hauptsächlich auf den positiven Effekten von Glutamin bei Patienten im Postaggressionsstoffwechsel. Weiterhin sind die immunnutritiven Effekte der erhöhten Konzentrationen von Arginin, Selen, ω-3-Fettsäuren und der Vitamine A, E und C sowie des Spurenelements Zink sehr vielversprechend. Zusätzlich enthält Immunonutrition RNS-Nucleotide. Auch wenn bei Intensivpatienten eine ausschließlich enterale Ernährung meist noch nicht möglich ist, so ist die **Tröpfchenernährung** zur Erhaltung der Darmintegrität und damit die Vorbeugung einer bakteriellen Translokation von entscheidender Bedeutung. Zahlreiche Untersuchungen belegen bereits jetzt die positiven

Effekte der pharmakologischen Dosierung ausgewählter Mikronährstoffe. Im Laufe der letzten Jahre haben sich die Nährstoffkonzepte dieser bilanzierten Diäten bereits einige Male geändert. Die Dosierung einzelner Wirkstoffe wird immer wieder modifiziert, um den neuesten wissenschaftlichen Erkenntnissen gerecht zu werden.

Niedermolekulare Trink- und Sondennahrung

Einsatzgebiete der niedermolekularen Trink- und Sondennahrungen sind schwere Verdauungs- und Resorptionsstörungen. Bei diesen Substraten liegen die Nährstoffe in abgebauter (vorverdauter) Form vor. Die Produkte sind in ihrem Fettanteil stark reduziert und modifiziert mit leicht verdaulichen MCT. Die Proteinkomponente ist hydrolisiert in Poly-, Oligo- und Dipeptide sowie in freie Aminosäuren, um die Eiweißresorption auch bei eingeschränkter Enzymtätigkeit zu ermöglichen. Weiterhin enthalten sie leicht verdauliches Maltodextrin und sind immer ballaststofffrei. Somit kann beim Einsatz dieser Nahrungen die Verdauungsleistung von Mund-, Magen- und Pankreasenzymen weitestgehend entfallen und es ist lediglich ein kurzes funktionsfähiges Darmsegment zur Resorption der Nährstoffe erforderlich. Patienten mit Kurzdarmsyndrom oder Morbus Crohn in der akuten Phase profitieren am häufigsten von diesen Substraten.

5.2.3 Verordnungsfähigkeit der enteralen Ernährung

Im ambulanten Bereich sind zur Gewährleistung der Erstattungsfähigkeit die gesetzlichen Regelungen für die Verordnungsfähigkeit der enteralen Ernährung zu beachten. Im Jahre 2005 wurde die Arzneimittelrichtlinie in diesem Bereich neu geregelt. Die Bekanntmachung einer Änderung der Richtlinien über die Verordnung von Arzneimitteln in der vertragsärztlichen Versorgung (Arzneimittel-Richtlinien/AMR) vom 25. August 2005 trat am 01. Oktober 2005 in Kraft und wurde durch das Bundesministerium für Gesundheit und Soziale Sicherung gemäß den gesetzlichen Anforderungen umgesetzt.

5.2.4 Enterale versus parenterale Ernährung

Nur in den Fällen, in denen sich eine enterale Ernährung nicht realisieren lässt, ist eine Indikation zur parenteralen Ernährung gegeben. Die Notwendigkeit zur parenteralen Ernährung besteht, wenn eine gastrointestinale Nahrungszufuhr unmöglich ist.

Einsatz parenteraler Ernährung

Erkrankungen, die eine parenterale Ernährung erfordern (Eich 1998, Huth u. Schmitz 1995):
- Ileus
- hochgradige Stenosen im Bereich des Magen-Darm-Kanals
- unstillbares Erbrechen
- akute Pankreatitis
- schwere Stoffwechselentgleisungen

Heute ist prä-, post- und intraoperativ eine enterale Ernährung mit Spezialnahrungen möglich (Wiedeck 1989). So zeigt beispielsweise eine Metaanalyse von acht prospektiven Studien, dass die Häufigkeit postoperativer septischer Komplikationen unter enteraler Ernährung signifikant geringer ist als unter parenteraler Ernährung (Moore et al. 1992).

Infusionslösungen der parenteralen Ernährung

Im Gegensatz zur enteralen Ernährung gibt es bei der parenteralen Ernährung keine voll bilanzierten, den Bedarf der Patienten vollständig deckenden Infusionslösungen. Handelsübliche Komplettlösungen enthalten neben Aminosäuren und Kohlenhydraten auch Mengenelemente. Lipide, Vitamine und Spurenelemente müssen, je nach Bedarf, zusätzlich gegeben bzw. der sog. Komplettlösung hinzugefügt werden. Individuell auf jeden einzelnen Patienten abgestimmte Ernährungskonzepte müssen aus **Einzelkomponenten** zusammengesetzt werden, die
- Kohlenhydrate,
- Fette,
- Aminosäuren,
- Vitamine und
- Spurenelemente bzw. Elektrolyte enthalten.

Die parenterale Ernährung unterliegt dem Arzneimittelgesetz

Da es sich bei diesen Lösungen um Arzneimittel und nicht um Lebensmittel handelt, unterliegt die parenterale Ernährung dem Arzneimittelgesetz. Die Mischung der Einzelkomponenten ist in einer Rezeptur festgelegt. Bei korrekter Berechnung ergeben die verschiedenen Infusionslösungen und Zusätze eine vollständige, den Energie-, Nährstoff- und Flüssigkeitsbedarf des Patienten deckende **parenterale Nährlösung**. In ihrer konventionellen Form entspricht die Nährstoffzusammensetzung der parenteralen Ernährung den Empfehlungen, die auch für die Ernährung Gesunder bekannt sind. Die Applikation der parenteralen Nährlösung erfolgt über zentrale oder periphere Venenkatheter unter Umgehung des Verdauungstrakts. Die Nährstoffe liegen in wasserlöslicher und für die Gewebe und Organe direkt verwertbarer Form vor. Das heißt, es werden Aminosäuren, Glukose oder Xylit sowie Fettemulsionen infundiert. Die parenterale Ernährung kann als hypokalorisches Ernährungskonzept (partielle parenterale Ernährung) oder als vollständige, bedarfsdeckende, im Einzelfall auch als bedarfsüberschreitende parenterale Ernährung (TPE) eingesetzt werden (S. 187).

Vergleich enterale und parenterale Ernährung

90 % der Patienten, die auf die Zufuhr klinischer Ernährung angewiesen sind, können aus ernährungsmedizinischer Sicht enteral ernährt werden. In der Klinik wird jedoch die Mehrzahl dieser internistischen, onkologischen, pädiatrischen, geriatrischen, neurologischen oder kieferchirurgischen Patienten noch parenteral ernährt. Die enterale Ernährung ist der parenteralen vorzuziehen, da sie mehr den physiologischen Verhältnissen der normalen oralen Ernährung entspricht und risikoärmer, weniger pflegeintensiv und kostengünstiger ist (Senkal 1995, Müller 1998).

Physiologie der enteralen Ernährung

Die Zufuhr der parenteralen Ernährung erfolgt über einen peripheren oder zentralen Venenkatheter unter Umgehung des Gastrointestinaltrakts. Aus dieser unphysiologischen Nährstoffapplikation ergeben sich Veränderungen im Stoffwechsel von Glukose, Aminosäuren und Lipiden, die bei der enteralen Ernährung nicht auftreten.

Bei der enteralen Nahrungszufuhr wird die resorbierte Glukose je zur Hälfte im Muskel und in der Leber verstoffwechselt. Bei parenteraler Zufuhr werden 80 % der Glukose im Muskel und nur 20 % in der Leber verstoffwechselt (Müller 1998). Gleichzeitig übersteigt der Anteil des hepatischen Aminosäurestoffwechsels 50 %. Parenteral zugeführte Fette werden auch bei einem Gemisch aus LCT-/MCT-Fetten zu 70 % im Fettgewebe gespeichert. Der Aminosäurestoffwechsel erfolgt zu weniger als 50 % über die Leber. Enteral zugeführte Fette werden als LCT zum großen Teil im Fettgewebe gespeichert und als MCT überwiegend in der Leber verstoffwechselt. Die enterale Ernährung weist im Gegensatz zur parenteralen Ernährung **physiologische Stoffwechseleffekte** auf. Ein Beispiel hierfür ist auch die Freisetzung von Insulin nach Glukosezufuhr.

Trophische Effekte auf die Darmmukosa

Die enterale Nährstoffzufuhr hat **trophische Effekte** auf die Darmschleimhaut, wodurch der Erhalt der strukturellen und funktionellen Eigenschaften der Dünndarmmukosa unterstützt wird (Huth u. Schmitz 1995). In Bezug auf die Darmzotten gilt die Devise „use it or loose it“, weshalb die enterale Form bezeichnend auch „Darmzottenernährung“ genannt wird. Bei enteraler Ernährung bleibt die **Bakterienflora** des Colons weitgehend unverändert, insbesondere dann, wenn für die bilanzierte Diät ein ausgewähltes Ballaststoffmuster mit prebiotischen Anteilen eingesetzt wird (Alverdy et al. 1990, Spaeth et al. 1990).

Kontraindikationen

Ob der Gastrointestinaltrakt effektiv zur Ernährungstherapie eingesetzt werden kann, hängt von der klinischen Situation des Patienten ab. Von vielen Autoren wird grundsätzlich gefordert, dass die Energiezufuhr zumindest teilweise enteral erfolgen sollte, um die Integrität der Darmmukosa zu erhalten und somit der bakteriellen Translokation vorzubeugen.

Kontraindikation der enteralen Ernährung
- metabolische Entgleisungen
- akute Pankreatitis
- akutes Nierenversagen
- Dünndarmatonie
- Ileus
- Aspirationsgefahr

Durchführung der enteralen Ernährung

Die Durchführung der enteralen Ernährung erfolgt über Trink- und Sondennahrungen, die aufgrund ihrer Zusammensetzung eine bedarfsdeckende Ernährung des Patienten ermöglichen. Die Kalorien- und Flüssigkeitszufuhr wird individuell an die Bedürfnisse jedes einzelnen Patienten angepasst. Die Zufuhr der enteralen Ernährung kann entweder **oral** als Trink- oder Zusatznahrung oder über eine **Sonde** erfolgen. Die Sondenzugänge sind leicht zu legen, zu versorgen und bei Bedarf auch komplikationslos auszutauschen. Um eine möglichst gute Verträglichkeit der Nahrung zu gewährleisten, sollte der Kostaufbau nach einer krankheitsbedingten Fastenperiode einschleichend, auf mehrere kleine Portionen verteilt, erfolgen (▶ **Tab. 5.4**). Gegenüber der enteralen Ernährung ist der Aufwand und die Komplikationsrate bei der parenteralen Ernährung wesentlich größer, da die zentralvenösen Gefäßzugänge – auch bei sorgfältiger Pflege – ein Infektionsrisiko für den Patienten darstellen (Müller 1998).

Praxis der enteralen Ernährung

Sobald die Energie- und Nährstoffversorgung des Patienten mit der üblichen Kost nicht mehr gesichert ist, sollte die enterale Ernährung so früh wie möglich Anwendung finden. Handelt es sich um Patienten, die aufgrund ihrer Erkrankung appetitlos sind und mit der normalen Krankenhauskost ihren Energie- und Nährstoffbedarf nicht mehr vollständig decken, empfiehlt sich eine **ergänzende Ernährung** mit Trinknahrungen. Denkbar ist hier ebenfalls die ergänzende Ernährung mit Sondennahrung. Die Entscheidung für das geeignete Mittel der Wahl sollte in sorgfältiger Absprache mit der jeweiligen Person getroffen werden. Die **ausschließliche Ernährung** mit Trinknahrungen wird von den meisten Patienten häufig nur kurzfristig akzeptiert. Auch hier sollte individuell entschieden werden, ob das Legen einer Sonde die Ernährungstherapie vereinfacht. Erkrankungen, die eine normale Nahrungsaufnahme verhindern (Bewusstlosigkeit, Ösophagustumor etc.), machen eine ausschließliche Sondenernährung unumgänglich. Eine **Tröpfchenernährung** mit Sondennahrung zur Vermeidung der bakteriellen Translokation empfiehlt sich bei Patienten, die aufgrund ihrer Diagnose parenteral ernährt werden müssen. Hier wird die bilanzierte Diät nicht als Energie- und Nährstoffsubstrat betrachtet, sondern vielmehr zur Unterstützung des Immunsystems und Aufrechterhaltung der Magen-Darm-Schleimhaut. Diese Art der enteralen Ernährung findet im intensivmedizinischen Bereich immer größere Beachtung. Zur Sicherung des Gesamttherapieerfolgs ist ein guter Ernährungsstatus und somit eine anabole Stoffwechsellage von entscheidender Wichtigkeit. Zahlreiche Studien und Untersuchungen belegen die erhöhte Komplikationsrate und Krankenhausverweildauer mangelernährter Patienten.

▶ **Tab. 5.4** Kostaufbau mit nährstoffdefinierter Diät mit Gastralsonde.

	Stufe 1	Stufe 2	Stufe 3	Stufe 4	Stufe 5
zugeführte Menge Sondennahrung/Tag in ml	500	1000	1500	2000	2000
Zufuhrgeschwindigkeit in ml/Stunde	40–60	bis 80	bis 120	bis 150	bis 250
Ernährungsdauer in Stunden	8,5–10,5	12,5	12,5	13,5	8
Energiezufuhr durch die Sondennahrung in kcal	500	1000	1500	2000	2000
Flüssigkeitszufuhr durch die Sondennahrung in ml	420	840	1260	1680	1680
zusätzliche Flüssigkeit in ml	1500–2000	1000–1500	500–1000	500–1000	500–1000

Die Ernährung kann **normal-** (30 kcal/kg KG) oder **hochkalorisch** (40–50 kcal/kg KG) erfolgen. In Abhängigkeit der Energiedichte der bilanzierten Diät berechnet sich mit der folgenden Formel der tägliche Sondennahrungsbedarf des Patienten:

Info

Sondennahrungsbedarf (ml) = Energiebedarf (kcal) : Energiedichte der bilanzierten Diät (kcal/ml)

Flüssigkeitszufuhr im Rahmen der enteralen Ernährung

Neben der Energie- und Nährstoffbilanzierung muss ebenfalls die Flüssigkeitszufuhr dem individuellen Bedarf angepasst werden. Symptome bei Abnahme des Körperwassers reichen von einer reduzierten Speichelproduktion über Verwirrtheitszustände bis hin zum Tod.

Der normale Flüssigkeitsbedarf liegt bei 30 ml/kg KG.

Ein **erhöhter Bedarf** besteht bei Flüssigkeitsverlusten bedingt durch

- erhöhte Schweißbildung,
- Diarrhöe,
- Erbrechen und
- hohe Blutverluste.

Andere Erkrankungen wie Niereninsuffizienz, Verbrennungen und Fieber erhöhen den Flüssigkeitsbedarf zusätzlich.

Der **Wassergehalt** in bilanzierten Diäten liegt bei ca. 80–90 %. Eine genaue Angabe ist auf dem Etikett zu finden. Im Allgemeinen reicht der Flüssigkeitsgehalt nicht aus, um den errechneten Bedarf des Patienten zu decken, und es muss eine Substitution erfolgen.

Info

Flüssigkeitssubstitution = Flüssigkeitsbedarf – Wassergehalt der Sondennahrung

5.2.5 Applikationsformen der enteralen Ernährungstherapie

Die ernährungstherapeutischen Möglichkeiten der enteralen Ernährungstherapie werden insbesondere durch die Grunderkrankung des Patienten und durch die vorliegende Symptomatik bestimmt. Schon in der Planung der Ernährungstherapie lassen sich durch die indikationsgerechte Auswahl der Trink- oder Sondennahrung und eine der Situation des Patienten angepassten Applikationstechnik unerwünschte Begleiteffekte vermeiden (▶ Abb. 5.4). Kann ein Patient schlucken, erfolgt die Ernährung in der Regel oral mit einer Trinknahrung. Diese gibt es in verschiedenen Geschmacksrichtungen und krankheitsspezifischen Zusammensetzungen. Bei guter Verträglichkeit sollten ballaststoffreiche Nahrungen bevorzugt werden. Muss die enterale Ernährung über einen

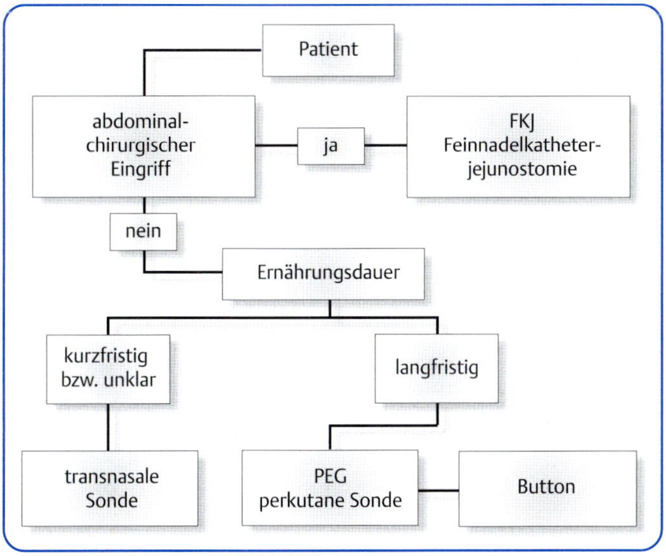

▶ **Abb. 5.4** Auswahl des geeigneten Zugangsweges für die enterale Ernährung.

längeren Zeitraum ausschließlich verabreicht werden, sollte sie via Sonde appliziert werden.

Sondenkost

Die Sondenkost kann kontinuierlich als **Tropfsonde** (100–200 ml pro Stunde) oder portioniert als **Bolusernährung** (200 ml in 1- bis 3-stündigem Abstand) verabreicht werden. Bei der Verabreichung ist zu beachten, dass der Oberkörper des Patienten erhöht ist und die Nahrung Zimmertemperatur hat.

Die Auswahl der patientengerechten Ernährungssonde richtet sich einerseits nach der Grunderkrankung des Patienten bzw. nach dem Funktionszustand des Gastrointestinaltrakts und anderseits nach der voraussichtlichen Dauer der Ernährungstherapie. Zur **Auswahl** stehen die

- naso-gastrale Sondierung (Magen),
- naso-duodenale Sondierung (Zwölffingerdarm),
- naso-enterale Sondierung (Dünndarm),
- perkutane endoskopisch kontrollierte Gastrostomie (PEG), d. h. durch die Bauchdecke in den Magen gelegt, und
- perkutane endoskopische Jejunostomie (PEJ), d. h. nach Durchführung einer PEG wird die Sonde in den Dünndarm geschoben.

Für die Sondenernährung über einen relativ kurzen Zeitraum (< 4 Wochen) und für Fälle, in denen die Ernährungsdauer unklar ist, wird in der Regel eine Nasensonde (Austritt der Sonde durch die Nase) gewählt. Wird die Ernährungstherapie über einen längeren Zeitraum benötigt, ist die Anlage einer PEG oder PEJ vorteilhafter.

Gastrale Sondenlage

Bei stoffwechselstabilen Patienten mit intakter Magenentleerung kann die Applikation der Sondennahrung über eine Magensonde (in der Regel via PEG, aber auch über Nasensonde möglich) in den Magen erfolgen. Bei der gastralen Sondenernährung sollte bei einer kontinuierlichen Nahrungszufuhr einmal pro 24 Stunden eine 4- bis 6-stündige Nahrungspause eingehalten werden. Diese Nahrungspause ist zur Aufrechterhaltung der Säureschutzfunktion des Magens notwendig.

Duodenale/jejunale Sondenlage

Eine enterale Ernährung in den Dünndarm sollte immer dann stattfinden, wenn davon auszugehen ist, dass der Patient eine gestörte Magenentleerung, eine erhöhte Aspirations- und/oder Refluxneigung hat. Folgende Patienten profitieren von der Platzierung einer Dünndarmsonde:

- Intensivpflichtige Patienten: In der frühen postoperativen/-traumatischen Phase ist mit Motilitätsstörungen des Magens und des Dickdarms zu rechnen, bei duodenaler/jejunaler Sondenlage bleiben die Funktionen des Dünndarms erhalten → Erhalt der Nährstoffresorption.
- Patienten nach Trauma oder Operation unter starker analgetischer und spasmolytischer Therapie
- Patienten mit Diabetes mellitus und diabetischer Gastroparese
- Patienten nach Schlaganfall oder anderen Schädel-Hirn-Verletzungen: Aufgrund der zentralen Störungen zeigen diese Patienten eine auffällig erhöhte Reflux- und Aspirationsneigung (häufig bedingt durch Dysphagie).
- Neurologische Patienten: Bedingt durch die Erkrankung selbst oder aufgrund der Medikation leiden diese z. T. unter massiven Magenentleerungsstörungen, was wiederum die Reflux- und Aspirationsneigung fördert; Beeinträchtung der nervalen Steuerung des Gastrointestinaltrakts durch Medikamente wie z. B. Spasmolytika, Sedativa, Neuroleptika → Erbrechen, Reflux- und Aspirationsneigung.
- Patienten mit Magenausgangsstenosen

Perkutane Ernährungssonden

Perkutane Ernährungssonden, wie z. B. eine PEG, sollten immer dann eingesetzt werden, wenn abzusehen ist, dass der Patient über einen längeren Zeitraum von mehr als 4 Wochen auf eine enterale Sondenernährung angewiesen ist.

Nahrungsapplikation

Die Verträglichkeit und Akzeptanz der enteralen Sondenernährung wird nicht nur durch die indikationsgerechte Auswahl der Sondennahrung bestimmt, sondern auch durch die Art der Applikation. Dosierung und Zufuhrrate haben einen wesentlichen Einfluss auf den Erfolg der Ernährungstherapie.

Schwerkraftapplikation

Die Applikation der Sondennahrung per Schwerkraft sollte nur bei gastraler Sondenlage stattfinden. Der Patient sollte sich in einem stoffwechselstabilen Zustand befinden und eine ungestörte Magenentleerung haben. Bei der Schwerkraftapplikation ist die Einstellung der Zufuhrrate nicht exakt möglich. Die Schwerkraftapplikation ist der pumpengesteuerten Applikation grundsätzlich unterlegen.

Pumpenapplikation

Bei einer Sondenernährung sollte die Nahrung pumpengesteuert verabreicht werden. Mit einer **Ernährungspumpe** lässt sich die patientengerechte Dosierung über den gewünschten Zeitraum konstant halten. Besonders empfehlenswert ist der Einsatz einer Ernährungspumpe für Patienten, die auf eine stufenweise Intensivierung der Nährstoff- und Flüssigkeitszufuhr angewiesen sind:

- alle Patienten mit duodenaler/jejunaler Sondenlage
- kritisch kranke Patienten auf der Intensivstation mit frühzeitigem Beginn einer minimalen enteralen Ernährung
- Patienten mit eingeschränkter Immunabwehr und gestörter Verdauungs- und Resorptionsleistung
- Tumorpatienten unter Chemo- und/oder Strahlentherapie mit starker gastrointestinaler Symptomatik
- AIDS-Patienten mit Wasting-Syndrom und ausgeprägter gastrointestinaler Symptomatik
- bei Patienten mit Stoffwechselstörungen, wie z. B. Diabetes mellitus, zur Stabilisierung der Stoffwechselsituation
- Patienten nach Gastrektomie mit Kurzdarmsyndrom, chronisch entzündlichen Darmerkrankungen u. a. (Alle gastroenterologischen Patienten neigen verstärkt zu Übelkeit, Erbrechen und Durchfällen.)
- neurologische Patienten mit erhöhter Reflux- und Aspirationsneigung
- Patienten mit mehrfach neurologischen Behinderungen und Spasmen
- empfindliche Patienten in der Geriatrie und Pädiatrie

Durch die an die individuelle Situation des Patienten angepasste **Applikationsgeschwindigkeit** können gastrointestinale Unverträglichkeiten wie Übelkeit, Erbrechen und Durchfall deutlich gemindert werden. Die Applikation der Sondennahrung per Ernährungspumpe ist ein entscheidender Beitrag zur Komplikationsprophylaxe. Nur mit einer Ernährungspumpe lassen sich exakte Zufuhrmengen der Sondennahrung in einem bestimmten Zeitintervall einstellen. Und nur so lässt sich bei der Kontrolle des gastralen Restvolumens eine Beurteilung zum Grad der Störung der Magenentleerung treffen, die dann ggf. medikamentös behandelt werden kann.

Aufbauphase der Sondenernährung

Da der Gastrointestinaltrakt eine Flüssignahrung in den meisten Fällen nicht gewohnt ist, ist ein langsamer Nahrungsaufbau zu Beginn der enteralen Ernährung notwendig. Bei der **kontinuierlichen Ernährung** wird eine Zufuhrrate von 20 ml/Stunde am 1. Tag empfohlen. Sofern keine Unverträglichkeitsreaktionen auftreten, kann an den darauffolgenden Tagen die Dosis um jeweils 20 ml gesteigert werden (▶ **Tab. 5.5**). Auf diese Weise wird der Patient meist ab dem 4. Tag seinem Energie- und Nährstoffbedarf entsprechend versorgt. Um nächtliche Nahrungspausen zu ermöglichen, sollte die Zufuhrrate 100–120 ml/Stunde betragen.

▶ **Tab. 5.5** Aufbauphase bei kontinuierlicher Ernährung.

Tag		1	2	3	4	5	6
Zufuhrrate	in ml/h	20	40	60	80	100	120
Zufuhrmenge	in ml	480	960	1440	1920	2000	2000
Dauer	in h	24	24	24	24	20	16
Pause	in h	–	–	–	–	4	8

Treten jedoch Komplikationen (Diarrhöe) auf, muss die Zufuhrrate auf die letzte vertragene Rate gesenkt werden und sollte erst wieder am nächsten Tag vorsichtig gesteigert werden. Einige Patienten reagieren besonders empfindlich auf die neue Ernährungsform und benötigen ein paar Tage länger, um sich hierauf einzustellen. Die kontinuierliche Ernährung ist sowohl bei gastraler, duodenaler als auch jejunaler Sondenlage durchführbar.

Eine andere Art des Nahrungsaufbaus ist die **Bolusapplikation** (▶ Tab. 5.6), welche ausschließlich bei gastraler Sondenlage möglich ist. Im Unterschied zur kontinuierlichen Ernährung über Stunden wird der Patient hier portionsweise mit zwischenzeitlichen Nahrungspausen ernährt. Die täglich zugeführte Nahrungsmenge ist jedoch identisch. Auch hier gilt bei auftretenden Komplikationen, die zuletzt tolerierte Zufuhrmenge beizubehalten und erst am nächsten Tag die Dosis wieder zu erhöhen. Um eine gute Verträglichkeit zu sichern, sollte die Applikationsgeschwindigkeit eines Bolus 13 ml/min nicht überschreiten und Nahrungspausen von mindestens 1–1,5 Stunden eingehalten werden.

Leider beschäftigen sich nur wenige kontrollierte Untersuchungen mit der Frage, welche Verabreichungsform und welches Volumen eines Nahrungsbolus gehäuft mit Intoleranzen einhergeht und ob sich metabolische oder ernährungstherapeutische Vorteile aus einer dieser beiden Applikationsformen herleiten lassen.

Die mitgeteilten Beobachtungen der konkurrierenden Applikationsformen werden in wechselnder Häufigkeit und abhängig vom Beobachter sehr unterschiedlich beschrieben.

Komplikationen bei der Sondenernährung

Komplikationen treten bei allen standardisierten therapeutischen Maßnahmen auf. Durch entsprechendes Wissen sowie Gegen- und Vorsichtsmaßnahmen können Risiken jedoch erheblich verringert werden (▶ Tab. 5.7).

▶ **Tab. 5.6** Aufbauphase bei Bolusapplikation.

Tag		1	2	3	4
Zufuhrrate	in ml/h	5 × 100	10 × 100	7 × 200	8 × 250
Zufuhrmenge	in ml	500	1000	1400	2000
Applikationsgeschwindigkeit	in ml/min	13			
Pause	in h	mindestens 1–1,5			

▶ **Tab. 5.7** Probleme bei der Sondenernährung.

Problem	Ursache	Problemlösung
Fremdkörpergefühl	meist Anfangsschwierigkeit	Mundspülungen oder Nasensalben
schlechter Geschmack	Aminosäuren schmecken unangenehm	peptidreiche Diäten
gestörter Sondendurchfluss	leichtes Verstopfen der Sonde	Durchspülen mit Wasser oder Tee (ohne Zucker)
Völlegefühl, Übelkeit, Bauchschmerzen, Erbrechen	• bakterielle Verunreinigung • Unverträglichkeiten • zu große Portionen • falsche Temperatur	• Teepause • Hygiene • Diät ändern • langsame Dosierung • 30 °C geeignet
Unterzuckerung mit Schweiß, Unruhe, Kollapsneigung	• zu große Portionen • zu viel isolierte Zucker • falsche Lage der Sonde	• langsame Dosierung • Diät überprüfen • Sonde überprüfen
Verstopfung	Ballaststoffmangel	Ballaststoffe zuführen, wenn erlaubt

Häufigste Komplikation der enteralen Ernährung ist die **Diarrhöe**, die bei bis zu 25 % der Patienten auftritt. Die Ursache liegt in der Kontamination mit apathogenen Keimen, die sich stark vermehren können und dann pathogen wirken. Häufige Begleitsymptome sind zudem Blähungen, Völlegefühl, Übelkeit, Erbrechen aber auch Obstipation. Bei Magensonden kann es zum Rückfluss des Speisebreis in die Speiseröhre und anschließendem Eindringen in die Atemwege kommen (Aspiration).

Weitere mögliche **Komplikationen**:

- Verletzungen beim Einlegen der Sonde (Atemwege, Perforation, Blutung)
- Fehllage in der Speiseröhre
- Ösophagitis
- Sondenobstruktion
- Druckulkus oder -nekrosen (= Geschwürbildung oder Absterben aufgrund des angelegten permanenten leichten Drucks)
- ungenügende Nährstoffzufuhr (Vitamin-/Mineralstoffmangel)
- Elektrolytstörungen
- Substratüberdosierung (Hyperglykämie, -lipidämie)
- Volumenüberladung
- Infektion/bakterielle Kontamination

Refeeding-Syndrom

Das Refeeding-Syndrom zählt sowohl bei der enteralen als auch bei der parenteralen Ernährung mit zu den häufigsten Komplikationen. Es tritt auf, wenn mangelernährte Patienten mit einem katabolen Stoffwechsel plötzlich wieder mit ausreichend Energie versorgt werden. Wird plötzlich Glukose zugeführt, wird die Insulinfreisetzung stimuliert, was zu einem Glukose-, Phosphat-, Wasser- und Elektrolyteinstrom in die Zellen führt. Infolge des erhöhten Einstroms von Phosphat aus dem extra- in den intrazellulären Raum kommt es zu einer Hyperphosphatämie.

Verhindern des Refeeding-Syndroms:

- kontinuierliche, langsame Zufuhr der Energie
- sorgfältige Kontrolle der Elektrolytkonzentration
- Normalisierung durch Substitution

Komplikation Diarrhöe

Wie in ▸ **Abb. 5.5** dargestellt, kann sowohl die Grunderkrankung, die medikamentöse Therapie oder auch die Sondenernährung selbst ursächlich für das Auftreten von Diarrhöe sein. Der schnelle Einsatz von Antidiarrhoika ist nicht zu empfehlen. Vielmehr gilt es, die Ursache für das Auftreten der

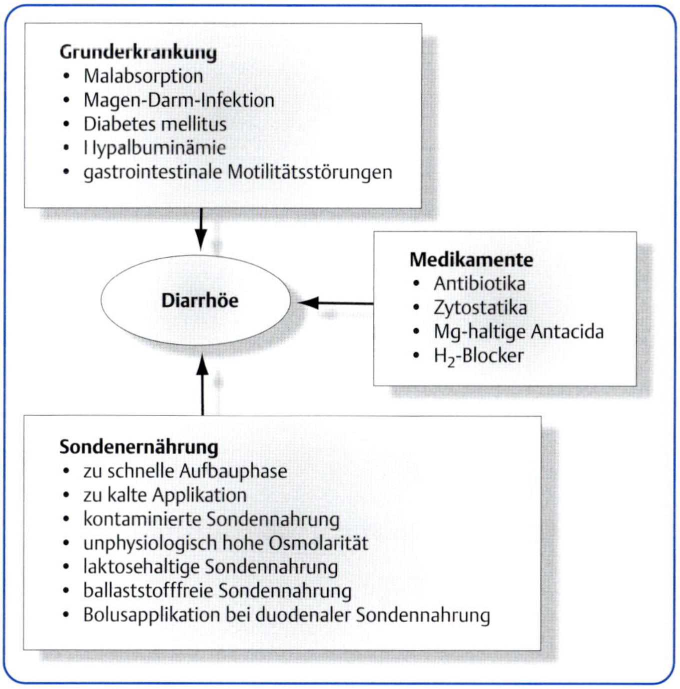

▸ **Abb. 5.5** Ursachen für das Auftreten von Diarrhöe.

Diarrhöe abzuklären und bei der Ernährungstherapie zu berücksichtigen.

Komplikation Aspiration

Das Eindringen von Sondennahrung bzw. Mageninhalt in die Atemwege kann zu Fieber und Pneumonien führen. Hustenreiz und Atemnot sind erste Anzeichen, die je nach Stärke auch lebensbedrohlich sein können.

Ist eine Fehlplatzierung der Sonde ausgeschlossen (endotracheale Sondenlage bzw. Lage des Sondenendes im Ösophagus), sind häufig Patienten aus dem intensivmedizinischen Bereich, die sich im Postaggressionsstoffwechsel befinden, hiervon betroffen. Homöostasestörungen wie Hypokaliämie und Hyperglykämie führen zu **Magenatonie**, die einen gerichteten Nahrungstransport unterbindet. Diese posttraumatische oder auch postoperative Magenatonie kann 3–5 Tage oder länger andauern. Weiterhin gefährdet sind verwirrte, bewusstlose und beatmete Patienten. Selbst bei intubierten Patienten kann eine stille Aspiration erfolgen. Palpation und Auskultation müssen bei diesen Risikopatienten mehrmals täglich erfolgen.

Da im Gegensatz zur Magenatonie eine posttraumatische oder postoperative **Dünndarmatonie** lediglich 1–2 Tage andauert, ist die eleganteste symptomatische Therapie der Aspiration das Anlegen einer Duodenalsonde oder auch Feinnadel-Katheter-Jejunostomie.

Bei gastraler Sondenlage empfiehlt sich die Oberkörperhochlagerung (30°) des Patienten während und 1–2 Stunden nach der Nahrungsgabe. Ebenfalls bewirkt eine zu hohe Osmolarität und ein erhöhter Fettgehalt der Sondennahrung einen längeren Verbleib der Sondennahrung im Magen und sollte deshalb möglichst vermieden werden.

Allgemeine Anforderungen an Trink- und Sondennahrungen

Um eine möglichst gute Compliance der Substrate zu gewährleisten und zudem eher selten auftretende Unverträglichkeitsreaktionen auszuschließen, sind die in ▸ **Tab. 5.8** zusammengefassten Anforderungen an Trink- und Sondennahrungen zu berücksichtigen.

5.2.6 Medikamentöse Therapie im Rahmen der enteralen Ernährung

Bis zu 25 % aller mit **Antibiotika** behandelten Patienten leiden unter Diarrhöen. Ein intaktes Magen-Darm-Milieu unterdrückt normalerweise die Vermehrung pathogener Keime und schützt so vor Infektionen. Wird dieses „Ökosystem“ jedoch von Antibiotika aus dem Gleichgewicht gebracht, kann dies zur Ansiedlung unerwünschter Pilze und anderer Keime (häufig Clostridium difficile) führen.

▸ **Tab. 5.8** Anforderungen an die Trink- und Sondennahrung.

Anforderung	Anmerkung
steriles Produkt	Der meist in seiner Immunabwehr geschwächte Patient reagiert äußerst empfindlich auf verkeimte Nahrung. Für Mikroorganismen und deren Toxine bieten bilanzierte Diäten ein optimales Milieu.
gute Sondengängigkeit	Eine Verstopfungsgefahr ist bei der Verwendung filiformer Sonden vermindert.
physiologische Osmolarität	Zur Vorbeugung von osmotischen Durchfällen sollten Sondennahrungen eine Osmolarität von 300 mosmol/l nicht überschreiten.
arm an Natrium	Eignung für Hypertoniker (Etwa 50 % aller Bluthochdruckpatienten sind natriumsensitiv.)
frei von Laktose	Eignung für Patienten mit Laktoseintoleranz: Ältere Patienten sind hiervon vorwiegend betroffen.
frei von Carrageen	Patienten mit chronisch entzündlichen Darmerkrankungen sollten diesen Stabilisator meiden.
frei von Gluten	Eignung für Patienten mit Zöliakie bzw. Sprue
frei von Purin	Eignung für Patienten mit Gicht
frei von Cholesterin	Eignung für Patienten mit erhöhtem Cholesterinspiegel

Die meist milden Verläufe der Diarrhöe werden kurz nach dem Absetzen des jeweiligen Antibiotikums unterbunden. Je nach Stärke der gastrointestinalen Nebenwirkung sollte die Indikation für das jeweilige Präparat überprüft werden und bei Möglichkeit eventuell ein anderes Produkt bzw. ein anderer Applikationsweg (parenteral) angedacht werden. Hefepilzpräparate (Saccharomyces boulardii) können zusätzlich die Inzidenz der Durchfälle senken bzw. ihren Verlauf mildern.

Magnesiumhaltige **Antacida** und **H_2-Blocker**- gehören ebenfalls zu den Medikamenten, die Durchfall verursachen. Ihre Indikation sollte aus diesem Grunde exakt gestellt werden. Da es während enteraler Ernährung und gastraler Sondenlage ohnehin zu einer Abpufferung der Magensäure kommt, ist die Verordnung derartiger Präparate meist nicht notwendig. Im Rahmen der Medikamentenauswahl sollten unerwünschte Wirkungen auf den Gastrointestinaltrakt unbedingt im Voraus berücksichtigt werden.

Im Gegensatz zu Antacida sind **Zytostatika** im Rahmen der Therapie unverzichtbar. Häufig wird die Chemotherapie von einer Chemoenteritis und somit von starken Durchfällen begleitet. Abhilfe bzw. Milderung können niedermolekulare bilanzierte Diäten verschaffen, die den Gastrointestinaltrakt nicht noch zusätzlich belasten, sondern fast ohne Verdauungsleistung resorbiert werden können.

Autoren- und Mitarbeiterverzeichnis

Dipl. oec. troph. Eva Lückerath
Siegfried-Leopold-Str. 23, 53 225 Bonn
E-Mail: eva.lueckerath@lueckerath.de

Sven-David Müller, MSc.
Staatlich anerkannter Diätassistent, Diabetesberater der Deutschen Diabetes Gesellschaft e. V.
Master of Science (MSc.) in Applied Nutritional Medicine (Angewandte Ernährungsmedizin)
Zentrum und Praxis für Ernährungskommunikation, Diät- und Diabetesberatung sowie Gesundheitspublizistik (ZEK)
Deutsches Kompetenzzentrum Gesundheitsförderung und Diätetik (DKGD) e. V.
Ostheimer Straße 27d, 61 130 Nidderau bei Frankfurt a. M.
Tel.: 06 187 9 948 600
E-Mail: info@svendavidmueller.de
Internetadressen: http://www.svendavidmueller.de/, http://www.muellerdiaet.de/, http://www.dkgd.de/

Dipl.-Päd. Almut Müller
Entspannungspädagogin und psychologische Beraterin Psychosynthese
Sp.E.K. Sprache, Entspannung, Kommunikation
Deutsches Kompetenzzentrum Gesundheitsförderung und Diätetik (DKGD) e. V.
Ostheimer Straße 27d, 61 130 Nidderau bei Frankfurt a. M.
Tel.: 06 187 9 948 600
E-Mail: Almut-mueller@web.de
Internetadressen: http://www.spek-institut.de/, http://www.almutcarlitscheck.de/, http://www.dkgd.de/

Dipl.-Theol. Mareike Carlitscheck
EBL Ethik * Bewegung * Lektorat
Deutsches Kompetenzzentrum Gesundheitsförderung und Diätetik (DKGD) e. V.
Adolphstraße 5, 50 679 Köln-Deutz
E-Mail: Mareike.C@web.de
Internetadresse: http://www.dkgd.de/

Dipl. oec. troph. Kristina Cordes
Rotdornpfad 21 a, 28 355 Bremen
Tel: 0 421 322 5 576
E-Mail: Kristina.cordes@web.de

Dr. Jürgen Erhardt
Kastanienweg 5, 77 731 Willstätt-Legelshurst
Tel.: 07 852 933 070, Fax: 07 852 933 071
E-Mail: erhardtj@gmx.de

Dipl. oec. troph. Bettina Geier
Autorin für Ernährungswissenschaft und Gesundheit
Boxgraben 120, 52 064 Aachen
Tel.: 0 241 430 4 520
E-Mail: geierbettina@web.de

Dipl. oec. troph. Thomas Reiche
Autor für Ernährungswissenschaft und Sport
Gereonswall 7, 50 668 Köln
E-Mail: t.reiche@gmx.net

Christiane Weißenberger
Diätassistentin, Diabetesassistentin DDG, Buchautorin
Lärchenstr. 15, 97 440 Werneck
E-Mail: C.Pfeuffer@gmx.de

Vitae

Eva Lückerath ist Diplom-Oecotrophologin, zertifizierte Ernährungsberaterin, langjährige Mitarbeiterin einer kardiologischen Rehaklinik (Ernährungsberatung) und Autorin. Sie hat bereits eine Vielzahl von Vorträgen zu Ernährungsthemen gehalten, zu denen regelmäßig Beiträge publiziert wurden. Als Mitglied des VFED arbeitet sie in regem Austausch und enger Kooperation mit ihren Fachkolleginnen und -kollegen.

Sven-David Müller, MSc. (geb. 13. September 1969), absolvierte von 1987 bis 1989 seine Ausbildung zum staatlich anerkannten Diätassistenten am Lehrinstitut für Gesundheitsberufe in Bad Hersfeld. Er bildete sich an der Universitätsklinik Jena zum Diabetesberater der Deutschen Diabetes Gesellschaft (DDG) fort. Er arbeitete rund 10 Jahre am Universitätsklinikum der RWTH Aachen. Heute lebt und arbeitet er in Nidderau. Er hat verschiedene Vereine mitgegründet und ist 1. Vorsitzender des Deutschen Kompetenzzentrums Gesundheitsförderung und Diätetik (DKGD) e. V. Daneben moderiert er monatlich sein Fernsehgesundheitsmagazin GesundZeit in Leipzig. Er ist Verfasser von 152 Büchern (Fach- und Publikumsbücher), die in 10 Sprachen erschienen sind und in einer Auflage von fast 5 Millionen verkauft worden sind. Für seine Verdienste um die Volksgesundheit und die Ernährungsaufklärung erhielt er im Jahre 2005 das Verdienstkreuz am Bande des Verdienstordens der Bundesrepublik Deutschland. Sven-David Müller studierte Applied Nutritional Medicine (Angewandte Ernährungsmedizin) und schloss sein Universitätsstudium mit dem akademischen Grad Master of Science (MSc.) ab. Sven-David Müller ist Lehrbeauftragter an der Donau Universität Krems und hält dort regelmäßig Vorlesungen. Er leitet das Zentrum und die Praxis für Ernährungskommunikation, Diät- und Diabetesberatung sowie Gesundheitspublizistik (ZEK) in Nidderau bei Frankfurt a. M.

Wichtige Organisationen

aid infodienst Verbraucherschutz, Ernährung, Landwirtschaft e. V.
Friedrich-Ebert-Straße 3, 53 177 Bonn
E-Mail: aid@aid.de,
Internetadresse: http://www.aid.de/

Bonner Förderverein für Diätetik e. V. (BFD)
Fürst-Pückler-Str. 44, 50 935 Köln
E-Mail: info@bfdev.de,
Internetadresse: http://www.bfdev.de/

Bundesamt für Verbraucherschutz und Lebensmittelsicherheit (BVL)
Rochusstraße 65, 53 123 Bonn
E-Mail: poststelle@bvl.bund.de,
Internetadresse: http://www.bvl.bund.de/

Bundesforschungsanstalt für Ernährung und Lebensmittel
Haid- und Neu-Straße 9, 76 131 Karlsruhe
E-Mail: info@bfeld.de,
Internetadresse: http://www.bfel.de/

Bundesinstitut für Risikobewertung
Thielalle 8 892, 14 195 Berlin
E-Mail: info@bfr.bund.de,
Internetadresse: http://www.bfr.bund.de/

Bundesministerium für Ernährung, Landwirtschaft und Verbraucherschutz (BMELV)
Rochusstraße 1, 53 123 BonnWilhelmstraße 54, 10 117 Berlin
E-Mail: info@bmelv.bund.de,
Internetadresse: http://www.bmelv.de/

Bundesverband Neurodermitiskranker in Deutschland e. V.
Oberstraße 171, 56 154 Boppard
E-Mail: info@neurodermitis.net,
Internetadresse: http://www.neurodermitis.net/

Bundeszentrale für gesundheitliche Aufklärung (BzgA)
Ostmerheimer Straße 220, 51 109 Köln
E-Mail: info@bzga.de,
Internetadresse: http://www.bzga.de/

Deutsche Adipositas Gesellschaft e. V. (DAG)
Waldklausenweg 20, 81 377 München
E-Mail: mail@adipositas-gesellschaft.de,
Internetadresse: http://www.deutsche-adipositas-gesellschaft.de/

Deutsche Akademie für Ernährungsmedizin e. V. (DAEM)
Reichsgrafenstr. 11, 79 102 Freiburg
E-Mail: info@daem.de,
Internetadresse: http://www.daem.de/

Deutsche Haut- und Allergiehilfe e. V.
Gotenstraße 164, 53 175 Bonn
E-Mail: bv-dha@t-online.de,
Internetadresse: http://www.dha-allergien.de/

Deutsche Diabetes Gesellschaft e. V. (DDG)
Bürkle-de-la-Camp-Platz 1, 44 789 Bochum
E-Mail: info@ddg.info, Internetadresse:
http://www.deutsche-diabetes-gesellschaft.de/

Deutsche Gesellschaft für Ernährung e. V. (DGE)
Godesberger Allee 18, 53 175 Bonn
E-Mail: webmaster@dge.de,
Internetadresse: http://www.dge.de/

Deutsche Gesellschaft für Ernährungsmedizin e. V. (DGEM)
Olivaer Platz 7, 10 707 Berlin
E-Mail: infostelle@dgem.de,
Internetadresse: http://www.dgem.de/

Deutscher Allergie- und Asthmabund e. V. (DAAB)
Fliethstraße 114, 41 061 Mönchengladbach
E-Mail: info@daab.de,
Internetadresse: http://www.daab.de/

Deutscher Neurodermitiker Bund e. V. (DNB)
Spaldingstr. 210, 20 097 Hamburg
E-Mail: info@dnb-ev.de, Internetadresse:
http://www.neurodermitis-bund.de/

Deutsches Institut für Ernährungsforschung Potsdam-Rehbrücke (DIFE)
Arthur-Scheunert-Allee 114 116, 14 558 Nuthetal
E-Mail: info@dife.de,
Internetadresse: http://www.dife.de/

Deutsches Kompetenzzentrum Gesundheitsförderung und Diätetik e. V. (DKGD)
c/o Mareike Carlitscheck, Adolphstraße 5,
50 679 Köln
E-Mail: Kompetenz-zentrum@email.de,
Internetadresse: http://www.dkgd.de/

Diätverband e. V.Bundesverband der Hersteller von Lebensmitteln für besondere Ernährungszwecke e. V.
Godesberger Allee 142 148, 53 175 Bonn
E-Mail: diaetverband@t-online.de,
Internetadresse: http://www.diaetverband.de/

Forschungsinstitut für Kinderernährung e. V., Dortmund (FKE)
Heinstück 11, 44 225 Dortmund
E-Mail: fke@fke-do.de,
Internetadresse: http://www.fke-do.de/

Verbraucherzentrale Bundesverband e. V.
Markgrafenstraße 66, 10 969 Berlin
Internetadresse: http://www.verbraucherzentrale.de/

Verein für unabhängige Gesundheitsberatung e. V. Deutschland
Sandusweg 3, D-35 435 Wettenberg/Gießen
E-Mail: info@ugb.de,
Internetadresse: http://www.ugb.de/

Verband für Ernährung und Diätetik e. V. (VFED)
Eupener Str. 126, 52 066 Aachen
E-Mail: info@fved.de,
Internetadresse: http://www.vfed.de/de/

Berufsverbände

Bundesverband Deutscher Ernährungsmediziner e. V. (BDEM)
Reichgrafenstraße 11, 79 102 Freiburg
E-Mail: info@bdem.de,
Internetadresse: http://www.bdem.de/

Verband der Diplom-Oecotrophologen e. V. (VDOE)
Reuterstraße 161, 53 113 Bonn
E-Mail: vdoe@vdoe.de,
Internetadresse: http://www.vdoe.de/

Verband der Diätassistenten – Deutscher Bundesverband e. V. (VDD)
Susannastr. 13, 45 136 Essen
E-Mail: vdd@vdd.de,
Internetadresse: http://www.vdd.de/

Internetadressen

Allergie-Centrum-Charité: http://www.allergie-centrum-charite.de/

Arbeitsgemeinschaft der Wissenschaftlichen Medizinischen Fachgesellschaften (AWMF): http://www.awmf.org/

Bundesministerium für Gesundheit und Soziale Sicherung Aktionsprogramm Umwelt und Gesundheit: http://www.kinderwelt.org/

Centrale Marketinggesellschaft der Deutschen Agrarwirtschaft mbH – Lobby der Agrarwirtschaft in Deutschland: http://www.cma.de/

Deutsche Dermatologische Gesellschaft: http://www.derma.de/

Deutsche Krebsgesellschaft e. V.: http://www.deutsche-krebsgesellschaft.de/

Deutscher Allergie- und Asthmabund e. V.: http://www.daab.de/

Dermis.net: http://www.dermis.net/

Deutsche Gesellschaft für Allergologie und Klinische Immunologie e. V. (DGAKI): http://dgaki.de/

Diät- und Ernährungsberatung: http://www.svendavidmueller.de/, http://www.muellerdiaet.de/

Ernährung und Bewegung e. V. (PEB): http://www.ernaehrung-und-bewegung.de/

Ernährungs-Umschau: http://www.ernaehrungs-umschau.de/news/

European Centre for Allergy Research Foundation: http://www.ecarf.org/

Gesellschaft für Pädiatrische Allergologie und Umweltmedizin e. V.: http://www.gpau.de/home/

Gesundheitsberatung durch qualifizierte Fachärzte: http://www.gesundheitsberatung.de/

Gesundheitsportal für Herzpatienten: http://www.herzberatung.de/

Gewichtsreduktionsprogramm der Gesellschaft für Ernährungsmedizin und Diätetik nach den Richtlinien der Deutschen Adipositas Gesellschaft: http://www.slimcoach.de/

Medizinlexikon: http://www.medizin.de/

Medizinlexikon: http://www.netdoktor.de/

Informationsverbund Dermatologischer Kliniken: http://www.ivdk.org/de

Institut für Qualitätssicherung in der Ernährungstherapie und Ernährungsberatung e. V.: http://www.quetheb.de/

Patientenliga Atemwegserkrankungen e. V.: http://www.patientenliga-atemwegserkrankungen.de/

urticaria network e. V. (UNEV): http://www.urtikaria.net/

Weltgesundheitsorganisation (WHO): http://www.who.int/en/

Produkte der enteralen Ernährung

Sven-David Müller, Bettina Geier

Übersicht der erhältlichen Produkte

Die Produkte zur enteralen Ernährung sind in ▶ Tab. 9.1 aufgeführt.

▶ **Tab. 9.1** Liste der Hersteller und erhältlichen Produkte der enteralen Ernährung mit ihrer Klassifikation.

Hersteller	ergänzend bilanzierte Diäten (= Zusatznahrungen/Supplemente)	vollbilanzierte Diäten		
		nährstoffdefinierte Formeldiäten	chemischdefinierte Formeldiäten	Spezialdiäten
Pfrimmer Nutricia	• Fortimel • Fortijuce • Dilsana zum Essen • Dilsana zum Trinken • Scandishake Mix • Duocal • Liquigen • Qick und Dick • Stimulance Multi-Fibre Mix • Adamin G	• Biosorb Energie • Bioplus • Biosorb Drink • Elemental 028 • Fortimel Complete • Forticreme Complete • Fortifresh • Nutrison Standard • Nutrison MultiFibre • Nutrison Energy • Diason (Pack) • Cubison (Pack) • Nutrison Soya • Nutrison Energy MultiFibre • Nutrison Protein Plus • Nutrison Protein Plus MultiFibre • Nutrison MCT • PreNutrison • Nutrison L.EN • Nutrison L.EN MultiFibre • Nutrison L.EN Soya MultiFibre • Diason L.EN • Nutrini L.EN • NultiFibre	• Peptisorb (Pack)	• FortiCare (Onkologie) • Cubitan (Dekubitus) • Respifor (COPD) • Diasip (Diabetes mellitus) • Nutricia preOP (OP-Vorbereitung)

► **Tab. 9.1** Fortsetzung.

Hersteller	**ergänzend bilanzierte Diäten (= Zusatznahrungen/Supplemente)**	**vollbilanzierte Diäten**		
		nährstoffdefinierte Formeldiäten	**chemischdefinierte Formeldiäten**	**Spezialdiäten**
Nutricia	• Fortimel • Forticreme • Scandishake • Ensini	• Nutridirink • Nutridrink Multi Fibre • Fortifresh • Biosorb Drink • PreNutrison • Nutrison L.EN • Nutrison L.EN MultiFibre • Nutrison L.EN Soya MultiFibre • Diason L.EN • Nutrini L.EN Nulti-Fibre	• Nutritison Energy Multifibre • Nutrition Low Energy Multifibre • Nutrition Multifibre • Nutrison Energy • Nutrison Low Energy • Nutrison Standard	• Quick und Dick • Stimulance MF Mix • Protifar Plus • Fantomalt
Fresenius	–	• Fresubin 1200 complete • Fresubin 1500 complete • Fresubin 1800 complete • Fresubin original fibre • Fresubin energy fibre • Fresubin original • Fresubin energy • Frebini original fibre • Frebini energy fibre • Frebini original • Frebini energy • Fresubin HP energy • Fresubin soya fibre	• Survimed OPD • Revonvan	• Diben (bei Glukosetoleranz) • Supportan (bei Tumorerkrankungen) • Fresubin hepa (bei Leberinsuffizienz) • Survimed renal (bei Niereninsuffizienz) • Reconvan • Diben DRINK • Supportan DRINK
Nestlé	• Clinutren Repair • Clinutren 1.5 • Clinutren 1.5 Fibre • Clinutren Fruit • Clinutren HP Energy • Clinutren 1.5 Soup	• Clinutren G • salvimulsin ISO • salvimulsin ENERGY PLUS • salvimulsin PLUS • salvimusin G • Sondalis HP Plus • Sondalis Plus • Sondalis G	• Clinutren JUNIOR Pulver • Peptamen JUNIOR Pulver • Peptamen (CUP) • salvimulsin ENERGY • salvimusin PEPTID • Modulen IBD • Sondalis Iso • Sondalis Energy • Peptamen im DRI-PAC-flex	• sondalis G • salvimulsin G • (bei Glukose-Toleranz-Störung)

▸ **Tab. 9.1** Fortsetzung.

Hersteller	ergänzend bilanzierte Diäten (= Zusatznahrungen/Supplemente)	vollbilanzierte Diäten		
		nährstoffdefinierte Formeldiäten	chemischdefinierte Formeldiäten	Spezialdiäten
Novartis	• Resource Support • Resource Meritene-Flüssigkeit • Resource Meritene-Pulver • Resource Protein-Drink • Resource Diabetes-Drink • Resource Instant Protein 88 • Resource Energy-Drink • Resource Energy-Shake • Resource 2.0 Faser • Resource ThickenUp • Resource Thickened Drink • Resource 7-Korn InstantBrei • Resource Mehrkorn FrüchteBrei • Resource MIX HP • Resource BENEFIBER	• Isosource Faser • Isosource Energy Faser • Isosource Mix	• Isosource Standard • Isosource Energy • Isosource Protein • Isosource MCT • Isosource Junior	• Novasource Diabetes • Novasource GI-Controle • Novasource Start
Braun	–	• Nutricomp Standard • Nutricomp Standard Fibre • Nutricomp Fibre D	–	• Nutricomp Hepa • Nutricomp Immun • Nutricomp Intensiv • Nutricomp MCT • Nutricomp Peptid • Nutricomp Energy • NutriVital Energy Pulver • Nutricomp Energy Fibre • reNutritioner Dialyse • reNutritioner Standard
Abott	• Enlive Plus • Enrich Plus Drink • Ensure Plus Drink • Ensure Plus fresh	• Jevity • Glucerna • Osmolite mit Ballaststoffen • Jevity Plus • Nepro Abbott	• Osmolite Abbott • Osmolite Plus • Osmolite HiCal • Pulmocare Abbott	• Suplena • Nepro Abbott • Perative • Oxepa

Herstelleradressen zur enteralen Ernährung

Abbott GmbH & Co. KG (Abteilung ANI/Enterale Ernährung)
Postfach 2103, 65 011 Wiesbaden
E-Mail: kundenservice.ai@abbott.com,
Internetadresse: http://www.abbott.com/

B. Braun Melsungen AG
Postfach 1120, 34 209 Melsungen
E-Mail: info@bbraun.com, Internetadresse: http://www.bbraun.com

Fresenius Kabi Deutschland GmbH
E-Mail: kundenberatung@fresenius-kabi.com,
Internetadresse: http://www.fresenius-kabi.com/

Nephrologische Präparate Dr. Volker Steudle
Giessener Str. 115, D-35 440 Linden
E-Mail: info@dr-steudle.de,
Internetadresse: http://www.dr-steudle.de/

Nestlé Nutrition GmbH
Lyoner Straße 23, D-60 523 Frankfurt a. M.
E-Mail: info@nutrinews.de,
Internetadresse: http://nutrinews.nestle.de/

Novartis Nutrition GmbH
Zielstattstr. 40, 81 379 München
Internetadresse: http://nutrinews.nestle.de/

NUTRICIA Nahrungsmittel GmbH & Co KG
Jochen-Rindt-Str. 37, A-1230 Wien
E-Mail: office@nutricia.at,
Internetadresse: http://www.nutricia.at/

Pfrimmer Nutricia GmbH
Am Weichselgarten 23, D-91 058 Erlangen
E-Mail: information@nutricia.com,
Internetadresse: http://www.nutricia.de/home

RenaCare Nephromed GmbH
Werrastraße 1, 35 625 Hüttenberg
E-Mail: mail@renacare.de,
Internetadresse: http://www.renacare.de/

Literatur

Adam O. Diät und Rat bei Rheuma und Osteoporose. Weil der Stadt: Walter Hädecke; 2002: 26

Adam O. Erkrankungen des rheumatischen Formenkreises. In: Biesalski HK, Fürst P, Kasper H, Kluthe R, Pölert W, Puchstein C, Stähelin HB, Hrsg. Ernährungsmedizin. 3. Aufl. Stuttgart: Thieme; 2004

Adam O. Rheumatische Erkrankungen. In: Schauder P, Ollenschläger G, Hrsg. Ernährungsmedizin: Prävention und Therapie. 3. Aufl. München, Jena: Urban & Fischer; 2006

aid infodienst – Verbraucherschutz, Ernährung, Landwirtschaft e.V. (aid). Ballaststoffe in der Ernährung. 6. Aufl. Bonn: aid; 1996

aid infodienst – Verbraucherschutz, Ernährung, Landwirtschaft e.V. (aid). Die Zutatenliste. Kleines Lexikon der Zusatzstoffe. 9. Aufl. Bonn: aid; 1998

aid infodienst – Verbraucherschutz, Ernährung, Landwirtschaft e.V. (aid). Essen und Trinken in Schwangerschaft und Stillzeit. 2. Aufl. Bonn: aid; 1998

aid infodienst – Verbraucherschutz, Ernährung, Landwirtschaft e.V. (aid). Essen und Trinken im 1. Lebensjahr; Empfehlungen des Forschungsinstituts für Kinderernährung. 3. Aufl. Bonn: aid; 1999

aid infodienst – Verbraucherschutz, Ernährung, Landwirtschaft e.V. (aid). Senioren in der Gemeinschaftsverpflegung. Bonn: aid; 2003

aid infodienst – Verbraucherschutz, Ernährung, Landwirtschaft e.V. (aid). Zucker, Sirupe, Honig, Zuckeraustauschstoffe, Süßstoffe. 8. Aufl. Bonn: aid; 2004

Allison SP. The uses and limitations of nutritional support. Clin Nutr. 1992; 11: 319–330

Alverdy JC, Aoys E, Moss GS. Effect of commercially available chemically defined liquid diets on the intestinal microflora and bacterial translocation from the gut. JPEN. 1990; 14: 1–6

Ambrosius P, Ebbers B, Vey B. ProDiät Der Ernährungsberater. Hannover: Gesellschaft für Verlagsmarketing und Logistik; 1999: 63, 68

Amt für Veröffentlichungen. Amtsblatt der Europäischen Union. Richtlinie 2005/26/EG. Brüssel: Amt für Veröffentlichungen; 21. März 2005

Anderson JA. Non-immunologically-mediated food sensitivity. Nutr Rev. 1984; 42: 109–116

Anemüller H. Informationen für Ärzte und Fachkräfte über den Fettverzehr bei Maldigestion und Malabsorption und den Einsatz von MCT-basis-plus Fetten. Wissenschaftliches Archiv für Ernährung und Diätetik, 83 288 Bernau a.Ch., erhältlich über: basis GmbH, Argelsrieder Feld 16, 82 234 Oberpfaffenhofen

Arab-Kohlmeier L, Kroke A, Pötzsch J, Kohlmeier M, Martin K. Ernährungsabhängige Krankheiten und ihre Kosten. Schriftenreihe des Bundesministers für Gesundheit, Hrsg. (Bd. 27) Baden-Baden: Nomos; 1993

Arens-Azevêdo U. Ernährung im Alter. Ernährung & Medizin. 2006; 21: 59–65

Arndt K, Albers T. Handbuch Protein und Aminosäuren. Arnsberg: Novagenics; 2001

AWMF. AWMF Richtlinie Standardisierung von oralen Provokationstests bei IgE-vermittelten Nahrungsmittelallergien. Allergo J. 2000; 23: 564–591

Balogh B, Benzer A. Klinisch praktische Probleme der enteralen Ernährung. Aktuelle Ernährungsmedizin 1995; 20 (Sonderheft): 84–87

Baltrusch S, Carstens G. Enterale Ernährung und bilanzierte Diäten – eine Übersicht. PZPrisma. 1998; 3: 145–156

Barnert J, Wienbeck M. Motilitätsstörungen im Verdauungstrakt. Dtsch Arztebl. 1996; 93: 176–185

Baron DK, Berg A. Optimale Ernährung des Sportlers. 3. Aufl. Stuttgart: Hirzel; 2005

Bates D. Lipids and multiple sclerosis. Biochem Soc Trans. 1989; 17: 289–291

Beattie RM, Camacho-Hubner C, Wacharasindhu S, Cotterill AM, Walker-Smith JA, Savage MO. Responsiveness of IGF-I and IGFBP-3 to therapeutic intervention in children and adolescents with Crohn's disease. Clin Endocrinol. 1998; 49: 483–486

Behr-Völtzer C, Hamm N, Vieluf D, Ring J, Hrsg. Diät bei Nahrungsmittelallergien und -intoleranzen. München: Urban & Vogel; 2006

Behr-Völtzer C, Hamm M, Vieluf D, Ring J. Diätempfehlungen bei Nahrungsmittelallergie. In: Allergo J. 1994; 3. Aufl. München: Medizin Verlag; 1994

Bergmann RL, Bergmann KE, Forster Z, Bauer CP, Lau-Schadendorf S, Schmidt E, Wahn U. Atopische Erkrankungen im Kindesalter. In: Allergo J. 1994; 3. Aufl. München: Medizin; 1994

Bergmann RL, Huch R, Bergmann KE, Dudenhausen JW. Ernährungsprävention während der Schwangerschaft. Dtsch Arztebl. 1997; 38: A2411–2415, B1966–1970, C1812–1816

BERUFENET – ein Angebot der Bundesagentur für Arbeit. Ausbildung Diätassistent/in. Bundesagentur für Arbeit, Regensburger Str. 104, 90 478 Nürnberg: http://berufenet.arbeitsagentur.de/berufe/start?dest=profession&prof-id=8 899 (Stand: Juni 2013)

Besler M. Allergien gegen Ei und Eiprodukte. Ernährungs-Umschau. 1999; 46: 252–256

Besler M. Auswahl wichtiger Lebensmittelallergene für die Kennzeichnung auf Fertigpackungen. Ernährungs-Umschau. 2001; 48: 8–12

Biesalski HK, Fürst P, Kasper H, Kluthe R, Pölert W, Puchstein C, Stähelin HB, Hrsg. Ernährungsmedizin. 2. Aufl. Stuttgart: Thieme; 1999

Biesalski HK, Fürst P, Kasper H, Kluthe R, Pölert W, Puchstein C, Stähelin HB, Hrsg. Ernährungsmedizin. 3. Aufl. Stuttgart: Thieme; 2004a

Biesalski HK, Grimm P, Nowitzki-Grimm S. Taschenatlas der Ernährung. 3. Aufl. Stuttgart: Thieme; 2004b

Bockisch M. Nahrungsfette und Öle. Stuttgart: Ulmer; 1993

Böhles H. Angeborene Stoffwechselerkrankungen. In: Biesalski HK, Fürst P, Kasper H, Kluthe R, Pölert W, Puchstein C, Stähelin HB, Hrsg. Ernährungsmedizin. 2. Aufl. Stuttgart: Thieme; 1999

Boland H. Grundlagen der Kommunikation in der Beratung. Gießen: Wissenschaftlicher Fachverlag; 1993: 5–6

Bolder U, Elbers M, Tacke J, Löhlein D. Effekte einer unmittelbar präoperativen Substratzufuhr auf das postoperative Stoffwechselverhalten. Aktuelle Ernährungsmedizin 1995; 20: 98–103

Brandes JW, Lorenz-Meyer H. Zuckerfreie Diät. Eine neue Perspektive zur Behandlung des Morbus Crohn – eine randomisierte, kontrollierte Studie. Z Gastroenterol. 1981; 19: 1

Bredel D, von Berg A. Prävention allergischer Krankheiten durch diätetische Maßnahmen. In: Jäger L, Wüthrich B, Ballmer-Weber BK: Nahrungsmittel und Allergie. 2. Aufl. München, Jena: Urban & Fischer; 2002

Bremer HJ, Bührdel P, Burgard P, Clemens PC, Leupold D, Mönch E, Przyrembel H, Trefz FK, Ullrich K. Therapie von Patienten mit Phenylketonurie. Monatsschrift Kinderheilkunde 1997; 9: 961–962

Breuer K, Constien A. Nahrungsmittelallergien. VitaMinSpur. 2001; 16: 62–68

Brockhaus Ernährung. Mannheim: F.A. Brockhaus; 2001

Brouns F, Kovacs E. Rehydratationsgetränke für Sportler. TW Sport und Medizin. 1996; 8: 167–174

Brouns F, Saris WHM, Schneider H. Rationale for upper limits of electrolyte replacement during exercise. Int J Sport Nutr. 1992; 2: 229–238

Bundesärztekammer (BÄK). Bundesärztekammer-Intern. Münchner Ärztliche Anzeigen. 1996; 84 (H. 1): 11–12

Bundesärztekammer (BÄK). Gesund Essen Empfehlungen für die ärztliche Ernährungsberatung und Ernährungstherapie. 2. Aufl. Köln; 1998: 5

Bundesgesetzblatt (BGBl). Anlage 12: Zutaten, die allergische oder andere Unverträglichkeiten auslösen können. (09. Dezember 2005). Teil I Nr. 72. Bonn: Bundesanzeiger; 2005a

Bundesgesetzblatt (BGBl). Verordnung zur Änderung der Zusatzstoff-Zulassungsverordnung und anderer lebensmittelrechtlicher Verordnungen (25. Januar 2005). Bonn: Bundesanzeiger; 2005b

Bundesministerium für Gesundheit (BMG). Ernährungsabhängige Krankheiten und ihre Kosten. Schriftenreihe des Bundesministeriums für Gesundheit (Bd. 27). Baden-Baden: Nomos; 1993

Bundesselbsthilfeverband für Osteoporose e. V. (BfO). Der Ratgeber Osteoporose. 2. Aufl. m-e-d-i-a; 2003

Canzler H. Zur Situation und Struktur der Ernährungsmedizin in Deutschland. Aktuelle Ernährungsmedizin 1987; 12: 191–196

Cedip, Hrsg. Consilium Cedip Practicum 1994: Handbuch für Diagnose und Therapie. 22. Aufl. Ismaning/München: CEDIP; 1994

Constien A. Nahrungsmittelallergien. In: VFED, Hrsg. Praxis der Diätetik und Ernährungsberatung. Stuttgart: Hippokrates; 2001

Coombs RRA, Gell PGH. Classification of allergic reactions responsible for clinical hypersensitivity and disease. In: Coombs RRA, Gell PGH, Lachmann PJ, Hrsg. Clinical aspects of immunology. Oxford: Blackwell Scientific Publications; 1975: 761

Cornelsen C. Das 1 × 1 der PR – Öffentlichkeitsarbeit leicht gemacht. 4. Aufl. Freiburg i. Br., Berlin: Haufe; 2002

Crawford MA, Budowski P, Hassam AG. Dietary management in multiple sclerosis. Proc Nutr Soc. 1979; 38: 373–389

Daniel H, Bartels H, Herget M. Biochemische Grundlagen der Funktion des intestinalen Epithels und enterale Ernährung. Aktuelle Ernährungsmedizin 1995; 20: 53–58

Deilmann F, Hrsg. Neurodermitis – Praxisnahe Diagnostik, Therapie und Prävention. Laufen: Bosch-Druck; 1993

Deutsche Gesellschaft für Ernährung e. V. (DGE). Referenzwerte für die Nährstoffzufuhr. Frankfurt a. M.: Umschau/Braus; 1991

Deutsche Gesellschaft für Ernährung e. V. (DGE). Ernährung Aktiv, mit Software. Frankfurt a. M.: DGE; 2000a

Deutsche Gesellschaft für Ernährung e. V. (DGE). Ernährungsbericht 2000. Frankfurt a. M: Druckerei Heinrich; 2000b

Deutsche Gesellschaft für Ernährung e.V. (DGE). Referenzwerte für die Nährstoffzufuhr. Frankfurt a. M.: Umschau/Braus; 2000c

Deutsche Gesellschaft für Ernährung e.V. (DGE). Umsetzung der Referenzwerte für die GV im Krankenhaus/Reha-Kliniken (immobile Patienten, 19–65 Jahre, PAL 1,2). Frankfurt a. M.: DGE; Juli 2000d

Deutsche Gesellschaft für Ernährung e.V. (DGE). Umsetzung der Referenzwerte für die GV im Krankenhaus/Reha-Kliniken (immobile Patienten, 19–65 Jahre, PAL 1,4). Frankfurt a. M.: DGE; Juli 2000e

Deutsche Gesellschaft für Ernährung e.V. (DGE). Bluthochdruck. Beratungs-Standards. Frankfurt a. M.: DGE; 2001a

Deutsche Gesellschaft für Ernährung e.V. (DGE). Referenzwerte für die Nährstoffzufuhr. 2. Aufl. Frankfurt a. M.: Umschau/Braus; 2001b

Deutsche Gesellschaft für Ernährung e.V. (DGE). Beratungs-Standards. 7. Aufl. Frankfurt a. M.: DGE; 2004a

Deutsche Gesellschaft für Ernährung e.V. (DGE). Beratungs-Standards. III: Richtlinien für die Ernährung bestimmter Gruppen. Frankfurt a. M.: DGE; 2004b

Deutsche Gesellschaft für Ernährung e.V. (DGE). Ernährungsbericht 2004. Frankfurt a. M.: Umschau/Braus; 2004c

Deutsche Gesellschaft für Ernährung e.V. (DGE). Umsetzung der Referenzwerte für die GV; Erläuterungen und Tabellen; Version in Überarbeitung; Krankenhäuser (19–65 Jahre, PAL 1,2). Frankfurt a. M.: DGE; Januar 2006a

Deutsche Gesellschaft für Ernährung e.V. (DGE). Umsetzung der Referenzwerte für die GV; Erläuterungen und Tabellen; Version in Überarbeitung; Krankenhäuser (19–65 Jahre, PAL 1,4). Frankfurt a. M.: DGE; Januar 2006b

Deutsche Gesellschaft für Ernährung e.V. (DGE). DGE-Qualitätsstandard für die Verpflegung in Krankenhäusern; Station Ernährung; Vollwertige Verpflegung in Krankenhäusern und Rehakliniken. Bonn: DGE; 2011

Deutsche Gesellschaft für Ernährung e.V. (DGE). Referenzwerte für die Nährstoffzufuhr. Neustadt an der Weinstraße: Neuer Umschau Buchverlag GmbH; 2012

Deutsche Gesellschaft für Ernährung e.V. (DGE). Referenzwerte für die Nährstoffzufuhr. 5. korrigierter Nachdruck. Neustadt an der Weinstraße: Neuer Umschau Buchverlag GmbH; 2013

Deutsche Gesellschaft für Ernährung e.V. (DGE) u. Bundeszentrale für gesundheitliche Aufklärung (BZgA). Von Anfang an – Informationen und Tipps zur Säuglings- und Kleinkindernährung. 4. Aufl. Köln: BZgA; 1996

Deutsche Gesellschaft für Ernährung (DGE), Österreichische Gesellschaft für Ernährung (ÖGE), Schweizerische Gesellschaft für Ernährungsforschung (SGE), Schweizerische Vereinigung für Ernährung (SVE), Hrsg. D-A-CH-Referenzwerte für die Nährstoffzufuhr. Frankfurt a. M.: Umschau/Braus; 2000

Deutsche Haut- u. Allergiehilfe e.V. (DHA). Allergieprävention, Info-Broschüre. Bonn: DHA; 1997

Diabetes and Nutrition Study Group (DNSG) of the European Association for the Study of Diabetes (EASD) 2000 und des Ausschusses Ernährung der Deutschen Diabetes Gesellschaft. Ernährungsempfehlungen für Diabetiker 2000. Ernährungs-Umschau. 2000; 47/5: 182–186

Diätverband e.V., Hrsg. Diätverordnung, Neufassung vom 25.8.1988, Stand: 29.1.1998. In: Produkt & Diät. (Bd. 1.) Hemmingen: PRESTO; 1998

Diebschlag W, Diebschlag B. Hausstauballergien – Gesundheitliche und hygienische Aspekte. 2. Aufl. München: Herbert Utz; 2000

Diebschlag W. Berufs- und Nahrungsmittelallergien. Berlin, Wiesbaden: Ullstein-Mosby; 1996

Diedrichsen I. Humanernährung – Ein interdisziplinäres Lehrbuch. Darmstadt: Steinkopff; 1995: 22

Diepgen TL. Die atopische Hautdiathese. Stuttgart: Gentner; 1991

Dinkel RH, Görtler E. Die Bedeutung des relativen Körpergewichtes für Mortalität und Morbidität von Patienten bundesdeutscher Akutkrankenhäuser. Aktuelle Ernährungsmedizin 1992; 17: 123–131

Döring M. Erfahrungen einer Diätassistentin bei der Betreuung von Allergie-Patienten. Ernährungs-Umschau. 1992; 39 (Sonderheft): 61–64

Ehlers I, Henz BM, Zuberbier T. Diagnostik pseudoallergischer Reaktionen der Haut durch Nahrungsmittel. In: Wüthrich B, Hrsg. Nahrungsmittel und Allergie. München-Deisenhofen: Dustri; 1996

Ehlers I, Binder C, Constien A, Jeß S, Plank-Habibi S, Schocker F, Schwandt C, Werning A. Eliminationsdiäten bei Nahrungsmittelallergie und anderen Unverträglichkeitsreaktionen aus der Sicht des Arbeitskreises „Diätetik in der Allergologie". Allergologie. 2000; 23: 512–516

Eich A. Enterale Ernährung. Sondenernährung in der Pflegepraxis. Wiesbaden: Ullstein Medical; 1998

Eisenbrand G, Aulepp H, Dayan AD, Elias PS, Grunow W, Ring J, Schlatter J, Hrsg. Nahrungsmittelallergien und nahrungsbedingte Unverträglichkeiten. Weinheim: Wiley-VCH; 1998

Elmadfa I, Leitzmann C. Ernährung des Menschen. 3. Aufl. Stuttgart: Ulmer; 1998

Elmadfa I, Aign W, Muskat E, Fritzsche D. Die große GU-Nährwertkalorientabelle 2012/13. München: Gräfe & Unzer; 2011

Feldheim W, Steinmetz R. Ernährungslehre. 4. Aufl. Stuttgart, Berlin, Köln: Kohlhammer; 1998

Fell JME, Paintin M, Donnet-Hughes A, Arnaud-Battandier F, MacDonald TT, Walker-Smith JA. Remission Induced by a New Specific Oral Polymeric Diet in Children with Crohn's Disease. In: Bistrian BR, Walker-Smith JA. Inflammatory Bowel Diseases. Basel: Karger; 1999

Foerste A. Diätfibel. 5. Aufl. Kassel: Fresenius AG; 1986

Forschungsinstitut für Kinderernährung Dortmund (FKE). Empfehlungen für die Ernährung von Säuglingen. Dortmund: FKE; 1996

Forschungsinstitut für Kinderernährung Dortmund (FKE). Empfehlungen für die Ernährung von Klein- und Schulkindern. Die optimierte Mischkost. Dortmund: FKE; 1994

Foster MR, Heppenstall RB, Friedenberg ZB, Hozack WJ. A Prospective Assessment of Nutritional Status and Complications in Patients with Fractures of the Hip. J Orthop Trauma. 1990: 4(1): 49–57

Fresenius. Leistungen der Kranken- und Pflegeversicherungen bei ambulanten Ernährungs- und i. v. Therapien. Bad Homburg: Fresenius Home Care; 1996

Friedrichs F. Erste Ergebnisse der GINI-Studie. Pädiatrische Allergologie. 2001; 2(1): 12–13

Gaßmann B. Süßungsmittel und Metabolisches Syndrom. Ernährungs-Umschau. 2005; 2: 476–481

Geiss KR, Hamm M. Handbuch Sportler-Ernährung. Hamburg: Behr; 2000

Girndt T. Histaminintoleranz: Allergisch auf Thunfischpizza. In: VFEDaktuell. 2007; 96: 6–11

Götz ML, Michelsen A. Das Rationalisierungsschema – Basis für Diättherapie in der Gastroenterologie. In: Götz M-L, Rabast U, Hrsg. Diätetik in der Gastroenterologie. Akt. Berliner Fortbildungsreihe. 1982; 4: 22–37

Götz ML, Rabast U. Diättherapie. 2. Aufl. Stuttgart: Thieme; 1999

Graßmann S. Enterale Ernährung. intensiv. 1995; 3: 82–86

Grote R, Zielmann S. Gastrointestinale Mortilitätsstörungen bei Intensivpatienten. Anaesthesist. 1995; 44: 595–609

Grünert K. Neurodermitis und Darmflora. aid-Verbraucherdienst. 1995; 40: 57–64

Hackl JM, Balogh D. Indikation zur künstlichen Ernährung? Was ist gesichert? Aktuelle Ernährungsmedizin 1997; 22: 146–153

Hamm M. Ernährung des (Hoch-)Leistungssportlers in der Trainings- und Wettkampfphase. Aktuelle Ernährungsmedizin 1991; 16: 73–77

Haslbeck M, Stiller R, Niederreiter B. Günstige metabolische Wirkungen einer kohlenhydratmodifizierten, bilanzierten Diät bei Typ-II-Diabetes. Aktuelle Ernährungsmedizin 1995; 20: 215–220

Hauner H. Übergewicht im Erwachsenenalter. In: Biesalski HK, Fürst P, Kasper H, Kluthe R, Pölert W, Puchstein C, Stähelin HB, Hrsg. Ernährungsmedizin. 3. Aufl. Stuttgart: Thieme; 2004

Hauner H, Buchholz G, Hamann A, Husemann B, Koletzko B, Liebermeister H, Wabitsch M, Westenhöfer J, Wirth A, Wolfram G. Prävention und Therapie der Adipositas – evidenzbasierte Leitlinie. Deutsche Adipositas-Gesellschaft (DAG), Deutsche Diabetes Gesellschaft (DDG), Deutsche Gesellschaft für Ernährung (DGE), Deutsche Gesellschaft für Ernährungsmedizin (DGEM): http://www.adipositas-gesellschaft.de/fileadmin/PDF/Leitlinien/Adipositas-Leitlinie-2007.pdf (Stand: Juni 2013)

Haydock DA, Hill GL. Impaired wound healing in surgical patients with varying degrees of malnutrition. JPEN. 1996; 10(6): 550–554

Heckers H. Zur diätetischen Therapie und Prävention von Kalziumoxalat-Nierensteinen. Ernährungs-Umschau. 1993; 40: 416–420

Heepe F, Wigand M. Diätetische Indikationen. 4. Aufl. Berlin: Springer; 2002

Heinrich K. Ernährungsmedizin und Diätetik. 10. Aufl. München, Wien, Baltimore: Urban & Schwarzberg; 2004

Herold G. Innere Medizin. Köln: Herold; 2007

Heseker H. Mit dem Appetit schwindet auch die Lebensqualität. Selecta. 1996; 34: 16–18

Hill GL. Disorders of nutrition and metabolism in Clinical Surgery. Edigburgh: Churchill Livingstone; 1992

Hohner E, Prinz A. Aktuelle Aspekte der enteralen Ernährung. Ernährungs-Umschau. 1993; 40: 4–10

Huchzermeyer H, Dormann AJ. Erfassung und Beurteilung des Ernährungszustandes älterer Menschen. Ernährungs-Umschau. 1999; 46: 91–94

Huth K, Kluthe R, Hrsg. Lehrbuch der Ernährungstherapie. 2. Aufl. Stuttgart: Thieme; 1995

Huth K, Schmitz JE. Parenterale Ernährung und Sondenkost. In: Huth K, Kuthe R, Hrsg. Lehrbuch der Ernährungstherapie. 2. Aufl. Stuttgart: Thieme; 1995

Huttegger I. Nahrungsmittelallergien – Symptome und Diagnostik im Kindesalter. Aktuel Ernahrungsmed. 2001; 26: 70–74

Jäger L, Wüthrich B, Ballmer-Weber BK. Nahrungsmittelallergien und -intoleranzen. 2. Aufl. München, Jena: Urban & Fischer; 2002

Jahnke K. Grundlagen der Ernährung und Diätempfehlungen für Diabetiker. Aktuelle Ernährungsmedizin 1990; 15: 27–38

Jordan A, Emde A, Markus A, Caspary WF, Stein J. Enterale Ernährung tumorkranker Patienten. Aktuelle Ernährungsmedizin 1997; 22: 4–8

Kalde S, Kolbing N, Vogt M. Enterale Ernährung. Indikation, Sondierungstechniken, Diätetik, Pflege. 3. Aufl. München, Jena: Urban & Fischer; 2002

Kasper H, Wild M, Husemeyer I, Rottka H, Kluthe R, Quirin H, Schlierf G, Schrezenmeir J, Wolfram G. Rationalisierungsschema 1994 der Deutschen Gesellschaft für Ernährungsmedizin. Aktuelle Ernährungsmedizin 1994; 19: 227–232

Kasper H, Wild M, Burkhardt W. Ernährungsmedizin und Diätetik. 10. Aufl. München, Jena: Urban & Fischer; 2004

Keller G, Thiele M. Kommunikationspraxis für Ernährungsfachkräfte. Stuttgart: Wissenschaftliche Verlagsgesellschaft; 2004

Kerner W. Klassifikation und Diagnose des Diabetes mellitus. Dtsch Arztebl. 1991; 49: 56–60

Keul J, Doll E, Keppler D. Muskelstoffwechsel. München: J. A. Barth; 1969

Kist L, Kluthe R. Erhebungen zur Häufigkeit von Diätverordnungen in Medizinischen Universitätskliniken und Krankenhäusern der Regelversorgung. Aktuelle Ernährungsmedizin 1986; 11: 66–70

Klein K, Danz A, Clausen A. Osteropose heute, Ein Leitfaden zur Ernährungsberatung. Köln: Gabriele Klein; 1993

Klein-Lange M, Pudel V. Leitfaden der Ernährungsmedizin. Berlin, Heidelberg: Springer; 1998: 11

Klepper J, Leinendecker B. Leitlinien zur Anwendung der ketogenen Diät im Kindesalter. Arbeitsgruppe Ketogene Diät: http://www.neuropaediatrie.com/ (Stand: September 2003)

Klepper J, Leinendecker B. Die ketogene Diät bei Anfallsleiden – Indikationen und Wirkungen. Aktuelle Ernährungsmedizin 2004; 29: 271–274

Kluge S. POWERBAR – Grundlagen der Sporternährung. München: PowerBar Europe; 2005

Kluthe R. Ernährung im Krankenhaus – in der Verantwortung des Arztes. Aktuelle Ernährungsmedizin 1993; 18: 132–137

Kluthe R. Krankenhausernährung und -diätetik aus aktueller Sicht. Krankenhauspharmazie. 1994; 15: 135–139

Kluthe R. Ernährungsberatung in der Praxis des niedergelassenen Arztes. Zentralinstitut für die kassenärztliche Versorgung in der Bundesrepublik Deutschland. Köln: Deutscher Ärzte-Verlag; 1996

Kluthe R, Quirin H. Diätbuch für Nierenkranke. 7. Aufl. Stuttgart: Trias; 1993

Kluthe R, Quirin H. Ernährung bei akuter und chronischer Niereninsuffizienz. In: Franz HE, Hörl WH, Hrsg. Blutreinigungsverfahren. Therapie und Klinik. 5. Aufl. Stuttgart: Thieme; 1997

Kluthe R, Fürst P, Hauner H, Hund-Wissner E, Kasper H, Kotthoff G, Rottka H, Schade M, Wechsler JG, Weingard A, Wild M, Wolfram G. Das Rationalisierungsschema 2000 des Bundesverbandes Deutscher Ernährungsmediziner (BDEM), der Deutschen Adipositas Gesellschaft, der Deutschen Akademie für Ernährungsmediziner (DAEM), der Deutschen Gesellschaft für Ernährung (DGE), der Deutschen Gesellschaft für Ernährungsmedizin (DGEM) und des Verbandes der Diätassistenten – Deutscher Berufsverband (VDD). Aktuelle Ernährungsmedizin 2000; 25: 263–270

Kluthe R, Dittrich A, Everding R, Gebhardt A, Hund-Wissner E, Kasper H, Rottka H, Rabast U, Weingard A, Wild M, Wirth A, Wolfram G. Das Rationalisierungsschema 2004 des Berufsverbandes Deutscher Ernährungsmediziner (BDEM), der Deutschen Adipositas Gesellschaft e. V., der Deutschen Akademie für Ernährungsmediziner (DAEM) e. V., der Deutschen Gesellschaft für Ernährung (DGE) e. V., der Deutschen Gesellschaft für Ernährungsmedizin (DGEM) e. V. und des Verbandes der Diätassistenten – Deutscher Berufsverband (VDD) e. V. und des Verbandes der Diplom-Oecotrophologen (VDOE). Aktuelle Ernährungsmedizin 2004; 29: 245–253

Koch K. Ein Weltatlas der Allergien. Dtsch Arztebl. 1988; 95: 935–936

Kofrányi E, Wirths W. Einführung in die Ernährungslehre. 11. Aufl. Frankfurt a. M.: Umschau Buchverlag; 1994

Kohl O, Vieluf I, Hamm M, Vieluf D, Behr-Völtzer C, Ring J. Diät bei pollenassoziierten Nahrungsmittelallergien. In: Behr-Völtzer C, Hamm M, Vieluf D, Ring J, Hrsg. Diät bei Nahrungsmittelallergien und -intoleranzen. München: Urban & Vogel; 2006

Kohnhorst ML, Ollenschläger G. Grundlagen der Ernährungsberatung. In: Schauder P, Ollenschläger G: Ernährungsmedizin Prävention und Therapie. München: Fischer; 1999

Koletzko B. Zur Ernährung des Neugeborenen. Gynakologe. 1997; 1: 34–44

Koletzko B, Dokoupil K, von Schenk U. Diätumstellung teilgestillter Säuglinge mit Phenylketonurie auf eine gebrauchsfertige Phenylalanin-freie Säuglingsnahrung. Monatsschrift Kinderheilkunde 1996; 144: 1248–1251

Konopka P. Sporternährung. Leistungsförderung durch vollwertige und bedarfsangepasste Ernährung. 9. Aufl. München: BLV; 2002

Kotthoff G, Haydous B. Ernährungs- und Diättherapie: Indikation, Ernährungsprinzip, Nährstoffrelation. 2. Aufl. Köln: Deutscher Ärzte-Verlag; 1998

Kronsbein P. Skript zur Vorlesung Konzepte und Strategien der Ernährungs- und Diätberatung. Sommersemester 2001, Fachhochschule Niederrhein, Fachbereich Oecotrophologie; 2001

Kunze R, Schöllmann C. Orthomolekulare Medizin und Immunsystem. Gräfelfing/München: Forum Medizin; 1995

Küpper C. Die neuen Referenzwerte für die Nährstoffzufuhr. VitaMinSpur. 2000; 2: 92–96

Küpper C. Ernährung älterer Menschen. 2. Aufl. Frankfurt a. M.: Umschau Zeitschriftenverlag; 2003

von der Lage P, Red. Weißbuch Allergie in Deutschland; für Deutsche Gesellschaft für Allergologie und klinische Immunologie (DGAI), Ärzteverband Deutscher Allergologen (ÄDA), Deutsche Akademie für Allergologie und Umweltmedizin (DAAU). 2. Aufl. Urban & Vogel; 2004

Leeners K. Das MS-Kochbuch. Richtig essen bei Multipler Sklerose. Münster: DMV-Waldmann; 2011

Leitzmann C, Müller C, Michel P. Ernährung in Prävention und Therapie. 2. Aufl. Stuttgart: Hippokrates; 2003

Lemon PW. Do athletes need more dietary protein and amino acids? Int J Sport Nutr. 1995; 5: 39–61

Leuer S, Müller SD. Diätetische Therapie der akuten und chronischen Pankreatitis. Ernährungs-Umschau. 1997; 44/12: 451–454

Lübke HJ, Erkenbrecht JF, Strohmeyer G. Sondenernährung durch kontinuierliche Zufuhr oder Bolusapplikation? Z Gastroenterol. 1985; 23 (Suppl August): 16–25

Lübke HJ, Erkenbrecht JF, Wienbeck M. Veränderungen der Motilität des Gastrointestinaltraktes während enteraler Ernährung. Z Gastroenterol. 1989; 27 (Suppl 2): 23–26

Lückerath E. Qualitätsmanagement: Diätetische Therapie und Diätküche. Frankfurt a. M.: pmi; 1997

Mäder B. Allergie-Kochbuch. 2. Aufl. Aarau (CH): AT-Verlag; 1995

Lexikon der Ernährung. Heidelberg: Spektrum Akademischer Verlag; 2001: 388

Maughan R. The athlete's diet: nutritional goals and dietary strategies. Proc Nutr Soc. 2002; 61: 87–96

McArdle WD, Katch FI, Katch VL. Exercise Physiology. Energy, Nutrition and Human Performance. 5. Aufl. Philadelphia: Lipincott Williams & Wilkins; 2001

Mir Z, Werner G. Gesunde Ernährung nach Dr. Evers. Schriftenreihe der DMSG: MS-Information Nr. 2.7.3. Hannover: Deutsche Multiple Sklerose Gesellschaft, Bundesverband e. V. (DMSG); 1999

McWhirter JP, Pennington CR. Incidence and recognition of malnutrition in hospital. BMJ. 1994; 308: 945–948

Moore FA, Feliciano DV, Andrassy RJ, McArdle AH, Booth FV, Morgenstein-Wagner TB, Kellum JM Jr, Welling RE, Moore EE. Early enteral feeding, compared with parenteral, reduces postoperative septic complications. The results of a meta-analysis. Ann Surg. 1992; 216: 172–183

MSD Sharp & Dohme GmbH (MSD). MSD – Manual der Diagnostik und Therapie. 6. Aufl. München: Urban & Schwarzenberg; 2000

MSD Sharp & Dohme GmbH (MSD). Qualitätsmanagement Hypertonie. MSD; 1997

Muchielli R. Gruppendynamik. Salzburg: Otto Müller Verlag; 1972

Müller MJ. Ernährungsmedizinische Praxis. Methoden – Prävention – Behandlung. Berlin, Heidelberg: Springer; 1998

Müller MJ, Przyrembel H. Ernährungsmedizinische Behandlung. In: Müller MJ, Hrsg. Ernährungsmedizinische Praxis. Methoden – Prävention – Behandlung. Berlin, Heidelberg: Springer; 1998

Müller SD. Richtig Essen und Trinken für Dialysepatienten. Aachen: VFED; 1995

Müller SD. Ein lebenswichtiges Spurenelement: Zink – Zinkmangel. Freiburg: Falk Foundation e. V.; 1996

Müller SD. Adipositas aus ernährungswissenschaftlicher Sicht. Medizin und Ernährung. 1997; 6 (Suppl): 20–23

Müller SD. Grundlagen der Presse- und Öffentlichkeitsarbeit. Kochpraxis und Gemeinschaftsverpflegung. Diätküche. 1998; 11: 36–38

Müller SD. Genussvoll essen bei Gicht. Augsburg: Midena; 1999

Müller SD, Junghans B. Ernährung bei chronischer Niereninsuffizienz. PZPrisma. 2001; 3: 173–183

Müller SD, Pfeuffer C. Ernährungsmedizin bei entzündlichen Erkrankungen des rheumatischen Formenkreises. VitaMinSpur. 2000a; 15: 180–185

Müller SD, Pfeuffer C. Genussvoll essen bei Rheuma. München: Midena; 2000b

Munger KL, Zhang SM, O'Reilly E, Hernan MA, Olek MJ, Willett WC, Ascherio A. Vitamin D intake and incidence of multiple sclerosis. Neurology. 2004; 62: 60–65

Muntau AC, Beblo S, Koletzko B. Phenylketonurie und Hyperphenylalaninämie. Monatsschrift Kinderheilkunde 2000; 148: 179–193

National Research Council. Diet and Health. Implications for reducing chronic disease risk. Washington DC, USA: National Academy Press; 1989: 564

Neumann G. Ernährung im Sport. Aachen: Meyer & Meyer; 2003

Nickolaus B. Für Allergiker von der WHO empfohlen. Dtsch Arztebl. 1997; 94: C 1829

Niggemann B, Kleine-Tebbe J, Saloga J, Sennekamp J, Vieluf I, Vieths S, Werfel T, Jäger L. Standardisierung von oralen Provokationstests bei IgE-vermittelten Nahrungsmittelallergien. Allergologie. 2000; 23: 564–571

Nußbeck S. Einführung in die Beratungspsychologie. München: Ernst Reinhardt; 2006: 41

Oberritter H. Empfehlungen für die Nährstoffzufuhr. Ernährungs-Umschau. 1987; 34: 383–385

Ott P, Hanefeld M. Das metabolische Syndrom aus ernährungsmedizinischer Sicht. Ernährung und Medizin. 2003; 18: 124–128

Paulus K. Der Standort der Gemeinschaftsverpflegung 1980. Ernährungs-Umschau. 1981; 28: 4–7

Peinelt V, Rottka H. Empfehlungen für die Nährstoffzufuhr im Krankenhaus – Vollkost und leichte Vollkost. Aktuelle Ernährungsmedizin 1989; 14: 65–70

Peinelt V. Empfehlungen für die Nährstoffzufuhr im Krankenhaus: Ziel und Umsetzung. Ernährungs-Umschau. 1993; 40: 115–12

Peinelt V. Empfehlungen für die Nährstoffzufuhr. Aktuelle Ernährungsmedizin 1985; 10: 257–264

Platen P. Mikronährstoffe in der Sportmedizin. In: Biesalski HK, Köhrle J, Schumann K, Hrsg. Vitamine, Spurenelemente und Mineralstoffe. Stuttgart: Thieme; 2002: 326–342

Pöhlau D, Seidel D. Ernährungsratschläge bei Multipler Sklerose. Schriftenreihe der DMSG: MS-Information Nr. 2.7.2. Hannover: Deutsche Multiple Sklerose Gesellschaft, Bundesverband e. V. (DMSG); 1999

Pöhlau D, Werner G. Gesund und bewusst essen bei Multipler Sklerose. Stuttgart, Trias; 2003

Pudel V. Psychologie des Essverhaltens. In: Götz M-L, Rabast U, Hrsg. Diättherapie. 2. Aufl. Stuttgart: Thieme; 1999

Pudel V, Westenhöfer J. Ernährungspsychologie. 3. Aufl. Göttingen: Hogrefe; 2003

Rabast U. Künstliche Ernährung – Allgemeine Einführung und Definition. In: Götz ML, Rabast U, Hrsg. Diättherapie. 2. Aufl. Stuttgart: Thieme; 1999

Rating D. Ketogene Diät – eine alte neue Therapie? Nervenheilkunde. 1999; 18: 297–303

Reidelbach S. Die Ketogene Diät – keine Wundertherapie, aber einen Versuch wert!? Diät & Information. 1999; 2: 52

Reidelbach S. Die Ketogene Diät. Aktuelle Ernährungsmedizin 2000; 25: A58–59

Reilly JR, Hull SF, Albert N, Waller A, Bringardener S. Economic Impact of Malnutrition: A Model System for Hopitalized Patients. JPEN. 1988; 12: 371–376

Reilly HM. Screening for nutritional risk. Proc Nutr Soc. 1996; 55: 841–853

Renz H. Gibt es einen Zusammenhang zwischen der Allergenexposition und der Entwicklung von Allergien und Asthma? Münchner Ärztliche Anzeigen. 2001; 89 (H. 24): 12–13

Riemann E. Ernährung beim Glucosetransportdefekt, bei Pyruvatdehydrogenasemangel und bei therapieresistenten Epilepsien. unveröffentlicht

Ring J. Pseudoallergische Nahrungsmittel-Unverträglichkeiten durch Konservierungsmittel und Farbstoffe. In: Wahn U, Seger R, Wahn V, Hrsg. Pädiatrische Allergologie und Immunologie in Klinik und Praxis. 3. Aufl. München: Urban & Fischer; 1999

Ring J. Angewandte Allergologie. 3. Aufl. München: Urban & Vogel; 2003

Ring J, Fuchs T, Schultze-Wernighaus G, Hrsg. Weißbuch Allergie in Deutschland. Urban & Vogel, München 2004

Rinke U, Koletzko B. Prävention von Neuralrohrdefekten durch Folsäurezufuhr in der Frühschwangerschaft. Dtsch Arztebl. 1994; 1/2: 22–26

Robert Koch-Institut (RKI). Bundes-Gesundheitssurvey 2003. Berlin: RKI; 2003

Robert Koch-Institut (RKI). Gesundheit in Deutschland. Gesundheitsberichterstattung des Bundes. Berlin: RKI; 2006

Roder E. Das Rationalisierungsschema in der praktischen Umsetzung. Ernährung und Medizin. 2005; 20: 11–14

Rodriguez-González A, Santolaria-Fernandez F, Gonzales-Reimers E, Batista-Lopez N, Jorge-Hernandez JA. The Evaluation of Nutritional Status in General Medical Patients. Clin Nutr. 1988; 7: 177–181

Rogers CR. Therapeut und Klient Grundlagen der Gesprächspsychotherapie. 15. Aufl. Frankfurt a. M.: Fischer; 2000

Rogers CR, Rosenberg RL. Die Person als Mittelpunkt der Wirklichkeit. Entnommen dem Skript zur Vorlesung Konzepte und Strategien der Ernährungs- und Diätberatung. Sommersemester 2001, Fachbereich Oecotrophologie, Fachhochschule Niederrhein; 1980: 69

Rohrmeiss P, Braun C, Müller A, Strauch M, Gretz N. Ernährung bei Hämodialysepatienten. Dialysejournal. 1999; 13: 7–14

Rottka H. Rationalisierung und Gemeinschaftsverpflegung. In: Huth K, Kluthe R, Hrsg. Lehrbuch der Ernährungstherapie. 2. Aufl. Stuttgart: Thieme; 1995

Ruzicka T, Wüthrich B. Das integrierte Therapiekonzept des atopischen Ekzems. Dtsch Arztebl. 1997; 94: C 1394–1400

Schauder P, Ollenschläger G. Ernährungsmedizin Prävention und Therapie. München: Fischer; 1999: 434

Schauder P, Ollenschläger G. Ernährungsmedizin: Prävention und Therapie. 3. Aufl. München, Jena: Urban & Fischer; 2006

Schek A. Top-Leistung im Sport durch bedürfnisgerechte Ernährung. Münster: Philippka; 2002

Schlieper CA. Grundfragen der Ernährung. 19. Aufl. Hamburg: Dr. Felix Büchner – Verlag Handwerk und Technik; 2007

Schlieper CA. Lernfeld Hauswirtschaft. 3. Aufl. Hamburg: Dr. Felix Büchner – Verlag Handwerk und Technik; 2004

Schmicker R. Diätprinzipien bei Dialysepatienten. Aktuelle Ernährungsmedizin 1991; 16: 138–140

Schneider W, Raue PJ. Handbuch des Journalismus. Reinbek bei Hamburg: Rowohlt; 1998

Scholz A, Hamm M. Body Food. München: Knaur; 2005

Schulz von Thun F. Miteinander Reden 1 – Störungen und Klärungen. Reinbek bei Hamburg: Rowohlt; 1998: 30

Schweitzer A. Aus meinem Leben und Denken. Fischer Taschenbuch Verlag; 2001: 196

Schöch G. Jetzt füttert unser Baby Brei! Kindergesundheit. 1998; 5: 7–8

Schönfelder A. Typ 1 Diabetes. Theoretische Grundlagen, Diätetik und angewandte Ernährungsberatung. VitaMinSpur. 2000; 15: 79–86

Seiler WO. Hohes Vorkommen von Malnutrition bei kranken Betagten. Ernährungs-Umschau. 1999; 46: 168–172

Selberg O, Müller MJ. Ursachen der Tumorkachexie. Aktuelle Ernährungsmedizin 1992; 17: 274–277

Senkal M, Kemen M, Schwensow H, Frei A, Dinkel R, Zumtobel V. Kostenvergleich der enteralen versus parenteralen Ernährungstherapie nach Gastrektomie. Aktuelle Ernährungsmedizin 1995; 20: 16–22

Seymour DG. Nutrition and Morbidity in the Elderly Surgical Patient. In: The Mini Nutritional Assessment (MNA). Facts and Research in Gerontology. Suppl. Nutrition. 1994: 97–104

Spaeth S, Specian RD, Berg RD, Deitch EA.. Bulk prevents bacterial translocation induced by the oral administration of total parenteral nutrition solution. JPEN. 1990; 14: 442–447

Stehle P. Ernährungsphysiologische Grundlagen vollwertiger Ernährung. Aktuelle Ernährungsmedizin 1993; 18: 48–49

Stehle P. Richtiges Ernährungsverhalten – vollwertige Ernährung. Aktuelle Ernährungsmedizin 1993; 18: 357–360

Süttmann U, Muller MJ, Ockenga J, Hoogestraat L, Coldewey R, Schedel I, Deicher H. Malnutrition and Immune Dysfunction in Patients Infected with Human Immunodeficiency Virus. Klinische Wochenschrift 1991; 69: 156–162

Sullivan DH, Walls RC. The Risk of Life-Threatening Complications in a Select Population of Geriatric Patients: The Impact of Nutritional Status. J Am Coll Nutr. 1995; 14(1): 29–36

Tarnopolsky M. Protein Requirements for Endurance Athletes. Nutrition. 2004; 20: 662–668

Teasley-Strausburg KM, Hrsg. Nutrition Support Handbook. Cincinnati: Harvey Whitney Books; 1992

Thiel C. Lebensmittelallergien und -intoleranzreaktionen. Z Ernährungswissenschaft 1991a; 30: 158–173

Thiel C. Nahrungsmittelallergie. Internist Berl. 1991b; 32: 578–586

Thiel C. Gut leben trotz Nahrungsmittel-Allergie. 2. Aufl. Stuttgart: Trias; 2004a

Thiel C. Der große Trias-Ratgeber Nahrungsmittel-Allergien. Stuttgart: Trias; 2004b

Toeller M. Evidenzbasierte Empfehlungen zur Ernährungstherapie und Prävention des Diabetes mellitus. Ernährungs-Umschau. 2005; 52: 216–219

Toeller M. Ernährungstherpia bei Diabetes mellitus. In: Schauder P, Ollenschläger G: Ernährungsmedizin: Prävention und Therapie. 3. Aufl. München, Jena: Urban & Fischer; 2006: 841–848

Tucker HN, Miguel SG. Cost Containment through Nutrition intervention. Nutr Rev. 1996; 54(4): 111–121

Varlemann H. Ernährung bei Lipidstoffwechselstörungen. In: Stein J, Jauch KW, Hrsg. Praxishandbuch klinische Ernährung und Infusionstherapie. Berlin: Springer; 2003: 677–693

Verband für Ernährung und Diätetik e. V. (VFED). Kohlenhydrataustauschtabelle für Diabetiker. Aachen: VFED; 1996

Verband für Ernährung und Diätetik e. V. (VFED). Body-Mass-Index (BMI) für Erwachsene (bis 65 Jahre). 2. Aufl. Aachen: VFED; 2005

Verband für Ernährung und Diätetik e. V. (VFED). Body-Mass-Index (BMI) für Senioren (ab 65 Jahre). Aachen: VFED; 2006a

Verband für Ernährung und Diätetik e. V. (VFED). Kinder BMI-Check nach den Perzentilkurven. Body-Mass-Index (BMI) für Jungen von 0 bis 18 Jahre. Aachen: VFED; 2006b

Verband für Ernährung und Diätetik e. V. (VFED). Kinder BMI-Check nach den Perzentilkurven. Body-Mass-Index (BMI) für Mädchen von 0 bis 18 Jahre. Aachen: VFED; 2006c

Volkert D. Besondere Anforderungen an die Ernährung im höheren Lebensalter. Ernährungs-Umschau. 1994; 41: 260–264

Volkert D. Ernährung im Alter. Aktuelle Ernährungsmedizin 1996; 21: 200–202

Volkert D. Ernährung im Alter. Wiesbaden: Quelle & Meyer; 1997

Wahn U. Allergien im Kindesalter. Zeitschrift für Gesundheitsförderung. 1992; 15: 32–37

Wahn U, Niggemann B, Bergmann R. Besonderheiten im Kindesalter. In: Jäger L, Wüthrich B, Ballmer-Weber BK: Nahrungsmittel und Allergie. 2. Aufl. München, Jena: Urban & Fischer; 2002

Wantke F, Götz M, Jarisch R. Die histaminfreie Diät. Hautarzt. 1993; 44: 512–516

Watzl B, Hänsch GM, Pool-Zobel BL. Ernährung und Immunsystem. Ernährungs-Umschau. 1994; 42: 368–377

Watzlawick P, Beavin JH, Jackson DD. Menschliche Kommunikation Formen Störungen Paradoxien. 10. Aufl. Bern: Hans Huber; 2003

Westenhöfer J. Skript Fachbereich Ökotrophologie. Hamburg: Fachhochschule Hamburg; 2001

Weisbach CR. Ernährungsberatung in der Arztpraxis Patientenführung und Compliance. In: Biesalski HK, Fürst P, Kasper H, Kluthe R, Pölert W, Puchstein C, Stähelin HB, Hrsg. Ernährungsmedizin. 2. Aufl. Stuttgart: Thieme; 1999

Weitgasser R, Bahadori B, Wallner SJ. Das metabolische Syndrom. In: Widhalm K, Hrsg. Ernährungsmedizin. 2. Aufl. Wien: Verlagshaus der Ärzte; 2005

Werfel T, Wedi B, Kleine-Tebbe J, Niggemann B, Saloga J, Sennekamp J, Vieluf I, Vieths S, Zuberbier T, Jäger L. Vorgehen bei Verdacht auf eine pseudoallergische Reaktion durch Nahrungsmittelinhaltsstoffe. Allergologie. 2000; 23: 572–579

Werfel T, Bischoff S, Heilmann M. Nahrungsmittelunverträglichkeit – Nahrungsmittelallergie bei Erwachsenen. In: Schauder P, Ollenschläger G, Hrsg. Ernährungsmedizin: Prävention und Therapie. 3. Aufl. München: Urban & Fischer; 2006: 797–807

Wheless JW. The ketogenic Diet: fact or fiction. J Child Neurol. 1995; 10.6: 419–423

Widhalm K, Hrsg. Ernährungsmedizin. 2. Aufl. Wien: Verlagshaus der Ärzte; 2005

Wiedeck H. Enterale Ernährung bei Patienten der Intensivmedizin und in der frühen postoperativen Phase. Z Gastroenterologie 1989; 27: 49–52

Wieland E. Arteriosklerose-Hyperlipoproteinämie; Definition, Ätiologie, Diagnostik. In: Schauder P, Ollenschläger G: Ernährungsmedizin: Prävention und Therapie. 3. Aufl. München, Jena: Urban & Fischer; 2006

Williams MH. Ernährung, Fitness und Sport. Berlin: Ullstein Mosby; 1997

Windler E, Greten H. Lipidtherapie. Internist Berl. 1996; 37: 1244–1248

Wirth A. Adipositas Epidemiologie, Ätiologie, Folgekrankheiten, Therapie. 2. Aufl. Berlin, Heidelberg: Springer; 1999

World Health Organization (WHO). Energy an protein requirements. Report of a Joint FAO/WHO/UNU Expert Consultation. Genf: WHO Technical Reports Series 724; 1985

World Health Organization (WHO). Obesity – a major global public health problem. Genf: WHO; 199

Wüthrich B, Hrsg. Nahrungsmittel und Allergie. München-Deisenhofen: Dustri; 2002

Wüthrich B. Food allergy: Impact and diagnostic tools. In: Stute R, Hrsg. Food and Sience – Wissenschaft im Dienste der Ernährung, Proceedings of the Symposium: 25th Anniversary, Euro Research & Development – CPC Europe. Heilbronn: Bestfoods Europe; 1998: 123–136

Zidek W. Arterielle Hypertonie. In: Schauder P, Ollenschläger G, Hrsg. Ernährungsmedizin: Prävention und Therapie. 3. Aufl. München: Urban & Fischer; 2006: 131–135

Zürcher G, Kluthe R. Gastroenterologische Diätformen. In: Kluthe R, Hrsg. Ernährungsmedizin in der Praxis: aktuelles Handbuch zu Prophylaxe und Therapie ernährungsabhängiger Erkrankungen. Losebl.-Ausg. Balingen: Spitta; 1998a

Zürcher G, Kluthe R. Seltene Diätformen. In: Kluthe R, Hrsg. Ernährungsmedizin in der Praxis: aktuelles Handbuch zu Prophylaxe und Therapie ernährungsabhängiger Erkrankungen. Losebl.-Ausg. Balingen: Spitta; 1998b

Zürcher G, Kluthe R, Quirin H. Eiweißdefinierte Diätformen. In: Kluthe R, Hrsg. Ernährungsmedizin in der Praxis: aktuelles Handbuch zu Prophylaxe und Therapie ernährungsabhängiger Erkrankungen. Losebl.-Ausg. Balingen: Spitta; 1998a

Zürcher G, Kluthe R, Quirin H. Elektrolytdefinierte Diätformen. In: Kluthe R, Hrsg. Ernährungsmedizin in der Praxis: aktuelles Handbuch zu Prophylaxe und Therapie ernährungsabhängiger Erkrankungen. Losebl.-Ausg. Balingen: Spitta; 1998b

Zürcher G, Kluthe R, Quirin H: Purinreduzierte Diät. In: Kluthe R, Hrsg. Ernährungsmedizin in der Praxis: aktuelles Handbuch zu Prophylaxe und Therapie ernährungsabhängiger Erkrankungen. Losebl.-Ausg. Balingen: Spitta; 1998c

Zürcher G, Schmitting-Ulrich S, Kluthe R. Lipidsenkende Ernährung. In: Kluthe R, Quirin H, Zürcher G, Hrsg. Ernährungsmedizin in der Praxis: aktuelles Handbuch zu Prophylaxe und Therapie ernährungsabhängiger Erkrankungen. Losebl.-Ausg. Balingen: Spitta; 1998d

Abbildungsnachweis

Abb. 1.1: Verband für Ernährung und Diätetik e. V. (VFED). Body-Mass-Index (BMI) für Erwachsene (bis 65 Jahre). 2. Aufl. Aachen: VFED; 2005

Abb. 1.4: Schlieper CA. Grundfragen der Ernährung. 19. Aufl. Hamburg: Dr. Felix Büchner – Verlag Handwerk und Technik GmbH; 2007

Abb. 1.7: aid infodienst Verbraucherschutz, Ernährung, Landwirtschaft e. V. (aid). Cholesterinbewußt Essen. Bonn: aid; 1999: 8–9

Abb. 1.8: Feldheim WR, Steinmetz R. Ernährungslehre. 4. Aufl. Stuttgart, Berlin, Köln: Kohlhammer; 1998

Abb. 2.1: Ambrosius P, Ebbers B, Vey B. Pro Diät – Der Ernährungsberater. Hannover: Gesellschaft für Verlagsmarketing und Logistik, 1999: 63

Abb. 2.2: BÄK (Bundesärztekammer) in Zusammenarbeit mit KBV (Kassenärztlicher Bundesvereinigung) und DGE (Deutsche Gesellschaft für Ernährung e. V.). Gesund essen, Empfehlungen für die ärztliche Ernährungsberatung und Ernährungstherapie. 3. Aufl. Berlin: BÄK; 2003

Abb. 2.3: Schauder P, Ollenschläger G. Ernährungsmedizin Prävention und Therapie. München, Jena: Urban & Fischer; 1999: 434

Abb. 2.4: R. Mucchielli. Gruppendynamik. Salzburg: Otto Müller; 1972

Abb 2.5: Ambrosius P, Ebbers B, Vey B. Pro Diät – Der Ernährungsberater. Hannover: Gesellschaft für Verlagsmarketing und Logistik, 1999: 68

Abb. 2.7: Diedrichsen I. Humanernährung – Ein interdiziplinäres Lehrbuch. Darmstadt: Steinkopff; 1995: 22

Abb. 2.8: Schauder P, Ollenschläger G. Ernährungsmedizin Prävention und Therapie. München, Jena: Urban & Fischer; 1999: 434

Abb. 2.9: Schulz von Thun F. Miteinander reden 1. Störungen und Klärungen. Allgemeine Psychologie der Kommunikation. 14. Aufl. Reinbek: Rowohlt Taschenbuch; 1998: 30

Abb. 2.10, 2.11, 2.12, 2.13, 2.14, 2.15: Cornelsen C. Das 1 × 1 der PR – Öffentlichkeitsarbeit leicht gemacht. 2. Aufl. Freiburg i.Br., Berlin: Haufe; 1999: 88, 110, 115, 134, 135

Abb. 3.1: Robert Koch-Institut. Bundes-Gesundheitssurvey 2003. Berlin: RKI; 2003

Abb. 3.2: MSD (MSD Sharp & Dohme GmbH). Qualitätsmanagement der Hypertonie; 1997

Abb. 3.6: Adam O. Diät und Rat bei Rheuma und Osteoporose. Weil der Stadt: Walter Hädecke; 2002: 26

Abb. 3.7: Verband für Ernährung und Diätetik e. V. (VFED). Kinder BMI-Check nach den Perzentilkurven. Body-Mass-Index (BMI) für Mädchen von 0 bis 18 Jahre. Aachen: VFED; 2006

Abb. 3.8: Verband für Ernährung und Diätetik e. V. (VFED). Kinder BMI-Check nach den Perzentilkurven. Body-Mass-Index (BMI) für Jungen von 0 bis 18 Jahre. Aachen: VFED; 2006

Abb. 3.9: Verband für Ernährung und Diätetik e. V. (VFED). Body-Mass-Index (BMI) für Senioren (ab 65 Jahre). 2. Aufl. Aachen: VFED; 2006

Abb. 4.1: Huttegger I. Nahrungsmittelallergien, Symptome und Diagostik im Kindesalter. Akt. Ernähr.-Med. 26; 2001:70–74

Sachverzeichnis

A

Acetylsalicylsäureintoleranz 291
Additionskost 287
Adenosindiphosphat (ADP) 226
Adenosintriphosphat (ATP) 149, 226
Aderlasstherapie 205
ADI-Wert (acceptable daily intake) 31
Adipositas 130–132, 152–153, 186
- abdominelle 131, 152
Adipositastherapie 131
Aktives Zuhören 90
Alkohol (Ethanol) 44
- Energiegehalt 44
Alkoholgehalt 44
- im Blut 45
Alkoholkonsum 44
Allergen 279, 294, 304–305
- hitzelabiles 294
- symptomauslösendes 305, 307
- verstecktes 286, 289, 307
Allergenkarenz 289
Allergenkennzeichnungspflicht 177, 311
Allergensensibilisierung 304
Allergensuchdiät 188, 284, 287
Allergieprädisposition 290
- Säuglinge 214
Allergieprävention 291
Allergierisiko 217
- Neugeborene 290
Alterungsprozess 220
Amine, biogene 282–284
- Histamin 282, 284
- Serotonin 282
- toxische Wirkung 284
- Tyramin 283
Aminosäuremuster 43
Aminosäuren 40–41
- bedingt entbehrliche 42
- entbehrliche 42
- limitierende 44
- proteinogene 41
- unentbehrliche 41–42
- verzweigtkettige 159
Aminosäurestoffwechsel 323
Antacida 331
Anthropometrie 19
Antibiotika 330
Antigen-Antikörper-Reaktion 279
Antigene, Resorptionsrate 290
Appetitlosigkeit 222
Applikationsformen, enterale 325
Arachidonsäure 188
Arachidonsäurekonzentration 190
Arzneimittelgesetz 323
Astronautenkost 314, 317
Atopie 279
Atopiehäufigkeit 290
ATP 149, 226
ATP-Spaltung 228
Aufbaukost 284, 287–288
Azidose 226

B

Ballaststoffe 25, 31
- isolierte 33
- wasserlösliche 32
- wasserunlösliche 32
Ballaststoffzufuhr 14, 33, 179
Basisdiät
- gastroenterologische 127
- individuelle olligoallergene 284
- olligoallergene 287, 295
Basiskost, Sportler 225
Beikost 217, 290
- Einführung 214
Beratung, klientenzentrierte 61–62
Beratungsansatz
- klientenzentrierter 64
- kognitiver 61
Berechnungseinheit (BE) 136
Bewegungsmangel 224
Bifidusflora 213
Bioelektrische Impedanz-Analyse (BIA) 21
Blutzuckerspiegel 27, 33
BMI 13, 131, 153, 223
- altersabhängiger 20
- Senior 223
Body-Mass-Index (BMI) 13, 131, 153, 223
- altersabhängiger 20
- Senior 223
Bolusapplikation 328
Broca-Index 15, 19
Bundes-Lebensmittel-Schlüssel (BLS) 71, 105

C

Cholesterin 34, 37, 40
- endogenes 39
- exogenes 39
- Verdauung 39
Cholesterinspiegel 33, 35–36, 142
Cholesterinsynthese 38
- Feedback-Kontrolle 39
Chrommangel 141
Chylomikronen 37, 39
Coeruloplasminmangel 204
Compliance 59, 95

D

D-A-CH-Referenzwerte 14, 16, 42
Darmerkrankungen
- chronisch entzündliche 128, 181
- chronische 216
Darmperistaltik 31–32
Diabetes 131
- primäre 132
- sekundäre 132–133
Diabetes mellitus 152
- Typ 1 132–133
- Typ 2 132–133
Diabetes-Risiko-Check 134
Diabetes-Screening 134
Diabeteskost 132, 134, 138
Diabetestypen 133
Diarrhöe 26, 29, 168, 171, 216
Diät 154
- aminosäuredefinierte 196
- ballaststoffarme 180
- ballaststoffreiche 178
- bedarfsdeckende bilanzierte 317
- bei Malassimilation 171–172

- bilanzierte 317
- chemisch definierte 318
- diagnostische 168
- eisenarme 204
- eiweißreiche 154
- elektrolytbilanzierte 160
- elektrolytdefinierte 162
- ergänzende bilanzierte 319
- fettmodifizierte 186–187
- fruktosereduzierte 200
- galaktose-, fruktosereduzierte 202
- galaktosefreie 185
- gastroenterologische 171
- glutenfreie 176
- hochmolekulare 317
- hydroxyprolinarme 188
- hyperkalorische 317
- hypokalorische 317
- kaliumarme 167
- kaliumreiche 168
- kalziumarme 168, 188
- kalziumreiche 169
- ketogene 194–195
- kohlenhydratreiche fettreduzierte 198
- kupferarme 203
- laktosearme 183
- laktosedefinierte 183–184
- laktosefreie 183
- mäßig proteinarme 154, 159
- nährstoffdefinierte 317
- natriumarme 162–163
- natriumreiche 166
- niedermolekulare 317
- oxalsäurereduzierte 203
- phosphatarme 171
- proteinarme 155, 158–159
- proteindefinierte 154, 158
- serotoninarme 205
- sorbitfreie 201–202
- streng natriumarme 162–163
- streng proteinarme 154, 158–159
- zuckerreduzierte 181

Diätberatung 56, 131
Diäten
- bei speziellen Systemerkrankungen 12
- diagnostische 12

Diätformen
- diagnostische 188
- energiedefinierte 128
- proteinreiche 160
- seltene 12, 196

Diätsalze 166
Diätverordnung (DiätVO) 107, 109
Diffusion 25
Disaccharide 24
Diuretika 222
Drittelansatz 13
Dumping-Syndrom 181, 183
Dünndarmatonie 330
Dyslipoproteinämie 125

E

Eicosanoidbildung 188
Eicosanoide 188
Eicosapentaensäure 188–189, 232
Eisenmangel 190
Eisenspeicherkapazität von Neugeborenen 213
Eiweiße 22
Eiweißlieferanten 44
Eiweißmangel 43
Eiweißpräparate, phenylalaninfreie 197
Eiweißreduktion 158
Eiweißüberernährung 43
Eiweißverlustsyndrom 160
Eiweißzufuhr 13, 40
Elementarkost 317
Eliminationsdiät 286, 288
- diagnostische 286

Eliminationskost 284
- therapeutische 286

Endopeptidase 42
Energiebedarf 15
- Berechnung 16
- Kinder 16
- Senioren 220
- Sportler 229

Energiebereitstellung 226
Energiegewinnung
- aerobe 227
- anaerob alaktazide 226
- anaerob laktazide 226
- belastungsabhängige 228

Energieverbrauch von Soprtarten 229
Energiezufuhr 45
- bei Normalgewicht 16
- Richtwerte 13

EPH (Edema, Proteinuria, Hypertension) 208
EPH-Gestose 208
Epilepsie, im Kindesalter 194
Epitope 304
Erkrankungen
- arteriosklerotische 152
- atopische 214–215

Ernährung
- allergenarme 217
- enterale 186, 313, 322
  - trophischer Effekt 323
- klinische 313, 315
- künstliche 313
- parenterale 186–187, 205, 322
- partielle parenterale 323
- totale parenterale (TPE) 187, 323

Ernährungsanamnese 106, 215, 284–285
- 24-Stunden-Recall 68
- Ernährungsgeschichte 68, 106
- Ernährungsprotokoll 68–69, 106
- Fragebogenmethode 69
- individuelle Daten 69
- prospektive Methode 68
- retrospektive Methode 68
- Verzehrshäufigkeit 106

Ernährungsberatung 54, 56
- 9-Stufen-Modell nach Boland 71
- aktives Zuhören 65
- Bed-Side-Teaching 76
- Beratung auf Koffern 75
- dialogorientierte 58, 77
- Einzelberatung 74
- familienorientierte 74
- Gruppenberatung 76
- Paraphrasieren 65
- prophylaktische 62–63
- Qualitätssicherung 65
- Setting 90

Ernährungserziehung 55
Ernährungssoftware 104
- Ernährungserhebung 106
- Programmfunktionen 106

Ernährungstherapie
- bei Multipler Sklerose 192
- bei Rheumaerkrankungen 188

Ernährungsumstellung 54, 93
Ernährungsverhalten 60, 79
- Faktoren 60
- Verhaltensänderung 56

EUFS 34, 125, 130, 148, 232
Evers-Diät 193
Exopeptidase 42

F

Familienanamnese 215
Fasten 190
Fette 22
Fettgehalt
- absoluter 36
- in der Trockenmasse (Fett i. Tr.) 36
Fettoxidation 232
Fettsäure 34
Fettsäuremuster 36–37
Fettsäuren 34
- cis-Konfiguration 35
- einfach ungesättigte (EUFS) 34, 125, 130, 148, 232
- gesättigte (GFS) 34, 40, 125, 130, 148, 232
- mehrfach ungesättigte (MUFS) 34, 125, 130, 148, 192, 232
- trans-Konfiguration 35
- β-Oxidation 227
- ω-3-Fettsäuren 14, 188, 192
- ω-6-Fettsäure 188
Fettstoffwechselstörung 145, 152
Fettverdauung 37
Fettverdauungsstörungen 128
Fettverteilung 21
- androide (Apfeltyp) 21, 152
- gynoide (Birnentyp) 21
Fettverteilungsmuster 131
Fettzufuhr 14
Flatulenz 26, 29
Flüssigkeitssubstitution 325
Flüssigkeitsverlust 325
- Sportler 233
Flüssigkeitszufuhr 325
Folsäure 208
Formuladiäten 314
Formulanahrungen, stark hydrolisierte 216, 290
Friedewald-Formel 142
Fruktose 200
Fruktose-1,6-Bisphosphatase-Mangel 200
Fruktoseintoleranz, hereditäre 200, 213

G

Galaktokinasemangel 185
Galaktosämie 185–186
Galaktose 185
- freie 186
Galaktoseintoleranz 185
Gastrektomie 181–182
Gastritis, atrophische 222
Gastrostomie, perkutane endoskopische (PEG) 222, 326
Gesetz über den Beruf des Diätassistenten (DiätAssG) 107, 109
Gesprächsstil
- direktiver 62, 64
- non-direktiver 62, 64
- partnerschaftlicher 62, 64
Gestationsdiabetes 134, 209
- Diagnose 208
Getreide, glutenhaltige 177
GFR 155
GFS 34, 40, 125, 130, 148, 232
GI 27, 131, 136, 138, 230
Gicht 125, 149–150
GINI-Studie (German Infant Nutritional Intervention Study) 216
GL 28, 131, 136
Gliadinunverträglichkeit 176
glomeruläre Filtrationsrate (GFR) 155
Glukagon 27
Glukoneogenese 26, 202
Glukose-Transporter-Defekt 194
Glukoseoxidation 27
Glukosestoffwechselstörung 132
Glukosetoleranztest, oraler (oGTT) 28, 209
GLUT-1-Defekt 194–195
Gluten 176–177
glykämische Last (GL) 28, 131, 136
glykämischer Index (GI) 27, 131, 136, 138, 230
Glykogen 24, 26, 202
Glykogenolyse 27
Glykogenose 202
Glykogenspeicherkrankheit Typ I a 202
Glykogensynthese 230
Glykolyse
- aerobe 227
- anaerobe 226
Glyzerin 34
Grundumsatz 15–16
- Berechnung 15
GU 15–16
- Berechnung 15
Guthrie-Test 197

H

H_2-Blocker 331
HA-Breie 291
HA-Nahrung 214, 216
Hämochromatose 204
- idiopathische 205
- nutritive 205
Hämodialyse 156
Hämofiltration 156
Hämosiderose 204
Haptene 289
Harnsäure-Stoffwechsel-Störung 149
Harnsäurespiegel 150
Haut-Prick-Test 279
Hautfalten-Dicke-Messung 21
Hauttest 287
HDL (high-density lipoproteins) 35, 40, 154
HDL-Cholesterin 35, 40, 44, 131
Hepatitis 128
Histamin 280
- endogenes 282
Histaminintoleranz 283
Histaminliberatoren 282
Homozystein 145
Hydrolysatnahrung 216, 287, 290
- extensiv hydrolisierte 290
- partiell hydrolisierte 290
- stark hydrolisierte 290
Hydrolyse, enzymatische 290
Hydroxyprolin 188
- Bestimmung 188
Hypercholesterinämie 36, 142–143, 154
Hyperchylomikronämie 142
Hyperkaliämie 158
Hyperlipidämie 132, 142
Hyperlipoproteinämie 142–143
Hyperphenylalaninämie 197
Hypertonie 125, 152, 163
- sekundäre 166
Hypertriglyzeridämie 27, 142, 148

Hyperurikämie 125, 130, 150, 164
Hypoglykämie 202

I

IDL (intermediate density lipoproteins) 39
IgE (Immunglobulin-E) 279, 285
IgE-Antikörper 279–280, 304
Immunsystem 291
Infusionslösungen 187, 322–323
– hyperosmolare 187
Insulin 27, 29
Insulinanaloga 138
Insulinmangel 132–133
Insulinresistenz 152–153
Insulintherapie 138
Interview 124
Ionenpumpe 25

J

Jejunostomie, perkutane endoskopische (PEJ) 326
Jodversorgung 218

K

Kachexie 160
Kalziumaufnahme 169
Kalziumhomöostase 169
Kalziummangel 298
Karies 219
Karotinoide 34, 37–38
– ß-Carotin 38
Kartoffel-Ei-Diät 159
Karzinoid-Syndrom 205
Ketonämie 26
Ketose 194–195
Kohlenhydratbedarf, minimaler 26
Kohlenhydrate 22, 24
Kohlenhydratträger
– ballaststoffreiche 24
– stärkehaltige 24
Kohlenhydratverdauung 25
– α-Amylase 25
Kohlenhydratzufuhr 14
Kolostrum 213
Kommunikation 80, 114
– Empfänger 83, 86
– Empfangsvorgänge 84
– nonverbale 81–82
– Sender 83, 85
– Sender-Empfänger-Beziehung 85
– verbale 83
Kontaktekzem, allergisches 295
Kost
– additivafreie 288–289
– hühnereifreie 301
– individuelle oligoallergene 294
– keimreduzierte 205
– kohlenhydratreiche 202
– kuhmilchfreie 297
– lipidsenkende (lipoproteinsenkende) 142, 145
– mäßig laktosearme 184
– nickelarme 295
– pseudoallergenarme 291
– purinreduzierte 149, 151
– salicylsäurearme 291
– streng laktosearme 184
Kostaufbau 173
– bei akuter Pankreatitis 173
– bei chronisch entzündlichen Darmerkrankungen 175
– bei Malassimilation 174
– nach enteraler Ernährung 173, 175
– nach parenteraler Ernährung 173, 175
Kosten, ernährungsabhängige 52, 60
Kostformen
– allergologische 284
– diagnostische 284
– konsistenzdefinierte 187
– präventive 284, 290
– therapeutische 284, 288
Kostumstellung
– Stufe 1 145
– Stufe 2 145
Krankenhausernährung 13
– Drittelansatz 13
Krankheit
– auf Ernährungstherapie ansprechende 56
– eine Fehlernährung bedingende 56
– ernährungsabhängige 55
– ernährungsbedingte 55
Kreatininwert 155
Kreatinkinase 226
Kreatinphosphat (KP) 226
Kreuzallergenität 307
Kreuzallergien 299
Kreuzreaktion 279, 302, 304
– bei Beifuß 308
– bei Birke, Erle und Hasel 305
– immunologische 305
Kuhmilcheiweißallergie, persistierende 216
Kurzdarmsyndrom 203, 216

L

Lactoglobulin 300
Laktase 183, 185
Laktasemangel 183–184
Laktatazidose 202
Laktose 213
Laktoseintoleranz 184–185
Latexallergie 304
Laxanzien 33, 168, 222
LBM (lean body mass) 221
LCT (long-chain triglycerides) 37, 172
LDL (low density lipoproteins) 33, 40, 131
LDL-Cholesterin 35–36, 40, 137, 142, 145
LDL-Partikel 39–40
LDL-Rezeptoren 40, 154
Lebensmittel-, Bedarfsgegenstände und Futtermittelgesetzbuch (LFGB) 107
Lebensmittel-Kennzeichnungsverordung (LMKV) 108
Lebensmittelallergene, Stabilität 289
Lebensmittelinhaltsstoffe 280, 282
Lebensmittelintoleranz, unspezifische 128
Lebensmitteltabelle 104
Lebensmittelzusatzstoffe 280, 311
Leberglykogen 229
Leberzirrhose 128, 157–158
Leistungsfähigkeit 225
Leistungsumsatz 15–16
– Berechnung 16
Linolsäure 188
Lipasen 37
Lipide 34
– komplexe 34, 37
Lipidoxidation 44

Lipidstoffwechsel 142–143, 145
Lipoproteinlipase (LPL) 39
Lipoproteinstoffwechsel 142
LU 15–16
– Berechnung 16

M

Magenatonie 330
Malabsorption 171, 174, 186, 216
Malassimilation 171–173, 186
Maldigestion 171, 216
Malnutrition 158
Mangelernährung 189, 315
MCT (medium-chain triglycerides) 172
MCT-Fette 172, 186
– Absorption 186
– Energiegehalt 186
Mediatoren 188, 279–280
– allergeninduzierte 279
Metabolisches Syndrom (MTS) 152, 154
– Risikofaktoren 154
Milcheinschuss 213
Milchersatz 216
Milchsäure (Laktat) 226
Mineralstoffbedarf 15
Mineralstoffe 22, 45
Mizellen 37, 39
MNA-Test (Mini-Nutritional-Assessment) 223
Monosaccharide 24
MTS 152, 154
– Risikofaktoren 154
MUFS 34, 125, 130, 148, 192, 232
Mukosabarriere 290
– intestinale 290
Mukoviszidose 186
Multiple Sklerose 192
Muskelglykogen 226, 229
Muskelglykogenspeicher 225
Muttermilch 213, 215

N

Nährstoffbedarf
– Jugendliche 209
– Kinder 209
– Säuglinge 209
– Schwangere 206
– Sportler 225
– Stillende 206
Nährstoffdichte 15, 220–221
Nährstoffe 22
– entbehrliche 22
– unentbehrliche 22
Nährstoffverbrennung 23
Nährstoffversorgung
– Jugendliche 218
– Kinder 218
Nährstoffzufuhr
– D-A-CH-Referenzwerte 13
– Empfehlungen der DGE 13
Nahrungen
– extensiv hydrolisierte 216
– schwach hydrolisierte 216
– stark hydrolisierte 216
Nahrungskarenz 315
Nahrungsmittel
– allergieauslösende 289
– kalziumreiche 298
– oxalsäurereiche 297
Nahrungsmittelallergie 278, 289
– beifußpollenassoziierte 308
– birkenpollenassoziierte 305
– Diagnose 279
– IgE-vermittelte 278
Nahrungsmittelallergien 285, 290
– pollenassoziierte 305
Nahrungsmittelintoleranz 278
Nahrungsmittelprovokation, doppelblind placebokontrollierte, orale 288
Nahrungsmittelsensibilisierung 290
Nahrungsmittelunverträglichkeit 279
Nahrungssupplementierung 319
Nahrungszufuhr, niedrig dosierte, kontinuierliche 203
Nährwertrelation 13
Nickel 295, 297
Nicotinamidadenindinukleotid (NAD) 149
Nierenersatztherapie 156
Niereninsuffizienz, chronische 155, 159

O

Obstipation 168, 208
Ödeme 125
Oligopeptiddiät 318
Osteoblasten 169
Osteoporose 169, 184
Oxalsäure 203

P

P/S-Quotient (polyunsaturated/saturated fatty acids) 35
PAL-Wert (physical activity level) 13, 18, 125, 229
– Berufs- und Freizeitaktivitäten 16
– Senioren 220
– Sportler 229
Pankreatitis 128
PAR 278, 280, 282, 284, 291
– Diagnose 284
– nahrungsmittelinduzierte 288
PDH-Mangel 194–195
Pektine 183
Peptiddiät 318
Peritonealdialyse 157
– intermittierende (IPD) 157
– kontinuierliche ambulante (CAPD) 157
– kontinuierliche zyklische (CCPD) 157
Perzentilkurven 209
Phenylalanin 196–197
Phenylbrenztraubensäure 196
Phenylketonurie (PKU) 31, 196–197
Phosphatide 38
Phosphatide (Phospholipide) 34, 37
Phosphor-Eiweiß-Quotient (PEQ) 161
Phytosterine 145
PKU 31, 196–197
Placebo 288
Pollenallergiker 305
Polysaccharide 24
Pre-Nahrung 213
Presse- und Öffentlichkeitsarbeit 111
– Ansprechpartner 114
Pressekodex 114
Pressekonferenz 123
Pressemitteilung 111–112
– AIDA-Formel 122
– digitale 115
– Format 119
– grafische Aufbereitung 112–113
– Höhepunkt 118
– Lead 118
– Recherche 113
Presseverteiler 112, 114
Prolamine 176

Proteinallergene 278
Proteine 40–41
– Bewegungsproteine 40
– biologische Wertigkeit 44, 159, 230
– Quartärstruktur 41
– Sekundärstruktur 41
– Speicherproteine 40
– Strukturproteine 40
– Tertiärstruktur 41
– Transportproteine 40
Proteinrestriktion 159
Proteinstoffwechsel 155
Proteinverdauung 42
Proteinzufuhr 40
Provokation, orale 289
Provokationsmenge 288
Provokationstest
– doppelblind placebokontrollierter 280, 299
– oraler 286, 288
Psyllium 33
Public Relations (PR) 113
PUFA (polyunsaturated fatty acid) 35
Purin 149
Purine 150
Purinmetabolismus 149
Pyruvat-Dehydrogenase-Mangel 194–195

Q

Quasi-Null-Diät 284, 287

R

Rachitisprophylaxe 213
RAST-Test (Radio-Allergo-Sorbent-Test) 287
Rationalisierungsschema 11, 125, 143
– Kosteneinsparung 12
Reaktion, pseudoallergische (PAR) 278, 280, 282, 284, 291
Reduktionskost 128–131
Refeeding-Syndrom 329
Referenzwerte
– Gesunde 13
– Senioren 220
Regeneration 225
Rehydratation 234
– hypotone Getränke 234
– isotone Getränke 234
Remnants 39
Resorption von Mineralstoffen, verminderte 32
Rhetorik 94
– Argument 94
  – Überreden 94
  – Überzeugen 95
– Rede 96, 98

S

Saftfasten, proteinmodifiziertes 190
Salicylsäuren 284
Schwedendiät 159
Self-demand-Feeding 213
Seminar 98
– Flipchart 104
– Folie 103
– Gruppenarbeit 103
– Kurzreferat 102
Sensibilisierung, epikutane 289
Serum-Harnsäure-Spiegel 149
Sofort-Typ-Reaktionen 288
Sondenernährung
– Applikation 326
– Aufbauphase 327
– Komplikationen 328
Sondenkost 326
Sondenlage
– duodenale, jejunale 326
– gastrale 326
Sondennahrung 316–317, 320
– ballaststofffreie 319
– ballaststoffreiche 319
– für Kinder 320
– hochkalorische ballaststofffreie 320
– hochkalorische ballaststoffreiche 320
– niedermolekulare 322
Sorbit 201–202
Sorbitintoleranz 201
Spezialdiäten 320–321
Sprue 43, 171, 176, 186
Spurenelemente 45
Sterine 37
Stillen 197, 213, 290
Süßstoffe 29–30
– Süßkraft 30
Symptom-Nahrungsmittel-Tagebuch 285

T

Taurin 320
TIPSS (transjugulärer intrahepatischer portosystemischer Stent Shunt) 154, 159
trans-Fettsäuren 35–36
Translation 40
Triglyzeride 34
Triglyzeridspiegel 44, 142, 145, 148
Trinknahrung 316–317
– ballaststofffreie 319
– ballaststoffreiche 319
– für Kinder 320
– hochkalorische ballaststofffreie 320
– hochkalorische ballaststoffreiche 320
– niedermolekulare 322

U

Umrechnungsfaktoren 22
Umsatzsteuerpflicht 110
– Befreiung 66, 110
Untergewicht 220

V

Verordnungsfähigkeit, enteraler Ernährung 322
Verordnungsschein 66
Verum 288
Vitamin K_1 213
Vitamin-B_{12}-Mangel 222
Vitamin-K-Mangel 170
Vitaminbedarf 15
Vitamine 22, 45
– fettlösliche 34
Vitaminmangel von Sportlern 232
– Zeit-Mengen-Problem 232
VLDL (very low density lipoproteins) 39, 154
VLDL-Cholesterin 40, 142
VLDL-Partikel 131
Vollkost 125, 128, 206
– isokalorische 150
– kalorien-, fettreduzierte 130
– lakto-vegetabile 189, 192, 194
– leichte 127–128, 208
– natriumnormierte 163
– normale 127
– ovo-lakto-vegetabile 127

W

Waist-to-Hip-Ratio (WHR) 21, 131, 153
Wettkampfernährung 235
WHR 21, 131, 153
Wilson-Krankheit 204

Z

Zink 190
Zinkhistidin 141, 159, 233
Zinkmangel 141, 159, 172
Zöliakie 43, 171, 176, 186
Zottenatrophie 176
Zuckeraustauschstoff 29
Zusatznahrung 320
Zusatzstoff-Zulassungs-Verordnung (ZZulV) 108
Zytostatika 331